U0273949

知行合医

——直击临床讲金匮

宋柏杉　著

全国百佳图书出版单位

中国中医药出版社

·北　京·

图书在版编目（CIP）数据

知行合医：直击临床讲金匮 / 宋柏杉著 . —北京：
中国中医药出版社，2022.11
ISBN 978-7-5132-7592-7

Ⅰ . ①知… Ⅱ . ①宋… Ⅲ . ①《金匮要略方论》—研
究 Ⅳ . ① R222.39

中国版本图书馆 CIP 数据核字（2022）第 076812 号

中国中医药出版社出版

北京经济技术开发区科创十三街 31 号院二区 8 号楼
邮政编码　100176
传真　010-64405721
天津图文方嘉印刷有限公司印刷
各地新华书店经销

开本 710×1000　1/16　印张 29　彩插 0.25　字数 508 千字
2022 年 11 月第 1 版　2022 年 11 月第 1 次印刷
书号　ISBN 978 - 7 - 5132 - 7592 - 7

定价　168.00 元
网址　www.cptcm.com

服 务 热 线　010-64405510
购 书 热 线　010-89535836
维 权 打 假　010-64405753

微信服务号　zgzyycbs
微商城网址　https://kdt.im/LIdUGr
官 方 微 博　http://e.weibo.com/cptcm
天猫旗舰店网址　https://zgzyycbs.tmall.com

如有印装质量问题请与本社出版部联系（010-64405510）

内容简介

　　《知行合医——直击临床讲金匮》是宋柏杉医师继《知行合医——中医思维模型与专病实战课》之后的又一部医学力作。宋柏杉医师从医30余年，临证善用中医经典思维与方药，尤其对仲景著作的研究与实践，更有其独到的心得体会。

　　宋柏杉医师受灵兰书院的邀请，用一年的时间，对仲景的重要著作——《金匮要略》进行了详细且系统的讲解。本书就是将此次讲课内容进行整理编辑而成的。书中保留了宋柏杉医师口语化的讲课风格，方便广大读者阅读和理解。

　　为了保留仲景书的学术原貌，作者按照《金匮要略》原书体例，按顺序选取了贴近临床的22篇，进行逐章、逐条、逐方地详细讲解，其中也包括涉及的40余个古代病种。作者结合其临床遇到的实际病例加以阐释和讲解，以求能最大程度地还原仲景作为临床实践家的真实医学思想。

　　为了让本书贴近临床，本书作者在讲解《金匮要略》条文的基础上，又突出其在临床上如何实践应用，特别是对重要的医学理论与常用方药，作者分享了在临床上独到的使用体会和思考，能够让读者获得可直接应用于临床的可靠经验。

　　本书面向不同层次的读者，可以给临床一线的医师以实实在在的医学经验，可以给中医学习者以完整了解仲景学术思想的范本，也可以给关心健康的人群以中医思维下的防病思想。

C目 录
ontents

第一章

写在前面的话

第一节 学习《金匮要略》的必要性

在这本书里，我将和大家一起学习《金匮要略》。

首先谈一下为什么要讲《金匮要略》。我们来看一下《伤寒论》的整体构架，东汉末年医圣张仲景"博采众方，撰用《素问》《九卷》《八十一难》《阴阳大论》《胎胪药录》，并平脉辨证，为《伤寒杂病论》，合十六卷"。我们今天见到的《伤寒论》是十卷，二十二篇，三百九十七法，一百一十二方，也有说一百一十三方的，因为有个禹余粮丸，有方名、无方药。那么其他六卷到哪里去了，其他六卷又写的什么内容？

纵观一下《伤寒论》的全貌，《伤寒论》里大部分篇幅都是写伤寒，前面有平脉篇、辨脉篇、伤寒例，后面为辨太阳病、阳明病、少阳病等。仔细看一下条文，我们却发现《伤寒论》里面，没有讲温病、热病还有风温。按仲景先师的水平和学识，应该是能够涉猎到这几个病种。因为仲景先师的水平，绝对不是我们常人可以比拟的。而且在《伤寒论》原文里面，也明确地体现出了这几个病的病名。仲景在《伤寒论》原文中这样说："太阳病，发热而渴，不恶寒者名温病。若发汗已，身灼热者，名风温。风温之为病，脉阴阳俱浮，自汗出，身重，多眠睡，鼻息必鼾，语言难出。若被下者，小便不利，直视失溲；若被火者，微发黄色，剧则如惊痫，时瘛疭；若火熏之，一逆尚引日，再逆促命期。"仲景在《伤寒论》中，明确地把伤寒病分为太阳伤寒、太阳中风、太阳风温和太阳温病。再看后面的条文，中风、伤寒，包括变证和类证、本经证、表证和里证，都有详细的讲解。而风温和温病，这种热性病，在后面的条文里面并没有展现。

按理说作者已经想到了这个病，并且把名字和失治、误治、误下所引起的并发症都讲出来了，为什么没写治法？按照仲景先师的思维，不应该不了解，或者说不应该不写出来风温、温病还有热性病。我们再来反思一下，仲景先师在《伤寒杂病论·序》中说自己写了十六卷，而现在官方流传的版本，宋本《伤寒论》只有十卷。其他六卷是什么内容？这件事值得我们学者思考。

后来北宋翰林大学士王洙，在馆阁时发现蠹简中有《金匮玉函要略方》三卷，上卷论伤寒，中卷论杂病，下卷论妇人病及方。也就是说，除去伤寒一卷，加上原来的十卷，这才十二卷，还不够全。反观一下《伤寒论》的其他版本，我们研究了淳化本《伤寒论》、唐本《伤寒论》、宋本《伤寒论》、日本的康平本、白云阁本《伤寒杂病论》。我们发现，在桂林古本《伤寒杂病论》和白云阁本《伤寒杂病论》里面，确实记载有十六卷，其中确实有温病篇、热病篇。当然了，官方流传的版本比较正规，信服力强一些。桂林古本《伤寒杂病论》里面十六卷是完备的，宋本《伤寒论》里缺失的部分，这里边补充得比较完备。也有的人说这是后人修订的版本，即便是后人修订的，这个人也应该是个高手。因此我们有必要把《伤寒杂病论》的全貌呈现给大家。

纵观《伤寒杂病论》全书，共计有十万六千多字。古人写书，不像当今的人纸张这么丰富，写了一张觉得不好就扔了，或者撕掉了。古人写书，要写在木板、竹片上，然后再用牛皮绳把这些木板、竹片一片一片地串起来，而且这些字需要刻上去。也有的人说是写上去，或者先写后刻。如果我们写上去，写在竹片和木板上，不小心洒上水，那么它就会洇掉，字迹就会没，我想刻上去的可能性会更大。古人把竹片用牛皮绳串起来，一片一片地连在一起，便于阅读，次序不易混乱。核算一下，一卷相当于六千多字，每个竹片，大约一尺多长，宽是两厘米左右，每个竹片按两行字写，能写三十多个字，也就是说这一卷，就是两百片左右，刚好一个人能够搬得动。轻重又比较合适，如果再多，若说弄一千片一卷，一个人也搬不动。两百片左右，这个重量大约是四五斤，这样一个人搬着不觉得太重，不觉得太坠手。放在桌子上，拿着一帘，从一头开始卷着读，边读边卷，这本书读完了，也卷到另一个方向，就是一卷。所以说十六卷《伤寒杂病论》，还是比较可信的。

《伤寒杂病论》后来分成了两本书，一本叫《伤寒论》，一本叫《金匮要略》。由于讲《伤寒论》的老师比较多，我们在这里暂且不讲。《金匮要略》从目前来看，讲的人比较少。《金匮要略》有二十五篇，里面写了杂病、妇科病、杂疗法、食物中毒、饮食禁忌等，还有第一篇讲脏腑的部分，因此内容很繁杂，讲起来比较困难。

再者，在开篇的《脏腑经络先后病脉证第一》这一篇里面，部分内容前后矛盾，错简很多。我们听过几个老师的讲解，在这里边就是一带而过。其实这里边我们需要逐字逐句、认真地阅读分析和讲解。比如第三节"问曰：病人有气色见于面部，愿闻其说。师曰：鼻头色青，腹中痛，苦冷者死；鼻头色微黑者，有水气；色黄者，胸上有寒"等，条文前面问的是"病人有气色见于面部，愿闻其说"，后面答的是"师曰：鼻头色青，腹中痛，苦冷者死；鼻头色微黑者，有水气；色黄者，胸上有寒"。为什么问面色，下面却拉出了很大的篇幅谈了鼻头？

这个在讲各论的时候，我们会详细地讲解。

　　还有《脏腑经络先后病脉证第一》的开篇部分，我们看看这一问一答："上工治未病，何也？师曰：夫治未病者，见肝之病，知肝传脾，当先实脾。"这没有问题，后面是"四季脾旺不受邪，即勿补之"，和前面连贯起来读，是什么意思？再往下看，"中工不晓相传，见肝之病，不解实脾，惟治肝也。夫肝之病，补用酸，助用焦苦，益用甘味之药调之，酸入肝，焦苦入心，甘入脾，脾能伤肾，肾气弱，则水不行，水不行则心火气盛，则伤肺，肺被伤则金气不行，金气不行则肝气盛，则肝自愈，此治肝补脾之要妙也，肝虚则用此法"。前面说了，"见肝之病，知肝传脾"，什么情况下才能相传，肝虚会传吗？肝虚不会，它只会受邪，只有肝实了才能传，正如后面讲的，"肝虚则用此法，实则不在用之"。我们在这里只是提出来，在讲各论的时候，再逐字逐句地分析讲解。

　　因此很多的老师也好，学生也好，读起《金匮要略》，在《脏腑经络先后病脉证第一》篇就读晕了。那么勉勉强强地再看一下《痉湿暍病脉证并治第二》，再往后读一读，读到《百合狐惑阴阳毒病证第三》，基本上就看不下去了。为什么？看不懂。什么是阴毒？什么是阳毒？什么是百合、狐惑？和我们现在的名词连贯不起来。因此我想大部分学员，读到第三篇基本就放弃了。这也就是说，《金匮要略》比较难讲。

　　第三方面，《金匮要略》里面涉及的方剂比较多，全书涉及了二百六十二首方剂，里面还摘录了后世医家的一些著名方剂，比如《千金方》（《备急千金要方》，下同）中的方剂等。最近几年我们掀起了一股学习伤寒的热潮，大家的热情很高。但是大部分人，都是重伤寒、轻金匮，因此我们有必要把《金匮要略》重新讲一遍。

　　在这里有一个问题，现在很多人看不懂古书，原因是什么？笔者认为，孩子们从小学开始就学英文，学习的基础知识、文化课，引进了大量的固定的的思维方式，而有些人连一首古诗都看不懂。我们过多地学习了 X 加 Y 等于 Z，过多地学习了其他科学，而忽略了对本民族传统文化的学习。

　　因此，我们民族的瑰宝，很多人看不懂，这是因为中医传承出现了大问题。有些中医大夫用西医的思维方式，虽然也用中药或者针刺，或者是艾灸，但基本上不辨证，拿着中药当成西药来用。针灸技术这几年发展得快，但是，一些研究已经偏离了原本的中医针灸，而只是说扎什么浅筋膜、深筋膜，哪儿疼扎哪儿，扎肌肉、临时缓解疼痛……还有一些坐在诊室里的中医师，开了一味川芎，他也不知道川芎长什么样子；开了一味白术，他也不知道白术的性状是怎么样。就像打仗，给了你一把枪就让你上去了，这个枪是哪国造的，什么口径的，用什么样的子弹，后坐力多少，一概不知，抢上去就打仗，胡乱地砍杀一阵。用这样的方法，能打胜仗吗？

因此我们也呼吁，中医的传承还要恢复师带徒的方式。中医师不像西医师，可以批量地"生产"，西医生产的东西是一样的产品。比如找西医看阑尾炎，走遍全国的西医院，或者全世界的西医院，异口同声，都是根据"指南"来看病，采取同样的治疗方案，千篇一律。中医就不是这样，中医有很多方法，急性阑尾炎有急性的治法，效果很好；慢性阑尾炎有慢性的治法，可以用薏苡附子败酱散等方法去治疗，疗效也很好。如果中医的培养模式也完全照搬西医的方式，不讲求辨证论治，只讲求辨病论治，那么学生们到临床上就会发现，从学校学的东西——辨病论治和临床差距很远，所以，很多学生不会看病。如果不会看病的话，反过来这些学习中医的硕士生、博士生就会对中医产生怀疑，这对中医的发展是十分不利的。

一个东西要坏，从外部是攻不坏的，只有从内部坏，才能坏得彻底。如果想打压中医，我明确地告诉你，你也打不死，因为中医来源于民间，最终是为老百姓身体健康服务的，只要有效，老百姓就会相信。

老百姓责怪好医生少，我经常这样解释：炒菜的人多不多？他说多。那么能真正成为大厨的有几个？少。我说瓦工多不多，木工多不多？多，给你装修个房子，能让你满意的有几个？好瓦工也少。画画的人多，能画出名画来，像郑板桥、齐白石一样的人能有几个？任何一个行业都是如此。

还有一个问题，在一次会议上，有位老师是学西医的，很崇拜我，要跟我交朋友，说："但是我对你们中医有看法，你们中医看谁都能找出点毛病。"

我说："很正常。"

"为什么？"

我说："你要是完全健康，你就成真人了，你能与天地同寿，你能提挈天地、把握阴阳，你能做到吗？"

他说："做不到。"

我说："你做不到也不要紧，中医评价一个人健康与否是有标准的。不像西医拿个体检仪器，身体上一测都正常，就说健康了。但是患者说我挺难受，整天迷迷糊糊，白天打不起精神，晚上睡不好觉。你给我查也查不着，心、肝、脾、肺、肾，你查完了说我健康，但实际上我就是难受。这样的人能说是健康吗？肯定不能。中医评价一个人健康与否，有五个标准。第一五脏无虚损，第二六腑无衰败，第三气血无耗损，第四经络尚通畅，第五神志尚安宁。那么我问你，你能做到这五点吗？首先你面黄肌瘦，气血就有虚耗了；另外你应该胃口不好，吃不下东西。"

他说："是。"

我说："你六腑也有虚损，再者，你睡觉也应该不好。"

他说："是，我经常失眠。"

我说："你白天跑着闹哄哄地开会，晚上又睡不好，你的神志也不安宁，你怎么能说你健康？所以说，中医人眼里的健康人，是少之又少，一般是做不到的。如果我们真正做到了，那就是是真、至、圣、贤，至少应该是贤人。"然后他就笑了，认可了我的观点。

接下来再谈一下为什么要讲《金匮》。《金匮》里面的方子，可复制性好，疗效好，包括《伤寒论》里面的方子也是一样。只要你辨准证，用了就会效如桴鼓。不像后世的方子，药味比较多，再者很难对证。如果对了证当然也有效，但不像《金匮》和《伤寒》里的方子，可复制性那么强。《伤寒》和《金匮》里面的方子，理法方药是一脉相承的，实用性强。《金匮》和《伤寒》，相对于其他的书，言简而意赅，可见仲景不仅是一位医学家，而且应该也是一位文学家，是个文言文的大家。纵观《伤寒杂病论》，里面文笔严谨，去一字嫌少，添一字嫌多，因此我们有必要好好学习一下。

也有的人说了，既然写得这么好，为什么叫《伤寒论》而不叫《伤寒经》？其实古人说哪本书是"经"，哪个是"论"，哪个是"说"，是有界限的。"经"是只谈结果不谈原理，这就是"经"，比如《易经》《黄帝内经》《道德经》等这些经书，很难看懂，因为它只告诉你结果，不告诉你原理，所以我们读起来就很困难。所以说"经"是用来讲的，一定要有师父给你讲。而"论"我们相对就能看懂，它既讲原因，又讲方法，又讲结果。你看《伤寒论》里面的方子，前面写病机病因，还有一些鉴别诊断，都给你讲了，最后某某方主之，这就是"论"。"论"的东西就是定理，没必要再去搞一个科研，去验证《伤寒论》，去验证《黄帝内经》，没必要去验证公理和定理。

第二节　我会如何讲解《金匮要略》

上一讲讲了为什么要讲《金匮》，从几个方面阐述了学习《金匮》的必要性。本节开始给大家讲我将如何讲述《金匮》，《金匮》的特点和着手的方向。

纵观临床，我们发现了很多问题。也有好多搞经方的老师经常说用某某物治好了什么病，还发出了一些病例。简单地举个例子，有的老师说用桂枝汤治好了什么病，我们分析他发出来的病例，二十五六味药，里面确实有桂枝和芍药。这样的病例我不认同，就像炒菜，要放一点胡椒面一样，放一点调料，或者是八角，或者是花椒面。炒了一盘蒜薹炒肉，端上来，服务员肯定要给你报"蒜薹炒肉"，如果服务员报菜名说："老师，请吃炒花椒面。"我用花椒面招待了客人，客人会吃得挺香，还挺满意吗？这显然不合适。我们在学习应用经方的时候，加减的药味一定要少于原方，一般加减一味或两味为好。因为治病就是这样，"奇之不愈则偶之，偶之不愈则奇之"，要么加一，要么加二，怎么会加减那么多药？究其原因，就是对病机的把握不准确，对药物也就是中医人掌握的武器，理解不够透彻。加一个不放心，再加上一个，再加上一个觉得还差点，又加了一个，加来加去就成了大杂烩汤了。

我们这次讲解《金匮要略》，首先要阅读原文，有一些生僻字，要纠正一下读音。第二，要精析原文，把原文分析透彻。我们会列举先贤们的观点，比如前辈大家尤在泾、唐容川、程门雪等老师，还有写《医宗金鉴》的吴谦老先生，他们对《金匮》原文的理解，我们会加以阐述。更详细的，是谈一下我个人的认识和理解，以及把我个人在临床应用的体会如实地汇报给大家，起到抛砖引玉的作用。再一点，在讲解原文的时候，比如《金匮要略·妇人妊娠病脉证并治第二十》有安胎门，对于安胎，也就是胎动不安的病，我不仅讲仲景先师的治疗方法和思路，还要讲后世医家对胎动不安的思路和治疗方法。我们将把胎动不安这个病详细地、尽我所知、尽我所能讲透。比如《金匮》有当归散、白术散、当归芍药散、胶艾汤等安胎的方子，后世医家还有保产无忧饮，也就是母子两全汤，还有香砂六君子汤等。也就是说，我不仅讲《金匮》，还讲它里面涉及的病种，还会把古今先贤的认知、我所能够认识的观点、所用的处方讲给大家，供大家临床参考。其间还可能融入道家对人体认识的思想。道家对古文化、古中医认识的方法，我也会融入讲课之中。

　　再有,《伤寒论》的平脉篇、辨脉篇,《金匮》里不涉及,但是《金匮》条文中涉及的脉象,也要加以论述。《伤寒》里面的脉象和后世的二十八种脉、《濒湖脉学》的脉象学,是截然不同的,而且《伤寒》的脉法应用于临床更加准确,在临床方面更具有指导意义,仔细看一下《伤寒论》每一章节的提纲就能看出来。《伤寒论·辨太阳病脉证并治》篇里仲景先师对脉、证、病都非常重视。《伤寒》的脉法验之于临床更为确切,指导临床更加可靠。简单举个例子,《金匮要略·腹满寒疝宿食病脉证治第十》篇曾经这样论述:"问曰:人病有宿食,何以别之。师曰:寸口脉浮而大,按之反涩,尺中亦微而涩,故知有宿食,大承气汤主之。"再来看看现在教科书上宿食的脉象是什么,是滑脉,滑脉主食积。那么再看《金匮要略》里宿食的脉是怎么描述的,是"寸口脉浮而大"。在《金匮》条文和《伤寒》条文里面,如果单提寸口,指的是手部的三寸脉——寸、关、尺;如果后面跟着有尺或者关上或者关,这个寸口脉就单指的是寸脉;如果《伤寒》里面出现了寸口脉,后面紧跟着说了趺阳脉,那么寸口脉指的就是手三部脉。

　　我们回归条文,"寸口脉浮而大,按之反涩",也就是说寸脉轻取是浮而大的。要按常规理解,浮主表,大主气盛;"按之反涩",用力按下去,发现脉管里面的流动性是不畅的,这是什么原因? 是因为肠道里面,尤其是大肠里面有宿食。我们在十大病种里面,曾经讲了大肠主降气,如果大肠里面有了宿食,那么大肠的气走得就不流畅,所以说脉反涩;"尺中亦微涩",大肠在下焦,所以说尺中的脉沉取,这里边没提到浮,所以说不会有浮大,只是重按的时候,感觉它也是微而涩,也就是说尺部、寸部都是涩的,那么证明气流是不畅的。"故知有宿食,大承气汤主之"。消食积有很多方法,有保和丸,还有五积散,还有化石散等,那么究竟谁最快? 前面讲过,在没有燥屎的情况下,调胃承气汤就可以了;如果宿食比较陈久或者比较重,当然还是大承气汤更快一些。

　　下面谈一谈大承气汤这个方子。大承气汤由四味药组成:大黄、芒硝、枳实和厚朴。大黄这个药推陈致新,它的力量主要是从上向下。芒硝的作用是什么? 它是软坚散结。那它是怎么软坚散结的? 首先,肠道里有宿便的时候,是很干燥的,水分是很少的。芒硝是一种可溶性盐,它到体内、到肠管里面形成一个高渗状态,把肠管壁中的水分能吸到肠道里面,然后通过胃肠的微微蠕动,把粪块一点一点软化,也就是说芒硝既能吸收水分,把水分吸入肠管,又能像挖掘机一样,在前面挖掘。那么单纯有大黄、芒硝行不行? 能不能推下去? 这是不妥的。为什么？要想通便，就要通气，厚朴的作用是使肠管变宽，它有一个横向的力量，而且以尺朴为好。什么是尺朴？就是用一尺。腹腔的一尺的范围，让它有一个横向的撑胀力。枳实的作用是通天彻地，从上到下，是一个纵向劲儿。你看看四味药的配合，厚朴把肠管变宽，枳实将气从上往下推，芒硝把粪块软化，大黄又叫将军，从后面一推，宿便就下去了。可见仲景先师组方之精当、用药之合理，远远超过一般医家的组方能力。

分析完条文、阐述完各家观点之后，条文下面的方子也要解析，然后结合我在临床中应用的体会和实际病例，给大家加以阐释和讲解，一方面拓宽大家的思路，另一方面提高大家学习的兴趣。如果单纯讲理论、讲条文，大家会感觉枯燥，讲着讲着就睡着了，这在我们讲课的习惯中是不允许的。如果一个人听你讲课听睡着了，这不是听课者的责任，而是讲者的责任。我参加过很多讲座，包括给普通老百姓讲课、给学生讲课、给专业人士讲课、给西医讲中医，我一再要问组织者，听众都是什么人，这很重要。我们要对什么人讲什么课，如果只对学生就夸夸其谈地讲你的经验，学生也听不懂；如果针对一些中医的专家，就讲理论、念条文，人家比你条文熟，听着也不感兴趣。所以我们要针对什么人讲什么课。

"灵兰中医"组织这次课，涉及的人员范围很广，专业人士也有，专家水平的也有，学者水平的也大有人在，中医爱好者也在，还有大量的患者。所以这个课讲起来，难度非常大，我个人也感觉压力很大。我只能尽己所能，尽己所学，讲给大家听。

"太阳中暍，身热疼重，而脉微弱，此以夏月伤冷水，水行皮中所致也，一物瓜蒂汤主之"。这样一个条文，简单一句话，描述的症状也很典型，那么在临床中如何应用呢？下面我举个例子给大家阐述一下。记得在2012年夏天的时候，7月份，我一个好朋友的父亲，他本来是个退休的老教师，文质彬彬的。我的门诊部离他家很近，那时候门诊还小，我在那里看病，周围很多患者，没有单独的诊室，轮到哪个患者看了，就坐到诊凳旁边看病。我这个朋友的父亲，每天都过来到我这里坐一会儿。这一天他不停地说，和别人讲话，而且别人一回答他话，他还掏出一个小本，说他们说的都很重要，要记上，都是真理，都要保密。因为我的诊务比较忙，当时没顾上他。下午一点多，我忙完上午的门诊就拿起电话，给我的好朋友打个电话，我说他的父亲应该查一查，我觉得他不正常。他问我怎么不正常。我说我觉得他的精神状态有些问题。他说不可能，他父亲挺好的，挺正常。我说你们还是查一查。结果当天没去检查，第二天他父亲就去马路上拦车、指挥交通去了。后来把他带到精神病院一检查，精神病院认为是狂躁症、妄想症，然后开了一堆镇静的西药，吃上了效果也不是很理想。

后来我这个朋友担心西药的副作用，而且怕用上西药就停不下来。大家都知道，用西药治疗狂躁症，治完了有的人会由狂变呆，可能这些药会压抑人的精神，我以前讲过。于是他找我说："宋哥，你能不能用中药的办法给治一治？"我说可以。后来我就去他家看了。因为他父亲病了，一家人堵着门不让他出去，他父亲躺在床上就不停地说，嘴是一分钟都不闲着，说得嘴都干了，还在说。我一看也有轻度的浮肿。我这个朋友的姐姐是个西医大夫，在某社区门诊里边出诊，所以还给输上液体，好像还有镇静剂之类的。后来我给把了把脉，说还是用点中药，也不用太复杂的，大家知道我开的是什么吗？我就开的一物瓜蒂汤，当时用了5g的瓜蒂，让他煮水，煮完水就喝了。

为什么这么开？躁证的病理因素往往都是气、火、痰，痰气交结、蒙蔽心包，初始得病，病一般在上焦，病邪尚轻浅，所以因而越之，用吐法应该是最快的。吐法就有瓜蒂散、一物瓜蒂汤、盐汤探吐等。瓜蒂散是个散剂，而且很苦，用我们承德的土话说，叫恶苦恶苦的，很难下咽。因为他父亲神志处于不清醒状态，如果用这种散剂，他一尝苦，就不配合，又是成年人，我又无法强行灌服；如果用盐汤探吐，显然力量又太轻，又不够，最终选用了一物瓜蒂汤。

我们再回归条文，看选用的方剂是否精当和准确。大家看病要注意细节，不要在临床上纠结于一些症状，揪着不放。患者患病，和教科书一致的很少。一进门患者就说了："大夫，我太阳中暍，身热疼重，脉微，是夏月伤冷水了，水行皮中所致，你给我开个方吧。"大家说有这样的患者吗？绝对没有，真有这样的患者，人家也不用你看了，方子早开出来了。现在来看一看选用的方剂对不对，符合不符合条文。脉确实是个弱脉，我们前面讲了。7月份患者来看的病，这个时候正是夏天，我告诉大家一个细节，他不停地喝矿泉水，然后到马路上指挥交通。夏天很热，他在马路上指挥交通，会不会中暑？这里边的"中暍"就是中暑的意思。中暑不是伤暑，如果是伤暑，治疗不能用这个方子，而应该用藿香正气散，它治夏月伤寒湿导致的感冒，不是治疗中暑。身热有没有？应该有，他这么躁、这么闹，体温一定高于平常人的温度。有没有疼？我们只能推测，因为他已经不配合了，不知道痛、不知道痒了；不过重肯定是有的，因为他周身都有轻度的浮肿，一方面夏天他饮冷水过多，另一方面他的闺女又给输上液体，那么他的疼和重都应该有。水行皮中会不会有？会有，夏月饮冷过多、静脉给液，这些都是冷水，都可能存在皮中。所以说，初起的狂躁病要用吐法，加上前面的症状，和这一条非常吻合，所以我们果断地开了一物瓜蒂汤。

下面更好玩，我给大家讲一下，一物瓜蒂汤吃下去之后一个多小时，他的家人给我打电话了，说："宋哥你快来看看，人不行了。"我一听，难道几个香瓜子把就有这么大的作用吗？会导致人不行？我赶紧到他家里去，距离大概3公里。原因是人家女儿是西医大夫，不太相信中医。中药喝下去之后，患者呕吐黏涎，我提前就告诉他的家人他会吐的，他们倒没害怕。等真的吐液又带血丝，他们害怕了。本来就怀疑你，结果再出现这种情况，就很麻烦，患者不停地吐，吐完了，人的神志安定一些了，但是紧接着就拉，拉那种黏液脓血便，拉得很多，不停地拉。由于他们给用了镇静剂，患者又起不来，只好躺到一张小床上，顺着往下流。小孩子要拉点屎、拉点稀，我们大人给擦一擦、整一整，还好办一些。如果一个老头躺在床上，不停地顺肛门往外拉，伺候起来很麻烦，人们不愿意管，即便是亲属，也觉得不太舒服。尤其拉的又有血，家属就不高兴了，有微词，说人不行了，叫我去看一看。

他起不来，并不是拉和吐引起的，而是他用了一些镇静药，用的氯氮平片、碳酸锂片导致的。我到那一看，一把脉，原来脉是微弱的，经过这么又吐又拉，脉反倒和缓了。我就告诉他没什么事，让他拉、让他吐，只要把这些病拉出去，症状就会减轻。他家人说"你也不能走，你得待着看一会儿"，我心里知道，万一要出事，患者家属想着"你别走，是你给治的"。我说："你放心吧，没事。现在不吐了，你们可以给他熬一点粥，熬得烂一些，让他吃一点，体内一有津液、一有食物了，体力恢复了，他的状态就会好。等你们用的镇静剂药劲过了，人就能坐起来了。"毕竟还是朋友，他们都很听话，然后熬了粥吃了，到晚上人坐起来，说话基本就正常了。我又用中药给他善后，用一些疏肝理气、镇静安神、调和脾胃的方子，然后这个患者就好了，而且病也根治了，一直到现在已经七年多了，状态依旧很好，体格也很健壮。

《伤寒论》和《金匮要略》里面的方子，只要辨证准确，用了就效如桴鼓，因此大家有必要认真地学习总结，用之于临床，疗效会提高，能够更好地造福广大人民群众。医者父母心，我们做医生，首先要做一个好人，用药王孙思邈的话说，首先要有大慈恻隐之心，才能做医生。因此一方面要做一个好人，另一方面也要把技术提高，这样才能更好地服务于人民群众。不能说我就是个好人、心地就善良，但是不会用药，或者用不准药，能说是个好医生吗？也不能。两者缺一不可。希望大家能够认真地学习，为人民群众的健康尽个人的绵薄之力。

第三节 《金匮要略》的历史沿革

本节谈一下《金匮要略》的成书背景和历史沿革。要想学习一本书，就要了解作者所处的年代、历史背景、社会背景和生存环境，这往往和作者的成书、成书的风格、成书的体例甚至书的遣方用药思路有必然的联系。仲景所处的时代是东汉末年，政治腐败、战火纷飞、民不聊生，因此仲景的处方都是药少力专，一般来说都是一剂知、二剂已，为什么呢？那时候正是诸侯争霸的年代，老百姓没有时间让医生调理3个月、5个月，这是不可能的。战争时刻可能在老百姓身边爆发，他们要么逃命、要么逃荒，跑着跑着感受了伤寒，只能找到一个医生开一剂。那时候为什么易感伤寒？一是东汉末年的时候，平均的气温远低于现在；第二，由于战火连绵，普通的老百姓没有精力从事农业生产。这样一个环境，老百姓吃不饱、穿不暖，又经常遭到战火的侵袭，人们很容易得伤寒病。得了病肯定找个大夫，迅速地吃一剂药，接着逃命或者逃荒，没有时间做长时间的调理。因此仲景的方，大部分都是一剂知、二剂已。比如麻黄汤，感受了风寒之邪，开上麻黄汤，一剂就见效了，甚至有人把麻黄汤做成散剂，揣在兜里，这几味药也很便宜。过去的马帮还有这种习惯，因为马帮经常走偏僻的道路，没有酒店，只好风餐露宿，很容易感受风寒邪气。突然有人得了伤寒病或者晕倒了，就沏一点麻黄散，迅速地给他灌下去，人就醒过来了，所以麻黄汤又叫还魂散。

下面看一看成书背景。东汉末年，自然灾害接连不断，仅汉桓帝在位的二十年间，就发生地震十七次、大水十次、大旱三次、蝗灾三次、大的瘟疫三次、大的饥荒两次，导致成千上万的人流离失所、饥民相食，出现了人吃人的现象。在汉灵帝的时候，又发生了五次瘟疫的大流行；汉献帝时战争连年、岁无宁日、疫病频袭，家家有僵尸之痛，室室有号泣之哀。各个村庄都呈凋敝的状态。古代发生的战争，每一次都会导致人口锐减。

东汉末年，建安七子都是非常有名的人物，建安七子中除了"让梨"的孔融是被曹操所杀，阮瑀是早死之外，其他五人徐干、陈琳、应场、刘桢、王粲皆死于瘟疫之中。这么厉害的人，在朝廷中都是当大官的人，居然有五个死于流行性疾病。普通百姓死亡的比例有多大，就可想而知了。仲景在《伤寒杂病论》序中曾经说："余宗族素多，向余二百，建安纪年以来，犹未十稔，其死亡者，三分有二，伤寒十居其七。感往昔之沦丧，伤横夭之莫救，乃勤求古训，博采众方，撰用《素问》《九卷》《八十一难》《阴阳大论》《胎胪药录》，并平脉辨证，为《伤寒杂病论》，合十六卷。"这里边的《八十一难》就是《难经》。《难经》有八十一难，为扁鹊所书；《阴阳大论》和《素问》究竟是一本书还是两本书？要从仲景的序里边把它分开来说，就应该是两本书，但是《素问》里面确实有《阴阳大论》。也有的人说，张仲景的医学体系和《素问》，也就是说《内经》体系，是截然不同的。我个人的观点，仲景是六经辨证体系，《黄帝内经》用的也是六数，它和《黄帝内经》的体系是一脉相承的。中医学大部分都采用的是六之数，为什么？从八卦角度来说，去掉了天和地，就为六之数。也有的人说，要做到天地人合参其实很难，能做到三因制宜就不错了，因人制宜、因时制宜、因地制宜。真正的天人相应是做不到的，充其量能做到人天相应。

仲景的家族是个大家族，有两百多口人，从建安纪年以来，十年的光景就死亡了三分之二。两百多口的三分之二是多少？也就是说死了一百三十多人，其中伤寒占了多少？占了十分之七，也就是说伤寒死了九十多人，所以张仲景发奋学医。现在也有好多人是因病学医的，包括我们的学员，也有因家人病重、因父母病重发奋学医的，其实这也是学习的一个动力，一个很好的激动力。

我们再来看一看建安七子的王粲，在从长安赶赴荆州投奔刘表的路上，写了一首七哀诗，描述了当时老百姓生活惨烈的场景，令人痛心。他在诗中这样描述："出门无所见，白骨蔽平原，路有饥妇人，抱子弃草间，顾闻号泣声，挥涕独不还，未知身死所，何能两相完。"这首诗的大概意思是这样的，一出门满目的凄凉，荒草之间到处是白骨，路上看到了一个瘦骨嶙峋的妇人，抱着她自己的孩子，扔在草稞子里转身就走了，只听见孩子在哭泣，这个女人拭拭眼泪，头都不回就走了，因为她都不知道自己走到哪里会饿死，哪里顾及得到自己的孩子呢？

仲景学成以后和王仲宣，也就是建安七子之一的王粲，有过交集。当时流传着这样一个故事，他们见面的时候，张仲景看了一眼王仲宣说："君有病，四十当眉落，眉落半年而死，令服五石汤可免。"五石汤是什么目前不知道，"仲宣嫌其言忤，受汤勿服。居三日，见仲宣，谓曰：服汤否？曰：已服。仲景曰：色候固非服汤之诊，君何轻命也。仲宣犹不言，后二十年果眉落，后一百八十七日而死，终如其言"。这个故事是说当时王仲宣已经是个官了，仲景见到他说："你有病。"可见仲景的性格也很直率,见了面就说:"你有病,应该吃一个叫五石汤的汤药,要不到四十岁眼眉就掉了,眼眉掉了半年后就得死。"王仲宣是建安七子之一,前面咱们谈到了,嫌仲景说话不好听,虽然接受了仲景的汤药,但没吃。过了三天仲景又见到仲宣,问他吃汤药了吗,王粲就打个马虎眼说吃了。张仲景说:"看面色你像没吃汤药,你为什么不重视自己的疾病呢?"王仲宣就不说话了,过了二十年,果然眼眉脱落,又过了一百八十七天死了,"终如其言"就是应验了仲景说的话。可见中医要学好了能预知生死、预知疾病的吉凶,从另一个侧面也验证了仲景的医术之高。

在汉代还有一个大预言家叫何颙,他这样评价张仲景:"仲景之术,精于伯祖,起病之验,虽鬼神莫能知之,真一世神医也。"何颙是预言家,曾经还有这样一段故事,在仲景还是少年的时候,何颙见到过仲景,然后给仲景预测:"君用思精而韵不高,后将为良医。"这是何颙的预言,后来果如其言,张仲景被后世评为医圣。仲景先师在少时就拜了同郡的张伯祖为师,尽得其传。这个学生很聪明,老师也很喜欢教,我们现在也一样,遇到好的学生,老师就愿意讲。后来张仲景又和杨立功学习,也尽得其传。可见我们现代人,要想成为一名良医,也要多拜一些名师。宋代校正医书局林亿、孙奇、高保衡有这样的评价:"南阳人,名机,仲景乃其字也,举孝廉,官至长沙太守,始受术于同郡张伯祖,时人言,识用精微,过其师。"寥寥三十九字,对张仲景的医术作出了很高的评价。

《伤寒杂病论》成书于公元 202 年或者 203 年。仲景书出来以后,传抄的人很多,由于战火纷飞、战乱的袭扰,短短的二三十年已经散失,所剩无几。过了二十多年,晋代的太医令王叔和整理《伤寒杂病论》,我们现在看到宋本的《伤寒论》,就是以王叔和整理的为主要的校勘本。那时候整理出来的《金匮》部分,就已经所剩无几。到了北宋宋仁宗、宋英宗两朝,宋仁宗尤其喜欢绘画、书籍、书法,他对古代的文化、古书的传承起到了不可磨灭的作用。他成立了校正医书局,大量地翻印、翻刻古书。宋朝活字印刷术发明以后,印刷就相对方便,但纸张还是比较昂贵的。其中校正医书局最著名的三个人就是林亿、孙奇、高保衡。当时校正医书局整理出来的《伤寒论》总计有十卷、二十二篇、三百九十七法,还有一百一十二方,号称"宋本伤寒",又叫治平本。到了明万历二十七年,著名的藏书家赵开美获得了一部原刊宋本《伤寒论》,他采用了摹刻方法把它刻印下来。什么是摹刻?就是按照原书字体的大小、排版的顺序,像模子一样把它刻下来,收录在他的《仲景全书》中,史称"赵本伤寒"。

此外，明湘西黄仲理著有《伤寒类证》，又名《伤寒类证辨惑》，或约成书于明洪武癸酉年，即公元 1393 年。此书是十卷，原书已经找不到了，书中有三百九十七法，一百一十二方，把辨脉法、平脉法、伤寒例、可与不可诸篇都删去了，也就是"节本伤寒"。宋代的翰林学士王洙，在校正医书局工作的时候，发现了一堆被虫子咬过的竹简，这个书的名字叫《金匮玉函要略方》，总计三卷，上卷是辨伤寒，中卷是论杂病，下卷载其方并疗妇人病，后经林亿、孙奇删除繁复，校订成了《金匮要略》一书，也就是我们现在所能见到的《金匮要略》。《金匮要略》原名叫《金匮玉函要略方》。"匮"通现在衣柜这个柜，古代由于金属比较缺，所以并不是指黄金，是金属做的柜子比较结实；玉函，函是匣，也就是说用贵重的柜子、用玉做的匣子来命名这个书。在孙思邈的《千金方》里曾经有"江南诸师秘仲景要方不传"的说法，可见那时候得到这个书，一定要用贵重的、结实的柜子藏起来，而且谁得到这个书，是轻易不外传的。

在传统思想教育中，"为人父母者，不知医者为不慈；为人子女者，不知医者为不孝"。古人读书的时候能考中一个秀才，那么这个秀才，将承担的任务是什么？方圆百里的人有病要会看，因为古文化是一脉相承的。反观现在，大学毕业了也未见得会看病，也未见得知道养生和保健。相反，社会上流传的乱养生、乱保健比比皆是。当今有部分人找医生看病，他却率先地想知道自己哪虚、该补哪儿，乱服补药是医界的一个弊端。有钱的人吃冬虫夏草，稍微富裕的人吃三七粉、阿胶，贫穷的人就算喝蒲公英泡的水，也要补一补。其实单味药如刀，单味药进体内之后的循环特别快，有病它能治病，没病它能伤害人体，干扰精气也是非常迅速的。所以说我不主张个人服用单一的药物。如果有病了，最好找大夫看一看，不要乱治。

《伤寒论》是十卷，《金匮要略》治疗杂病部分是二十五篇，其中第一篇是《脏腑经络先后病脉证第一》，中间二十二篇是论述杂病、妇人病的，还有杂疗篇和食物中毒饮食禁忌三篇。后面的三篇，我们不做过多的讲解。《金匮要略》总计 25 篇、262 方，大部分方我们都会逐一地加以讲解。

《金匮要略》和《伤寒论》历经磨难能够留到今天，也是当今医者之幸、百姓之幸。我们有必要深入地学习一下《金匮要略》，也有必要学好《金匮要略》，为自己、为家人、为百姓身体健康尽一份力，这是我们每一个中医学子应尽的义务。

第二章

《金匮要略》的诊疗思想

第一节　治未病

从本节开始，我们正式进入《金匮要略》正文部分。首先讲《脏腑经络先后病脉证第一》。我们从第一节开始。

"问曰：上工治未病，何也？师曰：夫治未病者，见肝之病，知肝传脾，当先实脾，四季脾旺不受邪，即勿补之。中工不晓相传，见肝之病，不解实脾，惟治肝也。夫肝之病，补用酸，助用焦苦，益用甘味之药调之。酸入肝，焦苦入心，甘入脾，脾能伤肾，肾气微弱，则水不行，水不行，则心火气盛，则伤肺，肺被伤，则金气不行，金气不行则肝气盛，则肝自愈，此治肝补脾之要妙也。肝虚则用此法，实则不在用之。经曰：虚虚实实，补不足，损有余，是其义也。余脏准此。"

这一段文字是讲述治未病的思想，但是文字前后矛盾，连贯起来就无法读懂。自古以来有很多大家做了解读。我们把中医基础知识回顾一下，然后详细地讲解原文。

《金匮》的体例以问答的形式出现的比较多，这符合《黄帝内经》的书写方法，也是采取问答的方式，一问一答。由于过去的书是竹简，前面讲过了，有些时候，书读的时间长了，串竹简的牛皮绳就会折掉，然后竹简顺序就会错乱。所以阅读《金匮》，有时突然蹦出一条条文，无法理解，这很正常。如果把它纠正了，也不好办，又不符合古籍的原貌，所以我们见到哪儿就解释到哪儿。

下面首先看一个名词，叫"未病"，什么是未病？人体有三种状态，一个是未病，一个是已病，还有一种情况是欲病，就是要得病的状态。未病是指什么状态？指的是健康状态。人在健康状态是怎么治未病？要注意饮食、起居、作息，包括寒温，要适应四季的变化，不暴饮暴食，吃符合人体自然规律的食物，不要吃一些奇怪的食物，不要乱吃东西，另外随着四季寒温的变化增减衣服，不要乱饮水，这就是治未病。比如现在有一种流行的说法，每天要喝8杯水，喝得很多，人都出现水饮病，这也不是治未病的思路。第二个状态就是欲病，什么是欲病？说是病了又还没病，说健康又不健康，也就是现在说的亚健康状态。还有一种状态就是已病，这是医生经常面对到的，也就是一种疾病的状态。书中所谈到的未病，大部分是指欲病的状态，为了符合常规的思维，我们还是沿用"未病"这个词，在这里只是澄清一下概念。

人体的五脏是肝、心、脾、肺、肾，配属五行为木、火、土、金、水。按照木→火→土→金→水这个方向运行，叫五行相生，木生火、火生土、土生金、金生水、水生木，这是一层关系。还有一层关系，就是隔一行，是为相克，相克不是病理状态，而是正常的生理状态。五行生克制化，才能够相互滋养，气血才能运行，这是生命的正常状态，不要把相克理解为病态。正常的是隔行相克，也就是木克土、土克水、水克火、火克金、金克木，这是一个正常的相克状态、相互制衡的状态。什么是疾病状态呢？就是一个脏器，对它所克的脏器进行了过克，专有的名词叫"相乘"。比如肝木之气过于强盛，那么它就要克脾土；如果土过于强了，就会克肾水；肾水过于强会克心火；心火过于强就会克肺金；肺金过于强就会克肝木，这里指的是相乘。还有一种病态的脏腑关系，就是相侮，正常是木克土，如果木虚土旺，土超过正常的旺，就是病态的旺，它就会反侮肝木，这种关系叫相侮。

我们再澄清一个关系，一个脏要想过克另一个脏，也就是相乘，那么这个脏器的病态应该是实性的，只有实了，才能去过克另一脏器；如果是虚，它只能受邪，是不能过克他脏的，这是一个关系。用尤在泾的话说就是"盖脏病，惟虚者受之，而实者不受；脏邪惟实者能传，而虚则不传，故治肝实者，先实脾土，以杜滋蔓之祸；治肝虚者，直补本宫，以防外侮之端，此仲景虚实并举之要旨也"。我个人认为尤氏的这段论述，是符合中医之理的。

下面返回去看一下原文。我们把原文分为三个段落，"问曰：上工治未病，何也？师曰：夫治未病者，见肝之病，知肝传脾，当先实脾，四季脾旺不受邪，即勿补之。中工不晓相传，见肝之病，不解实脾，惟治肝也"，这为第一段。第一段首先提出了一个治未病的概念，先师作了一个回答。这里的治未病举了个例子，如果肝病了，而且知道这里的肝病指的是肝实。刚才讲了肝只有实才能够过克脾土，"知肝传脾，当先实脾"是一个典型的治未病思想。那么如果是肝虚，会不会传脾？不会的，肝虚只能受邪，所以说这里的"见肝之病"是脏器过实导致的疾病。也就是说，当肝脏发生了过强的病、病邪瘀积的病，我们在治肝病的同时，应首先想到补脾，因为一个脏器有病了，会传给另一个脏器，这是未病的一种状态。

还有一种状态是什么？当人体要发生病了，我们提前做预防、做治疗。在这里举个例子，比如承德和北京的天气，华北这一片突然降温，假设今早上班没来得及换衣服，路上天气很冷，感受了风寒，但是人体还没发病，只是感觉到浑身冷，该如何治未病？这个时候我们回到家，就可以用三五片生姜加一点红糖，煮一碗水喝，身上一热、出一点汗，就不会再感冒了；或者晚上回到家有空了，煮一碗面条，放一点姜，热热乎乎地喝一碗，让人体微微地出点汗，这也叫治未病。不是非得熬麻黄汤、桂枝汤才算治未病，这些方子主要是治疗已病状态。刚才讲了，治未病有两种状态，一个是身体欲病的时候，我们提前干预；还有一种，一个脏器得病了，要传另一个脏器，在治疗过程中提前把所克的脏器加以补虚，巩固一下，防止脏腑之间相传，这是两个治未病的思路。

下面一句，"四季脾旺不受邪，即勿补之"，这是什么意思？我们都知道，脾气旺于四季之末，那么四季之末又指哪段时间？有一种说法，是春、夏、秋、冬四季的最后十八天；也有一种说法，指的是春天的三月、夏天的六月、秋天的九月、冬天的十二月，为脾气旺的时候。我们这里说的是，当发现了肝有病，知道肝要传给脾，但是如果是在三月、六月、九月、十二月的时候，是不需要补脾的。具体到临床上应该怎么做？不能说这个月脾气是旺的，脾虚就不补了，这是错误的，在临床上要灵活运用。如果是在三月、六月、九月、十二月，一个人本身就很瘦弱，脾土就是虚的，当时又发有肝实之病，那么也是要补脾的。因此临床上要相机行事，不要胶柱鼓瑟。活人读死书能把人读死，书是死的，人是活的，所以临床大夫要灵活运用。

下一句，"中工不晓相传，见肝之病，不解实脾，惟治肝也"。医生分为三种，分为上工、中工和下工。下工是以药医病，中工以技医人，上工是以德医国，或者是上工能够天地人同参。中工就是一般水平的大夫，或者是中等水平的大夫。"不晓相传"，见肝之病不知道去实脾，"惟治肝也"，就是单纯地治肝，这样的水平只能算中等水平。说实在的，临床上有些大夫连中等水平都达不到，因此古书是有必要好好读的。

我常说我们不要做治了病、害了命的事，要学会管理人体、管理人生。患者把身体、把生命交给你，不要只治眼前。当患者来了只是治个感冒，如果发现他将来一年半载有中风的倾向，中风的倾向怎么判断？一看舌头尖，像一个球一样，这样的人一般在半年、一年后，就可能会得中风；那么如果患者是来治感冒的，我们提前就要给他干涉一下治疗，在药物里面就加上一点预防中风的药，或者跟患者谈一谈，治完感冒再给他顺带治一两诊，把脑部的压力给它散开去。这样一方面治好了感冒，替患者解除了病痛，另一方面达到了治未病的目的。要不然等到患者突然脑中风了，被救护车拉医院去了，患者多花钱多遭罪，这是不划算的事儿。另外更主要的，也是对患者不负责任，因为患者毕竟是以命相托。

下面来看第二段，第二段是最难理解的。"夫肝之病，补用酸，助用焦苦，益用甘味之药调之。酸入肝，焦苦入心，甘入脾，脾能伤肾，肾气微弱则水不行，水不行，则心火气盛，则伤肺，肺被伤则金气不行，金气不行则肝气盛，则肝自愈，此治肝补脾之要妙也。肝虚用此法，实则不在用之"。前面讲得很顺，一方面是问上工治未病怎么治，下面也回答了，见肝实的病它会传脾，先做一个补脾治疗，这叫治未病。

紧接着这一段文字，就容易看不懂了。它说的是什么？是肝虚怎么治。肝虚前面讲了，虚只受邪，不会传的，另外肝虚只补本宫，也没必要治疗其他脏器。来看看这段文字，治肝病"补用酸，助用焦苦，益用甘味之药调之"，这没有什么问题，但是和《黄帝内经》所述就不一样。《黄帝内经》里面认为："肝欲散，急食辛以散之。"补肝是用辛味之药，用的是桂枝、黄芪之类的来补肝。这个矛盾不矛盾？这个倒问题不大，《黄帝内经》所述的是补肝之气，《金匮要略》这里"酸入肝"指的是补肝之体。

再接着来往下看："酸入肝，焦苦入心，甘入脾，脾能伤肾，肾气微弱则水不行，水不行则心火气盛，则伤肺，肺被伤则金气不行，金气不行则肝气盛，则肝自愈。"也就是说，用了过多的克制的手法来阐述补肝。如果发现肝虚，直补本宫即可，没有必要再用过克的方法，最后把金气克得不行了，肝气自旺。当然了，从原理上来说，药物可能是这样循行的，或者说补脾治肝就是这样循行的。在这里，只能说解释一下药物的原理。我们看后面："此治肝补脾之要妙也，肝虚则用此法，实则不在用之。"原文就明确说了，肝虚用这种方法，实则不在用之。

前面讲治未病，因为肝得了实性的疾病，才能过克脾土，这是肝实；后面出了这么大的一段文字，来解释肝虚的治法，和前面不搭。很多的人读到这里，脑袋就晕晕乎乎，我也听过很多老师讲这段文字，也是一带而过，这么一解释就完了。那么这段文字，和前面划分出的第一段，次序上不衔接，原理上说不通，该如何解释呢？有两种说法，一种说法是这是一个错简，后面应该还有一段文字，前面解释完肝实了，又跳出一行来，解释肝虚如何治；另一种说法是别人的注解，然后在整理的时候，把它当成原文放在这里了。古代印书、排版是很艰难的，很可能注解和原文字同等大小，就有可能出现这种情况。我们在这里只是给大家展示出来，供大家思考。我个人的观点，更倾向于这一段文字是错简。

下面来看第三段："经曰：虚虚实实，补不足，损有余，是其义也。余脏准此。"那么何为虚，何为实？比如人体就是虚的，人体不能实，一旦实了，人就很难活下去。比如临床看到病危的人，他张着嘴出气儿多，进气少，为什么？因为他的内脏要实了，实就吸不进去。包括练功的时候，也经常谈到一句导引词：呼气要呼到尽头，吸气也要吸到尽头，为什么？只有把体内的浊气呼尽、呼空了，让人体变成一种虚无的状态，我们才能吸得进去。正如学习一样，跟每位老师学习，首先要把自己腾空了，让自己变得空虚起来，我们才能接受别人的观点。就像拿着一个碗，如果先装了一碗脏水，装满了，即便给了你一碗清水、糖水，给你一碗贵州茅台，你也没地方装。首先要把体内先清空，把你碗里的脏水倒掉，才能盛清水、盛糖水，才能盛茅台、五粮液。因此我们要经常保持一种谦虚的状态，让自己时刻处于一种虚无的状态，水至低方能成海，翘尾巴的谷穗，往往都是不成熟的，成熟的谷穗都是低下头的，原理是一样的。也正因为人体虚，我们才能往里吃东西，才能往里吸气；后面有谷道，可以排出去，这样使人体变得虚，我们才能吃，而且吃得进来也要排得出去。让人体始终处于一种清虚的状态，气机才能周而复始地循环，五脏才能有次序地工作。

何为虚虚实实？这个意思就是，前一个虚是名词，第二个虚是动词，也就是说不要脏器虚了还用泻法，脏器实了还用补法，这就是虚虚实实，也就是误治的方法。这句话总体意思，就是中工以下水平的大夫，不晓虚实，就是没分清虚实，虚者泻之是为虚虚，实者补之是为实实，临床上不要这样做。上工知道虚实，"补不足，损有余，是其义也""余脏准此"，在这里有两种可能，一种就是承接前面那段话的"夫肝之病，补用酸，助用焦苦，益用甘味之药调之"，"余脏准此"应该是承接这段话；另一种说法，这是一种衍文，可以不再考虑。

下面简单地回顾一下这堂课所讲的内容。这堂课阐述了在仲景先师的时代，治未病的思想构架。我们讲了未病有两种状态，一种是人体尚未得病、将要得病的状态，另一种是一个脏器得了实性疾病，为了防止传入其他脏器，所以提前补所要传的脏，也就是所克的脏。整段原文从上工治未病来说，包含着早期诊断、早期预防的临床意义。第二，从"见肝之病，知肝传脾，当先实脾"来看，这是符合医学的整体观念的。中医学有两大特点，一个是整体查病，另一个就是辨证论治。整体查病，人体是一个有机的整体，脏腑相连，五脏之间有生克制化的关系；还有一个整体观念，人体与天地是一个完整的整体，这是整体观。另一大特点就是中医的辨证论治。辨证论治经常被西医诟病，说中医治病只是个体，不能批量化生产。因为世界上没有完全相同的两片叶子，那么也就没有完全相同的两个人，更没有完全相同的两个疾病，所以中医治病，个体化治疗方案是科学的。

纵观全文，仲景先师阐述了上工治未病的思想，对后世的预防医学和已病防传防变，具有临床指导意义。提前预防、提前治疗，一定要有这种思想。我们要学会古人的思路，争取做上工，不要做中工，更不要做下工。

第二节 病 因

上一节讲了《脏腑经络先后病脉证第一》，首先回顾一下上一节课讲的内容。我们在上一节课中详细地讲解了医圣张仲景治未病的思想，治未病有两种情况，一种情况是人体在欲病的时候，如何干涉治疗；另一方面就是当一个脏器有病，知道它所过克的脏器，要先补所被克的脏器，以防脏器之间的相传，就像原文中所说的那样"见肝之病，知肝传脾，当先实脾"；最后还谈到了，我们要学上工，不要做中工，更不要做下工，不要犯了虚虚实实之误，虚虚就是用泻的方法治疗虚性疾病，实实就是用补的方法治疗实性疾病。只有虚则补之、实则泻之，也就是补不足、损有余，才是上工的作为。

从本节开始进入第二节，学习病因学说。我们看一看先师仲景是怎么划分病因的。下面首先来阅读一下原文。

夫人禀五常，因风气而生长。风气虽能生万物，亦能害万物，如水能浮舟，亦能覆舟。若五脏元真通畅，人即安和。客气邪风，中人多死，千般疢难，不越三条：一者，经络受邪入脏腑，为内所因也；二者，四肢九窍，血脉相传，壅塞不通，为外皮肤所中也；三者，房室、金刃、虫兽所伤。以此详之，病由都尽。

若人能养慎，不令风邪干忤经络，适中经络，未流传脏腑，即医治之，四肢才觉重滞，即导引、吐纳、针灸、膏摩，勿令九窍闭塞；更能无犯王法，禽兽灾伤，房室勿令竭乏，服食节其冷热苦酸辛甘，不遗形体有衰，病则无由入其腠理。腠者，是三焦通会元真之处，为血气所注；理者，是皮肤脏腑之文理也。

我们先阐述几个概念。五常，什么是五常，人又禀的哪五常呢？在儒家思想里面，五常是仁、义、礼、智、信。五常配属五行是什么样的关系呢？木属于仁，火配礼，金配义，水配智，土配信。木、火、土、金、水，五行的常态是什么样子呢？五行常态是木主升发，火曰炎上，金主收引，土爱稼穑，水曰润下，但是这么讲起来，不能讲出五行的常态。真正的五行之常，就是木曰升发而不能横逆，如果木是升发，向上向下升发都可以，向上生长枝叶，向下生根，都属于升发；但是木是不能横逆的，不能横向走的，这就是五行之木的常态。五行的火，火性应该温暖而不能炎上，如果心火不是温暖而是炎上了，人就会生病，属于无常或者失常的状态。土应该松软，而不应该硬实，如果土硬实了，就不能土爱稼穑了，不能生长庄稼，不能收藏万物了。金是收引，而不应该肃杀。水应该润泽而不能寒凉，寒凉则死。这就是五行之常。

　　天还有六气，风、寒、暑、湿、燥、火。火在天为热，在地化火，火和热是一个表述。既然讲了五常，什么是无常呢，什么是不正常的呢？我们是这样定义的，得其和则为正气，失其和则为客气，得其正气则为和风，失其正气即为邪风。正常的风气，促进万物的生长，有力量；当风气过了就为害，它害万物的力量也很强大。比如台风可以导致相当大的灾难。正常的自然界的风是促进植物生长发育的一个力量；如果太过了变成了台风，也就是变成了客气，就会有害于万物生长，甚至于连参天的大树都能拔地而起，建筑工地的塔吊都能刮倒。也就是说亢害承制，什么东西只要过了，就变成害了。只要是秉承天地之气，是一种和风细雨，对人和万物就能够促进生长发育的，也就是正常的六气。风寒暑湿燥火是正常的，只要是过了，它就变成邪气，变成了客气，对人体就有害。正像原文所说，人是秉着五行的正常之气而生长的，五行周流不息地运转，生命才能够生长。五气又以风气为长，因此又说风为百病之长。

　　我们看一下五大藏象，也就是五行气血运行图（图2-1　五大藏象气血运行图）。看一下。五行运转的原动力来自哪儿？大家就要思考一下，人在出生以前是不呼吸的，西医学说靠脐带来供应氧。当胎儿离开母体出生，护士剪断脐带，给了一巴掌，然后肺开始工作，开始呼吸，也就是吸入了清气。这时候机体才和外界进行气体交换，我们就因气、空气，也可以叫风气而开始生长。也就是说十二经、五脏六腑都是从肺开始启动的。我们在学十四经的时候，第一条经要学肺；十二时辰也是由肺对应的寅时来启动的。出生以后，这个动力又来源于哪儿呢？五行。后天的动力就是来源于肝，木曰曲直。五行就像一个车轮子一样，土在中间，木在左，火在上，金在右，水在下。这个气血运行图，木曰曲直，曲直就是一曲一直、一伸一缩，底下有水，地表有土，然后借助风气的一吹动，推动着五脏的气血向前运行，这就是后天的动力。木又叫风木，所以说生长发育是以风气为主。大自然也一样，比如我们养过花的，尤其木本的花，放在室内是养不活的，它必须接触到自然界的风才能生长。我养了好多的盆景是木本的，每到夏天必须放到室外,接受大自然风的洗礼;树木也是一样,要靠风摇动它才能够生长。

在生病状态下,又说风为百病之长。我们讲了自然界的风,和风细雨,这为主气,是对人有利的,又叫正气。那么失其和,当风过了,变为邪风、变为客气的时候,对人就是有害的。件事物的好和坏都是相辅相成的,风能促进万物的生长,风也能摧毁万物,就像水能把船浮起来,同样如果波涛汹涌,也能够把船打翻。唐代的宰相魏征劝唐太宗,唐太宗开创了贞观之治、大唐的盛世,他大胆地启用了魏征。魏征每天参奏折,总爱给唐太宗挑毛病。唐太宗的心胸比较宽广,容得下魏征,知道他是为了江山社稷好,接受他的意见。魏征跟唐太宗谈,说君主是舟,老百姓是水,水能够把你托起来,水同样也能把你打翻。这个故事实际就是一个辩证的故事,也就是讲出了亢害承制的道理。

下一段话,又从内里说出了健康的状态:"若五脏元真通畅,人即安和。"也就是说,五脏经络、元气、真气都能够顺畅地流通,血脉宁静、畅通,人就不会得病。但是外界说了客气,客气也就是指的太过之气,就不是主气了;这里又说了邪风,也不是正常自然界温和的风、促进万物能够长养的风,而变成了太过的风,就叫邪风。"中人多死",古代的人,也就是在汉代,前面讲了当时的人身体都很虚弱,吃不饱、穿不暖,每天还要躲避战火,所以说接受了这种强大的客气和邪气。中了人,这个中不是伤,一般谈"中",比如中暑,这就比较深;伤暑、伤湿、伤风就比较轻,往往都在络或者顶多能在经。

下面一段话,仲景着重于外感,以风气为病因,谈了著名的三因学说。为什么说重点指的是外来的风气或者说外来的客气、邪气、过了的六淫之气?因为仲景在他的三因学说里,没谈到饮食和情志所伤,他主要从外感下手。仲景写的《伤寒论》包括后面写的《金匮要略》的部分,也是总以外气为主描写的医书。仲景说了"千般疢难,不越三条",就是说这么多种的疾病,不外乎三个原因,第一个原因就是经络受邪入脏腑,为内所因也;第二个原因,四肢九窍、血脉相传,壅塞不通,为外皮肤所中也,这是个外因;第三个原因就是房室、金刃、虫兽所伤。好多人搞不懂,为什么第一个"经络受邪"算内因,第二个"四肢九窍受邪"算外因。很多人在这里迷惑,我们把这块阐释清晰。为了表述清晰,要结合《金匮要略·中风历节病脉证并治第五》的一段原文,对比一讲,大家就知道为什么经络受邪入脏腑为内因了。

《金匮要略·中风历节病脉证并治第五》中有一段原文:"邪在于络,肌肤不仁；邪在于经，即重不胜；邪入于腑，即不识人；邪入于脏，舌即难言，口吐涎。"我们看看这个进入过程和仲景先师在用词上的考究。我经常给大家讲，仲景不仅是医学家，而且还是修炼家，更主要还是个文学家。他用词、用字相当准确、精炼。人刚开始受邪，到络的时候，仲景说了"邪在于络，肌肤不仁"，肌肤不仁就是麻木，临床上经常遇到这种情况，这时候是风邪在于络。有著名的方剂，《金匮要略》里黄芪桂枝五物汤就是治疗这个疾病的。"邪在于经"，到了经，也说是"在于"，"即重、不胜"，肢体感觉沉重。"邪入于腑"，下面的字就换了，"即不识人"，也就是说中风、中暑了就有出现昏迷的表现。"邪入于脏"，不是"在"而是"入"，进入的入，"舌即难言，口吐涎"，就出现神志昏迷的状态了。所以中风病，病因是在内的；中暑也是为内，经络受邪进了脏腑了，这叫中暑。夏天经常得的上吐下泻，往往是伤暑，伤于暑湿、伤于寒湿的比较多，不是中暑。也就是说，藿香正气水不是治疗中暑的，而是治疗暑湿风寒夹杂的一种感冒，也可以叫霍乱，这里指中医的霍乱。"四肢九窍，血脉相传"，也有的人说这个字很可能是"抟"，也能解释得通，抟是两气相搏的意思，胶着在一起就是抟。"四肢九窍，血脉相传，壅塞不通，为外皮肤所中也"，四肢与躯干离得比较远，它在外感受了风寒邪气，导致血脉运行不畅，壅塞不通，这种病就叫外因。

还有一种原因就是房室、金刃，虫兽，或者饮食所伤，这个叫不内外因。这是最早的三因学说。"以此详之，病由都尽"，我们用这个方法来推断病因，把临床常见病的病因基本上都阐述尽了。

第三节　养生防病

"若人能养慎，不令风邪干忤经络"，来谈一下这句话。我们经常谈养生，现在又有多少人能够做到养生呢？一些患者为了养生就乱吃药物，很多是大补药。我们见过好多患者总说自己虚；或者找到大夫，大夫要不说他虚，他都难受。他来了往往问"大夫，我哪儿虚呀？要不要我吃点海参补补，要不然我喝点牛奶补补，我多吃点水果"。这种补我个人是持反对意见的，身体有问题一定要找大夫看一看。中医讲究阴平阳秘，精神乃治，所以要调整阴阳的平衡，阴阳平衡了，人即无病。不能长期服用单一的药物，单一的药物在体内循环的速度非常快，扰乱人的精气也非常快，所以说单一用药对人体的伤害远远大于补益作用。大家都知道，中医有一个单味药的方子，叫独参汤，独参汤是抢救才能用。因此单一的药物尽可能不要乱服，有病了还是咨询一下你相信的医生。

提到"养慎"，现在人经常不慎，为什么？尤其女孩子，春天刚到，天气稍稍有点儿温暖，赶紧就把捂了一冬的棉服脱掉，穿个裙子。春天毛孔是开放的，冬天毛孔是闭合的，过早地让肌肤暴露在空气中，风寒邪气就顺着经络进到内脏，女孩子轻则痛经，严重会导致不孕，甚至得了七七八八的病。再者，现在流行一种衣服，叫乞丐服，挺好的牛仔裤，在前面剌了几道口子，这是养慎吗？显然不是。

要做到养慎，我们要吃该吃的东西。中国人尤其中原地带的人，就是以五谷为养、五菜为充、五果为助、五畜为益。老天爷提供了这么多食物，就要按这些个食谱来吃，这就是对我们有好处的。另外，吃方圆一百公里左右所产的食物，对人就有益处，没有必要吃过多的从远方调过来的水果、海鲜。为什么呢？比如生活在内陆，一方面远方的水果、海边的海鲜禀受的自然之气和当地居住的人的六气是相合的，和内地人是违和的，但不能说相冲。因此吃了对身体帮助不大，有些还会有害。比如我的老家在承德，是个山区，这里不产海鲜，我就很少到市场上去买海鲜吃，因为海鲜这个东西，只有鲜吃才好吃。要是到海边去玩，或者是有些朋友当天给我送来，我才会吃的，但是我不会在市场上买，已经死了的海鲜其实不如叫"海陈"。我曾经去过山海关，去海边就想尝一尝海鲜，因为去得比较晚，当地的渔市都已经收市了。后来我们到了一个渔民的家，发现他有一洗衣盆死鱼、死虾、死螃蟹。我说："您把这些卖给我点儿吧。"当地的渔民非常朴实，说："这能吃吗？这都已经死了，它就有毒了，这个只能做饲料，是不能吃的，我也不能要钱，也不能卖给你，卖给你就把你害了。"

"养慎"，也包括要顺应四时节气，春温、夏暑、秋燥、冬寒，要按照节气增减衣物，按照节气服食。不要到了夏天大量地吃冰棍，夏天的时候天是热的，人体是寒的，要吃东西就看自然界产什么，我们就吃什么，或者最好的养生办法就是什么便宜吃什么。比如春季杏下来了，我们就可以吃一点；等到天气炎热的盛夏，西瓜就下来了，西瓜顶着炎热酷暑生长，能消暑解渴，我们就吃西瓜；千万别吃反季节的食物，在大冬天里吃反季节的西瓜，对身体的危害是非常大的。夏天那么炎热了，喝冰水、吃冰糕很舒服，舒服是舒服，我常说了，舒服不等于治疗，舒服也不等于对你有好处。比如一个小孩子，你让他选择玩和上学，他大概率选择玩，玩儿多舒服。成年人让他选工作还是在家休息，他也大概率选择休息，休息舒服。总是休息能生存吗？是不行的。小孩子总是玩、不学习行吗？也是不行的。推到治疗疾病上，舒服不等于真正有好处。真正想吃冰糕的话，到河边看一看，如果大地结冰了，就吃一点儿冰糕，这没有问题。

下面看一下，"不令风邪干忤经络，适中经络，未流传脏腑，即医治之"，这又体现了治未病的思想。风邪刚入经络，还未流传到脏腑，就赶紧治疗，这条是对应着病因的。经络受邪入脏腑，我们不让它入脏腑，在经络上就治，可以用发汗的办法，可以用吐法。吐法在古代应用很流行，汗、吐、下、和、温、清、消、补，吐法占在第二位。但是现在吐法不好应用，因为患者不太接受，吐完了确实有一阵很难受，但难受过了就很舒服。我们门诊的工作人员，每年春天都要用一次吐法，大家都体验一下，也挺好玩，吐完了身体特别畅快。

"四肢才觉重滞，即导引吐纳，针灸膏摩，勿令九窍闭塞"，刚感受了风寒邪气，就感觉到了四肢沉重。如果我们感冒了，率先表现的往往不是发热、恶寒或者咳嗽，而是乏力和四肢发沉、发重，这一般是风寒感冒最早的表现。四肢才觉沉重，也就是四肢刚觉得沉重了、没劲儿了，如果是虚证，就不会突然地出现，但是风寒感冒属于疾，来得特别快。因此发现了的时候，就要导引、吐纳、针灸、膏摩，这是什么意思呢？导引类似按摩，不过古人的导引是按照经气做的导引，顺经做的导引。吐纳，有的医家解释为吐法，我个人的观点，这里的吐纳不是指的吐法，而是呼吸。在练功的时候要吐浊纳清，吐纳更应该是这个意思。在诊室可以做针灸、膏摩。膏，一种是外敷的膏药，还有一种很可能是外敷的膏剂。至于摩，有摩顶、摩肌肤，使皮肤产生热量，这在古代是一种治疗方法。这里体现的也是治未病的思想，四肢才觉重滞，我们就做了治疗，不让它导致九窍的闭塞，提早预防、治疗疾病。

针对第三个病因，我们就不要犯王法，这个是一定要做到的。因此我们每个人，不要说医生了，都要遵纪守法、不要触犯王法。禽兽灾伤，禽兽在古代农耕时代比较多，尤其猛兽，要躲避这种伤害。灾伤现在会有的，尤其车祸特别多，不要酒驾，开车要集中注意力，不要疲劳驾驶，不要开斗气车，避免受到伤害。至于一些意外伤害、地震、雷雨、洪水，我们也要学会躲避。"房室勿令竭乏"，房室适当地节制，但这也因人而异，因个人体质而异。"服食节其冷热苦酸辛甘"，冷热是温度，苦酸辛甘是五味的四味。不要吃过热的，也不要吃过凉的。前面谈到了，在夏季不能饮冷水，不要吃冰棍、冰糕，这些东西会伤人的阳气。人有阴阳两部分，阴指的体，阳指的气。人活一口气，如果过多地伤了阳气，要么得病，要么短寿，因此这个很重要。过热为什么不能吃？我们经常看到很多患食道癌、咽喉癌的患者，你问他的病史，他都喜吃热食，喜吃热食破坏了消化道的黏膜，导致细胞异位增生，然后长了肿瘤，这也是值得注意的地方。

苦酸辛甘，还有一个咸，这是五味，五味正常地吃没有问题，五谷杂粮也可以正常地吃，但是不要偏食。这里边只讲一个甘，好多人喜欢吃甜食，我们在临床上经常遇到。前天又遇到一个老太太，胃病，萎缩性胃炎伴糜烂，她烧心、反酸，我每次开完药都嘱咐她不要吃甜食、零食。老太太已经 76 岁了，说："我就喜欢吃点儿点心、饼干、蛋糕之类的，吃完就反酸，我就这么点儿爱好。"我说："你要是这样呢，你就反酸烧心吧，这个我就治不好。"后来老太太就笑了，下决心忌食甜食。甜能助脾，但是能伤胃，也能伤肾，使人的肾气虚。尤其男士，不要过多地吃甜食，吃甜食会导致肾功能下降，尤其一些阳痿、早泄的人，容易腰疼的人更不要过多地吃甜食。

"不遗形体有衰"是什么意思呢？不要给形体遗留衰败的风险，或者说不做伤害形体的事儿。"病则无由入其腠理"，在这里解释一下什么是腠、什么是理，仲景在原文里给出了标准答案："腠者，是三焦通会元真之处，为血气所注。"腠理在好多考试，如研究生考试、执业医师考试中，经常会考到这样的词。如果人家提出了腠，我们直接答"三焦会通元真之处，为血气所注"，没问题。腠，就是三焦与骨节相贯通之处，这个地方是神气所往来，故曰元真通会。"理者，皮肤脏腑之文理"。理者，是皮肤、脏腑、内外皆有其理，细而不紊，故曰文理。紊是紊乱的紊，它不紊乱，所以说叫文理。

我们在这里再讲一下，仲景重点阐述了一个风邪。风气中人，以经络入脏腑者，位置比较深，所以叫内因；自皮肤流血脉者为浅，所以叫外因；房室、跌仆、金刃所伤，这个叫不内外因。

后世还有一个三因说，在这里也简单地给大家讲一下，其中最有代表性的就是陈无择的三因学说。他是这样划分的，六淫邪气所处为外因，五脏情志所伤为内因，饮食、房室、跌仆、金刃所伤，为不内外因。

对比一下这两种分法，仲景的分法贴合临床，我们这么辨、这么用就有效。陈无择的分法更明了，一看就很明白，外来的六淫叫外因；内部的饮食、情志所伤叫内因；另外不内外因，两者分得都基本一致。从后世考试答题来说，陈无择这个看着更明确。两者各有各的特点，在临床上都具有指导意义。我个人更倾向于仲景先师提出的学说。

我们简单地回顾一下，仲景在这段文字里面，讲了病因学说，他的主要思想就是阐明了整体观，也就是说人与自然界是一个有机的整体，发病的主要原因来自自然界。另外在这里边也渗透着早期治疗、预防为主的方法，也就是治未病的思想。疾病刚到经络赶紧就通过刮痧、通经络的方法、使用药物发汗，或者是食疗发汗也可以，不让它流传到脏腑里边去；疾病刚到四肢，赶紧用导引、按跷、吐纳的方法，针灸、膏摩的方法，不让它闭塞九窍。这里无时无刻不渗透和阐述着仲景治未病的思想。因此我们在治病过程中，要以人体的内外环境相统一的思想来进行辨治，这也符合《黄帝内经》的思想，不要孤立地看个体，看病要把天地人、气候、方位各种因素综合加以考虑，开出的处方才能切中病机，才能不有失偏颇。

第四节　望诊法

我们之前讲了病因学说，仲景先师将疾病分为三个病因，一是经络受邪入脏腑为内因；第二，四肢九窍血脉相传，壅塞不通，为外因；第三，房室、金刃、虫兽所伤，为不内外因。后世医家陈无择，提出了三因学说，六淫邪气所处为外因；五脏情志所感为内因；饮食、房室、跌仆、金刃所伤，为不内外因。这两个学说各有优点，《金匮要略》里的三因，少了饮食和情志所伤，但是《金匮要略》的三因说指导临床具有切实的意义；后世陈无择先生的三因学说，对临床也有指导意义，各有千秋，而且后世的陈无择提出的三因学说，在考试中经常会用到。《黄帝内经》有没有病因学说？当然是有的。《黄帝内经》里讲过："夫百病之始生者，必起于燥湿、寒暑、风雨、阴阳、喜怒，饮食、居处。"又说了"百病生于气也"，这个气就指的情志。因此我们在临床上可以综合地应用。

从这一讲开始，将进入《金匮》的诊法篇。《金匮》的诊法也是按望闻问切四诊的顺序来描写的，只是在问里没有明确的用问诊的语言而已，望诊、闻诊和切诊写得非常详细。下面我们正式进入正文，第三节。

问曰：病人有气色见于面部，愿闻其说。师曰：鼻头色青，腹中痛，苦冷者死；鼻头色微黑者，有水气；色黄者，胸上有寒；色白者，亡血也，设微赤，非时者，死。其目正圆者，痉，不治。又色青为痛，色黑为劳，色赤为风；色黄者，便难，色鲜明者，有留饮。

在解读原文之前，大家看一下面部望诊分区图（图2-2　面部望诊分区图）。面部和五脏六腑相对应的部位，我带领大家回顾一下。首先从上往下看，额头上半部分，最上面为心理压力区，如果有心理疾病，比如焦虑症、抑郁症、狂躁症，往往在这个部位都有表现。再往下一个区，前额的正中为心脑血管病区。再往下一点，也就印堂穴靠上一些是肺。两眉之间的鼻根处，又叫山根，为心所主区，两侧为胸，鼻的正中间是肝区，两侧为胆区。鼻头为脾，居五官或者说面部的中央，脾为中央土，两侧为胃上。我们再往下看，鼻唇沟的地方为生殖器官，包括女子子宫。口唇为生殖区，比如女性嘴唇比较厚，肌肉丰满，颜色红润的，一般母性比较好，生殖能力是比较强的。下颌部为肾区。另外眉弓两侧，眼角的外侧为肝区。颧骨的两侧为肾区，两瞳孔直下的区域为小肠，颧骨的下方为大肠区，上唇口角上方为膀胱区。我们在临床上发现，很多内脏的疾病在面部对应的器官区会有所反应和表现。因此我们有必要把面部的望诊图，给大家简单地讲解一下，课后大家对照图进行熟悉。这个图有好多种的画法，这只是一家之言，大家可以借鉴其他说法。

下面回到正文，"问曰：病人有气色见于面部，愿闻其说"，这也就是说要问一下面部的望诊。但是我们往下看，全篇只回答了一个鼻头。面部只有一个鼻头吗？这是第一个问题。第二个问题，这里说的鼻头指的就是鼻尖吗？通过临床观察和借鉴其他老师的观点，这里的鼻头不一定是单纯指的鼻尖，而是整个鼻；也有的说单指山根，就是鼻根部。既然前面问的是病人有气色见于面部，愿闻其说，那么这块很可能缺失了竹简。我们不仅看了鼻，应该还看到那么大一张脸，还应该看到额，只是在现在流传的版本里面没有介绍。

我们先详细解读原文："师曰：鼻头色青，腹中痛，苦冷者死。"鼻头色青，腹中痛。青为什么之色？青为肝之色；腹中痛，腹是脾之位置；也就是说肝气犯脾。如果命门火衰，阳气衰微，再加上肝气乘脾，这个时候病就已经很重了。我们再重申一下，鼻头色青我个人更倾向是讲的山根，也就是说鼻的上头，不是鼻尖。这里边的死，就是说难治的意思。临床上看到患者，不能一看鼻根色变青了，又肚子疼又怕冷，我们就不再治了，不是这样，我们也要伸以援手，加以治疗。临床上晚期的肝癌会看到这种鼻的颜色，到了这种程度，一般是很难治的。肝癌晚期，一般肿瘤见于肝体或者肝细胞部分，都是给我们时间治疗的，而且大部分也能治愈。最怕肿瘤是长在什么地方？长在血管里面，门静脉或者胆管、胆总管里面。这种肿瘤一旦疯狂生长起来，不给我们治疗时间，很快就把血管撑破、把胆管撑破，导致患者死亡。这时候腹痛是很剧烈的，鼻根是青色的，所以说这种人也是怕冷、很怕冷，我们临床上遇到过这样的病例。"鼻头色微黑者，有水气"，这个好解释，黑为肾之色、为水之色，出现黑色为有水气，是肾之病，这是对应关系。在这里再把五行对应五脏、对应五色，简单地回顾一下。

我们可以看图（图2-3　五行相生相克图），五行是木、火、土、金、水，对应的五脏是肝、心、脾、肺、肾，对应的五色是什么？是青、赤、黄、白、黑。鼻头色为黑，黑对应了肾，其色为黑，对应的五行是水。鼻头这里还是应该指山根，假设色微黑，这人肯定是有停水，有水气。在气血水辨证里面，这就属于水气病或者水液病，选方的时候也要从这里面去选方。

"色黄者，胸上有寒"，这里指的是鼻头色黄，病位应该在脾，脾应该有湿，但是为什么说胸上有寒。我们返回看一下前面发的图，山根的地方指的是心，两侧代表胸；如果这块黄，那么胸上正好是有寒湿。为什么有寒湿而不是湿热？心主火，当心阳衰微的时候，寒饮水气才能上逆；心脏在人体里面，就像一个太阳，如果是热，在这里产生不了湿的；只有寒、只有阴天的时候，乌云遮住了太阳才能产生湿，所以说胸上这块的一般都是寒湿，往往中焦和下焦才会有湿热。

"色白者，亡血也"，鼻根如果色偏白，主亡血，亡血就是指失血，血液丢失，亡者，失也。"设微赤非时者，死"，就是假设鼻根是微微的红色，而不是正当的时令的时候，会出现死证。那么这个不当时是指哪个时节？一般指秋季和冬季，看到鼻根微赤的时候，这个病就难治了。假设鼻头就指的鼻尖，那么我们看看，好多饮酒过多的人那种酒糟鼻，鼻头很红，四季都红，到了秋季或者冬季也红。红应该是心之色，到了冬季为水之色，赤是火之色，非其时出现了。酒糟鼻四季都红，你一诊断说："不行，《金匮要略》上说了或者宋老师说了，这个人要死了，咱们赶紧不治了。"是那样吗？不是的。但是如果他的鼻根在冬季和秋季真要是赤了，那就真的要加小心，很可能就是危重症。无论年轻还是年长，临床工作者一定要加以注意，因此我们要学会望诊、学会闻诊、学会切诊，防患于未然，把风险杜绝于门外。

"其目正圆者，痉，不治"，我们都知道张仲景是一个临床家，他见到的"其目正圆者，痉不治"，这个病应该是一个脑病，要么是急性脑膜炎，要么急性的脑干出血之类的。大家都知道痉病有抽风，抽了就不治？不是那样的，是需要分辨的。抽风，有的人会瞪眼睛，但不会瞪到正圆，如果正圆了，基本都瞳孔散大了，这种情况是很难治的。《伤寒论》和《金匮要略》里面说的不治基本都是难治。如果是癫痫，他的目不会瞪到正圆的，有的根本就不睁眼睛，闭着眼睛抽；如果是目正圆，瞪得非常圆，这一定是一个重症；按照古代的水平不能治，按照现在的水平，也很难治。

下面又说了一段文字："又色青为痛，色黑为劳，色赤为风；色黄者便难，色鲜明者，有留饮。"这是五色对应关系。这个色理解为鼻，还是理解为面色？原文中没有明确说，但是它说个"又"字，那么就应该还指的是鼻。但是在临床上，一个患者来了，我们不可能只盯着鼻部看，要看整个脸色。

后面的一段话，我认为针对整个面色来看更为贴切一些。色青主痛，为木之色，又为肝之色。色黑主劳，风、痨、臌、膈属于中医的四大难症，非常难治的病。痨病一般面色是黑的，大多的痨指的是肺结核；但是后世也有说法，说是干血痨，就是妇科的病。我见过一名女性，32岁就闭经了，脸黑人瘦，人瘦成几十斤，按中医诊断就为干血痨。这种情况下要给她大黄䗪虫丸或者抵当丸。因为有些药物现在不好买，也不好熬药，抵当汤可以做成丸，缓缓地消，就能把月经调出来，人也重新能胖回来。如果要开汤药怎么开？一方面要滋阴，一方面要活血，也会有效的，但疗程比较长。滋阴选什么？一般选益胃汤或者资生汤，活血选血府逐瘀汤。

有一种说法是色赤为风，赤为火之色，对应的是心，那么这里怎么说色赤为风，怎么不说色赤为火？我们在临床上经常见到，比如有的人就爱脸红，动不动就脸红。这里我治过一个朋友的孩子，这个小孩脸红，红到什么程度，真的像一张红布一样。本来孩子是个大学生，为这事很苦恼，他越着急越红，越见人越红。因为孩子是大学生，不可能不见人，因此就紧张焦虑，最后导致自闭症了。反复去北京各大医院治疗，中医院、西医院都去了，治疗一年不怎么见效，后来终于说跑不起了，还不如到承德找我给看看。我说那好，找我看，我就给看看。大家知道开什么方子吗？应该知道的，其实就是一个葛根汤证。"葛根浮长表阳明，缘缘面赤额头痛，发热恶寒身无汗，目痛鼻干卧不宁"，所以说给了葛根汤，治疗了一个半月，这个是连续治疗，我都没换方，就治好了。现在大学毕业了，挺好，考上了公务员。

色黄便难，黄为土之色，土气被郁，所以大便困难。关于色黄便难，这块补充一下，有两种解释，一种色黄指的是大便难，就是脾气不运；另一种色黄，黄为湿，湿气上蒸导致小便难，鼻根也会色黄。临床上可以观察，尤其黄疸患者，观察一下鼻根的颜色，往往是小便难，更何况如果全脸都黄，往往小便也会难，尤其一些胆道疾病引起黄疸的患者，小便也会发黄。所以说这个便难治疗起来，既可以通导大便，也可以同时通导小便来治疗黄疸。无非就是胆汁淤积导致了黄疸，肯定要用通利的治法；如果在表，可以用汗法。治黄疸的几个著名的方子，我们在后面会讲到，比如麻黄连翘赤小豆汤、茵陈蒿汤、栀子柏皮汤等，我们在各论里面再详细讲解。

色鲜明者有留饮，这个好理解，有水饮的人，如果水饮正盛的时候，脸有浮肿，颜色看着也比较鲜明，所以这种情况就是水饮。

第五节　闻诊法

第四节，闻诊。**"师曰：病人语声寂然，喜惊呼者，骨节间病；语声喑喑然不彻者，心膈间病；语声啾啾然细而长者，头中病"**。这个"病"有的版本写的是痛，"头中痛"。临床上经常见到这样的患者，比如腿疼、腰疼、关节痛，这样的患者要进行按诊的时候，患者做的手势都是两个手做一个防守、保护的姿势，他不让你动，你一动他就哎呦一声，为什么？仲景先师早就说了，"病人语声寂然，喜惊呼者，骨节间病"。还有的患者膝盖疼不能走，走一步哎呦一声，走一步哎呦一声，这就是所谓的"语声寂然，喜惊呼者，骨节间病"。

两周前的周三，下午快要下班的时候来了一个患者，腿关节痛，协和医院诊断为关节囊肿。这个病西医治疗就是要给他换关节，说他这么大年龄了，关节都磨损得不行了；这么多的脓肿，抽也没有用，不如把关节换成铁的。其实我们在临床观察中发现，CT、核磁查的骨关节病，比如腰椎间盘突出，不一定和疼痛有什么必然联系。腰椎间盘为什么突出？是两侧肌肉不协调，拉伸力不协调，导致腰椎间盘突出。那么治疗治哪儿，治腰椎间盘吗？当然要松解肌肉，用祛风活血、温阳散寒、止痛等方法，只要协调了肌肉之间的关系，腰就不疼了。西医的治法也有效，打上麻药，做个手术，腰椎间盘切一块去，也能不疼一段时间。其实这个不疼并不是因为割掉部分腰椎间盘，而是手术过程中也起到了松解肌肉的作用。但是论及医疗成本、医疗代价和患者付出的代价，中医西医之间一对比，西医是无法比拟的。中医具有优势，治疗腰椎间盘突出疗效非常快，有很多腰椎间盘突出抬着来的患者，只要做完针灸，吃上几剂药，很快就能走。

在这里我想起一个秦皇岛的患者，这个人是腰椎间盘突出，已经卧床 6 个月了。西医的治疗方式就让卧床、静养、睡板床，越睡越起不来。患者恐惧手术，在家躺了 6 个月起不来，一直想到承德来找我治。为什么来不了？坐不了车。后来他亲戚反复劝他，终于有一天忍不住说："实在不行了，你们弄个车，座长一点儿的，我在上边躺着，把我抬到这车上去，然后我去找宋老师。"这个人坐上车，车颠颠哒哒地往承德走，越走他越觉得舒服。车到我门诊，两个人架着，他竟然能走那么几步。因为当时比较忙，他就坐那儿看我看病。我一般习惯连看病带讲，他听着听着自己站起来，能走两步了。他说："宋老师，真奇怪了，我一进你诊室就觉得病轻多了，我从秦皇岛往承德的方向来，就觉得这病越来越轻，我跟您真是有缘人。"我说："当然了，你来找我肯定是你有因缘。我再给你扎上两针，出去走一走，活动活动，这叫动气针法。"然后他出去在外面走了走，不用扶了，也走得很好，不一会儿就能上楼了。

所以说中医人要练功，要修炼自己。我们的气场比较好，患者接受我们的气场，接受我们的磁场，会减轻疾病，临床上有很多患者都有这种描述。腰椎间盘突出，我跟大家说了，一定要活动，不要静卧床，越静卧床，血液越不循环，血液循环差，更容易受风，而且本来这个病中医就叫风。

我们接着讲关节置换那个患者，我用火针点刺了几下，挤出了很多的透明的胶体一样的东西，然后患者下床，走着走着疼痛就减轻了。上周第二诊，我们又给放了一次，这次放的量就比较小了。第一次放完了，患者说挤出来很多，小半碗吧。等患者下了床走，挺高兴，说边走边往出流。我告诉他不要止，就让它流出来。经过两诊的治疗，患者现在自如行走，避免了一场手术。

我们在临床中发现，尤其七十多岁的老年人，一看片子，颈椎融合了，融合成一块骨头，但是老年人，回头、低头、摇头都可以做到。现在片子拍出的东西和患者的实际感受是有差距的，我希望广大临床的大夫，要加以观察、总结一下。

"语声喑喑然不彻者，心膈间病"，口字和声音的音，这个字读"yīn"。什么是喑？喑是中医的一个病名，还有一个字是"痱"，著名的方子地黄饮子，就是治疗喑痱的。喑是口不能言，痱是足不能用。口不能言，"喑喑然"是什么意思？是心膈间有病的人。你看患者拍拍打打地指着胸脯，张着嘴说话又没有声，就放弃了，这个病一观察，就知道他心膈间有病。有严重胸水的人，说话就会这样。

"语声啾啾然细而长者，头中病（或头中痛）"，写头中痛更直接一点。我们反复地观察一些头疼的患者，他们就是这样，不停地说话。头疼的人爱怎么说？他说"哎呀我头疼啊"。你看他语声就是啾啾然，这是一个叠词，叠词无实在意义，只是描写状态。他双手捂着头，说话语声还比较长，还不停地在说，为什么？因为头疼，头里边的压力就改变了，要么大，要么小，这时候不停地说话就有气体交换，可以调整颅内压。头疼的患者喜欢说，他总想叙述，如果是自己的丈夫在跟前，她就跟他发火，发火又不敢大声，频繁地、絮絮叨叨地说。头痛的患者就喜欢这样。

我们遇到了头疼、语声啾啾然细而长的患者，诊断出了头疼，临床上如何处理？头疼在临床上大约分四种类型，一种风寒，一种风热，还有一种慢性头疼，时间比较久的属于血瘀，还有一种急性头疼，黄连解毒汤治疗的头痛如劈，尤其在脑膜炎、剧烈头疼的时候，会出现这种情况。风寒头疼，用什么方子？一般用羌活胜湿汤，如果疼的时间久，可以少加一点蜈蚣或者全虫。风热头疼如何治疗？风热头疼，尤其在十一月份，不是阳历十一月，而是阴历的十一月，常见这种头疼，一般都是用桑菊饮。长期的瘀血导致的头疼，代表的方剂是通窍活血汤，但是麝香太贵了，顶多给一两诊，就不能再给了；瘀血这个东西又不是一两诊能够去掉的，那么就用白芷代替麝香。

我们在临床上还观察到一种现象，就是疼痛比较剧烈的人都容易呼喊，为什么？肝主呼，所以他要呼喊，大的疼痛要呼喊，声音比较高地喊出来；小的疼痛，人们都喜欢什么？喜欢哼哼，也就是呻，呻吟的呻。还有一种头疼，就是怕动静、怕响，突然地放个炮，他受不了，突然摔个茶杯，头疼的人也受不了；还有头疼的人，怕听见敲锣打鼓的声音，跳广场舞头疼的人肯定不敢去。就像三国时候曹操有头风病，头疼还领兵打仗，一打仗头疼病就犯，所以他身边总带医生给他治疗头疼。为什么？古代的人打仗，鸣鼓者进，鸣金者收，总打这种东西，他就很难受。

闻诊到这里就讲完了。我们通过闻诊，把骨节间病、心膈间病和头中病加以了区分。

第六节　切诊法

上一讲讲了《脏腑经络先后病脉证篇》的望诊，讲了望诊的五色对应关系。一般青色为肝，主疼痛；黑色对应的脏腑是肾，主劳证；赤色主风或者主风火；黄色主脾虚有湿，原文中说主便难。面色鲜明者有留饮，就是人有水饮的时候，脸色有浮肿，显得有些油光发亮，所以叫面色鲜明有留饮。又讲了闻诊，患者突然呻吟一声，或者说尖叫一声，呼叫一声，一般的是骨节病，关节痛。"语声喑暗然不彻者，心膈间病"，就是患者想要叙述，干张着嘴又说不出来，张了张嘴然后又放弃了，这种情况下一般是胸膈间有病，或者患者会比划他心里不舒服，你说不对了他会摇头，这种情况下一般都是胸膈间有病。头疼的患者喜欢说话，声音又不是很大，不是很大又总是说，这种一般是头痛，头疼的病通过叙说能够缓解或者调整头部的压力。

本节将要逐步进入切诊，因为问诊都掺杂在各篇章中，到时候会讲到。下面进入第五节："**师曰：息摇肩者，心中坚；息引胸中上气者，咳；息张口短气者，肺痿唾沫。**"文字很简练。很多人读到这里就犯迷糊，不知道仲景先师说了什么，想要表达什么。其实这段文字细说了四个病名，一个是喘，一个是咳，一个是短气，一个是肺痿，解释了四个病名，也就是相当于做了一个名词解释，把四种疾病加以区分。

首先来谈"息摇肩者"。什么是息？休息的息，呼吸的一呼一吸为一息。其实这块儿是有省文，要么就是缺字，字有缺如。原文应该是这样就顺畅多了："师曰：息摇肩者，心中坚，曰喘。"大家都知道喘证是呼吸道由于肺泡的张力不足，人们呼吸就变得困难，呼吸困难的时候，只好加上体位配合，加上身体的动作配合以帮助呼吸，这时候肩膀也随着动，一呼一吸运动是为了增加呼吸的力量，所以会"息摇肩"。又解释了"心中坚"，心中坚这个"心"指的是胸，胸中有实，这样的病叫喘。

"息引胸中上气者，咳"，这个倒好理解了。我们都知道咳嗽先干什么，肋间肌舒张，膈肌下降，声门关闭，然后肋间肌收缩，膈肌上抬，声门突然打开，这就叫咳。古人用文字说，"息引胸中上气者，咳"，把这个气猛地托上来叫咳。我们现在管咳叫咳嗽，其实这是两个概念，有声无物者曰咳，有声有物者曰嗽，一般是往外嗽痰。嗽痰就要用到"嗽"这个字了，但我们现在习惯把"咳、嗽"连在一起应用。其实咳嗽是一种保护性反应，是要把体内、呼吸道内的痰或者分泌物通过咳嗽这种动作清理出呼吸道。有些医生在治疗上就通过局部镇咳，针对肺部呼吸肌用药，还有针对脑、中枢镇咳。但是这是治疗保护性反应，就相当于小偷进家了，警察来抓小偷，结果你一杠子把警察打蒙了，这样小偷就肆无忌惮了。这种治疗就是强行地镇咳，让这些分泌物出不去，只是表面看着不咳嗽了，其实给将来得肺纤维化、间质性肺病埋下了隐患。有的人转成了哮喘，本来简单的咳嗽被治疗得更复杂了。中医是对因治疗，治疗咳嗽只要对证，宣肺或者是肃肺，降气化痰或者宣肺止咳，在消除症状的同时把分泌物也清理掉，这才是正确的治疗方法。

"息张口短气者"，其实这后边应该有个词，就是为短气或者为气短。如果患者呼吸的时候，觉得气短不足以息，这种情况一般称为短气。那么如果不仅短气，还并发的一种症状，咳唾涎沫，往出吐那种小泡沫，不是痰，也不是饮，就是一种泡沫，很白的、很小的泡，米粒一样的泡沫，如果大家在临床看到过一次，就不会忘。那么这叫什么病呢？这叫肺痿。有的人说肺痿类似现在的肺癌，有一部分人是，但也有相当一部分人不是。唾沫，如果是咳唾的沫，这个病就叫肺痿；但是临床发现有些胃病的人也会吐涎沫，就吐这种气泡，像小米粒大小的那种白沫。我前一段时间就治了一个，胃底腺癌并发贲门癌的患者，他就是每天吐这种沫，吃饭吃不合适就会噎。后来我们果断地选用了甘草干姜汤，用下去很快就缓解症状。当然了，这是个肿瘤，还有后续的辨证治疗，这只是治疗过程中的一段。如果是咳唾沫的，那明确的就是肺痿。肺痿主方也是甘草干姜汤，用上去会有效的。

我们临床中还见到什么人有唾沫呢？我们在妇产科常会见到这样的小孩。现在医院接生，产房的温度不是很高，小孩在子宫里、在妈妈的肚子里，三十七八度的温度，在那里生活习惯了，一旦离开了妈妈的母体，来到正常人生活的空间，由胎儿变成了婴儿，室温一般到二十五六度、二十七八度，温度相对来说较低。我们经常听护士、产科大夫告诉说，不要给孩子多盖，尤其夏天出生的不让给多盖。小孩冻得口唇发紫，顺着嘴角往出唾这种白沫。因为最近正好是儿媳妇生小孩，我去医院看到这种情况，我就告诉家长们，该给孩子保暖就要保暖。因为孩子在母体里面的环境是 37℃ 左右，而房间是 25～26℃，10℃ 的温差，孩子是很不适应的。因此新生儿一定要保暖，如果新生儿不保暖，经过寒冷的刺激，皮肤毛孔收缩，水液代谢失常，孩子就会唾沫，肺部就会有炎症，然后医院就会输液，送进保温箱；还会出现一种情况是什么呢，当皮肤遇到寒冷一收缩的时候，新生儿就容易产生黄疸，又会被送到保温箱，采取照蓝光、保温等措施，这样就人为地给孩子造成了疾病。因此对于新生儿，坐月子的妈妈有必要掌握一些真正的育儿知识。

想想我的大孙子出生的时候，当时因为儿媳妇学的是西医，她坚持西医那套育儿方法，给小孩子穿得很少，生下来就盖一个纱布，盖肚子上了，我说他肚子会受凉，孩子会腹泻。然后给孩子开口，我们的孩子有一个开口。生下来之后第一口喝的是什么很重要，我们产科的护士就让喝奶粉，早点喝奶粉，说孩子吃奶吃晚了就不会吃奶了。这怎么可能，其实孩子生下来要把胎粪排尽，第一天不进食是没有问题的，因为母体给孩子备了很多的营养，孩子的胎粪要排出来。再一个开口非常重要，新生儿开口一定不要给奶粉，一旦他接触了异体蛋白，那么孩子很容易对蛋白过敏，轻则会得湿疹，这是最轻的，重的会得很多过敏性疾病，包括过敏性鼻炎。那么，开口最好给什么，实际最好就是淡淡的黄芪煮一点水，给孩子开口；再者就是给糖水，或者干脆就是白开水，让孩子的消化道适应一下；然后再给母乳或者奶粉，就不会存在异体蛋白过敏这个现象了。

好不容易孩子要吃母乳了，妈妈也来了乳汁了，他们又想出一个招了，说乳房不干净，用消毒纸巾擦拭乳头，消完毒让孩子吃。我们想想，湿湿的消毒纸巾里面掺了少量的杀菌剂，这些杀菌剂不会很快地挥发，小孩吃进肚子，会破坏他胃肠道的菌群，然后小孩就开始腹泻。因为我几天才去一趟，看到他们这种习惯之后，我就非常生气地批评她了。我说一个妈妈还能有多脏，那种杀菌剂、化学的东西对孩子损害有多大。我说如果擦拭，可以用纱布蘸点温水擦拭一下，不要用消毒剂了。

没想到过几天发现孩子还是腹泻，我就觉得很奇怪。这些人学科学的，咱们学中医都是老传统、老办法，两者不能很好地融合。后来正好我有一次去，一看孩子拉完大便，他们用消毒纸巾给擦屁股，我一看就很着急，我说为什么用这么湿冷的纸巾给孩子擦屁股。下三阴我们知道，前阴，后阴就指着肛门，还有会阴，为什么长在人体最犄角旮旯的地方？因为这个地方最需要保暖，所以长在肌肉肥厚的地方。用消毒的纸巾、湿纸巾一擦，人会激灵一下子，很寒冷。我说："你们大人试一试，如果你们解完手，然后用湿纸巾擦一下屁股，试试这感觉，如果要感觉很凉爽，你们就给孩子接着用。"后来我的儿子就同意了我这种观点，不再用湿纸巾了，孩子的腹泻不用药也就好了。

所以说现在的年轻人学了很多的科学，却让孩子遭了很多的罪。我们有很多传统的办法育儿，既有道理，孩子又少受罪。不必要说家里有条件，一些孩子的介子布非得买新的、买高档的，我的小孙女出生的时候，所有的介子布都是用的旧的，因为旧的棉布一些布毛已经被多次洗涤洗掉了，还有在染色过程中固色剂、一些化学物质也挥发得差不多了。用这样传统的东西，对孩子的身体健康更有好处。因此小孙女出生就完完全全地按传统的办法来育儿了，孩子没有什么毛病，也不闹，很健康，很好地生长了。所以说不要过度地相信所谓的科学。什么是迷信？你过度地迷信科学，迷信现代的研究也是迷信。传统的中医经过了几千年人类历史的验证，是我们祖祖辈辈亲身经历，总结出的经验，怎么就不科学了呢？

　　好，我们把话题拉回来，接着讲。第六节："**师曰：吸而微数，其病在中焦实也，当下之即愈，虚者不治。在上焦者，其吸促；在下焦者，其吸远；此皆难治。呼吸动摇振振者，不治。**"我们来分析一下原文。口字和及字组合的吸，"吸而微数"是指着在吸气的过程中，脉变得微微得快一些，数是指的快，那么这个病在中焦。如果是实的，当下之即愈；如果是虚的，这个病就不好治了。这里的不治不是说不给人家治了。为什么吸而微数，在中焦有实或者虚，就会吸气脉快呢？如果中焦气变得实了，那么吸气就不畅、受阻，一受阻呢，就要加大呼吸肌的力量，一用力，心脏供血就要增加，这时候心动就会变快，脉率也就变快了。如果是虚的，吸气的力量不足，就要加大力量吸气，所以说脉也会变快。但是（中焦）实的脉肯定会沉实；如果是中焦虚，关脉应该变得微或者弱而数。

　　"在上焦者，其吸促；在下焦者，其吸远；此皆难治"，这句话的意思是说，如果病在上焦，那么吸气的过程中，脉就会变得急促，这就不是数了。在中焦是微微的数，如果在上焦，吸气的时候，脉就变得急促，促比数在程度上就要加大，促还有短促的意思。如果病在下焦，吸气就显得比较深、远。《难经》里边讲了，呼出的时候是心与肺，吸入的时候是靠的肾与肝，肾与肝的位置在下焦，所以吸气就比较远一些。如果病在上焦，吸气会变得短促，脉率也会变得快；在下焦的呢，吸气路径比较远，那么呼吸也变得比较深，但是这样的病都比较难治。在下焦就相当于肝肾两虚，或者肾精虚。那么假设这种病是喘证，我们就会用到陈士铎老先生的定喘神奇丹；如果在上焦的，属于上焦虚证的，就会用到麦门冬汤；如果上焦是实，宣肺的方子就很多了，比如麻黄汤、麻黄加知母汤、小青龙汤等，来宣一下上焦，把实宣开，有的外寒内热的实证可以用到大青龙汤。虽然说难治，我们也要治，不能说病难治就不治了。

　　"呼吸动摇振振者，不治"，这种情况临床比较少见。我见到过一个先天性心脏病的患者，是我一个好朋友的妹妹。她有个对象，本来医生一般都不建议先天性心脏病患者生小孩，因为生小孩心肺的负荷过重，特别容易诱发心衰。因为这个女孩子比较爱他的对象，所以坚持拼死也要为她的先生生个小孩，也是爱情所致。结果生了小孩之后导致心衰，我去给她看病的时候，她一呼一吸，头、身上都随着呼吸在振动，可以想象一下那种节律。当时我们也看到了，这就是个绝症，一般来说就很难治愈了，中西医都很少有办法。以后大家见到这种情况，也要告知患者家属这个病的风险。

下面进入第七节，切诊。"**师曰：寸口脉动者，因其王时而动；假令肝王色青，四时各随其色，肝色青而反色白，非其时色脉，皆当病**"。我们先谈一下，《金匮》和《伤寒》里面描写的寸口脉，有时候说趺阳脉、人迎脉，还有时候说关上、尺中等。那么寸口究竟指哪儿呢？这两部医书，凡是说寸口，后面与关上、尺中对举者，一般指的是两手的寸部，如果书中单说了寸口，或者说了口，又与人迎、趺阳并举者，一般这个寸口指的是寸关尺三部。大家都知道，在四季因为天时的不同，脉象应天时也有些许变化，春天偏弦一些；夏天由于天气炎热，血管扩张，血流的速度也比较快，脉偏洪一些；秋天由于天气逐渐地变寒，变得有一点点收，但是气血又在里面鼓动，这种脉象叫毛；到了冬天，阳气内收到机体里面，这时候的脉比较沉实。因此《黄帝内经》举四时之平脉说到：春弦，夏洪，秋毛，冬石。我们明白了脉理，再来讲一下仲景在原文里说了什么。

"寸口脉动，因其王时而动"，这个不念 wáng，念 wàng。寸口脉动应该随着四时的节令不同而动，也就是刚才讲的，春弦、夏洪、秋毛、冬石。假设在春季，肝旺色青，四时各随其色，那么这就是顺。我们到了春天，摸着脉有点弦，看看脸色，微微泛青，但不能是像胆红素高那种青，那是不对的，就是微微泛青。四时各随其色就是正常的脉象、正常的脸色，这个人就是无病状态。假设春季脉是微弦的，那么脸色不是微微青的，而是白色，是秋之色，是金之色。春天是木，其色青，如果见到了相克的色，那么不是应时的脉、应时的色，这个时候人就是有病了，或者是要进入疾病状态，就需要药物进行治疗。或者是见到了肝病，脸色应当青，而变成面色煞白，这也是相克的脸色，或者是见到这个脉是毛的，不是弦的，也应该是病重的表现。

第七节　四时节气影响人体

上一讲讲了寸口脉与四时对应关系，春季脉应该微弦，夏季偏大一些，秋季偏浮一些，冬季偏沉实一些。也就是说脉在四季各有变化，应该春弦、夏洪、秋毛、冬石。我们还讲了，面色与四时对应的关系，春季面色微微的泛青，但绝对不是隐青或者很青的颜色；夏季脸色微微的发赤、发红；到了秋季，面色应该偏白一些；冬季略黑，这种黑是那种润泽的黑，而不是那种明晃晃的黑。如果面色和脉与时令不符，那么这个患者或者说这个人将进入疾病状态。

本节进入第八节，接着讲人与四时、节气的变化的对应关系。为什么天气的变化能够影响人体。天气有符合四时运行的正气，也有违背常理的邪气，本节讲的原文专门阐述节气和人体对应的关系，人与环境、人与自然相统一，这是整体观的一个具体体现。下面看一下正文：

问曰：有未至而至，有至而不至，有至而不去，有至而太过，何谓也？师曰：冬至之后，甲子夜半，少阳起，少阳之时，阳始生，天得温和；以未得甲子，天因温和，此为未至而至也；以得甲子，而天未温和，为至而不至也；以得甲子，而天大寒不解，此为至而不去也；以得甲子，而天温和，如盛夏五六月时，此为至而太过也。

这段原文很长，它究竟说了什么问题，我们逐一地进行讲解。先看第一句"有未至而至"，第一个至指的是时令至，第二个至指的是气至。四时之气，春季温，夏季热，秋季凉，冬季寒，这是气，四时应有的气，这是正常的气，而不是非时之气。第一个至说的是时至，在本文中指的是四季。"有至而不至"，比如春季至了，那么它的气应该是温，而天不温。"有至而不去"，有的是时至了，而前一节气的气还没走。"有至而太过"，就是时至了、气也至了，但是气太过了，春季应该温，结果变成热了，那么就不对了。

后面是以问答的形式，对前面的提问做了解释。我们以冬季到春季的变化，来举例说明。"冬至之后，甲子夜半，少阳起，少阳之时，阳始生，天得温和"，这一段文字说的是正时令，指的时至气也至。这里有争议的是"甲子夜半"，这个甲子是甲子日那天的夜半还是指冬至一个甲子六十日后的夜半？古今医家，一直有不同的说法。尤在泾认为，这个甲子是指冬至，那一天往后推六十日，最晚应该是雨水附近。如果按甲子日来算，冬至之后的第一个甲子日，大约是在大寒以后。举个例子，2019年冬至后的甲子日，就是2020年的1月22日，那么2018年冬至之后的甲子日，就是2019的1月27日，也是在大寒以后。

还有一种说法，冬至一阳生。反观一下四季的变化，冬至这一天是不是最冷的？不是的，后面还有小寒、大寒，这两个节气的天气是最寒冷的。也就是说大寒以后应该进入春季，这个时候阳气才应该微微地升发。从这来推，"甲子夜半"的"甲子"应该为甲子日。而且原文明确说了"甲子夜半"，并没说一个甲子周期的"夜半少阳起"。再反观一下，仲景是哪里人？仲景是中原人。河南南阳这个地方冬季不怎么寒冷。以当地的气候来推断，大寒以后南阳附近的气候应该变得就相对温暖。如果是按六十日一个甲子来推算，那么最晚在雨水节气，南阳一带气候已经很温暖了，小麦已经长得很高了。因此我个人更倾向这个甲子夜半是指的冬至以后的第一个甲子日出现的夜半。

"以未得甲子，天因温和，此为未至而至也"，这就很容易理解了，没到冬至之后的第一个甲子日，天气就变得温和了，这里没说温暖，是温和，这就叫未至而至，就说时还没至而气至了。"以得甲子，而天未温和，为至而不至也"，就是说到了冬至之后的甲子日，而天气没变温暖，这就叫时至了而气不至。"以得甲子，而天大寒不解，此为至而不去也"，就是到了甲子日，天又禀冬令之气而大寒不解，这就叫时至了，气还没走。"以得甲子，而天温如盛夏五六月时，此为至而太过也"，那么还有一种情况，到了冬至之后的甲子日，而天气温暖如盛夏的五六月，这就叫至而太过。时至了气也至了，但是至得又太过了。

整段原文描述了正常时令和非正常时令、非正常气的变化。这段文字充分地体现了中医的整体观，气的变化会影响人体发病。可见在两千多年以前，医圣张仲景就认识到了人与外在环境具有统一性。我们在看病过程中，会因节气、因气候的太过不及，观察人体脏腑产生的变化。这为我们在临床上，因时制宜、因地制宜、因气候制宜提供了理论基础。

来进入下一段文字，第九节：**"师曰：病人脉浮者在前，其病在表；浮者在后，其病在里，腰痛背强不能行，必短气而极也。"**这一段文字讲的是切诊。"病人脉浮者在前，其病在表，浮者在后，其病在里"，前和后指的是什么？这个脉首先肯定是寸口脉，在前指的是寸部之脉在关之前，浮者在后是尺部之脉在关之后。如果寸脉是浮的，其病必在表，这是外感病的一个表现，所以说病是表浅的；如果浮者在后，也就是说尺部脉浮了，那么病是在里，表现就是腰痛背强不能行。如果发现尺部脉浮的，就可以问患者腰背疼不疼、后背发不发轴，患者会给你相应的答案。腰背疼的人尺部脉一般就能摸到浮脉，临床上就能摸到；尺部是主肝和肾，如果尺部脉浮得很厉害，那么证明肾已经不纳气了，这个患者就可能出现气短，这是肾不纳气的表现。

这段文字在临床上判别表里具有指导意义。表证，如果感受风寒的，寸部脉浮往往都偏紧一些。紧和弦，有的学员分不清，紧指血管的左右状态，也就是它的横轴状态是紧张的，脉管是紧张的；弦是指的纵轴，沿纵轴方向弦。在临床上要加以体会，好多学员也分不太清，动不动就来个弦紧。大家有没有这个体会，临床上很多时候外感病摸不到浮脉，为什么摸不到？因为开始外感的时候，比如前面讲了，外感率先出现的是胳膊腿沉、没劲。现代人体质不敏感，生活都比较浮躁，忙于工作、忙于挣钱、忙于孩子，很少关照自己的躯体，只有出现发热了、咳嗽了才来治，往往这时候，寸脉浮的这个阶段已经过了，除非高热还会见到浮数，大部分都度过了这个阶段。因此我们在临床上要仔细体会这个脉象，只要微微的浮就可以。再者，这种浮，浮者在后的浮也就是尺部脉的浮，一般来说是浮而无力的，重按就会无力。

接下来看下一段文字："**问曰，经云：厥阳独行，何谓也？师曰：此为有阳无阴，故称厥阳。**"我们大家都知道，阳在外，阴之使也，阴在内，阳之守也。临床上经常遇到这样的患者，问"大夫，我肾阴虚还是肾阳虚"，常常搞得我们哭笑不得。我们究竟如何理解阴和阳？其实阴阳是一体的，一个是讲的体，一个讲的是功能。比如人体，看得到的都是阴；那么什么是阳？它的功能就是阳。比如我们看到这个人有眼睛，那么这人的眼睛能看见东西，眼睛就是阴；能看见东西，这个功能就是阳；再比如，胳膊就是阴，那么什么是阳？它有力量，能拎东西，能够写字，能够画画，这些功能都是它的阳。

那么什么是厥阳？后面又解释了，此为有阳无阴，什么情况下才有阳无阴？这也就是虚阳上越，那么虚阳为什么上越？这就要引入一个概念，叫虚和实。人体看着是一个实体，实际它应该属于一种清虚的状态。我们往外面一站，抬头仰望天空，很空很虚，那么它是虚的吗？天空是实的，已知道有氧气，有氮气，有惰性气体，还有一些微量气体、二氧化碳等，还有灰尘。中国的古人理解东西具有两面性、三面性和多面性，不是点线思维，不是说这个原因导致那个结果，是有这种多重思维。当人体处于虚的状态的时候，人就能吸得进气，就能吃进去食物，喝进去水，然后从前阴排出小便，从谷道排出食物的残渣。为什么要排？始终要保持机体处于虚的状态，人体只有处于一种清虚状态，才能够生长壮老已。

如果机体突然处于实的状态，就很麻烦，肯定是要得病了。比如吃不进去食物，吸不进去气，喝不进去水，或者拉不出来，尿不出来，看看这些表现，哪个不是大病、重病。所以说虚很难导致人死亡，但实必定导致人死亡。一些大病最后看都是实，有的阴虚致实。当人体变得实的时候，吃不进去，喝不进去，吸不进去气。在临床观察中，很多病危的人，你一看无论他是生病病危，还是年老到病危的时候，那个人就是出气多、进气少。他体内哪儿来的那么多气？因为他体内是实的。所以说虚的危险性相对来说较小，而实的危险性更大。如果发现患者不能吃、不能喝，或者不能小便、不能大便，那么这样的病都是重的，要果断使用涌吐、泻下、利水、发汗等方法，都需要紧急地应用。

什么时候会出现独阳？刚才说了，阳在外，阴之使也，阴在内，阳之守也。当体内变成阴实的状态，阳是回不来的，回不来它就在外面，或者向上面走，这时候机体不能负阴抱阳，不能做到阴平阳秘，里面是阴实，阳向外浮，这时候的阳就叫厥阳。从外面看，只能看到阳，看不到阴，就称为厥阳。那么阳无阴而为孤阳，孤阳有升无降，独行于上，故曰厥阳。我们治病就要保证阴平阳秘、精神乃治，如果出现阴阳离决、精气乃绝，这就向不好的方向发展了。治疗这种危急重症，扶阳的方子有白通汤、白通加猪胆汁汤等。但这种危重症临床上见的比较少了，一般都被 120 拉到急诊和重症监护室去了，所以一般见不到，如果见到了，我们应该学会处理。

第八节　疾病深浅与转归

下面我们进入第十一节的学习："**问曰：寸脉沉大而滑，沉则为实，滑则为气，实气相搏，血气入脏即死，入腑即愈，此为卒厥，何谓也？师曰：唇口青，身冷，为入脏，即死；如身和，汗自出，为入腑，即愈。**"我们来看一下"寸脉沉大而滑"，仲景自己就注释了，沉就是实，滑就是气阻，既有里实又有气阻，它们两个相搏结在一起，也有说这字念"抟"。这里的实指的是血实，气就指的是气实，血也实气也实，两者相搏结就是中脏，轻则才是中腑。血气入脏即死，入腑即愈，这是为什么或者说是怎么判断？仲景自问自答了，"师曰：唇口青，身冷，为入脏，即死"，拿中风来说，如果这个人牙关紧闭，口唇青紫，身是凉的，这种情况一般来说都是脑出血，我们判断为中风，这叫中脏，属于危重症。临床常见到的脑干出血的患者表现就是这样。这种病在这里说的是即死，就指的是难治，也不一定百分百会死，有的植物人也救过来了。如果出现身和，身上不那么冷，摸上去还微温，还有点小汗出，这种情况就叫中腑，中腑的一般来说都比较轻。就拿脑中风来说，往往就是没有什么昏迷或者轻微的昏迷。我们果断地通腑治疗，用星蒌承气汤之后，患者神志很快恢复，肢体功能也渐渐地恢复。如果在急性期，中医及早地介入治疗，就很少落下后遗症。如果真出现这种中脏腑的情况，中医有没有急救的办法？当然了，出现这种状况的患者，一般都打 120，被医院急诊拉走了。如果周围的亲人出现这种问题了，我们有没有急救措施？当然有，如果出现这种中脏腑的情况，我们率先要在十宣放血，最主要的是在中冲，中指尖要放血。脑中风的人如果是闭证，那么中指尖压力很大，血刺完能滋出去；还可以做耳尖和大椎放血。

还有一个更好的方法，但这种方法患者不好接受，也就是百会穴放血。如果出现这个中脏，尤其中脏人一抽就昏迷过去了，这种情况百会穴放血更快一些。但这个就不能用小针放了，最好是用铍针；如果来得及，就用剃头刀把百会穴附近剃一块，让患者躺在诊床上，把头向外拉一拉，用一个铍针，消了毒刺一下，然后用一个小桶接着血，有的人血能喷出来。为什么要用小桶接？并不是说我们要放一桶，而是不让它滋地上。你说你拿一个小杯子接，一滋滋你一身，很麻烦。我们看到这样好像挺恐怖似的，其实不恐怖，为了急救、为了保命。如果是急性脑干出血，用这一招放下来，人很可能一会儿就苏醒过来，颅内的出血也会减少。《黄帝内经》说："血之与气并走于上，则为大厥，厥则暴死，气复反则生，不反则死。"可见古人观察到了这个过程，只要气返回来的，就用急救的措施，用针，我们刚才讲了。

如果是脱证，我们就用灸，这时候要重灸神阙穴，不是说灸一下就行，而是用那种大艾条重灸，但是不要烫出泡来，重灸指灸的时间长一些。什么情况要用灸？比如这个人是脱证，躺地下了，知道中风了，但是眼睛是微微睁的，嘴巴是张开的，四肢是软的，那么这种情况就是元气暴脱；元气暴脱的人，往往中风之前先有呕吐、腹泻，紧接着中风，这种往往都是脱证。脱证就用灸，灸他的神阙、关元，这两个穴位重灸。如果人手够，可以灸一下百会，迅速地改善脑部的供血，让脑部的血管舒张开。这种情况落下后遗症的就比较少，抢救起来更容易些。

下面进入第十二节的学习："**问曰：脉脱入脏即死，入腑即愈，何谓也？师曰：非为一病，百病皆然。譬如浸淫疮，从口流向四肢者可治，从四肢流来入口者不可治；病在外者可治，入里者即死。**"这段文字其实应该分有两段，从"百病皆然"画上句号；下面举的例子和前面有点不符。问："脉脱入脏即死，入腑即愈，何谓也？"回答说"非为一病，百病皆然"；问的是脉，答了个浸淫疮，而且答的是浸淫疮的起病发展的方向，而不是回答的脉。所以说后面那个例子，跟前面不太相符，证明中间应该有脱简或者错简。那么什么是脉脱？脉脱指突然的很大的邪气中人了，人的正气被遏制住了，经脉瞬时就不通了，这时候表现为脉厥似脱，很可能会出现绝脉。这种情况下，我们前面讲了中经络、中脏、中腑，如果是邪气沿着经络进入了脏了，这种情况一般来说，就比较难治。五脏是藏而不泻，邪气进去了也容易闭住，也不好往出泻，所以说中脏一般的就危重一些，难治。中腑的就好治了，预后也相对好一些。所以说不仅中风这一个病，百病都是这个样子的。这段好理解。

下一段说的是病在外好治，入里者难治，仲景举了个例子"浸淫疮"。现在卫生条件好了，人们都经常洗澡、注意卫生，长疮的人少了。像我们小时候，长疮的人很多，尤其在我们小学的时候，有个同学长了一身的疮，动不动下了课，找个太阳的地方，脱了衣服就往出挤脓，很常见的现象。浸淫疮如果从口长的，然后逐渐地发展向四肢长了，那么这个病就好治；如果从四肢长的，一点一点地长到口上去了，那么肯定的就很难治了。

关于"病在外者可治，入里者即死"，我们在这里谈一下。前几天我和我一个好朋友谈到了治肿瘤，发现肿瘤到了末期都有发热，而且治来治去变成治感冒了，自己也觉得很奇怪，他就跟我谈起这件事情。我在临床也总结了这方面的经验，觉得没什么奇怪，为什么这么说？这要看看得病的过程是什么，是表中了风了还是中了寒了。由于人体忙碌，我们经常顾不上，这个时候人体就不敏感，中了风寒之后开始在经络，四肢沉重也不管它，也不导引、按跷，也不针灸、拔罐，这个邪气顺着经逐渐就就进去了；到经了如果还没管，然后它就进腑，逐渐地进到了脏。如果是肿瘤，它肯定是到了脏了，那么治疗起来，就是让脏邪还腑，腑邪还经，经邪还表，治肿瘤到最后，用的往往都是一个解表的方子和通经的方子。所以说风为百病之长，好多貌似是内伤病，其实治来治去，最后发现都是个外感病，都是从外来的疾病。

我们临床发现很痛心的事，我接过几个小伙子，本来就是痤疮，还有长疖的，很小的病。一些医生给开了些药膏，含有激素的药膏，抹上了下去了，抹上了下去了。过一段时间一看，小伙儿得了肾炎了。我们都知道肾炎两大途径，一个是链球菌感染，扁桃体、咽喉发炎会得肾炎；另一个途径就是皮肤长疮，乱用药，导致把表皮的疾病压到肾上去。这两个小伙子后来做了透析，很可怜，什么活也干不了。有一个是做腹膜透析，一个是做血液透析。在我们这儿用中药，给他治疗了一段时间，我不仅不赚钱，而且每天搭一百块钱给他治疗，他家都负担不起。后来把透析次数减少了，就停掉了，然后家属就说治不起了。

治肾衰，中医有办法能够治，但是确实太费钱，真的治不起。把一个表皮的病治到内脏去，这个病叫治好了吗？我经常跟患者讲，你皮肤上长个痤疮，长个疖子，你长个浸淫疮也好，荨麻疹或者是湿疹，这些都大不了。皮肤上长再大的病，即便是牛皮癣，也不要说是个湿疹或者是长痤疮了，这叫什么？这叫肌肤之痒。如果这个痤疮、疖子不长在表皮，牛皮癣不长在表皮，长在关节、长在内脏，这叫什么？心腹之患。同志们，长在里面那是心腹之患，长在表皮再厉害也是肌肤之痒。我们在临床上经常见到，患者吃着吃着药起了皮疹了，就惊慌失措，找医生问是不是药导致过敏了？其实不是这个样子，假设你来治胃病来了，吃吃我们的药，突然得了皮疹了，我在这里给大家讲，那应该恭喜你，这叫腑邪还表。

作为患者，也要体谅大夫的苦衷，在这里并不是为大夫说话。所以说治病过程中出现皮疹这种情况，应该是预后向好的表现。尤其一些慢性病患者，治着治着出皮炎了、出皮疹了，不要惊慌失措，不要去埋怨你的大夫给你治坏了、治过敏了，尤其中医大夫，不是这样。往往这种情况下，要么是腑邪还经，要么是经邪还表，就是这么两种情况。

这两段文字重点阐述了入脏为病重、入腑为病轻，在经、在表就更轻一些。所以说中脏的病就难治，比较重；中腑的病就相对轻；如果中经络和表的，就会更轻，记住这个层次。我们在临床治病上，也要分清层次。无论你用针、用灸、用药，都要争取让脏邪还腑、腑邪还经、经邪还表，以使疾病向愈，这就是我们治疗的最终目的。

第九节　疾病分类

上一节课讲了，脉脱入脏即死，入腑即愈。出现脱脉，证明体内变成了阴实，人体的气已经不能回到体内，脉表现的是脱脉，也就是说见到了七死脉。如果病是入脏的，这就是个死证或者说比较难治的病。入腑的相对较轻，就可以治愈。不是只有一个病是这样的，所有的病都是这个样子。仲景先师还举了个例子，比如浸淫疮，从口逐渐向四肢长的，就可以治，从四肢流入口的不可治。临床中会不会见到这种现象？会见到的。由于卫生条件比较好了，浸淫疮现在很少见了，但是我们可以见到的比如骨癌肺转移，相对就容易治疗，治疗的预后判断也好；如果是肺癌骨转移，那么这种病预后就很差。

本节讲第十三节。

问曰：阳病十八，何谓也？师曰：头痛、项、腰、脊、臂、脚掣痛。

阴病十八，何谓也？师曰：咳、上气、喘、哕、咽、肠鸣胀满、心痛拘急。

五脏病各有十八，合为九十病；人又有六微，微有十八病，合为一百八病。五劳、七伤、六极，妇人三十六病，不在其中。清邪居上，浊邪居下，大邪中表，小邪中里，罄饪之邪，从口入者，宿食也。五邪中人，各有法度，风中于前，寒中于暮，湿伤于下，雾伤于上，风令脉浮，寒令脉急，雾伤皮腠，湿流关节，食伤脾胃，极寒伤经，极热伤络。

"问曰：阳病十八，何谓也？师曰：头痛、项、腰、脊、臂、脚掣痛"，文中所说的阳病十八，指的是在三阳经的病有十八种，包括头痛、项强、腰痛、脊痛、臂痛和脚掣痛，这六个病，在三阳经，三六一十八，每经都会有这个病。

"阴病十八，何谓也？师曰：咳、上气、喘、哕、咽、肠鸣胀满、心痛拘急。五脏病各有十八，合为九十病"。那么三阴病也有十八种，就是咳、上气、喘、哕、咽，咽在这里读"噎"，噎膈的噎，吃东西噎住的噎，还有肠鸣胀满，心痛拘急，六种病，三阴经每一经都有这种病，三六也是十八种病。五脏病各有十八，在这里没有详细地谈，也就是说每个脏有十八种病，五脏合计有九十个病。

"人又有六微，微有十八病，合为一百八病"。六微是什么？文中没有详细解释，那么既然有微，就会有著或者大。后文中还说："大邪中表，小邪中里。"小者，微也。什么是大邪？人和天地比，人就是小的，天地就是大的。天地的六气都是什么，风、寒、暑、湿、燥、火。六淫邪气中人都为大邪，都为急性病。相比之下，人体内产生的情志病就为小邪，就为微，所以说六微又有十八病，合为一百零八种病。

"五劳七伤六极，妇人三十六病不在其中"，五劳七伤六极又是什么？根据隋代巢元方《诸病源候论》里面讲，五劳包括志劳、思劳、心劳、忧劳和瘦劳；又有一种说法，五劳是指心劳、肝劳、肺劳、脾劳、肾劳，也谓之五劳。什么是六极？一曰气极，二曰血极，三曰筋极，四曰骨极，五曰精极，六曰髓极。什么是七伤？七伤有两种说法，一种说法叫阴寒、阴痿、里急、精连连、精少阴下湿、精清、小便苦数临事不卒。此外还有一种说法，七伤叫大饱伤脾，大怒气逆伤肝，强力举重、久坐湿地伤肾，形寒饮冷伤肺，忧愁思虑伤心，风雨寒暑伤形，大恐惧不节伤志，这是七伤的另一种说法。妇人三十六病，包括经、带、胎、产、杂，每个病又有不同的疾病分型，比如产后便难、产后乳汁不通、产后恶露尽不尽等病，约三十六种病。

接下来往下看，"清邪居上，浊邪居下，大邪中表，小邪中里"。清邪指的是什么？先来看一下《素问·阴阳应象大论里》这样说："故清阳为天，浊阴为地；地气上为云，天气下为雨；雨出地气，云出天气。故清阳出上窍，浊阴出下窍；清阳发腠理，浊阴走五脏；清阳实四肢，浊阴归六腑。"六淫之邪，风邪、火邪属于清邪，它损害人的机体的时候，同气相求。我们都知道头为诸阳之会，高颠之上，唯风气可到，所以说风邪、火邪，容易侵害人体的上部，这叫清邪居上。浊邪居下，比如寒邪、湿邪，这些个重浊的邪，就容易侵害下部，女性就容易出现白带过多，人体就会下肢重浊。

"大邪中表，小邪中里"，和前面的六微同理，已经讲过，人和天地比，人是小的，人是微的，天地为大，天地的六气过度之后，变为六淫，多侵害人的体表；七情所伤，虽然是小邪，但是它往往侵害人的里面。比如一生气了，怒气就会伤肝，肝气横逆就会犯脾。七情属于小邪，和外感的六淫相比相对较小，这些小邪就从里面发病，从里面侵害人体。

"槃饪之邪，从口入者，宿食也"。我们吃的五谷，经过烹饪之后吃着很香甜，但是如果饮食不当、饮食不节，就会导致食积，这叫宿食。

"五邪中人，各有法度"。这个五不是指这五种。我们看后面，文中讲了六种邪气，一是风，二是寒，三是湿，四是雾，五是食，六是热，实际讲了六种。这里的"五"，不必刻意地追求数字完全一致，就像李白的诗中所写"飞流直下三千尺，疑是银河落九天"，没必要拿尺子去量量庐山的瀑布，究竟是三千尺还是两千九百尺。

"风中于前，寒中于暮"，这个前指的是午前，也就是上午风邪容易伤到人，寒邪容易在傍晚或者下午伤人。因为下午人体的阳气是内敛的、内收的，表阳就不足，如果感受了寒邪，这时候最容易伤到人。也有的人说风中于前，是指风邪容易从人的前半身进入体内，寒中于暮是寒从后背容易伤到人，这是另一种说法。但是第一种说法更加切合临床。湿伤于下，湿邪黏滞，湿性重浊，同气相求，所以它容易中人的低位，容易伤到人的下半身，比如人的小腹以下，妇科白带多属于湿，再一个，腿疼属于寒湿。

"雾伤于上，风令脉浮，寒令脉急，雾伤皮腠，湿流关节，食伤脾胃，极寒伤经，极热伤络"。雾为清邪，清邪居上，清邪就容易伤害人体的上部，容易伤害鼻腔、肺脏、皮肤等。后面还有一个"雾伤皮腠"。什么是腠？腠者，三焦通会元真之处，为血气所注，所以说雾邪容易伤到这里。风令脉浮，风为阳邪，其性开泄，所以人得了病，人的脉会浮，这不需要解释。寒令脉急，急者，紧也。

当天寒地冻的时候，人们的脚步都走得比较紧、比较急，甚至会快点跑，要进屋里暖和。人体的气血也是这样运行的，受了寒之后脉变得紧急。湿流关节，湿为阴邪，关节里同样有关节液，湿也为液态的东西，湿字就有个三点水，同气相求，湿就容易侵害关节。饮食不当，损伤脾胃。极寒伤经，极热伤络，我们都知道寒性收引，当感受了风寒邪气的时候，人体就会收引，经络也会收引，所以寒邪容易伤经。

极热伤络是这样的，这符合临床，临床上比如常见到的过敏性紫癜，中医叫肌衄，衄血的衄，这个病往往都是风热邪气损伤了络脉。还有过敏性紫癜性肾炎，我们看到皮肤出血点、出血斑，再有特发性血小板减少性紫癜等这类出血疾病，一般来说都属于热伤了络。热迫血妄行，就会导致出血性疾病，出血性疾病首先损害的是络脉，小的络脉。人体有一个保护性反应，它不会让你率先损害脏器的，只是先伤到络，不管它才会伤经，再不管它才会伤到腑，然后才会伤到五脏。因此对于一些皮肤络脉出血的疾病，我们要知道，这是体内的热极，热之极，在临床辨证的时候要定性为热证，要用清热、透热、散热的方法。也有的人说了，黄土汤也治出血。也有一种情况，寒极似热，在临床上偶然会见到。我们这里指的是大多数情况下，因为任何事物都没有绝对。

如果中医是绝对的，那就没有生命力了。如果得了肺炎，走遍全中国，甚至全世界的通用治法都是抗生素；中医治疗就不一定了，有可能是风寒，有可能是外寒里饮，有可能是痰浊阻络，也有可能是风热犯肺，因此中医是辨证施治。我们认识疾病的世界观，和处理疾病的方法论是不一样的。但是就临床效果来说，辨证论治的效果远远要好于一刀切。加上近些年，基层、各医院乱用抗生素，动不动就用顶级抗生素，抗生素导致细菌的耐药性和细菌的变异，出现了超级细菌，现在抗生素效果越来越差。微生物要在这个世界上生存，它就要适应抗生素来改变自己的基因、改变自己的形态，这也是适者生存。如果你给它一个药物环境，时间长了，它习惯了，人类就认为是耐药了。研究出一种抗生素往往需要十年一个周期，才能研究出来，一个抗生素在临床上产生耐药性也许就是几天。

因此人类和细菌需要共生。尽管微生物对西医抗生素耐药了，但对发散风寒、消除里饮、清肺化痰等中药无法耐药，中药每一味药的成分都是一个多糖、多肽链的组合体，也就是组合拳，细菌是防不住的。中医是一门仁慈的医学，用的方法也不是杀灭细菌，而是清除体内环境，让病菌不适合生长。

第十节　治疗法则

我们首先来回顾一下上节课讲的内容。上节课讲了疾病的分类，也讲了六淫之邪中人的法度。疾病分为哪些类，分为阳经病十八类，阴经病十八类，五脏各有十八，合为九十病，又讲了六微、五劳、七伤、六极的概念。再次讲解了五邪中人的法度，"风中于前，寒中于暮，湿伤于下，雾伤于上，风令脉浮，寒令脉急，雾伤皮腠，湿流关节，食伤脾胃，极寒伤经，极热伤络"。过去古人学的就是中国的古文化，因此阅读古文是不需要翻译的，直接就能读懂；后来我们学习了白话文，又学习了西方的文化，但阅读古文反倒困难了。这是普遍存在的一个弊端，因此我们建议不论是中医医生还是中医爱好者，都应该把学习重点回归到中国传统文化上来。

前面几讲讲了望诊、闻诊和切诊，本节会讲到问诊。

下面正式进入条文学习，第十四节："**问曰：病有急当救里救表者，何谓也？师曰：病，医下之，续得下利清谷不止，身体疼痛者，急当救里；后身体疼痛，清便自调者，急当救表也。**"第十五节："**夫病痼疾，加以卒病，当先治其卒病，后乃治其痼疾也。**"这两段原文说的是什么意思？讲的是病的先后治疗法则，包括两层意思，一个是突然得了病，被医生误治了，我们应该救误治的部分；另一个是患者既有老病又得了新病，那么先治哪个？"师曰：病，医下之，续得下利清谷不止，身体疼痛者，急当救里"，第一段原文讲述的就是患者患了病，本来是个表证，是个外感病，而被医生误下了，然后患者出现了下利清谷不止、完谷不化，下利清谷也是排便的意思，拉的就是完谷不化，同时还兼有表证身体疼痛。治则上应该急则治里。"后身体疼痛，清便自调者，急当救表也"，也就是说等到下利止住了，大便比较调和的状态，还有身体疼痛的症状，这时候急当救表。

在这里，我就想起了若干年以前治疗的一个病例。2004 年，我们这儿有一个老校长得了感冒，找到西医输液，每天输两遍，同时注射着退热针，依旧发热腹泻。他的老伴有糖尿病，是找我给看的，糖尿病控制得比较好，他的老伴就说用用中医。然后他的司机就来接我到他家给看。我把了把脉一看说："这种情况用中药吧，就别再输液了。"当时老校长说："不输行吗宋大夫，我输着还一天拉十来次。"他说是一天拉十来次，我在屋看诊的那么一会儿，他就拉了两三次。

他说："我这输一瓶水，能拉出两瓶三瓶去，拉的全是水，有少量的稀便。"这种情况下，患者不会说"我得感冒了，让人给我泻下了"，他也没让别人泻下。他只是有一个风寒感冒，又被别人输了冰凉的凉水，加上抗生素，往身体里面顶，导致病邪直入阳明，或者直入太阴，入了阴经，出现里虚寒证，所以他腹泻无度。一个患者不会说"我是得了感冒了，被医生用了泻下法，我续得下利清谷不止"，如果这么会说，人家肯定会开方了，也用不着你治了。所以说我们要学会理解书中的语言和现实生活中患者的表述，要把它们统一起来，这也是需要真功夫的。

这位患者当时低热 37.8 ~ 38℃左右，身上疼、肌肉痛，很难受。那么为什么打安痛定不管事？安痛定大家想一想，它是发汗解表，相当于麻黄汤的作用。这种情况下应该先救里，当时我给开的就是四逆汤，附子、干姜、甘草，三味小药，很少。当时我在他家看的，他老伴和司机到我的门诊拿药，结果药房抓完药一看一小捏。他们在门诊就给我打回电话："宋大夫是不是抓错了，就这么一点？"我说："没错，就这么多。"然后提着这点儿药，满脸疑惑地回来，还到我跟前比了一下"看，就这点药"。我说："你就熬吧，这个液就不要再输了，喝点中药就得了。"然后患者就把中药喝下去了，我看他喝完中药就回了门诊了。

到了下午两点多他又给我打电话说："宋大夫，再接你来一趟，这回吃完你的药，还真就不泻了，肚子也舒服多了，但是现在还肌肉疼，还出汗。"后来我到他家去了一看，好吧，再给你开点药，就开了桂枝汤的原方，但是缩小了比例开的。这次他的老伴也不再怀疑我这个药了，熬完吃完，当天热退。第二天中午，他就在饭店给我打电话，叫我陪他喝酒去。所以说运用经方治病，如果用好了，真的是效如桴鼓，可以起到立竿见影的作用。

这个例子就是典型的先救里后救表。《黄帝内经》中也讲了标本缓急的治法，里面有这样几种，小大不利治其标，无论小大不利出在标或者本，都要先治标，腹大胀满无论出在标还是出在本也要急则治标，这是《黄帝内经》里面表述的三个要急治的，无论它属于标还是属于本，属于新病还是老病，出现这三个症状，一定要先治的。我们的课是讲《金匮》，《黄帝内经》部分就不再展开。

第十五节："夫病痼疾加以卒病，当先治其卒病，后乃治其痼疾也。"讲就是有旧病又加了一个新病，应该先治哪个？当然先治新病，然后再治老病。新病新得的，治起来也容易，起效也快；老病年久了，一点一点慢慢治。但是还要不违背一条原则，就是小大不利在标，无论新得的还是后得的，都要先治；腹大胀满，无论新得后得也要先治。如果是个普通的病，就是个大便秘结，这个人突然地感受风寒发热了，那么就要先治标，先治这个新病，然后再治他这个老病。有没有第三种情况？有，当有了老病，又得了一个新病，那么在治疗新病的方子同时，加上一味调整老病的药，往往取得的效果要比单治新病效果好。

比如还拿便秘讲，这个人平时就有便秘，如果感受风邪，脉浮有汗，头痛发热，出现太阳表虚证，那么开桂枝汤是解表，这个没有问题，吃下去肯定会取效；如果考虑他有便秘，我们怎么开，大家想一想，应该开桂枝加大黄汤，这样下去有可能在解表的同时，把他的陈年老病也就治好了。所以说书上讲了两种，我们在临床中要推而广之，不要胶柱鼓瑟。不是说就先治新病，后治老病，也可以兼顾，把老病兼顾一下。

再举个例子，比如有的人患有老年性慢性支气管炎，咳嗽喘憋，突然感受风寒了，按常理是只解表，照顾照顾里好不好？如果这个人感受的是太阳风寒，你是选麻黄汤还是选小青龙汤？如果这人是体虚的，平时就阳虚又有痰饮，怎么选方？所以说不要胶柱鼓瑟，不能书上有两种我们就用两种。可以有第三种，既解表又温里，那小青龙汤就没有问题了；如果是表虚又有里饮，那么就用苓甘五味姜辛汤加半夏，再加上桂枝可不可以？咳得厉害加上杏仁好不好？当然可以。临床就是临床，临床上的理论不可能写得面面俱到，但是我们学习不要把书读死。

下面看一下第十六节："**师曰：五脏病各有所得者，愈；五脏病各有所恶，各随其所不喜者为病。病者素不应食，而反暴思之，必发热也。**"这段原文重点讲的是问诊。如果医生不问，怎么能知道患者有所得、有所恶，所以这段重点是问诊的内容。"五脏病各有所得者，愈"，这句话是什么意思？其实它有两个意思，一个是五脏病某一脏有病了，想要得其所顺性的五味，这个疾病就向愈；另一种就是，这个脏得了这个病了，顺着这个脏的性用药，病也容易治愈。举个例子，比如肺欲收，急食酸以收之，那么如果这人得了肺病了，这两天又想吃点酸的，这个病很可能能自愈。再一种情况，如果我们开药，肺气耗散，用点酸性的药物，比如用点白芍、乌梅，这个病也就趋向于治愈。

"五脏病各有所恶，各随其所不喜者为病"，也是同样的道理。五脏的病，不喜欢这样的味道，五味强加给它，这个病就不会向愈。如果某一个脏得了病，选用的药物也是这个脏器所不喜欢的，那么这个病能治好吗？这段话也是两个意思。

"病者素不应食，而反暴思之，必发热也"，纠正一个字，"暴思之"是"暴食之"，食物的食。本来有病了，不应该多吃，而让他多吃。由于机体处于疾病状态，正气从脾胃里面调动出来，调动到体表去抗邪了，如果强行增加了食物，或者增加了食量，这个时候去抗病的正气就调动回来消化食物，那么病就会变重，这时候人就会发热。这种情况在临床上特别多见，尤其我们见到小孩子的妈妈、姥姥、奶奶、爷爷，四五个人领一个小孩了来看病，小孩子感冒了，让小孩子张开嘴，一看舌苔又厚又冲，一把脉，脉要么是沉的，要么是滑数。这孩子是外感了，同时又是伤食了。你再听孩子的姥姥和奶奶叙述的，孩子这两天不想吃饭，感冒了之后就不想吃，都饿瘦了，请大夫无论如何让孩子能吃饭了。你看看全家的人，在逼着孩子吃饭，这孩子能不发热吗，或者说孩子本身就得了发热，再逼着他吃饭，这个热能退下去吗？肯定难退的。我们见到这种情况，一定要做通家长的工作。现在由于计划生育政策，孩子比较少，家长把孩子都当宝贝宠着，都把孩子宠坏了，逼着孩子吃，拼命地给孩子穿，这是不行的。

在这里还有一种情况，就是病危的人突然地能食，突然地想吃，这也是预后不好的表现。我们在临床上治疗一些患有慢性病或者重病的人，病久了卧床的人，突然能吃了，如果找你去看病了，你一把脉，挺高兴，说这挺好，那可麻烦透了。这个时候一定要注意看一下七绝脉存在不存在，如果存在，预后就非常不好。中医有个名词叫回光返照。我还是二十多岁的时候，在老家看病，曾经有一个远房亲戚的老爷子病了，很多亲戚朋友围着跑前跑后地张罗，结果老爷子还剩一口悠悠气。后来找我去看看，我就去了。我到那一看，把把脉，确实他的脉已经出现了三五不调，出现了七绝脉，那么怎么告诉人家呢？老爷子平时也认识我，见着我了挺高兴，还跟我说了会儿，就想吃想喝，还喝了一盅酒。那时候农村喝酒，还是用小瓷的那种盅喝，四盅是一两，八盅是二两，正好是一壶，用那种小酒盅喝酒。喝了一盅酒，抽了一根烟，说看见我挺高兴的，然后又吃了点饭。我们亲戚说老爷子那还行，一见着你这病还轻了。我说："我下午就开会走了，这种情况是病危的表现，你们一定要好好看了。"因为农村有一个讲究，不让患者死到炕上，农村是土葬，有一棺材，那盖叫棺材天，要带着点儿气放在棺材天上，咽了气之后，再装到棺材里，叫入殓。结果我还千叮咛万嘱咐，他们家人就大意了，认为老爷子眼神也挺好，也挺有精神，又吃了一碗饭。结果第二天凌晨三点来钟死掉了，天天看，天天看，还死到炕上了。尤其在下面干个体门诊的，一定要防范风险。这个风险出在谁手上也不好，即便家属不埋怨你，你自己也觉得心情不好。

　　下面看看第十七节：**"夫诸病在脏，欲攻之，当随其所得而攻之，如渴者与猪苓汤，余皆仿此。"** 我们看看这段原文，"诸病在脏"，明确的是脏病，而不是腑病。如果想用攻邪的办法，应该怎么做？"当随其所得"，就是这个人渴，想喝水，那么就用猪苓汤利尿。这种情况非常多见，临床上见到的例子很多，尤其现在号召多饮水，我们经常看到患者饮水的隐患。网络上流行的每天 8 杯水，有的人喝到 5 杯就水肿了，喝不下了，还在努力地喝，拼命地喝。对饮水，我的观点是这样，机体是最聪明的，远远聪明过仪器，聪明过科学，它渴不渴你还不知道吗。每个脏器都是有寿命的，就像汽车的零件，你频繁地使用，磨损就多，寿命就短。喝水也一样，喝下的水都要靠肾脏来代谢，靠命门那点儿火把它气化。如果喝的水过多，肾的命门的火就会耗得多，如果水喝得又再多，那点肾阳不足以把它气化掉，人就会得水饮病；这个时候会出现什么，越喝越渴。所以说我们随其所得，要攻，要用什么？猪苓汤。猪苓汤那张方子很好用，一方面能够滋阴，另一方面又能利水。

　　猪苓汤的组成，在这里简单地讲解一下。猪苓汤里有茯苓、泽泻、猪苓、滑石、阿胶。泽泻这味药，生长在水泡子里，叶子呈三角形，在沼泽地里面都能生长，所以它就能利水。那么它利哪儿的水？它利四肢、全身的水，把水引向膀胱。茯苓利哪儿的水？茯苓是把中焦、上焦的水引向下焦。猪苓是把膀胱里面的水排尽。三味药组合得多好。猪苓汤是治疗肾结石的好方子，一旦有了肾结石，尿道就不畅，包括输尿管，这时候就加一点滑石。你看滑石这个名字，让石头滑下去。由于输尿管里面有结石，结石比较硬，在经过输尿管或者尿道的时候，会划伤尿道，容易引起出血，伤血伤阴，加上前面的利尿药，茯苓、泽泻、猪苓利水也会伤阴，所以在方子里面加了一个阿胶。阿胶一方面滋阴，一方面也能止血，阿胶滋的阴可不是一般的阴，是真阴。滋真阴的药不多，有龟甲、鳖甲、阿胶，还有一个就是鸡子黄。因此滑石把石头一滑，泽泻、茯苓、猪苓把水一利，石头顺着水、顺着尿道就排下去了，所以说猪苓汤是治疗泌尿系统结石的一个非常好用的方子。

　　还有一种情况，比如到了夏天，我们喝水，尤其夏天喝了冷水，喝到胃里一走路都晃荡，咣当咣当的有响动，这时候还渴，继续喝凉水依旧是渴。如果考虑用药，这时候用猪苓汤行不行？不行，这个是五苓散证。如果不吃五苓散，能不能好？也能好，因为这个是水在中焦，中焦气化不了，越喝越渴。如果不吃药，可以出去跑步，只要跑出汗，立刻就不渴了，余皆仿此。

如果这个患者出现想吃而不是想喝了，想吃，怎么吃都吃不饱，怎么办？用什么方子？这时候就要用大承气汤一类的攻下。前一段时间我治一位老太太，她每天四五顿饭，半夜起来还得吃，每次吃的量都很大，后来我们就用大承气汤合白虎汤，治疗两周痊愈。为什么？因为胃有热则消谷善饥，所以用白虎汤清阳明的热，用大承气汤随其所得而攻之，两周左右治愈了。

本节讲了表里、先后、缓急的治则，新病旧病的治疗方法、治疗原则，应该先治新病，后治旧病，或者治疗新病兼顾着旧病。又讲了五脏病所得的治法，五脏病每个脏器按它所需进行治疗，这也体现了中医的特点，中医治病就是顺其性而为之，而不是采取压制、反制等方法。还讲述了五脏病如果想用攻的方法，当随其所得而攻之。讲了如果渴者，用的是猪苓汤；如果饿者、想吃者，用大承气汤。

到本节为止，《金匮要略·脏腑经络先后病脉证第一》篇就讲完了。这一篇内容比较多，牵涉的条文也比较复杂，因此花了很多的精力来讲解。这里是治则、治法。我们一定要熟读总论这一块，对后面的治病、分论具有指导作用。

第三章

痉 病

第一节 痉病的概念和脉象

从本节开始，我们进入《痉湿暍病脉证第二》的学习。这一篇的条文前后顺序错杂，显得没有章法，阅读起来比较困难，不符合现代人阅读的次序和层次，因此有必要打乱一下章节次序。首先讲一下痉病的概念和痉病的脉象；然后讲一下痉病相当于现代常见病的哪些病种，或者说现在常见的病种哪些符合痉病的形态；第三部分讲痉病的分类和对应的方药，在方药里面，除了原文提到的主方，我们还会引入《金匮要略》里面没有提到的治疗痉病的主方，或者是其他的篇章里涉及痉病的主方，我们都会在这一章里进行详细地讲解；第四部分，痉病的禁忌放在最后一部分讲。

先看一下"痉"字，原书中是病字旁和一个至字，后世医家有的人认为应该当作"痓"，因为"痓"字是病字旁，底下是个"巠"字。古文字里面的"痓"字和"痉"字极其相似。东汉末年的时候，《伤寒杂病论》主要靠传抄，没有印刷，有的人说传抄错误，代表的人有成无己。他认为"痓"当作"痉"，传写之误也，他给出的理由，说"痓"字当"恶"讲，恶寒的恶，非强也；"痉"，痉者，强也，这个字又读 jiàng。"痓"字念 zhì，在《博雅》里面，痓者，恶也，就是通恶；在《集韵》里面痓为风病，就和痉挛性疾病接近了。《正字通》里面说痓证有五，可见这种痉挛性疾病还有五大类，没有详细解释。《难经》里面认为"痉，督脉为病，脊强而厥"，从这来看《难经》里面写的也是痉字。《备急千金要方》里面写的也是"痉"字。《金匮》里面也是"痉"字。那么这个字无误应该是"痉"字，但为什么又读"痓"呢？这和现代人的理解、阅读习惯有关，我们长期说痉挛，所以在这里面就遵从痉的讲法，以后讲到的这个"痓"字，我们都读作痉。

下面阐述一下痉的概念，原文为"病者，身热足寒，颈项强急，恶寒，时头热，面赤，目赤，独头动摇，卒口噤，背反张者，痉病也"，这段文字到这里就应该画一个句号。后面还有一段文字："若发其汗者，寒湿相搏（得），其表益虚，即恶寒甚，发其汗已，其脉如蛇。"后面那段文字和前面说的不是一回事儿，甚至也不连贯。我个人认为这是错简放在里边，这个简，应该放在湿病里面。前面一段文字，明确地解释什么叫痉病，紧跟着说的是寒湿相搏（得），是寒湿的问题，寒湿过于发汗之后产生了变证和变脉，因此这一段文字，我们不做讲解。

那什么是痉病？原文中说"病者身热足寒"，身上很热，手足很寒冷；"颈项强急"，脖子很硬；恶寒就是怕冷，怕冷很严重；"时头热，面赤目赤，独头动摇"，一会儿脸还憋得通红，眼睛还通红，头不时地摇动；"卒口噤"，突然出现口噤，就是牙关紧闭；"背反张者"，角弓反张，身体向后一挺，挺得接近句号。这样一个形态就叫痉病，可见仲景先师亲眼看到了抽风的人，抽成这种状态。那么什么是痉病？他如实地描述了，痉病的发病过程，用文字记录下来，起了个名字就叫痉病。

痉病的脉象应该如何？纯正的痉病的脉象，应该是"夫痉脉，按之紧如弦，直上下行"。我们看一下，"按之紧"；"直上下行"，像一根琴弦一样，当然没有琴弦那么硬，只是打个比方。这里说的是痉病的正脉。既然谈到了正脉，那么就有其他的脉象。比如还有一种柔痉，它的脉不一定是如弦。这里仲景用的词是如弦，那么就不是标准的弦脉，又紧，跟着又直上下行，相当于偏大一些的脉，所以说痉病的正脉是这种脉，像弦脉又不是弦脉，横的血管又紧，这是抽风之前，人的气血聚集的一种状态。我们讲到具体方的时候还会阐述。

后面紧跟着的治疗部分条文里面，就讲了"太阳病，其证备，身体强，几几然，脉反沉迟，此为痉"，和前面的"紧如弦，直上下行"是不一致的。那么沉迟应该也有紧、也有如弦这种表现，只是和标准脉象略有点差异。

既然了解了痉病的概念，又知道了痉病的脉象，那么痉病和现代常见的哪些疾病具有相对应的关系？我们通过临床总结一下。最常见的就是小儿急惊风，有的小儿一发热超过 38℃ 就会抽风，牙关紧闭，角弓反张，就会出现这种情况；还有小儿慢惊风。如果是刚痉，就见于急性脑膜炎、脑中风闭证，还有癫痫。还有一种病就是帕金森病，会出现这种情况，但帕金森病的痉是全身肌肉痉挛，表现为肌肉不协调，角弓反张的少，我们可以参照此篇进行论治。还有一种常见的病，落枕算不算痉病？脖子一歪一歪的，这种病能不能参考本章进行治疗？我们在治疗部分，再加以详细讲解。

下面讲述一下痉病的分类。痉病分为两类，一类叫刚痉，一类叫柔痉。什么是刚痉？"太阳病，发热无汗，反恶寒者，名曰刚痉"。我们详细地讲解一下原文"太阳病"，什么是太阳病？在《伤寒论》里面有准确的概念："太阳之为病，脉浮，头项强痛而恶寒。"也就是说，患者先有恶寒、发热。《金匮》条文说发热无汗，这没有问题，应该有头身痛之类的表现，才符合太阳病。这里边有个"反恶寒者"，前面讲了"太阳之为病，脉浮，头项强痛而恶寒"，这里边为什么出个

"反恶寒者"？在古文里面"反"不是像今天解释的反而、反倒这样，不是这个反义的反，而是什么？是复，反和复是同义的。这样就好解释了，有了太阳病，有发热、恶寒症状，无汗又恶寒，或者叫复恶寒，或者说恶寒较甚，这种情况下又出现了前面痉病解释的颈项强急、头时动摇、角弓反张，那么这个病就叫刚痉。刚痉在《金匮》里面分了两种类型，一个是葛根汤证，一个是大承气汤证。

第二种类型叫柔痉，什么是柔痉？"太阳病，发热汗出，而不恶寒者，名曰柔痉"。首先，太阳病的基本症状都具备，有发热、恶寒、头痛、关节痛等表证。柔痉和刚痉的区别是什么？刚痉是无汗，柔痉是汗出；刚痉是复恶寒，而柔痉是不恶寒或者恶寒比较轻微，或者有点恶风，这种情况下就叫柔痉。柔痉角弓反张的表现也比刚痉要轻一些。柔痉在《金匮》里面也分了两个类型，一个是栝楼桂枝汤证，另一个是《伤寒论》里边的桂枝加葛根汤证。在宋以前《伤寒论》和《金匮》是一本书，所以说在这里要串起来讲。

第二节　痉病相关病种

我们在上一节课讲了痉病的概念，痉病的分类，痉病与西医学所见病名的对应关系。又讲了痉病的分类，痉病分为刚痉和柔痉两种。这节课开始详细讲解痉病的分类，讲完痉病的分类还要讲痉病的注意事项和禁忌。

下面我们进入条文："**太阳病，无汗而小便反少，气上冲胸，口噤不得语，欲作刚痉，葛根汤主之。**"太阳病三个字冠在前面，证明"太阳之为病，脉浮，头项强痛而恶寒"这三个主症就应该有。患者出现无汗，小便反少，气上冲胸，这是什么意思？人体有三大代谢途径，一是全身皮肤毛孔，一是小便，还有一个是大便；三个代谢途径，各占三分之一。在夏天天气炎热或者室外活动多的时候，我们喝一些水，汗水就会很多，尿就会少；如果到了天气寒冷或阴雨天的时候，身体不出汗了或者出汗量变少了，结果小便就变得多了；一遇阴雨天、寒冷的天气，小便就会多，为什么？因为从汗孔代谢的水液少了，相应小便就会多。还有的人天生就不爱出汗，但是小便量会多，这类人一般出生在北方，尤其冬季出生，汗孔先天禀赋就比较密实，所以就不容易出汗。如果在北方，恰逢夏季出生的，这种人汗孔就比较疏松，就容易出汗。表面上无汗，相应的小便应该多，这个时候小便反而少，那么水液就聚集在体内，气机壅塞不通，气就往上冲，就会气上冲胸。"口噤不得语"，嘴唇闭得紧，牙咬得紧，这时候说话都费劲了，他就要发刚痉，葛根汤主之。《伤寒论》和《金匮要略》用词没有什么含含糊糊的，顶多是"宜桂枝汤"，而大部分都是"主之"，可见仲景辨证底气十足，对认证和处方都是有底气、有信心的。

这时候的脉是什么样子的？首先应该是紧，如果恰恰感受到风寒，刚外感的时候会出现浮紧的脉。现在患者找到大大的时候，往往脉都会变得沉紧，尤其小孩了，一些易得急惊风的小孩子受了风寒之后，怕冷、身上打哆嗦，脉跳得还比较快，却反而是沉的。这时候就要小心，他要得急惊风。难道说葛根汤就只有在欲作刚痉那一瞬间才能应用吗？通过我多年临床应用和观察，不是这样。感受了风寒，如果出现脉沉紧，那无疑可用；如果小孩子得了急惊风，有急惊风的病史，也可以选用这张方子。还有一种情况，已经抽了才找到你，你通过扎针，比如水沟、合谷、内关，开窍醒神了，醒过来之后要开点汤药，开什么？如果患者是无汗的，就要开葛根汤，也就是说欲作刚痉，要得痉病的时候和痉病已经发生了，我们都要开葛根汤，不是在欲作刚痉那一瞬间才开它，那么这个窗口期就太难掌握了，我们也无法应用。

还有一种情况，有的人一出汗就晕倒，或者一激动就晕倒。我曾经见过这样一个小女孩，原来我在一个菜市场院里，这个小女孩家是做馒头的，在暑假期间帮家里干活，干着干着突然就晕倒了。这种情况反复出现，找了很多医生，治的效果也不好，不能控制。当时正好她躺在地下，我在门诊里坐着，她的父亲急急忙忙地来找我。我一看她牙关紧闭，手攥得噔噔的，我迅速给扎了两针，一会儿她苏醒过来，我就给开了葛根汤。小女孩吃了五副，从那以后就再也没有发作。假设这种情况出现，她要是有汗的，应该怎么开？不恶寒又有汗，那么就是柔痉，柔痉有柔痉的治法，如果脉是沉的，就是栝楼桂枝汤；如果脉偏浮，那么就应该是桂枝加葛根汤，我们以后再讲。

葛根汤对应的痉病都有哪些？可见于细菌性脑膜炎，脑中风急性期的闭证，癫痫也有这种类型的。但治疗癫痫前提是患者得有两种表现，一是脖子硬，二是没有汗、恶寒，才能用葛根汤，否则就不行。我们回过头来看看《伤寒论》中葛根汤的描述："太阳病，项背强几几，无汗，恶风，葛根汤主之。"太阳病不用说了，有脉浮、头项强痛而恶寒这几大主症。"项背强几几"，强这个字现在读 qiáng 的比较多，"颈项强直"的"强"其实是读 jiàng。"几"字是通假字，通"紧"，也有的人说紧字没有那个勾，念 shū。几，短尾鸟也，就像小鸟还没长全羽毛，放着脖子往前走，描写的是一种形态。这种说法似乎也对，但是我和南阳的朋友交流过，南阳的朋友说他们受了风寒，就说脖子紧了吧唧的。仲景是南阳人，这个字还是应该和紧更贴切。我问南阳当地的朋友硬紧是什么感觉，他们说脖子一硬，就是紧了吧唧不舒服的感觉，这和颈椎受风寒的感觉相似。如果大家在电脑前久坐办公，或者是坐地铁让风吹了脖子，会有这种体会。这里说的"项背强几几"还包括脖子。临床上很多嗓子疼的患者，患了急性咽喉炎的，都有用葛根汤的机会。嗓子疼，有的人说应该开银翘散、甘桔玄麦汤，温病家开方会这么开，如果是伤寒家，就开葛根汤，这是治嗓子一个很好用的方子。

还有一张治疗失音的方子，就是射干麻黄汤。每年到了春、秋这两个季节，嗓子最容易疼。秋季北方刚供暖，空气干燥，特别容易嗓子疼。如果我们嫌煎煮汤药太麻烦，有没有简单的方法治疗咽喉痛？是有的，我们就用桔梗甘草汤。也许有的人说了，桔梗甘草汤还太麻烦，那么怎么办呢？我们就用桔梗3克、甘草6克，拿个保温杯泡点水喝下去，5分钟左右就开始起效，嗓子的干疼、火辣辣的疼就会消失。一般来说一次的治疗量，喝完水就能好。如果你晚上想唱歌，正好嗓子干，不舒服，就可以备用一点药，泡水喝上，很管事，比熬还要快。

如果得了风寒感冒，出现怕冷、发热、无汗，脉是浮紧的，再加上脖子发硬，这就是痉病了，可以选用葛根汤。假设患者是小儿，尤其小儿常见这种情况，感受风寒了，你问他脖子硬不硬，他也不会说，但是你摸摸脉，一般来说是浮紧，略微浮，主要看小孩来看病的时机、中了风寒时间的长短，小孩有发热有怕冷，一看脸色是伤寒，但是家长告诉你的主诉是小儿腹泻了，以拉稀溏便为主诉，那么照常用葛根汤。我们看看原文，"太阳与阳明合病者，必自下利，葛根汤主之"，看到了吗，原文上有所表述。也有感受了风寒的患者，没有下利，有恶心，《伤寒论》里说到的呕是指干呃、是恶心，不是呕吐。如果是感冒初期，就可以用葛根加半夏汤。《伤寒论》里面，治疗呕有两味药，一个是半夏，一个是生姜。

下面我们详细地看一下葛根汤的组成：**葛根汤方：葛根四两，麻黄三两（去节），桂枝二两（去皮），芍药二两，甘草二两（炙），生姜三两（切），大枣十二枚（擘）。**方子中葛根的量是最大的，葛根生津液、起阴气，它作用的方向是从涌泉一直沿着项背上来，到达百会。大家都知道涌泉像一个井一样，里面的泉水在往外涌，葛根就像个提水机，能把下面的水提上来，让筋脉受到津液的濡养，脖子就不硬了。临床上葛根有两种，一种是粉葛根，一种是柴葛。经过我多年的对比，发现还是粉葛的疗效更好一些，后来我们就不再用柴葛而用粉葛。

第二味药是麻黄，麻黄三两，汉代的一两相当于现在的 15.625g。汉代的度量衡在历史博物馆里是有的，而好多药的剂量已经专门换算出来了，但是这么大的剂量我们如何应用，是照搬原方吗？那样好多人就会受不了。另外麻黄要去节，怎么去？拿剪刀把麻黄那个节，一节一节地剪下去吗？我们都知道，麻黄是一种草，它的直径有 2～3mm 粗，每节长 3cm，左右各有一个节。如果麻黄去节是用剪了一点一点把节剪掉，耗时耗力，在汉代即使人们很清闲，去剪麻黄节也很困难。也有的人说了，麻黄带节应用就会使人心慌，去掉节心慌就会减弱。我们临床也做过实验，但是有个难度，就是每个人对麻黄的敏感性不一样，即便同一个地区的人，承受能力也不一样。有的人就很能承受，用上 20～30g 都没有问题；有的人 6g 就会出现心慌。常规来讲，北方寒冷地区、高纬度地区的人，麻黄的耐受量会大一些，我们一般会开 10～15g，最多的时候我用到过 30g；北京地区，一般还是用 6～8g 为好；长江以南，一般主张是 6g；还要看特殊病种和体质，如果体质比较强壮，麻黄剂量可以适当增大。

那么麻黄去节，究竟怎么去节，麻黄导致心慌的原因是什么？麻黄的中间是空的，如果是好一点的麻黄，把它撅（掰）开，中间有黄色的心，切了一堆麻黄，地下最后会剩一片黄色的粉末状的物质。那么我在想，我们小的时候用高粱秸、芦苇编过席子，每一个高粱秸、芦苇也一样有一个节，这个节很硬。在编席子之前，我父亲就告诉我要去节，是把高粱秸拍扁，砸扁之后那个节就扁下去了，而不是把节剪掉。通过这个我们得到启发，麻黄去节也是把麻黄用一种滚子压一压，把它拍扁，压扁了之后麻黄中间的"黄心"就都落在地上了，再一筛，只用麻黄的外壳，这时候麻黄发汗、散风寒的作用还存在。但是如果再加量，心慌的几率就变小了。

再回来看看原文，过去用麻黄，要先煮麻黄、葛根，减二升、去沫，内诸药。那时候用麻黄，尽管去了节了，和葛根要先煎，然后还要去沫。现在生活节奏比较快，你再让他煎麻黄、葛根，去沫，就比较困难了。现在麻黄用量比汉代的小多了，只用 6～10g，这时候去沫，沫很少。我亲自煎过药，我们门诊也经常煎药，煎 6～10g 的麻黄没出什么沫，也无法去。因此为了避免心慌，就要把麻黄的剂量缩小，原方中不是三两吗，我们只用 6～10g；桂枝也是用 6～10g，包括芍药；甘草的剂量要等于或大于麻黄，那么出现心慌、心悸的几率就小。另外老年男性，一定要问他前列腺有没有问题，如果前列腺有问题的，最好避开麻黄，如果再用麻黄，患者就容易出现小便细，或者尿不出尿来；排尿困难，会引起患者不必要的恐慌。如果不用麻黄，用什么替代？可以用香薷，尤其南方，用香薷更合适一些。

我们看看葛根汤的服法：**"煮取三升，去滓，温服一升，覆取微似汗，不须啜粥，余如桂枝汤法将息及禁忌。"** 服葛根汤和麻黄类方，是不需要喝粥、喝热汤来助汗的。但是发汗有一个方法，第一，要做好发汗前的准备，比如吃了麻黄汤或者葛根汤，吃完药应该去躺着，怎么躺？应该侧身卧，不要平卧。因为太阳经在后背上，如果平卧，热气是往上走的，它往腹腔走，都走到里面去了，病必不除。而且侧身如果左侧朝上，那么左侧汗就会出得多，如果出多了翻一下身，右侧再朝上，右侧就会出得多。因此要来回地翻身，把汗发匀。发汗的程度，微似有汗者益佳。桂枝汤方后说了："遍身漐漐，微似有汗者益佳。"遍身出那种小汗珠子，不要发大汗；"不可令如水流漓，病必不除"，也就是汗不要发得哗哗地流，除非体格很强壮可以那样发，否则最好就是发小汗、发微汗。

时间多少为好？我个人认为，发汗一定要晚上发，发完汗之后，如果感觉汗出够了，大约出两个小时后，感觉还有汗还要出，这个时候就要勤翻身，或者把腿支起来，让汗逐渐地落下去。不要汗发好了，觉得身上很舒服了，立刻就起床活动，去卫生间等。如果实在有尿频的人，我建议拿个盆或者尿桶，在被窝里接一下，这也没什么寒碜的，因为是为了让病尽快地好。如果觉得汗发好了，最好就这样睡下去，不要再起来，让汗孔进行一次正常的开阖的功能。第二天起来，病基本就好了。也有的体格差的人，如果我们剂量掌握得不准，发汗稍稍大了一点，会出现虚的症状，第二天可以喝糜粥自养，就是小米粥，热热乎乎地喝，养两天也会好的。如果觉得发得太多，确实有点虚了，第二天还有汗，那么就要开一副桂枝汤。桂枝汤的剂量不要太大，一般来说，桂枝 15g，芍药 15g，炙甘草 6g，生姜、大枣各 10g，煮上一副，喝上去汗就止了，体力也恢复了。因为桂枝汤是个补虚方。如果是小孩子，桂枝可以用 6～9g，芍药也 6～9g，其他的相应减量就可以。

我们接着往下看：**"痉为病，胸满口噤，卧不着席，脚挛急，必齘齿，可与大承气汤。"** 首先来说，这个病是痉病，那么出现的症状有胸闷，"闷"这个字是"满"字，在腑叫胀满，在胸不叫满，叫闷。"口噤"是牙关紧急；"卧不着席"是形容抽风的一种状态；角弓反张，头往后仰；"脚挛急"，脚也抽筋；"必齘齿"，齘齿就是牙咬得很紧。那么这种病是见于什么？见于无菌性脑膜炎比较多，现在这种病，一般都被急诊 120 拉走了，所以我们很少能见到，过去如果在偏远农村行医会见到。这种痉病，人体的筋脉拘急，它的原因是什么？原因是筋脉失养。濡养筋脉的津液不足就会抽筋，如果不用大承气汤，有没有其他办法？是有的，可以灌肠，给生理盐水就可以。这个生理盐水最好能加温，加到三十多度。这种病发生时往往都是急症，根本就来不及加温，所以说直接推也可以。

记得那时候我还刚毕业，在老家行医，我父亲就开着门诊。当时老家人都很穷，治病都是不给钱，等到秋入，卖了粮食有钱了，才给你药费。有的家很穷，一拖就是几年，不结药费，碰到好说话的，他就给你说一句话，今年没钱；也有个别的人赖账，根本就不给。正好有一个王姓的患者，他家在我们门诊赊药已经赊了几年。有一天晚上，他们家的小孩两周岁左右，突然抽风，紧急地抱到我家去，正好我在家，一看那小孩子，抽得就像个句号一样，头往后仰，牙关紧闭。我一看咱也别解释了，就说是抽风，你也不能说这是刚痉，给患者这样说，他也听不懂。这个人本来我们不想接的，因为他欠了那么多年的钱也不给，但是咱们作为医生，怀有一颗仁慈之心，还是以急救为主，救了再说。因此我们果断地用盐水，直接肛门灌肠给他打进去，打进去也就是两三分钟，小孩子就缓过来了。我当时没给这个小孩用针，没用针灸的方法，只用了一个灌肠法，孩子就醒过来了。开方的话，我就会开大承气汤。如果大家是搞急症和重症的，遇到无菌性脑膜炎，或者是有菌性的也不要紧，就有用到大承气汤的机会。

我们看看大承气汤方：“大黄四两（酒洗），厚朴半斤（炙，去皮），枳实五枚（炙），芒硝三合。”厚朴好多的时候说是一尺，这里说的是半斤，本方剂量最大的是厚朴。我们详细解一下大承气汤的方义。其实大承气汤四味药组得很有意思，四为降之数，大黄用了四两，加强了降的效果。用大承气汤的时候，患者往往有粪块，芒硝就像个挖掘机在前面挖，把这些粪块挖碎。按照药理学解释，芒硝是硫酸钠，是盐，相当于用高渗的盐水把肠管外面的水吸到肠的里面，起到软化粪便的作用。厚朴的作用是将肠管变宽，是个横向的力量，肠管横向变宽后，气就容易下去。枳实的作用是什么？枳实通天彻地，从上到下是纵向的力量。大黄号称将军，具有推陈致新的功能，是从后面往下一推，然后粪便就下去了。如果用去了芒硝的小承气汤，患者吃了往往会有腹痛，只要加上芒硝，患者就不会有腹痛。

再来看看大承气汤的煎法：**“上四味，以水一斗，先煮二物，取五升，去滓，内大黄煮取二升，去滓，内芒硝，更上火微一二沸，分温再服，得下止服。”**这个方子四味药，要先煮两味，就是厚朴和枳实，煮完了再放大黄，放上大黄就煮五六分钟，不要时间长了，然后再把大黄捞出来放芒硝，放到火上稍微一开就可以了，因为芒硝很容易溶化；另外用其气，如果煮得久了，它软化粪便的能力就差了。有的人说了，煮长时间、短时间，它不都是硫酸钠？这就是线性思维，中医认为时间的长和短是不一样的，用药不是唯成分论，用药用的是气。

治疗刚痉就是两个方子，那么葛根汤和大承气汤，如何区分应用？葛根汤治疗的痉病，脉一般是浮紧的，也有可能是略浮紧。前面说了，患者刚发病的时候，往往不来找我们，找我们的时候，脉已经就不那么浮了。但是大承气汤的脉，一般都是脉沉紧、沉迟，因为沉主里，迟主气闭，紧是津液不足、血涩不通，所以出现这种脉，才能用大承气汤。葛根汤还兼有表证；大承气汤证往往没有表证，可能会出现舌苔干黄，就像锅巴一样，这时应用大承气汤。还有几个指征，比如循衣摸床，撮空理线，遇到这样的患者，就果断地开大承气汤。记得我治一个患主动脉夹层的患者，当家属把我接去看病的时候，他在医院的重症监护室里面。监护室里面这个患者，拿着他的输液管，在不停地往脖子上绕，往下解，然后上床边摸来摸去。再看舌头，舌苔黄、干、起刺，我们果断地开了宣白承气汤，是我经常用的，吃下去患者很快就痊愈了。

我们在临床上一定要建立中医思维，中医治病看的是症状和体征（包括脉象）。但是有些医生治病看的是什么？看的是病名。比如主动脉夹层，一些人就盯着心脏治，用降血压甚至什么稀释血液之类的治法。中医看的就不是这些。脑血管病和心脏病大部分都属于中医的胃肠系统疾病，治脑血管疾病时会用到栝楼承气汤；治疗心血管疾病，我们讲的宣白承气汤，或者大承气汤、三黄泻心汤，经常会用到。所以在临床上，不要总按病名治病；按病名治病，治来治去也弄不清病因。应该按症状治病，只要症状消失了，无论他是主动脉瘤也好，主动脉夹层也好，患者就会痊愈。

第三节　痉病的治疗

我们上一节课，讲了刚痉的两种形态，一种是欲作刚痉的葛根汤证，一种是大承气汤证。欲作刚痉或者已作刚痉，都可以用葛根汤。发病不会赶得那么巧，正好这个人将要发作刚痉，正好你开葛根汤，那么用药的窗口时间就太短了。服用了葛根汤，一些肌表比较疏松的人就会出汗，这个病就解了。有的人肌表比较致密，服用了葛根汤没有出汗，我们就要问一下患者小便多少。如果患者说，服用了这个方子，小便特别多，这个病也就解除了。治病无非是要给病邪以出口。我们讲了，人体有三大代谢出口，一个是全身毛孔，一个是小便，再一个是大便。水液代谢也不外乎这三个出口，如果可以发汗，那么邪气可以随汗而解；如果小便多了，那么邪气也有出口，也会解除。下一个讲的刚痉，用的大承气汤，就是通过大便给邪气以出口，刚痉也就解除了。可见人体三人代谢通道是多么重要。

大承气汤证和葛根汤证，两种刚痉的不同的地方是什么？大承气汤是用于刚痉的正在进行时；葛根汤证是要发刚痉或者正在发，或者刚痉发完了也会用到葛根汤，这个时候大承气汤相对来说用得就少一些。如果有的老师、学员，在急诊重症经常会用到大承气汤。脑血管病、心血管病往往可以当作胃肠系统的疾病来治疗，因为中医认为脾主忆，主记忆。

从本节开始，我接着讲柔痉。柔痉也分两个类型，一个类型叫栝楼桂枝汤证，另一个类型在《金匮要略》里面没有，见于《伤寒论》第14条的桂枝加葛根汤证。我们日常临床中，刚痉见得多还是柔痉多？普通的门诊往往见的柔痉比较多一些，所以我们要好好学习柔痉的治法。

"**太阳病，其证备，身体强，几几然，脉反沉迟，此为痉，栝楼桂枝汤主之**"。"太阳病，其证备"，也就是说，太阳之为病，头项强痛而恶寒，都出现了。后边又说了一下"身体强，几几然"，就是强调一下脖子的硬、后背紧了吧唧的感觉是比较重的。脉，我们说了"反"当"复"讲，又沉迟，此为痉，主方是栝楼桂枝汤。沉就是痉的脉，迟不是内寒，迟脉在这里代表津液短少。痉病的病机是什么？是风淫犯于外，津液又伤于内。风淫于外，治疗太阳中风的第一方当然是桂枝汤；津液伤于内，仲景加了一个天花粉。《伤寒论》里面，如果津液缺失，仲景习惯加的就是两味药，一个是天花粉，一个是牡蛎。为什么牡蛎可以补水？因为牡蛎禀金之性，金能生水。

我们看一下栝楼桂枝汤方："**栝楼根三两，桂枝三两（去皮），芍药三两，甘草二两（炙），生姜三两（切），大枣十二枚（擘）。上六味，以水九升，煮取三升，分温三服，取微汗；汗不出，食顷啜热粥发。**"也就是说服用栝楼桂枝汤是要啜粥的。发汗法，我们在上一讲已经讲到了。

柔痉还有一个证型，就是桂枝加葛根汤证，见于《伤寒论》第14条："太阳病，项背强几几，反汗出恶风者，桂枝加葛根汤主之。"前面讲了太阳病，几大主症已经见到了，又有个项背强几几、反汗出恶风者。

栝楼桂枝汤可以叫桂枝加栝楼根汤，它与桂枝加葛根汤的区别是什么？两个证型都应该有汗出恶风，唯一不同的点是什么？栝楼桂枝汤证津液是少的，脉是沉迟的；桂枝加葛根汤证也是经络中津液少，脉是浮细的、浮缓或者弱。两张方子有什么不同？栝楼桂枝汤主要治里面的津液不足，桂枝加葛根汤证是经络里面的津液不足，因此治经络就用葛根。葛根的药理作用是生津液、起阴气、滋润经脉，作用的起点是在涌泉，通过脊柱、大椎到颠顶，相当于井中取水的作用，而且它主要入足太阳膀胱经，它从涌泉把水提上来，滋养足太阳膀胱经的经脉。

柔痉这两个证型，在临床中比较多见，多见于什么病？多见于颈椎病、常见的太阳病的感冒、风寒感冒或者是落枕。如果门诊来了个颈椎病患者，或者落枕患者，或者高血压的患者，经常脖子不舒服，那么我们看一看患者有没有汗，首先有汗的定为柔痉，如果脉是沉迟的，就可以果断地开栝楼桂枝汤；如果是有汗，脉是浮细缓或者浮弱，就要开桂枝加葛根汤；如果无汗，脉又是紧的，就用葛根汤了。

十大病种里面讲过了，要想知道患者有没有汗，临床上有一种很好的办法，患者把手往脉枕上一放，尺侧向上，你把脉，把完脉同时用手背蹭一下他尺部的肌肤。如果是无汗，他的尺肤是滑的；如果是有汗的患者，尺肤是微微的涩、微微的黏的。

《伤寒论》中的桂枝加葛根汤方：葛根四两，麻黄三两，芍药二两，生姜三两，甘草二两，大枣十二枚，桂枝二两。这个方子和后面葛根汤一样了。从前面的方证来说，它是有汗的。《伤寒论》中有汗用桂枝，无汗用麻黄，可见这张方子应该是没用麻黄的。临床怎么开这个方子的剂量？我常规开的剂量，如果是北方的患者，一般都是葛根开到 20 ～ 30g，芍药 10g 左右，生姜、炙甘草开到 10g 左右，大枣 4 枚，桂枝 10g，这是我常用的剂量。

那么栝楼桂枝汤如何开？栝楼的剂量如果开大了，有报道说有肝损伤，这个咱们临床还没见到过，只是有报道。栝楼根也就是天花粉，我习惯的用量，一般在 15g 左右，桂枝用到 15g，芍药用到 15g，在这里一般用白芍，炙甘草用 10g 左右，生姜用 3 片，大枣 4 枚。我们门诊，一般都是各开 10g。如果在南方，量可以折得小一点，就把原方中的两换算成钱，一钱等于 3g，这个剂量就好接受了。也就是说栝楼根 9g，桂枝 9g，芍药 9g，甘草 6g，生姜 9g，大枣三四枚，南方的医生遵照这个剂量比例开就会有效，尤其是长江以南。

有的学员也许会问："对于经方，第一，药味太少，我怕没有把握，第二，如果按原方开，剂量又太大，尤其葛根汤，麻黄三两，我又把握不好，那么该怎么办？"后世医家也给出了很好的治疗办法，我们遇到柔痉可以采取后世医家的方药治疗方法；再者可以合并艾灸和针灸。后世医家李东垣，在他的《内外伤辨惑论》中，有两张非常好的方子来治疗痉。临床上我们仔细观察颈椎病，它大约分两个类型，一个是脖子紧，带着后背疼；另一个类型是脖子紧拽着肩膀，拽着胳膊发紧，或者疼，或者头转侧不利。这两种痉病用什么方子治疗？如果颈椎不舒服，是向两臂或者肩胛拽着疼的，就选择通气防风汤；如果颈项强直，或者颈项强痛，带着后背、拽着腰疼的，选择羌活胜湿汤。这样就避免了开麻黄的烦恼，临床疗效又确切。

如果我们学过《内外伤辨惑论》，这两张方子就会开。这两个方子的剂量，临床上怎么用？因为原书就是分或者钱，很难折算，而且这两张方子，如果剂量开错了，效果又不好，因此在临床中，我经常用的一种小剂量，现在在这里和大家分享。这个小剂量，南方的朋友一听就乐了，太适合我们开了，其实北方这样开也照样有效。我们从多年临床发现，药物不是剂量开得越大，效果越好，除非是补剂，"形不足者，温之以气，精不足者，补之以味"，补精的时候药物剂量大比较好用。如果是脖子歪了，这属于形不足，形不足要调气，也就是用气血水神辨证之气病辨病。气病辨证用的剂量就要小，尤其脖子不舒服，是在上面，清邪居上。如果用很大的剂量，这个药就到下边去了，到腰以下，到腿，甚至到脚后跟去了，那么治疗颈椎病效果就很差了。因此，我把临床常用的剂量，按原书比例折合的剂量，给大家讲解了一下，希望大家做好笔记。

因为我们学知识就是为了临床应用，而且用了就要取得效果，如果大家用了都没有效，学费就白交了，这是讲者的责任。讲课一定要非其人勿传，非其真勿授，既然讲了，就要讲真东西。大家都是临床一线工作者，还有一部分是西学中的，也有的是临床中医爱好者，大家将来都要面对临床，所以我们学东西，一定要学之能用，用之能效，参加这样的学习才有意义。现在讲课的老师很多，可以讲几百个方剂，而且几百个方剂的应用方法都会讲到。希望大家多学一点，学费是有限的，但是知识是无限的。

我在临床发现一个问题，就是中医爱好者学得更好。有一天来了个浙江的西医大夫，他把我讲过的所有的课，整理了 9 本笔记，带到门诊让我看。他是出自"西学中"，然后应用于临床，用一个有效一个，他的临床效果非常好，决定在临床中更多地用中医的方法。我们学习一个老师的经验，首先一定要清空自己。学习者就像一个杯子，如果原来杯子里面装了一些污浊的水，那我再给你加进多少清水，这个水的味道也很难喝；如果你是空杯子，那么不管加进去的是什么水，你喝得都很爽口；因此尤其初学者，应该抱有一种空杯的心态，先把老师的观点接收下来应用于临床，等过一段时间再和你的经验进行融合，这样的临床效果是最好的。

下面接着讲通气防风汤的剂量。如果脖子僵硬，或者是落枕，带着肩膀疼的，就可以用这张方子，疗效确切。防风、羌活、陈皮、人参、甘草都是各1.5g，藁本、青皮、白豆蔻、黄柏各1g，升麻、柴胡、黄芪各3g。如果颈项强痛，带着是腰、背或者头痛，那么就用羌活胜湿汤。这张方子治疗头痛也非常好，尤其风寒型的头痛，脉是浮紧的。羌活胜湿汤的剂量可以是羌活6g，独活6g，藁本3g，防风3g，炙甘草3g，蔓荆子2g，川芎1.5g。刚才讲了。脖子歪了，颈椎歪了，或者胸椎直不起来，腰椎直不起来，这些都是形变，属于形不足，形不足者，温之以气。

气血水神之辨证，如果属于气之病变，就要调气、调气化，方子的剂量就要小。如果是颈椎病，甚至高血压、糖尿病，我们在临床上发现，整体的方法有利于提高疗效。脊柱就像一棵树，或者把花栽在骨盆里，如果骨盆不正了，那么这个花会歪，脊柱也会歪。我们在南方还见到过一种正脚，如果跟骨和舟骨有问题，可以正这块，治疗颈椎病也有效。当时我和正脚的医生探讨这个原理，他讲述得也非常好，符合临床。因为人们不经意间崴了脚，崴了脚走路就只能侧棱着走。侧棱走了些天，脚脖子好了，但是脊柱在这些天中形成一个歪的习惯，然后身体就忘记了，过了一段时间，颈椎、腰椎出现问题，其实根本问题在于跟骨和舟骨。所以学正骨的人可以通过正脚踝治疗颈椎病和腰椎病，效果也是不错的。

我们把柔痉讲解了一遍。柔痉，如果是有汗的、脉沉迟的，就用栝楼桂枝汤；如果脉是浮缓的，或浮细、浮弱的，就用桂枝加葛根汤，这个方子里不应该有麻黄。治疗颈项强急，带着两肩或者单肩的疼的，如果嫌《伤寒论》的方子药味少，可以开后世的通气防风汤；如果颈项强急或有头痛，带着腰背疼的，就用羌活胜湿汤。

第四节　痉病的禁忌

下面讲痉病的禁忌和注意事项。**"太阳病，发热，脉沉而细者，名曰痉，为**

难治"。我们讲了，太阳病的症状都齐全了，有了发热，脉沉而细，细是什么？细脉在这里，表示津伤得比较严重。如果痉病脉浮的好治，我们讲了脉浮的可以用桂枝加葛根汤，可以用羌活胜湿汤，可以用通气防风汤，有很多种治法。那么脉沉而细的，就比较难治。

太阳病，发汗太多因致痉，属于误治，得了太阳病，药量没有掌握好，比如麻黄开得过量。有的人学伤寒，有一派就要按原方原量升，想要掌握好一剂知、二剂已，但是剂量会很大，临床风险比较高，我不主张那样。医生在临床上治好一百个不见得出名，治坏一个就可能惹上麻烦，搞得你心情很糟，你心情一糟了，读书兴趣也没了，临床也胆怯了，临床一胆怯，再用药也不敢用了，再用这味药，都会有心理阴影、会恐惧，这样就没法临床了。所以说我个人认为，还是以稳妥为主，既要有效，又要稳妥。

这个条文就是失治或者叫误治，发汗太多了，伤了津液，人也会颈项僵硬，或者来个急惊风，小儿经常见到这种情况。小儿的外治法，如果是急性发热，我们就可以按这个次序做，大椎放血，耳尖放血，然后十宣放血，如果有食积的再放一下四缝，热很快就会退下去，这属于小儿外治法。而且用这种治疗方法，孩子一哭一闹，一身汗出来，热很快就退了，还不会引起痉病。

广大的家长朋友，不要把小儿发热看得过于重。其实孩子，尤其 3 周岁以下的小儿，有 2 次成长发热的时期，发热是人体祛邪的一种表现，不要把发热当成敌人而过早地退热，让他烧一烧，没什么大不了的，每发热一次，机体就成长一次，就成熟一次，免疫军团就会强大一次。我们经常听患者说，怕发热烧成肺炎了，怕发热烧成脑炎了，其实这不完全准确的。脑炎的发热和肺炎的发热，和发热引起脑炎和肺炎，是两种截然不同的概念。有的发热本身就是肺炎，很难退，脑膜炎的发热也很难退，但是即便是脑膜炎和肺炎，用中医的方法也很容易治疗。

看下一条：**"夫风病，下之则痉，复发汗，必拘急。"**我们都知道，太阳中风应该用桂枝法发汗祛风，如果用了下法，伤了里面的津液，就变成痉了。痉病就得用栝楼桂枝汤来治疗了。本来下就下错了，又给他发了一下汗，更伤了津液了，必拘急，这时候人就开始抽筋了，还是用栝楼桂枝汤。如果津液缺得比较严重，可以加牡蛎。如果说病机就是木枯血燥，因为下之伤了津液，津液内亡，又发汗，津液又外亡，必拘急，那么怎么办？刚才讲了，可以用栝楼桂枝汤，严重的加上牡蛎；如果抽筋比较严重，可以加上葛根，也就是说用桂枝加葛根汤，再加上栝楼根，更严重的加上牡蛎就可以。

　　我们发现，在学习《伤寒论》和运用经方中，临床见到的经方加减很复杂，有时候我心里不知道什么滋味。我们经常看到某某病案，而且在一些官方的书上都能见到，说用桂枝汤治好了某某病，再看病案，开的方子里四五十味药，里面确实有桂枝和白芍，然后就说是用桂枝汤治好的病案，桂枝、芍药在这个方里充其量也就是一点调料，是一点花椒面，是一点椒盐而已。岳美中老先生曾经说过，经方加减起来非常困难。经方可以合方，最好的合方方法，就是两个方有共同的药味，这种合起来效果会更好。因此我们在经方的加减上，要符合人家的原理，符合术数难做到，但是至少要符合经方用药。经方用药很简练，基本上贵药用的比较少。

　　我们下面看一条禁忌："**疮家，虽身疼痛，不可发汗，汗出则痉。**"什么是疮家？在某个学术领域，特别有专长的人称之为专家，这个患者长疮年久，特别厉害，都长成了专家，所以才能叫疮家。前面讲了，近些年由于卫生条件比较好，寄生虫少了，长疮的人也少了。但是近些年艾灸盛行，很多美容院、很多医馆，都有艾灸的治疗的项目，很多医馆把艾灸灸得都比较热，把艾灸变成了"烤肉"。有很多穴位是禁灸的，比如膻中穴是禁灸的，前几天我看到一个患者居然把膻中穴灸烂了；灵台、陶道是禁灸的；风门是慎灸的，一定要谨慎。

　　艾灸不是烤火，不是灸得越热越好，当然热了很舒服，但是舒服不等于治病，这样灸会把人灸坏的。人体与大自然和星系是不停地在交换气场，如果我们感到人体是进气的时候，在不该灸的穴位上灸了一把火，对人体的内脏会导致伤害，也许过了几年或一年半载，这个患者得了内脏的肿瘤，你说和你无关，反正当时灸完患者也挺好、挺舒服，你钱也挣了。我们不要做"治了病、害了命"的事情。所以说疮家虽然有身疼痛，不能用汗法治疗。疮家本身气血就不足，津液也不足，再一发汗，津液再一外泄，就得痉病了。

　　"**痉病有灸疮，难治**"，这条应该是紧跟着上一条的。也就是说，本来这个人得了伤寒，用过汗的方法又给治成痉病了，津液、气血都不足，这个就很难治了。这时就要用补津、补液、补血来治疗，这种情况下，不仅要加天花粉、葛根、牡蛎，很可能还要动用血肉有情之品，如阿胶、鸡子黄等。

　　我们来看下面一段原文："**暴腹胀大者，为欲解；脉如故，反伏弦者，痉。**"这句话不好理解。古代的书是没有标点符号的，标点符号都是后人加上去的。我们把这句话重新做一个断句，就好理解了。分号放在"为欲解"的后面。痉病的人，角弓反张，身体是往后挺。临床上得了急惊风的孩子，肚子都是瘪进去的。无论用什么方法，肛门给推温盐水，或者是用针灸的方法，或者用输液的方法，还是中药的方法，只要看到肚子突然大起来了，这个痉病就解除了。如果脉还是沉紧或者浮紧的，这叫脉如故，脉还是痉病的脉；"反"当复讲；又伏弦者，沉之极曰伏，又是弦的，这个痉病就还没解除。前面一句说，腹部突然大起来了，这个病就要好了；如果脉和原来一样，或者又变得伏弦了，那么这个痉病就没有解除，这样这段文字就好理解了。

第四章

湿　病

第一节 湿病的成因

我们前面用了几个课时，讲述了痉病的概念、脉象、分类和治疗，还有痉病的禁忌和注意事项。痉病可以分为两大类，一个是刚痉，一个是柔痉。刚痉又分为两个证型，一个是葛根汤证，一个是大承气汤证；柔痉又分为两个证型，一个栝楼桂枝汤证，一个桂枝加葛根汤证。柔痉和刚痉的主要区分，关键看有汗没汗，其次是脉象的不同。

本节这一讲进入湿病的学习。本篇是《金匮要略·痉湿暍病脉证治第二》里面的内容，我们前面讲完了痉病，下面进入湿病的学习。人体中湿的病，或者说伤湿的病，往往先有内湿，而后才感外湿，因为同气相感召才易得。人体内有余则恶，不足则喜，如果体内有寒，机体就会恶寒；如果体内有湿，那么到了阴雨天这个病就会加重。如果阴雨天关节疼痛加重，用什么办法治疗？后面会讲。

临床常见的湿病，分为外湿和内湿，外湿主要以肌肉疼、关节痛或者关节变形、关节强直为主要表现；内湿主要以腹胀、腹泻、便溏、便黏为主要表现，在望诊上，容易出现面黄浮肿，或者面熏黄如橘子色，或者暗黄色、暗黑色。有几种方法祛湿呢？就像一个房间，感觉它太潮湿了，一个是开窗通风，也就是用风药，风能胜湿，是微汗法。李东垣老先生就善于用风药除湿醒脾。第二个方法是是燥湿。在屋里放点干燥剂，就能除湿，具体到中医用药上，就是健脾燥湿，用苦温的药，比如白术、苍术等。祛湿还有没有其他的方法？当然有，还有一个方法就是利小便。"治湿不利小便，非其治也"。所以祛湿主要有三大方法，一个是用风药发汗的方法，第二个是健脾燥湿的方法，第三个是利小便。广大临床医务工作者一定要牢牢记住。

下面开始进入条文学习。第十四节：**"太阳病，关节疼痛而烦，脉沉而细者，此名湿痹。"**这里的烦是火吗？因为有火才会烦。这里的烦主要是因为痛而引起的患者焦躁不安，未见得有火，疼了也会很烦躁。"脉沉而细者，此名湿痹"，这里的脉沉而细说是湿痹，但是前面在痉病篇第三节也有"脉沉而细"："太阳病，发热，脉沉而细者，名曰痉，为难治。"怎么区分是痉病还是湿痹呢？其实很好区分，相同的脉象，症状表现不同。痉病以颈项强直为主要表现，有这个症状就划归为痉病；然后再区分一下是刚痉还是柔痉。而湿痹病以关节疼痛而烦为主要表现。因此相同的脉象出现不同的病症，也很正常。

"此名湿痹"，《金匮玉函要略方》里面没说湿痹，说的是中湿，那么什么是痹证？痹就是闭塞不通，风寒湿三气杂合曰痹。痹证分为三种，如果关节呈游走性疼痛，就叫行痹，又叫风痹；如果以关节固定疼痛为主的，就叫寒痹，又叫痛痹；如果关节重着又疼，阴雨天又加重，就叫湿痹，又叫着（zhuó）痹。伤寒和湿痹怎么区别？此篇条文冠以太阳病，太阳病当以风寒为先，风令脉浮，而湿脉表现是沉细。风寒伤人伤于肌腠，而湿邪伤人，往往流注关节。太阳病出现头痛、发热、恶寒，其脉浮紧者为伤寒；如果是湿痹，脉往往是沉细的，而不是浮的，但以关节疼痛为主的就叫湿痹。临床上经常会用到独活寄生汤，主要治湿痹，脉一定是沉细的，或者沉微细，就可以用这张方子；有一部分坐骨神经痛也是用这张方子。若太阳病脉是沉细的，项背强急为主要症状，又称之为痉，而不是湿痹。关节疼痛特别剧烈而没有太阳病其他恶寒表现的，叫历节风，比较严重，关节疼痛往往还有变形。

看看下面："**湿痹之候，小便不利，大便反快，但当利其小便。**"这一段文字不太好理解。临床上见到的关节痛，风湿、类风湿关节炎往往没有小便不利，大便反快。那么这段文字究竟说的是什么？书中在"此名湿痹"后面加了个分号，加了个分号之后，这样一断句就好多了。前面那段文字，说的是外湿为主，后面这段文字是说的内湿为主。这两个湿痹可以按照《金匮玉函要略方》里面的中湿理解。后面这段指的是内湿，内湿会出现两种表现，一种腹泻溏便，另一种出现大便黏腻不爽。内湿会出现小便不利或者小便反少，但利小便就可以把内湿除掉，病机就会扭转。我们前面讲了，治外湿主要有祛风除湿的办法或者说用微汗法，也可以兼用一点利小便的药，这样会提高疗效；治内湿用利小便的方法或者健脾燥湿的方法。

接着看下一条，第十五节："**湿家之为病，一身尽疼（一云疼烦），发热，身色如熏黄也。**"我们看一下什么是湿家。湿家就是体内伤湿已经很久了，都成了专家了，就叫湿家。湿是怎么来的？往往是由于日常生活中不良的生活习惯，过食寒凉、过食冷饮伤了脾胃之阳，使脾气失于健运，导致内湿丛生。现在人的生活习惯很奇怪，温水不喝了改喝矿泉水，很多新鲜水果不吃了，吃腻了，改喝果汁、喝饮料、喝牛奶、喝汽水、喝可乐。这些东西都属于寒凉之物，如果喝得太多，就会伤脾阳，导致内湿丛生，长了就成了湿家。体内有湿就容易感受外湿，同气相求，同性相感召。这里所说的"一身尽疼烦"，也有的书中说"一身尽疼"。"一身尽疼"，这里重点指的是肌肉，也涵盖了湿留关节、关节疼痛。已经伤了脾胃之阳了，脾主肌肉，肌肉也会疼，所以说这里边涵盖着一身的肌肉疼和关节疼。"发热"，这种发热一般不会太高，会出现身热不扬或者日晡发热，到了下午三五点钟的时候，发热会严重，这就是伤了湿了。"身色熏黄"指的表皮的颜色是黄而晦暗。我们在灵兰门诊接了一个肾脏肿瘤的患者，那个脸就是熏黄，像烟熏一样的黄黑，可以通过一些治疗肿瘤的方子调他的气血，然后加上茯苓、猪苓、泽泻、白茅根除湿。第二诊时患者脸黄的颜色就变浅了。所以说接诊时先看到这个患者身色如熏黄了，就可以判断这个人体内有湿，临床用药就要加利湿的药物。

下面看一下第十六节，这段文字比较复杂：**"湿家，其人但头汗出，背强，欲得被复向火，若下之早则哕，或胸满，小便不利，舌上如苔者，以丹田有热，胸中有寒，渴欲得饮而不能饮，则口燥烦也。"**湿家往往是脾阳受伤，中焦为湿气所困。我们都知道，上焦如雾，中焦如沤，下焦如渎。中医的理论就是阳要降、阴要升。当湿困阻了中焦气机的时候，上焦的阳气欲下行，由于中焦的气机被湿困阻，阳下不来，那么就蒸发津液出于体表，这个时候就"但头汗出"，仅仅头部汗出。背强就是因为背部的肌肉失去濡养，阳气不能敷布，导致背有发紧的感觉。

下面命门里面的真火，由于中焦的湿气困阻，又不能向上行，人就会表现为寒冷，所以就想拿被子盖，又要烤一烤火。"若下之早则哕"，这个早字，我认为是衍文。治湿，前面讲了有三法，第一祛风除湿，第二健脾燥湿，第三利小便。治湿是没有下法的，"若下之则哕"。湿邪本来就困遏阳气，如果再用下法，更伤人的真阳，虚阳就会上越，会出现"哕"，有干呕的表现。人的气下陷了，就会表现胸闷，这时候小便也更加不利了。膀胱者，州都之官，津液藏焉，气化则能出矣，如果膀胱阳气不足了，气化也就不利了。

也有一种说法叫小便利，后面又有条文，如果用了下法，会导致小便不停地往下走，那么津液就下去了。津液经过肾阳或者丹田的火一蒸发，应该向上行的，阴津要上行的、要濡养；上面的阳气要下行，到下面温暖下面的丹田。"舌上如苔"是什么意思？舌上的苔很干燥，就像阳明有热的苔，这个指如苔。刚才讲了，湿邪困阻了中焦，丹田以下是热的，胸中又是有寒的，这个时候下焦的阴津蒸化不上来，不能滋润口腔，就会表现为渴。渴，湿气又困阻了中焦，又不想喝水，这时候口中会是干燥的，舌上的苔就像阳明有热的苔一样，临床常见的，就是白厚苔而干燥，不是水润，也不是腻的，而是那种干实苔。如果遇到这种苔，临床还有一种治法，就是用三仁汤，开中焦之气，畅利三焦，来化这种湿浊之气。除了前面讲的，用风药祛风除湿法、健脾燥湿法、利小便法，还有一个畅利三焦法。

第二节　湿病的治法（一）

我们上一节课讲了湿病的成因和治湿的四法，第一个是微汗法，用风药，第二个是健脾除湿法，第三是利小便法，第四个是芳香化湿法，又叫畅利三焦法，这个法是后世温病学家发明的。我们上一讲讲了，丹田有热，胸中有寒，渴欲得饮而不能，则口燥烦也。我们用一张图来解释一下，看这张图（图4-1　人体气机图1）。

这是一张人体气机图，中焦被湿气阻滞以后，下焦、丹田、小肠、命门里的火，向上蒸腾上不来，上焦的津液向下输布也输不下来，就导致胸中有寒湿，下边有火热，这样就口中燥而烦。这种口干还导致不想喝水。

本节接着往下讲，第十七节：**"湿家，下之，额上汗出，微喘，小便利者，死，若下利不止者，亦死。"** 湿家体内的寒湿很重，因为湿为阴邪，往往和寒邪相并。前面讲了除湿四法，没有一法是下法。如果遇到了湿气很盛的人，误用了下法会导致什么？额头上出汗，这个人还喘，下边小便又利，小便很多，这就成了坏病。为什么会出现这种情况？我们都知道，湿家要用除湿四法，假如用了下法，伤了真阳，上焦的阳往上跑，阳气即将离决，要上行，则额头出汗、微喘；下边阳气不能蒸化津液，不能濡润全身，津液就从小便无度地往下走；阴复决而下走，阳气往上冲，这就是我课本经常提到的阳升阴降。会出现什么结果？就是阴阳离决，这个就是坏病，就不好治了。

汉代人的体质相对来说都比较薄弱，人的身体都比较单薄，很可能就是个死证。不像现在人，吃得好，穿得暖，住得也好，即便下了一两次也不要紧，误用了下法问题也不大。但是如果一个人体质很瘦弱、很虚弱，如果是有湿的，误用了下法，这就是一个死证。上一节课第十六节里边也讲到了湿家用下法，出现了哕、胸闷、小便不利。这节讲的下法，比上一节更加严重，出现了虚阳上越；小便反利，就是肾气已伤；下利不止则脾土已败，这个下利指的是大便，下元更虚，浮阳无根。这种情况属于危重症。

下面看第十八节：**"风湿相搏，一身尽疼痛，法当汗出而解，值天阴雨不止，**

医云此可发汗，汗之病不愈者，何也？盖发其汗，汗大出者，但风气去，湿气在，是故不愈也。若治风湿者，发其汗，但微微似欲出汗者，风湿俱去也。"这段文字很长，它说了一个什么意思？说的是外风，风湿相搏，一个人既有风又有湿。我们都知道风为百病之长，往往和湿邪兼夹，两个邪相搏结在一起，出现全身疼痛，"法"就是理当发汗而解。这个时候偏偏赶上下雨天，尤其南方阴雨连绵，"医云：此可发汗，汗之病不愈者，何也"，这里面说了，为什么发了汗病又没好？仲景自问自答："盖发其汗，汗大出者，但风气去，湿气在，是故不愈。"就是犯了发汗的禁忌。由于药物的剂量掌握不好，对体质的判断不好，发汗剂用得过多、量过大，就会出现大汗，大汗一出，风为轻邪容易祛除，风气去了；湿性黏滞、重浊，湿去不了。又加上阴雨天，天气湿气也重，天人是相应的，湿气缠绵不止。尤在泾曾经说："风为无形而湿有形，风气迅而湿气滞。"所以说若发汗太过峻猛，汗大出，风为阳邪易于表散，可是大汗能使卫阳更虚，湿是阴邪，卫阳既虚则湿邪困遏不解，况且又加上了阴雨不止，湿气更重，故曰不愈。发大汗既伤了阴液又伤了阳气，这时候寒气就重了，寒湿相结，病就没有去。原文中也给出了答案："若治风湿者，发其汗，但微微似欲出汗者，风湿俱去也。"应该发微汗、发小汗，时间长一点，风也去了，湿也去了，病就好了。

汗法有几大要点：第一，发汗的体位。应侧身躺，不能平卧，一侧出汗多了，另一侧翻上来。第二，发汗要发到什么程度？要发小汗、发微汗。发多长时间？桂枝汤方后注中说"令一时许"，一时是多长时间？就是两个小时。古人计时以十二时辰为计时方法，我们现在从西方引进二十四小时制。原来的一个时辰，就是现在两个小时。发汗的时间要不少于两个小时。我个人的经验，一般发汗都在晚上。但是发完汗不能活动，不要说够两个小时了，掐个表就起来活动，或者赶紧喝碗凉水，那么汗就发失败了。发完汗接着睡去就好。

所以说医生一定要下好医嘱，方子开对了，不一定能取得圆满的疗效。发汗的方法、禁忌、忌口，一定要详细地嘱咐给患者。我们作为大夫，每天说着很多重复的话，觉得都说得不厌其烦了，其实往往患者是第一次听到。尤其当今许多人缺乏正确的生活常识，接受了很多外来的文化，有一些并不利于人体健康，给我们中医临床工作者增加了难度。像一个小孩子治牛皮癣，治好了，家里大人非要给他补一补，补补钙、补补什么的。当今的生活水平，很少听到谁家孩子还缺营养，谁家孩子营养不良。现在身体得病，往往都是因为吃得过多、过好。而患者朋友们就爱听大夫说他哪儿虚了，开什么药补补，就特别开心。和平年代的人喜欢补是一种误区，其实什么年代最需要补？战乱、饥荒年代的人才更需要补。

接下来看第十九节："**湿家，病身疼发热，面黄而喘，头痛鼻塞而烦，其脉大，自能饮食，腹中和无病，病在头中寒湿，故鼻塞，内药鼻中则愈。**"这段文字说的湿家，虽然有身疼发热，面黄而喘，以外湿和头部的湿为主，就相当于现在的一种鼻炎。再看下面的原文，脉是大的，这个大指的是浮大，或者是寸脉大，指的是病在表、在上。"自能饮食"说明胃肠道没有毛病，病只单单的在头中有寒湿，所以会出现鼻塞，因为湿性黏滞。仲景也给出了治疗方法，内药鼻中则愈，但是原文并没给出什么药。后世注家大多数认为，是一物瓜蒂散研末，吹入鼻中。这个究竟有没有效？有效，我用过，但是很不舒服。这个瓜蒂散，吃起来是苦的，闻着也苦，吹到鼻子里面有一种烧灼感，所以说患者不太容易接受。倪海厦老师有个鼻部用药的方法，用的是麝香 1g、白矾 50g，塞鼻子或往鼻子里吹，能除寒湿，但是麝香又太贵了，现在真的麝香又很难找。

后面几段带有方证的原文，我们先逐一地讲，讲完再串起来。如果单讲，大家听着很凌乱无章。如果把层次分出来，就知道这几个方子病位都是在哪儿。虽然都治疗湿病，但病位不一样。我们找准靶点病位，就能把这些方证逐一区分开了。如果按照原文讲解，就很难区分开，很难区分应用。

下面看第二十节："**湿家，身烦疼，可与麻黄加术汤发其汗为宜，慎不可以火攻之。**"湿家，不用说了，这是个湿病，身体出现烦疼，这是常见症状。这一条说的是最轻的表湿，用的是麻黄加术汤。如果单看身体疼痛，应该是麻黄汤证；如果有表湿，这种疼一般身体都会沉重疼痛，所以就要加上白术。麻黄加术汤相比于麻黄汤，应用更加广泛。现在的湿家很多，因为现在有空调，尤其在北京，大家乘坐地铁，夏天外面很热，走到地铁口，那股阴风一瞬间就把你的汗吹净。为什么叫阴风？因为这种冷风是从地铁口里面吹出来的，从地下吹出来的阴寒之气。我们好不容易挤上地铁，混上一个座，坐在那里，冷气正好从座的后方吹过来，吹到人的脖子上，那么人体就会受风寒。汗发不出来，憋在体内，就变成了湿气，整个寒湿困在体内。第二，现在有冰箱。第三，喝冷饮。现代人喝的饮料、矿泉水、汽水过多。第四个原因是什么？现在流行一种说法，不吃饭、多吃水果，水果也吃得过多。

还有一个原因，就是大量地应用抗生素和静脉输注液体，容易产生水湿。所以现在的湿家会很多，临床上能见到很多寒湿体质的人。因此在夏季感冒的时候，麻黄加术汤比麻黄汤应用的机会更多。十大病种里面讲了，伤寒的人在冬天多还是夏天多？我们明确地从临床中总结出来，夏季更多，夏季伤寒的人非常多；相反冬季往往是得温病的多，因为到了冬季，现代人吃得饱，穿得暖，捂得严，屋里面还有空调、暖气，非常干燥，所以常见很多类似温病的感冒。

前面谈到了，现在寒湿体质的人很多，也就是说，如果得了一种外感病，现在麻黄加术汤应用的几率要高于麻黄汤。再看看原文："慎不可以火攻之。"前面反复讲了，治湿有四法，以风药取微汗除表湿，这是第一法；第二法，健脾燥湿；第三法，利小便；第四法是芳香化湿、畅利三焦，可见没有一个火疗的方法。反观当今的临床，很多湿性疾病，像一些风湿性关节炎，这属于外湿，甚至于有脾湿的人，大量地用了艾灸、用了火疗，还有烤电、红外线等治疗，这是不是火攻？对于湿性疾病，好多人都在犯这种错误。尤其近几年艾灸盛行，很多人，尤其患者，给他灸得不热，他还不满意。人体感受到热气，血液循环会加快，当时会有舒服的感觉，但我常常和学生们讲，舒服不等于治疗。仲景在原文里虽然惜墨如金，却也给大家指出"慎不可以火攻之"。如果湿家，误用了过热的艾灸和火疗，或者是用了过多温阳的药，究竟对不对？是不是耽误了病情，甚至加重了病情？这值得我们临床慢慢地摸索总结。

下面举一个病例，就是我最近看的，患者的儿子得了狂躁症，服了四种西药镇静，把孩子镇得非常安静，反正不闹了。我常说了，狂躁症治成抑郁，这不是恰当的治疗。患者是这孩子的母亲，得的是湿疹，主要是奇痒难忍。然后用艾灸的方法，说烤上就是能解痒，然后重灸，重灸哪儿？重灸膻中。

像这种湿疹用火疗的方法，就类似饮鸩止渴。前面讲了湿家是禁下的，也禁火。仲景先师很明确地告诉我们"慎不可以火攻之"，所以用艾灸的方法治疗湿家，一定要慎重。中药治疗就是用麻黄加术汤。患者本来是要看胃病，但是我一把脉，感觉她肺上可能长了东西，于是建议她去医院拍了个片子，结果到医院一拍发现有肿块。患者一方面很着急、焦虑，另一方面又非常信任我，觉得宋老师很厉害，没用拍片就看出来了，就放心地找我治疗了。我让她不要担心，这只是肿瘤早期的一个表现。治疗用的主要方子，就是麻黄加术汤。她的处方是这样开的：麻黄 10g，桂枝 10g，炙甘草 6g，杏仁 10g，白术 20g。治疗了一个多月，这个肿块就散掉了，而且她的胃病也好了，湿疹也相应地减轻了，而且每诊都比上一诊轻一些。

我们看一下麻黄加术汤的组成："**麻黄加术汤方：麻黄三两（去节），桂枝二两（去皮），甘草一两（炙），杏仁七十个（去皮尖），白术四两。上五味，以水**

九升，先煮麻黄，减二升，去上沫，内诸药，煮取二升半，去滓，温服八合，覆取微似汗。"在阳和汤中，麻黄的作用是内科的手术刀，尤其是小剂量的麻黄。前面讲了麻黄去节，就是把麻黄捶扁之后用筛子一筛，中间那个麻黄碱、麻黄素，那个黄色粉末就筛掉了，就不会心慌，同时发汗解表的作用又保存下来。如果觉得麻黄捶扁又太费事，怎么办？可以把麻黄的剂量减小。我们正常的处方，麻黄加术汤中白术的剂量比较大，麻黄的剂量占到第二位，桂枝是二两，甘草一两，杏仁 70 个，大约 28g。临床的剂量，麻黄 6 ~ 10g，桂枝 10g，炙甘草 6g，白术一般用到 12 ~ 20g 之间，看病情增减剂量。

桂枝在《伤寒论》里起什么作用？桂枝本为解肌，作用就是解除肌肉的痉挛，让肌肉变得松弛，有的人说通阳，也可以理解。杏仁 70 个是 28g 左右。这里边既然没说咳喘，为什么还要加杏仁？那么要看麻黄是什么颜色，是青色，为青龙之色，主升腾。杏仁色白，为白虎之色，主降，一般来说用麻黄就要配杏仁，只有这样配才不会出现问题。古人开药都讲究一升一降，一发一收。比如桂枝汤，桂枝是舒张的作用或者开动的作用，白芍是收敛，用的就是一开一阖，这是古人组方的思路。古人开方，绝对不会一味偏颇。这里边用量最大的是白术，所以说主要方向是除湿、燥湿，它和麻黄相配，麻黄得白术发汗不至于过多，而白术得了麻黄，可以随着麻黄除表里之湿。麻黄通调水道，白术把湿从水道一引，湿邪就去了。它们两个配合一起，有利小便的作用。也有的人说了，这个方子究竟用的是白术还是苍术？学术上一直有争议，有的人认为，汉代的白术就是苍术，也有的人认为，白术就是现在的白术。我个人在临床应用都尝试过，用白术会有效，用苍术也会有效，那么什么时候用白术，什么时候用苍术？我们不得不讲一下，麻黄加术汤中病邪的部位是哪儿？是表，病因是表寒。如果是治疗一些皮肤病，比如荨麻疹、湿疹，皮肤上有一些个小红疙瘩，或者蚊虫叮咬之后起的小疙瘩，我个人认为用苍术的效果会好；如果是风寒湿引起的感冒发热，出现了营卫不和的身体疼痛，用白术效果好。

我记得我治过一个姓郝的女患者，四十多岁，她的皮肤稍一碰就起划痕，一动就起湿疹，起得很多。她起了湿疹后还结痂，留下黑色的瘢痕。而且这位女士又特别在意，她越注重皮肤，这个病还就越重。她在北京治疗了 7 年，做了过敏实验，认为是螨虫过敏，在北京各大医院接受过中西医治疗，效果都不理想。后来到我的门诊，我就给开了麻黄加术汤。当时麻黄是用的 6g，桂枝 10g，炙甘草 6g，杏仁 10g，白术用了 12g。结果服用下去见了点效，和以前用的中药比有一点效果。第二诊，我就把白术换成了苍术，吃下去就没再起湿疹。这样的患者，应该怎么善后？我们应该用柴胡剂，因为皮肤病往往跟心理都有关系，可以根据体质选用不同方剂，如果脸上有斑的，可选用柴胡桂枝干姜汤；如果没有斑的，情绪老是焦虑、忧郁的，可以选用小柴胡汤进行善后。这样治疗基本就完成了。

我们接着往下看："**以水九升，先煮麻黄，减二升，去上沫，内诸药。**"你看古代人煮麻黄，不仅去节，都要去沫了。而且什么叫减二升？就是用九升，在熬的过程中蒸发掉两升，还剩七升。"**去上沫，内诸药，煮取二升半，去滓，温服八合，覆取微似汗**"，"去滓"就是去渣的意思，"温服八合"，一合是 20mL，八合就是 160mL，也符合现代人喝药的剂量。前面讲了，麻黄加术汤病位在肌表，可以治疗感受风寒、平时又有湿的人。也就是说湿家得了风寒感冒，就用麻黄加术汤来治疗，要比麻黄汤的效果好。再一个，治疗皮肤病，刚才讲了风疹、湿疹，还有一部分脚气、荨麻疹、痤疮也是这个类型的，我们就用麻黄加术汤。

第三节 湿病的治法（二）

上一节课讲了麻黄加术汤，我们再回顾一下原文："湿家，身烦疼，可与麻黄加术汤发其汗为宜，慎不可以火攻之。"麻黄加术汤相比于麻黄汤，应用更加广泛。为什么这么说？现在人有一些不健康的生活习惯，形寒、冷饮、吹空调，因此在夏季感冒的时候，麻黄加术汤比麻黄汤应用的机会更多。我们再看看原文"慎不可以火攻之"，反观当今临床流行的艾灸、火疗等，对于湿性疾病，好多地方都在犯这种忌讳。仲景在原文里虽然惜墨如金，但还是给大家指出了"慎不可以火攻之"。

下面还接着讲条文，第二十一节："**病者一身尽疼，发热，日晡所剧者，名风湿。此病伤于汗出当风，或久伤取冷所致也，可与麻黄杏仁薏苡甘草汤。**""病者一身尽疼"，也就是说浑身都疼。有发热，这种发热高热的少，一般都是低热。为什么"发热，日晡所剧"？晡时为阳明主时，阳明主收，下午的时候，阳气逐渐要往里收，而体内有湿邪，肌肤下面有层湿阻滞着。本来阳气到了下午应该入里，阳气应该入阴却入不了，这个时候在肌表就有表现，发热到了下午的时候反倒加重了，现在又认为这叫潮热。"名风湿"，这个病叫风湿。然后仲景把病因、病机也解释了，后面紧接着说"此病伤于汗出当风"。现在汗出当风的机会特别多，前面讲了天气炎热乘地铁、公交车，车上全有空调，而且温度一般开得都比较低，有时 20℃以下，南方空调开得更低。空调这种冷，穿衣服也不管用，它整个把骨头给冻透了。在外面出了很多汗，进里面受了风。或者进到办公楼里面，空调开得也很低，也会汗出当风。所以现在伤于湿的人应该特别多，这个病种的发病几率也非常高。

或者伤于"久伤取冷"。古人取冷难，非得到山洞里，到树荫下躺着去，或者到一片潮湿的地方躺着去，才会出现久伤取冷这种情况。而现代人发明了空调、冰箱，久伤取冷的机会特别多，远远高于古人。办公室里的空调开得非常低，那么适合人体的温度是开多少？我个人觉得应该开在 25 ~ 26℃，让人身上感觉还有点潮；尤其炎热的夏天，你感觉到身上是潮一点的，能出一点汗，而且在那儿坐一个小时，也会微微得潮，这样的温度就合适。如果开到 20℃以下，伤寒、伤湿的几率就非常高。但是现在做不到，很多办公大楼空调开得非常低。但是我个人的办公室，我就让它定在 25℃或 26℃。"可与麻黄杏仁薏苡甘草汤"，麻黄杏仁薏苡甘草汤，这个方子读起来很拗口，所以我们就简称麻杏苡甘汤，大家公认这么读更简单。麻杏苡甘汤，临床应用得也比较广泛，在肿瘤发热里面有应用的机会。

为什么中医治疗外感现在少了？大家有个习惯，一得感冒了，老百姓就去挂盐水、吃抗生素、吃退热药，激素就上了，所以中医治疗外感的机会就少了。现在的中医人，应该培养周边的朋友，培养老患者应用中药治疗。像我们这里，老患者、老患者的家属、孩子，基本上都用中医治疗感冒。西医治疗感冒都认为是病毒，要么细菌感染引起，所以都是抗病毒、抗细菌、抗炎，然后吃上解热镇痛药加上激素退热，这是一个惯用的方法。而且现在好多西医开中药，一诊断为感冒，就上连花清瘟胶囊，还有蒲地蓝消炎片，大凉的药物就开上去了。其实临床上风寒感冒占到多数，风热感冒和风温感冒占的不是太多，风寒至少占比在百分之九十，风温百分之十以下。

西医治疗感冒，方法都是一致的，中医治起来感冒就不一样。我们最近治疗了两例，一家里两个小孩感冒，其中慢性 B 淋巴细胞感染的那个小孩。他前几天感冒了，发热、打喷嚏、流鼻涕，这孩子体质特别差。虚人伤寒建其中，实人伤寒发其汗，给这个孩子的方子就是桂枝人参汤，一剂药热退，又巩固两剂，痊愈了。另外一个小孩是他的小妹妹，得了感冒，也是打喷嚏、流鼻涕、发热，还有咳嗽。当然小孩子不会说一身疼，她下午发热比较重，舌苔稍微厚一些。这个孩子体格比较壮实，用的就是麻黄加术汤，一剂热退，两剂巩固。前面那个小孩子得过病毒感染，西医说终身不愈的，我们用中药治愈了，但是小孩子有点感冒发热，家长就害怕。本来他们老家是石家庄那边的，为了离我近一点，现在举家搬到承德了，在承德他父亲找了工作，母亲也在幼儿园找个工作。所以说我们基层的中医，要培养患者，要教育患者，说服患者。用什么说服？用疗效，患者开始不相信，我们通过不断的学习提高自己。感冒用中药疗效非常快，远远快于打针、输液、吃抗生素，我们要树立信心。第二个小孩子为什么没用麻杏苡甘汤，用了麻黄加术汤？因为这个病是刚得的，虽然发热，也是下午加重，所以还是没用麻杏苡甘剂，用的是麻黄加术汤，我们在后面会讲它们的区别。

下面看看**麻杏苡甘汤方**的组成："**麻黄半两（去节，汤泡），甘草一两（炙），薏苡仁半两，杏仁十个（去皮尖，炒）。**"用法："**上锉麻豆大，每服四钱，水一盏半，煮八分，去滓。温服，有微汗，避风。**""锉麻豆大"，也就是说粉的粗颗粒。方解就是，麻黄在这里边是散寒的作用；杏仁降肺气，有通泻之功；薏苡仁除湿；甘草补中调和诸药。我们现在怎么用，麻杏苡甘做汤剂就可以；如果觉得汤剂对于这些慢性病不方便，需要久服、长服，那么可以做散剂。做散剂就按原方的比例，然后磨成粗颗粒，煮散，每次 6g，一日两次，效果就比较好。

我们接着看第二十二节："**风湿脉浮，身重汗出恶风者，防己黄芪汤主之。**"既然冠名这个病为风湿，那么患者"一身尽疼，发热，日晡所剧"都应该有，有风湿就应该有这些症状，这是风湿的总纲。不同的是什么？脉是浮的，浮是什么？浮为虚，浮为风；如果是寒湿，就会脉沉。身重就是身体四肢全身都沉重。表有风邪，若浮汗不出，恶风为实邪，就应该用麻杏苡甘汤，或者是麻黄加术汤。脉又浮，汗出恶风，这是什么？这是虚邪，所以防己黄芪汤主之。防己黄芪汤证临床常见的体型、体貌，一般都是虚胖的人，又感受了风邪，或者虚胖的人一走路就喘，身体很沉，想要减肥，正好这是一张减肥方。这个减肥会减哪儿？重点它能减肚子，尤其中年妇女，肚子像水一样咣当咣当的，就用这张方子来减肥。

我们下面接着看条文："**防己一两，甘草半两（炒），白术七钱半，黄芪一两一分（去芦）。上锉麻豆大，每抄五钱匕，生姜四片，大枣一枚，水盏半，煎八分，去滓。温服，良久再服。**"我们看一下防己黄芪汤的组成，现在所用的防己都是汉防己。炙甘草能够健脾除湿，甘草和黄芪配伍，还能益气固表。白术是祛湿的。黄芪一方面能益气固表，另一方面还能行气利水。可见方子中，剂量比较大的是防己和黄芪，那么白术在这里面，用量七钱半，甘草是半两。

我们下面接着看条文："**喘者加麻黄半两。胃中不和者加芍药三分。气上冲者加桂枝三分。下有陈寒者加细辛三分。服后当如虫行皮中，从腰下如冰，后坐被上，又以一被绕腰下，温令微汗，差。**"这是防己黄芪汤的加减。喘加麻黄，这无可厚非，麻黄是宣肺平喘的第一要药。胃中不和者加芍药三分，这个值得商榷。《伤寒论》中所说的胃，一般不是现在解剖学的胃，《伤寒论》里的胃大部分指的是肠，比如腹中痛者加白芍，用芍药解肌。而在《伤寒论》中心下描写的是胃，比如五个泻心汤，泻的都是心下的位置。这一点，大家在以后读书中要注意文字表述的解剖位置。"气上冲者加桂"，我们以后会讲到桂枝加桂汤治疗奔豚，桂枝本身具有平冲降逆的作用。"下有（陈）寒者，加细辛三分，细辛是去肾经的寒邪。"服后当如虫行皮中"，这是什么意思？湿邪被祛除的过程，就像小虫子在皮里走一样，这时候湿邪就去了。"从腰下如冰"，也就是说腰下很冷。再看看护理方法，要坐在被子上，用一个被子把腰以下缠上，就是温覆取汗的意思。"差"，就是病愈的意思，《伤寒论》里面表述有差、间、知，都是病愈的意思，这是河南南阳地方的方言。

第四节 湿病的治法（三）

上一讲，讲了麻杏苡甘汤和防己黄芪汤的方证。学习的目的就是为了应用，如果我们把条文都讲了，大家不会用，这也失去了讲课的目的和意义。本节继续讲解桂枝附子汤、白术附子汤和甘草附子汤的方证。为什么要把这三个方子放在一起讲？因为这三个方子相近度非常高，因此单独设为一讲，详细地讲解一下。讲解完之后，我们把麻黄加术汤、麻杏苡甘汤、防己黄芪汤、桂枝附子汤、白术附子汤和甘草附子汤串起来再讲一下，大家就明白这些方子在临床上如何应用了。但是讲课又不能脱离原文，不能脱离仲景先师的精神和宗旨，因此有必要对原文进行详细地阐述，尽可能地追寻仲景先师的意境，领会《金匮玉函要略方》原有的精神，这是每个临床家都要做的，也是我们面临的一个主要的任务。

下面看条文，第二十三节："**伤寒，八九日，风湿相搏，身体疼烦，不能自转侧，不呕不渴，脉浮虚而涩者，桂枝附子汤主之；若大便坚，小便自利者，去桂加白术汤主之。**"仲景常常在原文前面冠上一个帽子，要么是湿家，要么是伤寒，要么是太阳病。这段条文前面冠了一个伤寒，就把范围缩减了，明确了这个病是属于太阳病里面的伤寒。但是这个伤寒不是狭义的，是广义的，有中风、有伤寒、有温病，它涵盖了中风，涵盖了伤湿。我们接着往下看，"风湿相搏，身体疼烦"，可见病因是什么？是伤的风寒湿，是三个邪气混在一起，导致人体发生疼痛的疾病。前面讲了，这个烦是因为疼而烦，不是因为火而烦。我们也讲了，除湿有四大法，一个是汗法，一个是健脾燥湿法，还有一个利小便法，还有一个后世温病学家发明的畅利三焦法。

伤湿的病，为什么不能用下法？这个病本来是伤风寒湿，如果用了下法，那么就变成了风寒湿虚，本来是三个病因，下后就增加为了四个病因，病情就复杂了，这属于失治和误治，所以治湿没有下法。"不能自转侧"，描述的症状是什么？就是一转身、一翻身肌肉就会疼，这里边说的并不是连转身都转不了了，而是转身受到了一定的限制，因为疼痛转身困难。"不呕不渴"，《伤寒论》中经常有这样的句子，这是排除法，不呕指病不在少阳，不渴指病不在阳明。我们看看脉法，脉浮虚而涩，脉浮是风，脉虚是因为寒气太重，遏伤了人体的阳气，导致了阳虚；涩是因为体内有湿气，导致气血黏滞，向前流动不畅。因此脉是涩的，故桂枝附子汤主之。

"若大便坚，小便自利者，去桂加白术汤主之"，也就是白术附子汤，这里的坚指的是艰涩难排，而不是大便坚硬、大便秘结。临床上发现有一种便秘，患者即便拉的是稀，也不痛快，有的尽管三四天才排，大便出来也是不成形的软便。这种便秘在临床上越来越多见，而且不能用硝黄之类的泻法，也不能用润肠通便的润法，最好的办法是用白术，尤其是生白术。我们在十大病种里面曾经讲了，白术能增加腹腔的压力，同时白术又能燥湿健脾。健脾是什么意思？就是让脾更加有力量。脾主运化，如果脾强健有力了，就能运化水谷精微，就能运化大便，因此就能治疗便秘。

当有身体疼，大便是艰涩不畅的，出现了大便坚的时候，这时候里湿比较重，或者有里湿寒，就不能用桂枝解除肌表之邪，再伤肌表之阳，因此就把桂枝去掉，专注于里。我们反复地讲过，桂枝的主要作用为解肌。《伤寒论》中用药味数很少，但是每味药都能独当一面，不是随随便便地加，加一个不放心，再加一个，不是这样的。也就是说白术附子汤的病位深于桂枝附子汤，所以就要去掉桂枝。这也是一个表证里证都有而先治里的一个方法。

下面我们看一下**桂枝附子汤方**："**桂枝四两（去皮），附子三枚（炮，去皮，破八片），生姜三两（切），甘草二两（炙），大枣十二枚（擘）。上五味，以水六升，煮取二升，去滓，分温三服。**"剂量比较大的是桂枝，前面讲了桂枝的作用是解肌祛风，所以用的剂量大一些。附子用了三枚，剂量也很大，附子温阳散寒，除湿止痛。生姜、甘草、大枣是补人体的津液，仲景经常把这三味药合在一起。生姜大枣合用又叫小桂枝汤。甘草炙后入脾，有补气的作用，如果有心悸、气短，仲景往往加大炙甘草的用量，用来补气。

如果一个患者肌肉疼、全身疼，大便是不顺畅的，人便又不干燥，那么可以去掉桂枝加白术。我们看看**白术附子汤**这个方：**"白术一两，附了 枚半（炮，去皮），甘草一两（炙），生姜一两半（切），大枣六枚（擘）。"**可以明显发现，这个方子中量最大的是白术，附子比桂枝附子汤中的量明显小了。桂枝附子汤附子是三枚，白术附子汤中附子是一枚半，整整少了一半。甘草、生姜、大枣的剂量也少了一半，剂量都减小了。尽管剂量减小了，但是接着往下看一下原文就知道，为什么白术附子汤剂量都要小一些。**方后注：上"上五味，以水三升，煮取一升，去滓，分温三服。一服觉身痹，半日许再服。三服都尽，其人如冒状，勿怪，即是术附并走皮中，逐水气未得除故耳。"**服完药之后会出现"其人如冒状"，冒是当怎么讲？就是蒙而前行，把人蒙上眼睛向前走，那种晕晕乎乎的感觉，也就是说出现了暝眩反应。遇到了这种情况，我们不要大惊小怪，不要惊慌失措，这种原因就是"术附并走皮中，逐水气未得除"，仲景还给出了解释。我们看看它的方后注，就知道为什么白术附子汤中，附子、甘草、生姜、大枣剂量都要小一些。前面已经讲了，白术附子汤的病位，要深于桂枝附子汤，用的量小一些，让病缓消，也就是让湿气从里面走，随着大便逐渐顺畅，从里面排出，也从表上走，逐渐地散掉，这是表里双解法。

接着看第二十四节：**"风湿相搏，骨节疼烦，掣痛不得屈伸，近之则痛剧，汗出短气，小便不利，恶风，不欲去衣，或身微肿者，甘草附子汤主之。"**我们解读一下原文，病因明确为"风湿相搏，骨节疼烦"，也就是风湿相结导致的骨节疼烦。"掣痛不得屈伸"，这种疼比较剧烈，一活动、一屈一伸，疼痛就加重。"近之则痛剧"就是有一种关节痛。尤其痛风的人，来到诊室躺在床上，大夫说："我看看。"患者赶紧拿两手捂着"别动别动"，不让你碰，怕什么？怕你摁，这就叫近之则痛剧，腹痛也有这种情况。"汗出恶风"，明确表有风。"短气"前面讲了，有短气仲景往往加重炙甘草的用量。"小便不利"是因为有湿气，导致水液代谢不利，往往会用到白术、茯苓、泽泻之类的药利水除湿。"不欲去衣"证明有恶寒，身又有微肿证明有湿气。

如果我们只看这些原文，自己按经方的主要思路，能不能把方子组出来？比如汗出恶风，经方的代表药，有汗的用桂枝，无汗的用麻黄，这第一味药是桂枝；短气就是甘草，有短气了一般重用甘草，两味药了；不欲去衣，体内是有寒，有寒的习惯用的是附子，附子去寒，三味药了；又有小便不利，身又有微肿，证明有湿气，加一味除湿的白术。这样就把甘草附子汤开出来了。**甘草附子汤的组成："甘草二两（炙），附子二枚（炮，去皮），白术二两，桂枝四两（去皮）。上四味，以水六升，煮取三升，去滓，温服一升，日三服。初服得微汗则解，能食、汗出、复烦者，服五合；恐一升多者，服六七合为妙。"**这简单的四味药，在临床上却有大功效，附子除湿，温经散寒；桂枝祛风和营。古代用的桂枝，很可能是一种老树，粗树干和树枝一起用，所以有些粗皮是要去掉，所以经常看到有"桂枝去皮"；现在用的是嫩桂枝、桂枝尖，这个皮是没法去的。白术祛湿实胃，甘草补助不足，而且还有一个敛散之功。这四味药组起来，在临床上大有用武之地。

那么究竟甘草附子汤、白术附子汤、桂枝附子汤，还有防己黄芪汤和麻杏苡甘汤和麻黄加术汤如何区分应用？我们下一次课把这几张方子串起来，将病位、用法、临床应用、治疗哪些疾病一并做一个详细的讲解。

第五节　湿病的治法（四）

这节课开始讲解湿病的几张方子，详细地讲解麻黄加术汤、麻杏苡甘汤、防己黄芪汤、桂枝附子汤、白术附子汤、甘草附子汤等临床应用。通过多年的临床总结，我们发现有这么一个规律，这几个方子写得非常有层次，仲景在《金匮要略》里面，是按着由表及里的顺序，逐层给出的处方。

先看看麻黄加术汤，它是治疗风寒夹湿型的外感病。由于过多地用了空调，坐车、坐地铁吹了阴风，还有冰箱，过多地喝饮料，过多地吃水果，导致体内湿气盛，因此临床上见到的风寒感冒，夹湿的证型应该更多一些。脉表现是浮而涩，如果脉象把得不好，就看一下他的舌苔。《伤寒论》中基本没描写舌苔，我们可以补充一下诊疗手段，如果舌苔偏厚有湿的，就可以放手用麻黄加术汤。因此麻黄加术汤比麻黄汤应用的机会要更多一些，尤其最近我应用了很多，一般来说都是一剂热退。如果是单纯的风寒表实证，打喷嚏、流鼻涕、怕冷又发热，体格又是壮实的，当然要选择麻黄汤，一剂知一剂已，但确实需要感冒的前一两天就着手应用，这样的病例在临床上也能够见到一部分。吃完麻黄汤，按照桂枝汤方后注法、将息发汗法善后，我们前面已经讲了。如果应用麻黄汤，出汗出多了，也很舒服，但是第二天表现没劲的话，可以服用一两副桂枝汤，或者三副桂枝汤。桂枝汤一方面是治疗风邪外感，另一方面也是一张补虚方。

临床见到的虚证有几种治疗方法。人体就像一个气球，气是鼓的，弹性很好的，很健壮、很有力量。如果人体虚，一种是中间的气不足了，这时候就要用健脾补气的方子来治疗，比如补中益气汤、黄芪建中汤等；那么如果气球表面有了小孔，很微小的孔，在缓慢地漏气，这时候就表现为自汗，多汗，乏力，那么这时候应该怎么补？就应该用桂枝汤。桂枝是解肌的，让肌肉变得恢复弹性，毛孔也就相应地恢复弹性；白芍是收缩的，是往里缩的，力量是往回的；桂枝是往外开的，一缩一合，就像打拳一样，只有缩回拳头再打出去才有力量，这样恢复毛孔的功能，也就相当于把气球表面的小孔补住，然后气会自己恢复，这样也就补虚了。

我们在临床应用中发现，桂枝汤是一张很好的补虚方，不仅能补气虚，加上龙骨、牡蛎还能补肾。如果是风寒感冒，打喷嚏、流鼻涕、怕冷又发热，这个病程拖了一两天或者两三天，我们前面讲了"伤于寒者化为热"，感觉舌有微微的发红，变得有郁热了，这时候就用麻黄加知母汤来治疗。如果外有风寒，里面又有寒饮，表现为咳嗽、喘、喉中痰鸣，用小青龙汤治疗外寒内饮。麻黄加术汤除了治疗风寒湿、杂气而致的外感病，还能治疗皮肤上散在的红色的丘疹、蚊虫叮咬的疙瘩，还有湿疹。有些中医爱好者可能不太知道，湿疹更多的表现是皮肤干燥，有一部分会流黄水，麻黄加术汤是治疗皮肤表面疾病的一个主方，在临床中有广泛的应用。荨麻疹和一部分干燥型的牛皮癣，应用麻黄加术汤的时候都会取得非常好的疗效。因为疹不厌透，麻黄汤就是"透"最好的方子，而且麻黄是止痒最好的一个药，无风不作痒，麻黄可以打开毛孔，把风邪祛除。治疗皮肤病没有那么快，一定要嘱咐患者，慢慢地服用，因为湿邪是黏滞、重浊的，用麻黄加术汤，它也是个发汗的方，一定要发小汗。不可能天天发汗，但是可以天天服药，让皮肤汗孔一点一点打开，一些干燥性的皮肤病和皮肤起的丘疹、湿疹、荨麻疹，只要把风散出去，这个病就痊愈了。

有一个证型不适合麻黄加术汤，我们在这里提出来，是什么？皮肤广泛性的红疹，有的伴有咽喉红，红得很厉害，这个类型麻黄加术汤就不适合，也可见于西医的猩红热。如果不适合，这个类型用什么方子治疗？我们就用银翘散，加上牡丹皮、赤芍、僵蚕、蝉衣来治疗。除了这个证型，其他的证型都可以用麻黄加术汤。也就是说皮肤的问题，分为两大阵营，一个是麻黄加术汤阵营，另一个就是银翘散阵营。如果红疹是密集的，伴着咽喉红肿热疼，这显然是温病，用伤寒的方子用对了也会有效，比如可以用葛根汤或者大青龙汤，但是显然没有后世温病的方子来得更快。如果用排除法，来了一个患者，皮肤有疙瘩，我们分不清是散在的还是密集的，那么就看看咽喉，如果咽喉红，我建议还是选银翘散；如果咽喉不红，那么就要用麻黄加术汤。因此麻黄加术汤的病位在皮，所以说我们治疗表皮的疾病，都要想到麻黄加术汤。

接下来看麻杏苡甘汤，麻杏苡甘汤也是祛湿的，它的病位在哪儿呢？它的病位在皮下，借用现代解剖学的名词，在皮下的结缔组织层。临床更多应用它来治疗扁平疣还有鸡眼。我们临床观察一下扁平疣，如果用电把它烧下去，或者用激光把它打下去，很快它又长出来，再次复发，跟肉皮一样颜色突起的。打下去还好说，还有一种扁平疣，是深入在皮肤里面，我们曾经用镊子夹住它往出薅，发现它有根。尤其鸡眼，你剜它，它会很深，透过皮肤，它的根在皮下组织。麻杏苡甘汤病位恰恰在这一层，因此临床要用这张方子，有一少部分可以用桂枝茯苓丸，但绝大多数都是用麻杏苡甘汤。

在治疗扁平疣的过程中，我们发现，就是长时间地用药，喝到某一天，突然也许一洗脸，这些疣同时就都掉了。因此我们应用麻杏苡甘汤，在临床上获得了很好的疗效。这张方子可以按原方的比例打成粗散，开水一冲，或者稍稍煎一沸，一开锅然后就喝。这个方子很好喝，没什么味道，只是有偏甜。后世的医生，连云港人民医院的李静老师还有个消疣经验方，薏苡仁80g，鸡内金15g，玄参10g，大青叶15g，板蓝根10g，紫草15g，桃仁10g，红花6g，郁金10g，牡蛎30g。这张方子也有效，但是效果没有麻杏苡甘汤快，尤其薏苡仁一副药里就有80g，很难熬，添水少了就成粥了，出不来汤，添水多了汤药太多，又没法喝，所以说煎药很困难。薏苡仁超过30g煎药就已经很困难了。另外麻杏苡甘汤可以治疗一部分肿瘤发热，尤其到下午发热加重的，还有一些慢性病的发热，也有应用的机会。

接下来看防己黄芪汤，防己黄芪汤的病位在哪儿？在肤，皮肤的肤。什么是肤？就是皮下脂肪这个层面，这是防己黄芪汤的病位。所以说防己黄芪汤证表现的更多的是身体的沉重，而疼痛是较轻的，以沉重为主要表现。身重什么意思？就是一种"水胖子"，尤其中年的妈妈们，吃得很好，但是不长个了，长哪儿？长肚子，长屁股，长得很大，又苦于穿衣服不好看，防己黄芪汤是一张很好的减肥方。

如果风湿进一步向里面侵入，侵入到肌肉，用什么方子？大家都知道桂枝本为解肌，原文也是这样讲的，"伤寒八九日"，就是说时间长了。这个八九日是一个虚指的代词，不是指实的，不是非得盯着第八天、第九天才用，如果这样就把书读死了。这时候就出现身体疼、不能自转侧、脉是浮虚而涩，就用桂枝附子汤。这个表现主要是肌肉痛，如果肌肉痛表现出有晨僵，晨僵也是肌肉的问题，肌肉僵硬，像类风湿关节炎、风湿性关节炎，都有晨僵。也可能有的中医爱好者，不知道晨僵是什么，就是早晨起来活动困难，肌肉疼、关节疼，起床以后活动活动就会减轻了，这就叫晨僵。解除晨僵的最好的办法，用什么方子解决？就用桂枝芍药知母汤和桂枝附子汤。桂枝芍药知母汤，在后面"中风历节病篇"还会详细讲到。我们在这里重点讲桂枝附子汤，是治疗肌肉疼。

白术附子汤的病位在哪儿？白术附子汤的病位主要是在骨，这时候已经到骨了，是治疗骨痛了。白术附子汤临床应用的一大指征，就是骨头疼、关节痛，还有一个大便排得不顺畅，白术附子汤又有一个别名，叫排脓汤。排脓汤有好几个，比如赤小豆当归散。赤小豆当归散主要排肌肉里面的脓；薏苡附子败酱散，是主要排腑里面的脓的；大黄牡丹汤也是排腑里面的脓；白术附子汤是排骨髓里面的寒湿，也就是排最里面的脓。这张方子某些人叫秘方，治疗化脓性脊髓炎，其实就是这张方子。方子中附子祛除深入骨髓里面的沉寒痼冷，白术把水分、湿去掉，病就会由骨髓通过腑，也可以叫脏邪还腑，通过大便、小便排出体外。

最后还有一张方子，甘草附子汤。甘草附子汤的病位在哪儿？它在筋，甘草附子汤不是治疗骨疼，而是治疗骨节疼，治疗关节间的病。关节间的病，最常表现在哪些疾病？一种是由于风湿病引起的关节痛，可以用到这个方子。我们临床可以应用它主要治疗什么病？主要是治疗尿酸过高引起的、属于偏寒型的痛风，痛风的表现都是红肿热疼，看起来都是这样的。这里的偏寒、偏热，不是指的局部红肿肿疼的地方的寒热，而是判断全身的体质，这一点一定要强调。痛风就用这张方子。区区四味药，治疗痛风效果非常好。

但是如果我们通过望诊、问诊、切诊，判断全身的体质属于热型的，用什么方子？用甘露消毒丹，去掉射干、薄荷，加上活络效灵丹。活络效灵丹有四味药，是当归、乳香、没药各 10g，丹参 30g，这是治疗热性痛风一剂知、二剂已的方子，吃上去就会有效。我们在临床应用很多，寒性痛风和热性痛风都见到过很多例，治疗的效果都非常好。方中附子温阳散寒、除痹止痛；白术燥湿健脾；桂枝温通经脉，把药引到筋上去，引到四肢末梢上去；甘草调和诸药，有收敛之功，因为不能都用散的，有三味是散的，再用一个收一点的，这叫三散一收，这是古人制方的制衡手段。甘草附子汤里面，就不再用生姜和大枣了，在《伤寒论》里面生姜和大枣重点是补津液、补营分的。因为这种疼很厉害，就不用和营养阴的药，而是温阳通经止痛，发挥疗效更快。

在这里举个例子。前一段时间有个患者，每天喝啤酒、吃羊肉，吃了很多，然后中风了。这个患者我以前讲过，主动脉夹层的那个患者就是他介绍的，都是十分信任我的。年龄不大，四十来岁，医院查出来脑梗之后，医院给他输了一天液，他后来出院，到我这里来。我给他开了《古今录验》续命汤，吃了一周，脑梗的症状明显好转，走道也利索了，说话也利索了，但是突然他的痛风犯了。因为这个人经常喝酒，体格又很健壮，就像鲁智深那种体格，是个热性体质，我果断地用了前面讲的甘露消毒丹加活络效灵丹。就这么个方子，应用下去，第 2 天就不疼了，7 天还没吃完，吃完 3 天，他就说痛风完全好了，让我接着治脑梗。痛风他已经犯过好多次了，他不担心，知道疼也疼不死他；他刚四十来岁，怕半身不遂，生活质量就下降了，这个他受不了。所以他又接着吃《古今录验》续命汤。现在都已经好了，脑中风也好了，痛风也好了。到这里这几个方子的病位、病性、临床治疗和现代疾病应用都讲完了。

我们再来回顾一下，麻黄加术汤的病位主要在皮，比较轻浅，尤其治疗风寒夹湿的外感，用上就是一两副。如果要治疗皮肤病，就不那么快了，我们一定要嘱咐患者，慢慢地服用。麻杏苡甘汤的病位在皮下组织，疾病可见于扁平疣还有鸡眼等，就用麻杏苡甘汤，麻杏苡甘汤还可以煮散。防己黄芪汤病位是在肤，皮肤的肤，指的是皮下脂肪。临床上更多地用于减肥，或者身上感觉沉重，又出汗，又没劲，水胖子，见到这样的人的时候，就用防己黄芪汤。如果风湿进一步加深，到了肌肉层，表现为肌肉疼，就用桂枝附子汤。如果有晨僵了，就选用桂枝芍药知母汤。如果风湿再往里发展，或者病程长了导致骨头疼，或者是化脓性骨髓炎，或者骨髓其他的疾病，就用白术附子汤。如果是关节红肿或者痛风，就用甘草附子汤。而且大家要注意，甘草附子汤里面没有生姜和大枣。

经方中的每一味药都独当一面，可以加大剂量，但是不会重复、反复用药。解肌祛风，桂枝一味就够了，不会再加防风，羌活、独活之类的祛风药；温阳，附子一味就够了，也不会再把川乌、草乌加上，经方不会这样；祛湿，白术一味就够了，没必要再加其他的祛湿的药物；这就是经方，经方药少力专。因此我们要好好地学习经方，应用经方，一方面疗效好，另一方面也节约药源，再一方面可以减少费用。但是给医生的生存带来了挑战，因为经方的方子小、药味少，尤其小医生挂号费又很低，又没有诊费，这也是一大问题，希望广大患者理解一下。

第五章

暍 病

前面讲了痉、湿，我们这节课开始讲暍（yè）。首先明确一下概念，什么是暍。"**太阳中热者，暍是也**"。病的前面冠一个太阳，就证明暍病是由外感六淫的邪气感人所致，所以还是把它归到太阳病篇。明确了暍病是中热的概念以后，看一下暍病的临床表现有哪些。

原文："**太阳中暍，发热恶寒，身重而疼痛，其脉弦细芤迟，小便已洒洒然毛耸，手足逆冷，小有劳，身即热，口开前板齿燥；若发其汗，则其恶寒甚；加温针，则发热甚；数下之，则淋甚。**"这段原文，到"口开，前板齿燥"加分号，这样标注是对的。前半部分是描写太阳中暍的临床表现，后半部分说的是禁忌。暍病，是要禁汗、下、温针的，而且也说了，误用了的后果是什么？"若发其汗，则恶寒甚"。我们都知道发汗，阳加之阴谓之为汗，或者说阳气蒸化津液，出于体表谓之为汗。也就是说发汗了，既伤阴又伤阳。伤了阳气，人就会恶寒加重。太阳中暍本是伤了热邪，如果再用温针的方法，这也是火疗的一种，以火治火，这个发热或者身热就会更加严重。如果数下之，就是几次的下法，就会伤人的津液。津液伤了以后，小便淋沥涩痛，津液少了，小便就会不畅，就发为淋甚，也就是小便淋沥涩痛就会加重。

下面我们看一下太阳中暍的表现。首先太阳中暍也是个太阳病，有表证，会发热恶寒。大家也许会认为，太阳中暍伤的是热邪，发热可以理解，为什么会有恶寒？这个恶寒不是表阳被锢，也不是表阳郁，也不是表阳不足，是什么？是因为伤了热，体表的热量、温度高于室外的温度，当温差大的时候，人也会表现一种恶寒。所以说伤了热也会有恶寒，但这种恶寒一般比较轻微，不像伤寒的恶寒那么严重，得衣被、近火都不能缓解，不会到那种程度。"身重而疼痛"，既有身重又有疼痛。在伤了热之后，这种重应该是很严重的。我们在这篇条文里面明确地知道，身重是伤了热了，是热郁、经气不通的表现。

回想一下《伤寒论》，有哪些方证是有身重的。下面我们带领大家回顾一下《伤寒论》中有关身重的条文。第一个回忆到的就是"伤寒，脉浮缓，身不疼但重，乍有轻时"的大青龙汤证，患者表现身重，如果时轻时重的，我们就要想到大青龙汤。第二个方会想到什么，"三阳合病，腹满身重，难以转侧，口不仁，面垢，谵语遗尿"的白虎汤证。还有哪一条条文说有身重的？第三个方证就应该想到柴胡加龙骨牡蛎汤，"伤寒八九日，下之胸满烦惊，小便不利，谵语，一身尽重，不可转侧者，柴胡加龙骨牡蛎汤主之"。再加上本篇："太阳中暍者，白虎加人参汤主之。"总结起来，有四大方证治疗身重。

我们归纳一下，这四个方证有没有共同特点？第一条，大青龙方证是表有寒、里有热，有热郁。第二个，三阳合病，白虎汤证也有热郁。第三个方证，柴胡加龙骨牡蛎汤证是少阳经气不通，瘀热在里，也有热郁。加上太阳中暍篇，这明显是个伤热。它们共同的特点就是有热，而且是瘀热。因此临床上看到有关身重、身上沉，患者叙述身沉，或者我们看到患者走路和体态，表现身上很沉重的，一定不要用补或者温阳的方法。如果这人懒得动，身上都沉得不行，我们就用温阳、用四逆法，如果误用火攻，这是很麻烦的事，指定会给患者身体带来伤害。

记得我治过一个老太太，她的闺女在我们门诊地下的超市里卖服装。老太太得了抑郁症，整天要自杀。来到我们门诊一看，脸是黄的，黄胖，她自己不会说身上很沉，但是我们看她走路都懒得走，腿浮肿得很厉害，那种肿一摁一个坑，她总说不想活了。把脉，脉是沉的，没表现出什么数来，舌苔是黄厚的，我们果断用了三黄泻心汤加上白虎汤。吃了7剂，老太太就会笑了，也不想自杀了，说身上不沉了，这时候才说身上不沉了，腿肿也减轻了一大半。然后前后调理了两个多月，患者就痊愈了。可见临床上见到有患者叙述身上沉的，又懒得动、没精神，我们一定要想到这个是中暍，不要认为是少阴里虚寒，如果用了麻黄附子细辛汤或者四逆汤，正好犯了太阳中暍的"禁汗、下、温针"。温针就指的热性治疗或者是火疗，也就是说不要看原文只写了个禁温针，艾灸也是不允许的，也是禁忌的。如果你会秋灸也可以，艾灸能够撤火这不假，但是它的操作技巧相当严谨，很多人都不会做。我们也要想到，这种情况下不适合用附子、干姜之类的热药，不要犯了负薪救火的错误。

我们接着看原文："其脉弦细芤迟。"弦细是什么意思？是气不足，芤迟是血不足、营不足、津液不足。一般只有在夏天才会伤热，当然冬天伤热也有可能，像炉钳工会伤到热。一般夏至以后烈日炎炎，暑热比较盛的时候才会中暍。中了暍，热则耗气、伤气，又伤人的津液，所以脉象表现出弦细芤迟。"小便已洒洒然毛耸"，这是什么表现？不管临床上也好，个人生活经历也好，会出现这种情况，尿完尿了，人就打个冷战。有句歇后语，叫尿尿打冷子——假精神。这是什么病机所在？这个病机是这样的，假设中暍了，又迟迟几天没有治好，伤了热了之后，既耗气又耗津，既耗了阳又耗了阴，一排小便，带走了体内一部分热量，表阳就不足，人就打个寒战；再一个，排出了小便，排出了水分，津液也更加显得不足，所以人就表现震颤，要恢复一下津液，恢复一下阳气，这是人体的自我保护性反应。就像在急救时，喷鼻子或者用羽毛捅人的鼻子，人打个喷嚏，阿嚏，人就醒过来了，为什么？也是振奋了一下阳气。手足逆冷，这个病机是什么？体内被热郁住，阳气不能达到四肢末梢，这时候手脚会凉，体若燔炭，身上会热。"小有劳，即身热"，因为阳气者，烦劳则张，所以说一劳动，身上热就加重了。

为什么"口开前板齿燥"？因为体内有热，夏天天气热，狗就张开嘴把舌头伸出来以散热；人也一样，当受了热邪就要张开嘴，尽可能地增大体表面积，把体内的热气哈出去。如果伤了寒，我们就要闭着嘴，尽可能地保存体内的阳气，或者伤了寒之后不仅闭着口，机体还要自动地闭塞鼻孔。表现出鼻塞是为了什么？保护体内的阳气，避免阳气的散失。所以伤了寒的肯定是闭着口，伤了热的反倒要张着口散热。"前板齿燥"，叶天士的《温热论》里面有专门的验齿之法。我们临床观察过，一些热性病患者的牙齿是很干的，病久或者耗津了，他的牙齿就像枯骨，很干燥。正常的牙齿是亮白色或者黄白色，水润而有光泽。如果得的是温热病或者是热病，前板齿是干的，也就是门牙是干的。大家在临床上一定要仔细地观察，望诊非常重要。那么后面的太阳中暍病，禁汗、禁下、禁温针，就也讲完了。

下面进入第二十六节：**"太阳中热者，暍是也，汗出，恶寒，身热而渴，白虎加人参汤主之。"**这里边还应该有一个重要的症状，是什么？应该是身重。完完全全把症状补齐了，就是身重、发热、恶寒、汗出而渴，白虎加人参汤主之。白虎汤有四大症：大汗、大热、大渴、脉洪大。我们翻遍了《伤寒论》和《金匮要略》，没有见到白虎汤描写的四大症状，只有白虎加人参汤的脉是虚大的。也就是说大热、大渴、大汗、脉洪大，四大症凑齐的是白虎加人参汤证，而不是白虎汤证。

先看一下病机分析，发热、汗出是因为什么？太阳中暍，是伤了热了，因为伤了热了，所以发热是正常的表现。热炽于里，蒸发津液导致汗出。恶寒是热气入里，皮肤缓，腠理开，然后洒然恶寒。刚才讲了，体表和外部温差过大会导致恶寒。

下面看看白虎加人参汤方：**"知母六两，石膏一斤（碎），甘草二两，粳米六**

合，人参三两。上五味，以水一斗，煮米熟汤成，去滓，温服一升，日三服。"

君药石膏是一斤，石膏这个药的性味是辛、甘、微寒，有些书上写的是辛、甘、大寒。我们临床应用的体会，寒性药具有辛之味的只有石膏，它直折其热，又能透发其热。不像黄芩、黄连是苦寒，清热又伤津，白虎汤里面的石膏就没有这个作用。石膏清热又能生津，而且又配了知母。石膏为什么要碎、打成粉？我们在熬药的过程中发现，如果不加粳米，放进去 30g 石膏，熬出来的石膏基本上还是 30g。因为石膏的溶解度无论在冷水、热水中都很低，大约 0.22 ~ 0.23%。一旦放上粳米，白虎汤也好，白虎加人参汤也好，一加热，熬出来的这个汤就像米汤一样。熬完药，锅底看石膏粉，几乎所剩无几，就是颗粒大的那些剩下了。细粉都哪儿去了？都被米汤变为了悬浊液，患者喝到体内了。

关于石膏用量的问题，白虎汤也好，白虎加人参汤也好，原方中石膏的用量是一斤。汉代的一斤，折合现在是 240g 左右，用上半斤还 120g。如果我们在遇到急重症的时候，会用到这么大的剂量，但是平时治疗白虎汤证或者白虎加人参汤证，用到多大的剂量合适？我个人摸索，生石膏的细粉 30g 左右效果最好。我曾经尝试过 60g，60g 效果不好。比如有单纯性高血糖的人，口渴，如果要解除口渴，我用过 60g，效果没有 30g 好。

下面看看知母，知母泻肺、胃、肾三经之火。现在野生知母已经很难找到了，前几年我们用的都是野生知母。近几年由于药源的枯竭，我们不得已也用种植的了。知母有个特性，只要是把它打成粉放在那里，很快的它就变成一个团，它能吸水，也就能生津。所以知柏地黄汤里面选了知母，它一方面能清相火，一方面又能保肾津。知母变通一下剂量，10g 就可以。

粳米现在都能进到，它是一种旱稻子。以前我们在老家的时候种过这种稻子，产量很低，它需要的水不多，不像水稻经常需要水来漫灌。旱稻子隔一段时间浇一点水就可以，但是产量很低。人参能够生津止渴，如果有口干、口渴的症状，可以到药房里拿一片人参，放到嘴里含一会儿。如果你感觉口内的津液变多了，那么这个人参的质量就还可以；如果不是，越含越渴，证明这个人参质量肯定很差。人参是根据患者津液缺乏的情况酌情加减。白虎汤清热，入肺经，肺主收、主降。《伤寒论》里面加人参，一般都是补阴液的不足，它不是补阳气。

记得 2008 年 6 月的时候，我治过一个患者，这个患者表现就是口渴、身热，他去了好多地方，用过输液，输 7 天的液没什么改善。输进来的液体能够补充体内的津液，但是对他的症状没什么改善。化验后血糖也不高，后来给一家医院他下了个诊断，说是"隐形糖尿病"，到现在我还没见到过隐形糖尿病这个说法。也找过别的中医，吃过中药，用了很多方法也不好。通过患者介绍，后来他来到我的门诊。我一看他的脉确实是大的，又偏虚，于是我就给开了白虎加人参汤。那时候开方还是开3剂，3副药吃完，然后回来说口渴好转，终于不用再这么喝水了。然后又给开了7剂，前后吃了10剂，这个人就好了。所以经方只要用对证了，显效很快。

　　临床上也有一种情况，寒极似火，我们也要注意。我们前一段时间治疗一个患口腔腺癌的患者。这个患者姓萧，46岁，女性，口腔腺癌，西医做手术，手术之后又给了化疗，化疗之后这个人就张不开嘴了，很痛苦。我们谁要牙疼过，或者因为颞颌关节炎张不开嘴，有过这种表现，体会一下，很难受。通过其他的患者介绍，她来到我这里治疗。我们一看，她确实表现口干、口渴，饮不解渴，脉象也是偏大，于是果断地应用了白虎汤。因为她是肿瘤患者，我没用人参。为了增大清热的力量，又合上了三黄泻心汤。吃下去，患者说舒服了，舒服了就接着治疗，继续给。但是再给药就像停留在某一阶段上，没什么效。后来我就思考，莫非是虚火上炎，我就改用引火汤加潜阳封髓丹，力图把火给引回去，封在命门。但用过一段时间，她说效果也不是很明显，患者的口干在减轻，但是又停留在一个阶梯，始终没有根治。但是患者自己很满足，说已经改善多了，比用化疗、手术舒服多了。化疗和放疗都是用热的药物、热的方法来治疗的。我们用寒凉的办法改善了症状，但为什么不能根治？我就思考，后来我想莫非是真寒假热，或者是寒极似热？于是我就嘱咐患者，因为她是外省的，我让她这次多跑几趟门诊，或者要能住，就在门诊附近住一下。我干脆反着治，给她少开一点，先试一试，她说行，没问题。后来我就开了附子30g、干姜30g、肉桂20g，龙骨、牡蛎各30g，先试一下。结果一试，患者说吃了很舒服，后来我们就让她把这个方子带走20副，回家吃。吃完20副，患者的嘴也能张开了，面色也变得红润，口干、嘴里热的感觉都明显减轻了。

　　我在这里举这个病例就是提醒大家，无论我们的技术、自我感觉有多么高，有些病要保持自己头脑的灵活，有些病不是一诊就能看明白的。假设一个病可能有7个证型，望、闻、问、切、各种诊断方法都用上了，排除了5种，剩2种证型分不清，怎么办？这时就要用药物探查，这种态度是一种科学的态度。我们不要认为所有的病，自己都一诊搞定，这是不可能的。尤其现在治疗的患者群体，很多人都服着不止一种药，服着很多种药，我们要对抗药物的副作用，又要治疗人体的疾病，有些人的疾病也很复杂。所以说要保持自己的头脑灵活。

我经常和学生们谈，治病的方子，不要左右逢源地开，应该先明确这一诊要干什么，如果干得好就接着干，不好就要转换思维，调整处方。一个好的患者会配合你，他知道在一个医生那里吃一段时间；有些患者就来了一诊，有的时候确实搞不清病机，那你也没办法。我不知道大家有没有同感。第一诊要先明确用的是寒，是热，还是寒热错杂。如果第一诊的处方不明确，又有补、又有泻，又有表、又有里，又有寒、又有热，弄个一锅粥，患者吃了没效，下一诊就不知道向哪个方向来调整。因此我建议大家，一定要明确处方要干什么，为下一诊调方、战略进攻做好充分的准备，在临床上不至于迷失方向。我们将来总结病例，治好了总结经验，治不好总结教训，也能找到方向和方法。

我们接着看原文，第二十七节：**"太阳中暍，身热，疼重，而脉微弱，此以夏月伤冷水，水行皮中所致也，一物瓜蒂汤主之。"** 这个病的病因，是夏天天热，人又突然冲了个冷水澡，导致水湿停在皮肤、腠理当中，出现身热疼重。关于这段条文，争议比较多。比如《医宗金鉴》认为，这个就不应该用一物瓜蒂汤，应该用大顺散或者香薷饮，发汗就可以立愈。云岐子在《伤寒保命集》中说："太阳中暍者，身热而烦，汗欲出反饮冷水，灌之汗不能出，水行皮中，而脉微弱，表有水也，当发其汗，宜升麻汤。"《医宗金鉴》的说法和云岐子的说法，我们都展示给大家，供大家参考。陆渊雷说："主一物瓜蒂汤药证不对。"也有的人说，水湿在表而未致浮肿，故不需要瓜蒂之行水，胸中既无水饮，也不需要涌吐，所以有的人不赞成这种说法。在《伤寒论》原文中，没有"一物瓜蒂散主之"这七个字。临床观察到的结果是什么？我们门诊每年到了春季都做一物瓜蒂散，当然不是瓜蒂汤了，我们就做一物瓜蒂散，每个员工都喝一点，吐一吐，吐完了人会很清爽，身体也很轻快。我们发现，人只要是一涌吐，然后浑身就会微微地汗出，一旦汗出，表皮或者皮下的水液就会更新一次，代谢一下。因此瓜蒂散或者一物瓜蒂汤能除表水，这个确切无疑。

一物瓜蒂汤，我在28岁的时候用过一次。那时候是因为什么用的？我小的时候，也不小了，虚岁29，周岁28了，也是大孩子了。但是我这个人比较贪玩，每到夏季、暑月，就到河里去游泳，所以我水性比较好。我以前经常都是在河里游，在那里边洗澡、游泳，太阳一晒，河水的温度比较高。我是孩子头，在老家无论辈大辈小，一律管我叫大哥。有一天我带着这帮小弟兄去一个叫作大眼井的地方游。这种井都是改革开放以前，北方大搞水利设施，为了灌溉农田挖的这种广口的井，南方水多，可能没有。一般井口都是圆的，宽的直径有 20 米左右，挖得很深，然后地下水就出来了。这个水很清、很凉，周边用石头砌成斜坡，来保护着坡，不让水冲刷堤岸把井填平了。这样的井水很清、水很凉，就相当于井水，它是地下水。

有一天我带着这几个弟兄，就去游泳了。有一个王姓的小伙子，比我小一岁，他去了不敢下，几个小弟兄就笑话他，不敢下河准没干好事。这小伙子被大伙用激将法一激，扑通就跳下去了。我们经常在里边洗了也不在乎，洗半个多到一个小时，穿衣服就上岸回家了。结果走到河边，河边有那种石头砌的坝，这个王姓小伙子就不走了，脸色煞白，往石头上一躺，把脑袋贴在石头上，因为太阳一晒石头是热的。我说："回家吧，在这儿不是办法，咱们都回家吧。"他就也回了，回到家就开始发热，起不来床了。那个时候还不时兴输液，但是他家条件比较好，然后就输液。输了 7 天液也不好，后来找他们一个开中药的本家，又开了几副中药，效果也不好，还是发热，起不来床。因为他们家自己有医生，没找我看病，但他是我的小伙伴，我去看看他。一看他这种情况，我说他这个不行，别输液了。他说输液也不管事，吃中药也不管事儿，我说别吃中药了，干脆吃个偏方。他家大人也着急，他已经结婚了，媳妇也着急。他问吃什么偏方。我一看，说这个月份，附近就有那种香瓜子瓜田，去拿十个八个香瓜子把，回来煮点水，喝一下，喝完就会吐，也可能会拉，但大多数会吐，试试吧。他说试试就试试，反正香瓜子把也药不死人。然后他父亲就去瓜地，弄回来十来个，搁水煮，煮完一喝，时间不长就开始吐，出汗，吐了一阵子，热也退了，人也精神了，也起来了，然后这个病就好了。

我们现在估计很难见到这种情况了，但是也有可能会遇到。比如说是炉钳工，他上一天班了，觉得很热，出了很多汗，很可能冲冷水澡，有冲冷水澡的习惯。再一个，出了一身汗，坐地铁到地铁口，猛地冷风一吹，人如果出现这种发热、身重的情况，可以考虑应用，尤其是自己的亲属，可能会有用到的机会。汗、吐、下、和、温、清、补、消，几大治法，吐法占第二。但是现在人都比较娇嫩，习惯于挂水、输液，他觉得这个伤害小，往那一躺就挂上了，还舒服。其实舒服吗？不一定舒服。如果要让他吐，往往患者心理不容易接受，因此这种吐法在现在应用就越来越少了。

第六章

百合病

第一节　百合病成因

本节讲《金匮要略·百合狐惑阴阳毒病证治第三》，先来看看第一节："**论曰：百合病者，百脉一宗，悉致其病也。意欲食，复不能食，常默默，欲卧不能卧，欲行不能行。饮食或有美时，或有不用闻食臭时，如寒无寒，如热无热，口苦，小便赤；诸药不能治，得药则剧吐利；如有神灵者，身形如和，其脉微数。每溺时头痛者，六十日乃愈；若溺时头不痛，淅然者，四十日愈；若溺快然，但头眩者，二十日愈。其证或未病而预见，或病四五日而出，或病二十日或一月微见者，各随证治之。**"

这段原文文字很多，语句很长，说得又很含混，阅读完了不知道仲景在说什么。我们把这段文字条理化、系统化，解析仲景这段原文究竟表述了什么。先看看这个名词"百合病"，百合病一般都成于大病之后，或者久病初愈又未愈的时候，或者平素思虑不断、情志不遂也会得这种病。就像林黛玉一样，想和宝玉谈恋爱，迫于家族的势力又不敢，郁郁寡欢，最后得了痨病，其实治疗就应该煮百合粥。还有一种原因，突然遭到惊吓，导致形神俱病，出现了这种症状。回想一下，仲景处在东汉末年，当时诸侯争霸，战争连绵不断，百姓流离失所，为了躲避战争，经常处于一种饥饿、寒冷的状态，还动不动看到当兵的杀人，吓出一身冷汗；再没日没夜地奔跑，又出了很多的虚汗。想一想老百姓那种状态，既累得出汗，又时不时地被路边的尸首吓了一跳。在当时，我想这种百合病是非常常见的，因此医圣才有必要单独地列出来一篇百合病放在这里讲。现在的人处在和平年代，吃得饱、穿得暖，这种百合病见得就少了，除非久病未愈和初愈的状态，很可能会出现百合病。还有一种情况，就是更年期的妇女，尤其情志不遂，总是思虑、焦虑，有可能得百合病。第三个原因，惊吓出汗，这种情况就比较少见了。

百合病病位不在经，如果要在经，我们就可以归为六经辨证，太阳、阳明、少阳、少阴、太阴、厥阴，就可以辨是哪一经的证了；但是百合病又不属于六经。再者，百合病也未伤及脏腑，也不能用脏腑辨证，所以我们把这个病单单地列了出来。

谈了一下百合病形成的原因，我们再看一下原文："百合病者，百脉一宗，悉致其病也。"这一句话很难理解。用尤在泾老先生的话来讲解："百脉一宗者，分之则为百脉，合之则为一宗，悉致其病。"他是这么解释的。我们刚才讲了，百合病既不在经，也不在腑，如果在经，就可以用六经辨证了；如果在腑，就可以用脏腑辨证了；所以说它的症状就会飘忽不定。我们接着看，百合病有哪些常见症状。百合病主要有三大主症，就是口苦、小便赤、脉微数。如果要按这个症状来看，倒经常见到了，尤其更年期的女性，经常会见到这种症状。

这段文字大部分是描写或见症状的，或见症状就是有可能出现，有可能不出现，因为它飘忽不定，时隐时现。"意欲食复不能食"，就是心里想吃，见到了饭又不想吃。"常默默"，就是常常静坐在那里，想要躺又躺不住，想要走又觉得没劲，想要吃饭，猛吃一顿又吃得挺香。"或有不欲闻食臭时"，觉得想吃了，你把饭菜端上来，感觉恶心，这个臭（xiù）不是臭（chòu）味的意思，是食物的味道，有时候还当香味讲。"如寒无寒"，好像是有寒又没有寒，好像是有热又没有热。看，这个症状多么复杂。"诸药不能治"，指的是什么？治病有八法，汗、吐、下、和、温、清、消、补，如果不把百合病诊断准确，用百合类的方来治疗，用其他的药物都不能治。如果强行开了其他药物，患者吃了药就会剧吐。这个倒像现在的一些焦虑症，或者吐或者拉。"如有神灵者，身形如和"，如有神灵者就是好像招了一些邪乎气一样，一会儿病了一会儿好了；别人看着他还没毛病，他自己觉得还很不舒服，就是这种情况。

记得在2008年的时候，我治疗承德附近的一个老太太。她得的病就很奇怪，各地的中医院、西医院，她说她都去遍了，吃了别人的药，要么就是吐，要么就是泻，开什么药都不好使。她来到我的门诊，一看脸色也很差，有口苦，脉确实偏数一点，别的症状一身都是，吃不能吃、喝不能喝，情绪极度低落。到各地开药，她说她现在都不敢开了。她和我说："大夫，要不然就给我开一副药试试。"我说："这个一副药怎么开，一副药也不好开，你这样，你干脆就别开中药了，我给你开个偏方，这个还省钱，另外也解除一下患者对药物的抵触情绪。"这个老太太就乐了，说这好。于是我就给她开了：百合30g，生地黄30g。就这么一个小方子。我说："你这样，你回去把它煮成水，就当茶水，这么一点一点喝，喝7天感觉病情没有发展，或者是你吃下去没吐没泻，你就接着再吃点。你愿意来，你就来拿，不愿意来你可以在附近买，也可以到菜市场，买那种鲜百合，做菜吃，做汤喝。"这件事开完也就过去了，老太太也没有再来。一年以后，直到2009年，她领着她的外甥过来看病才说："我吃了多少药都不好，就是吃了你给我那个偏方，我就吃了你那七副，吃完我这病基本就好了。然后你告诉我多吃百合，我这一年来，我经常买百合，炒菜做汤吃。"后来因为她的一个外甥得了这种焦虑症，说症状和她之前有点相似，又领来找我看。我一看，她这个外甥病情和她不同，就用其他的方法调理了，然后才知道这个老太当时就痊愈了。

那么后一段文字是描写什么的？从"每溺时头痛者"到"二十日愈"，这一段是写百合病的预后。刚才谈了，东汉末年战争频发，百姓流离失所，当时的中医大夫也不多，张仲景这么高明的大夫也就更少。大部分人得了疾病，是不能及时得到正确治疗的。当今社会也一样，其实百姓也很不容易，得了疾病，尽管有中医、西医各大医院，疾病真正能够得到正确治疗、及时治疗的也不多。因此我们希望在座的诸位，好好地学习中医，造福一方百姓。

接着看预后这段原文，"每溺时头痛者"，这个"溺"就是小便的意思。我们在日常生活中观察发现，老年人排完尿喜欢晃一下头，还有小孩子排尿，喜欢晃一下头，这是为什么？因为老人阳气不足了，小孩元气未充，脑髓不满。排尿会带走一部分热量，带走一部分津液，那么本来就元气不足或者阳气衰弱，所以老人和小孩撒完尿之后头会晃一下。

升阳有三法，一是动，二是喜，三是善，所以晃一下头，阳气就会上来。成年人、青壮年就不会有这种情况，除非是阳气衰弱的人或者阳气偏虚的人。如果这个患者撒完尿头会痛，这种病六十日会自愈，元气渐复、津液渐复。因为没有经络病，没有脏腑病，只是津液和阳气受伤，通过糜粥自养，六十日是能够痊愈的。如果排尿的时候头没有疼，就是渐然者，什么意思？就是尿尿打冷战，身上激灵一下子，这种情况就是四十天左右会愈。也就是说病比那个要浅了一些。如果说得了百合病，撒完尿很爽快，没有头疼，也没有打冷战，只有头眩。头眩是什么意思？一般是说头晕、目眩，眼前有点发花，眩是指眼前有点发花或者发黑，这种情况病邪就更轻浅一些，二十日就能自愈。在当时的年代，遭受战争或创伤了之后，如果调养得当，能吃上一碗稀粥、一碗稀饭，逐渐调养二十日，也能自愈。如果战争刚到，十五六天后战争又来了，接着又跑，那么这个病恐怕也痊愈不了，就得吃药。吃什么？后面有百合五方，加一个栝楼牡蛎散，总计六个方。如果用药，就不必拖到那么多天了；不能说一看这患者应该六十日愈，医生就不干涉、不治疗了，这恐怕不合适。

我们再看下面一段文字："**其证或未病而预见，或病四五日而出，或病二十日或一月微见者，各随证治之。**"这句话的意思就是说，如果能预见这个病，我们就早点干涉治疗，或者过了十天、二十天、一个月，才微微见到了症状，我们就各随其证治疗，不必等到四十日、六十日、二十日不愈再去干预。各随证治之，这是《伤寒论》辨证施治的宗旨。

我想起了一个病案，是在 2003 年，我刚到双滦区开立门诊的时候。当时有一个 11 岁小男孩，在医院查出来病毒性脑膜炎，头痛得很厉害，还有呕吐，用了各种药物治疗，效果不好。他家里边很贫穷，他父亲靠卖花为生，后来他家也没钱，又治不起了。他的大爷有胃癌，在我这儿治疗，他的大爷介绍他上我这儿来。这孩子还有个姑姑，很强势，带着这个小男孩到我门诊，说大医院都治不了，这小门诊能治吗。然后我耐心地给她解释，我把了把脉，知道他这个情况之后，说这个病还是有希望的。那孩子的父亲说这也没钱了，看看能治就治，不能治就要放弃这个孩子了。小孩子脸色苍白，头痛得很厉害，还有呕吐。我说这样，用中医的办法试一试，治疗一周。我们就手工用砂锅熬药给那孩子吃。因为 2005 年才有的煎药机，2003 年还没有，然后我给他做针灸。他的姑姑后来一看我们的服务态度和讲的医理，她也听得进去了。

因为那时候也很忙，人工熬药，她就一边在帮门诊熬药，一边看我看诊。我和患者之间的交流，她就在那听，听来听去她觉得这个大夫还是有水平，于是态度也逐渐地转变了。然后孩子每天喝药，做做针灸。她逐渐地就问我："宋大夫，这个方法行不行，7 天能不能治愈？"我说别着急，这不才两天嘛，慢慢来。接着一天一天的就过去了，到了第五天的时候，他这个姑姑就不再强势，而是向着我说了："宋大夫，这要治不好，也得给我哥哥给一个说法，不行你就提前告诉他，说不行了，治不了了，这样也避免牵连你。"我说别着急，这不才五天。到了第六天，孩子还是那个状况，也没什么起色，我说别着急，再等一等。直到第六天熬过去了，她说不行就别来了，我说再等 1 天，不是说好了 7 天吗。然后到了第 7 天，我们把药给他喝完，给他行完针，那孩子就在二楼躺着，我在一楼出诊。到了中午十一点的时候，这个小孩子突然从床上坐起来，说："姑姑，我要吃好吃的。"他姑姑问我行不行，我说行，你让他吃去吧。然后他姑姑说："我去给你买去。"那小孩子说："不用，你给我钱，我自己去买去。"然后跑外边买了一堆吃的，回来坐在床上就吃，吃完下地，好了。

其实当初用的方子很简单，我判断这是个太阳病，没判断是百合病。因为他得的是病毒性脑膜炎，不是大病初愈，但是孩子还是比较虚弱的，所以我认为是太阳病。太阳病过经七日，"以行其经尽故也"，7 天就能够病愈，加上开的药鼓舞正气，鼓舞他的阳气。不管什么病名，是脑膜炎还是什么炎，我们只看这个症状。那孩子很瘦弱，脸色苍白，明显是个桂枝型人，所以选用桂枝汤来治疗他的头痛。另外太阳病病愈时，是从巳至未上，一般来说到中午，阳气比较盛的时候，太阳病就会痊愈；要么阳气最盛的时候病就会加重。我们观察这孩子，已经在医院里折腾了七八天了，经气在太阳经已经循环了一遍了。那么第二个来回的时候，我们判断，加上药物鼓舞正气、发散风寒，他就会痊愈。因为那时候我也年轻气盛，就爱这么预言和推断，结果还正是在第 7 天中午 11 点多好的。从此以后，他们一家人就非常佩服我，尊称我为"神医"。

好，这个病例就讲到这。留几个问题，第一，"百合病篇"的写法特点是什么？第二个问题，百合病现在的高发区应该在哪儿？第三个问题，如果我们作为医疗队，进入百合病区，应该带哪个方子，或者说带哪两种药物。

第二节　百合病治法

我们接着往下看，百合病有三个误治或者失治的情况。过去治病，有汗、吐、下、和、温、清、消、补，这是中医的八法。但是最常用的方法是什么？是汗、吐、下三法。因此百合病有三个误治或者失治的情况。百合病如果误用了汗法，百合知母汤主之。**百合知母汤**这个方是这样的："**百合七枚（擘），知母三两（切）。上先以水洗百合，渍一宿，当白沫出，去其水，更以泉水二升，煎取一升，去滓，别以泉水二升煎知母，取一升，去滓，后合和煎取一升五合，分温再服。**"为什么选百合？百合在北方叫花根，属于百合的鳞茎，它有一瓣一瓣的那种片，抱在一起，就像"分则百脉，合则一宗"。它紧紧地抱在一起，就能够收拢人的津液，补充人的精气。古人对植物也好，对人体的脏腑、经络腧穴也好，起名字都有深远的寓意。古人起名字就很注意这些。百合就是能把百脉合在一起，而且还能补充津液。我们回想一下五大藏象气血运行图（图 2-1）。

百合色白，色白入肺，肺主收，往下一收，就生成了肾水，生成了津液，所以说百合能够滋阴，知母能够坚阴。因此过汗伤了阴液的，就用百合、知母治疗。另外百合这个药很好吃，有点甜，又有一点沙，用北方的话说叫有点面。百合吃进来很好消化，不伤脾胃，又很有营养。因此思劳伤体的人，就可以用点百合煮粥。我们刚才讲了，林黛玉就可以用百合煮一点粥吃。因此百合就能治这个病，而且是按它的名字起的，百合病。

误用了汗法，为什么要用知母？知母能够清肺、胃、肾之浮热，能够坚阴，坚强的坚。这句话这么说，很文学化，也很难理解。怎么坚阴？因为它苦，苦则能坚。其实在三年之前，我们都用的是野生知母，有时候做药粉，知母打成粉后，如果裸露在空气外面或者装在瓶子里面，它很快就结成一个湿的团块，而且还很硬。通过这个现象我们就知道，知母能够保存人体的津液，而且使它密固起来，因此就有坚阴的作用。百合病误用了汗法，如果过汗了，白合是主药，再用知母把阴一坚，阴液就能固护住了。

下面看看煎法：上先以水洗百合。古人刨（挖）回来的百合肯定会有泥，把这些泥澄出去以后，晒干之后入药。渍一宿，当白沫出，去其水，就是用清水泡发一宿，然后它就好煮了，泡的过程中会产生沫子，我们也把它去掉。更以泉水二升，煎取一升，去滓，用新的水两升煮取一升，百合很好煮，不要真是两升煮取一升，百合就剩不了多少了，因为百合到锅里很容易烂。炒过菜的人都知道，如果炒百合，到锅里翻炒两下就得出锅，炒的时间长了，它就化掉了。如果把两升水都能煮成一升，那么这百合基本上就应该溶解了，去掉渣，就剩老皮了，也没多少了。

"别以泉水二升煎知母，取一升，去滓"。另取二升水，煎知母煎了一升。"后合和煎取一升五合，分温再服"。然后和煎百合这些水合在一起，这就是两升了，再煎掉四分之一，剩一升五合，分温再服，再服就是分两次服。

我们接着往下看："**百合病，下之后者，滑石代赭汤主之。百合七枚（擘），滑石三两（碎，绵裹），代赭石如弹丸大一枚（碎，绵裹）。上先以水洗百合，渍一宿，当白沫出，去其水，更以泉水二升，煎取一升，去滓，别以泉水二升煎滑石、代赭，取一升，去滓，后合和重煎，取一升五合，分温服。**"那么有人也许会问了，百合病误用了下法，用百合天经地义了，怎么还用滑石、代赭石？当一个病用了下法之后，病势和病气就趋向于下了，"病在下者，引而竭之"，这叫因势利导。但是这种因势利导，又不能用大黄、猪苓、泽泻之类的药利水伤阴。因为本身就是个阴虚病，不能泻下，既伤阴又伤阳。

我们都知道百合病的三大主症，口苦、小便赤、脉微数，这是个阴虚有热的表现，因此用甘寒的滑石利小便，用咸寒的代赭石通导大便、降胃气，再配以百合滋阴生水。这个方子的药味少，简练而精当。绵裹也就是布包，因为滑石、代赭石是粉，如果不包，滑石是飘着的，代赭石是沉底的，在锅里会蹦，熬药会崩脸。因此包上它，滑石也不飘了，代赭石也不至于沉底。

"百合病，吐之后者，用后方主之。百合鸡子汤方：百合七枚（擘），鸡子

黄一枚"。百合病用百合无可厚非，吐了之后为什么用鸡子黄？尤在泾云："《本草》：鸡子安五脏，治热疾，吐后脏气伤而病不去，用之不特安内，亦且攘外也。"所以说百合配鸡子黄，一方面能够透邪外出，另一方面又能安五脏之真阴。鸡子黄又为血肉有情之品，安脏邪而不伤正。

接着看下面的条文，**第五节："百合病，不经吐、下、发汗，病形如初者，百合地黄汤主之。百合七枚（擘），生地黄汁一升。上以水洗百合，渍一宿，当白沫出，去其水，更以泉水二升，煎取一升，去滓，内生地黄汁，煎取一升五合，分温再服。中病勿更服，大便常（当）如漆。"**前面三条讲了百合病误汗、误下、误吐的治法。如果百合病没经过失治、误治，直接就找到了高明的大夫，这个病拖了很久，症状依旧的时候，只是口苦、小便赤、脉微数，加上一些个兼夹症，那么就用百合地黄汤治疗。也就是说对于百合病，百合地黄汤是正治方。

百合地黄汤的组成里面，生地黄用的是汁。张仲景是南阳人，河南、安徽都是生地黄种植区，在古代也应该是大面积种植区的主产区，因此他用生地黄榨汁，也就是鲜地黄，应该是很方便的。种过地黄的人都知道，它用的是块根，大块的留作入药，一些小块来年留作种子。因此在南阳这个地方，我想留地黄的习惯应该是有的，所以说当地的人遇到这种病，榨汁也很方便。但是在其他的地方，在北方或者更远的南方，很难找到鲜生地，怎么办？可以用生地黄煮。当然煮了之后，就没有鲜地黄汁那个清凉劲儿了，清浮热的作用就会差一些。"中病勿更服，大便常（当）如漆"，这里边中病勿更服，因为什么？它有一个表现，会有腹泻。"大便常（当）如漆"，漆是指黑色，其实黑色是生地黄汁的作用。我们在临床上见到常服用熟地黄、生地黄的人出现黑便，一定不要害怕。像我们门诊有一个患焦虑症的小伙子，我给他开了90g的生地黄，他其实症状是改善挺好，但是他说他便血了，大便全是黑的。我说："我告诉过你，你大便黑是药物的作用，是生地黄的作用。"我们临床上开出药物，要知道药物到体内会发生什么变化，要及时地告知患者，避免患者惊慌失措。

上一节留了作业：百合病篇的写法有什么特点。正常的写法都是把本病方放在前，变证放在后，百合病篇为什么把变证先放在前面？因为大家都知道，百合病的症状复杂，"如寒无寒，如热无热"，吃饭又想吃又不想吃，又有吃得很香的时候，症状多端，很难辨证，即便在古时候，辨证的失误率也很高。因此这个病，被误治、失治的特别多，所以仲景先师把误汗、误下、误吐先写在前面，可见仲景先师遇到的情况，大多是被前医失治、误治之后，才来找到仲景先师来治疗的。如果百合病没经过失治、误治，直接就找到了高明的大夫，这个病拖了很久，症状依旧的时候，只是口苦、小便赤、脉微数，加上一些个兼夹症，那么我们就用百合地黄汤。

接着往下看，第六节："**百合病，一月不解，变成渴者，百合洗方主之。上以百合一升，以水一斗，渍之一宿，以洗身，洗已，食煮饼，勿以盐豉也。**"前面谈到了百合病的成因，一个是大病瘥后，再一个是长期思虑、焦虑的人，还有一个原因是受到惊吓、出了很多汗导致的。由于这种病不好诊断，又加之古代也是缺医少药的，如果这个病拖了一个多月，还没有解，就是还没有痊愈，那么会出现什么情况？会出现渴。为什么会出现渴？百合病的病机是阴虚有热，无论你久病以后伤了津液，还是多愁善感，思虑耗伤了阴津、阴血，还是受到恫吓，人出了很多汗，都是伤了津。我们都知道，阴虚是渴而少饮，但是百合病时间久了，就会变得渴得比较厉害。仲景选了百合洗方主之，上以百合一升，汉代的一升相当于200mL。遇到这种情况，我们门诊处理的方法，就是用有刻度的烧杯，去量一下这个药，然后用秤称量出来，200mL是60g左右，就留作以后应用。

那么百合洗方"以水一斗，渍之一宿，以洗身"，应用的机会不多，我只用过一次，是有效的，效果也不错，但是患者嫌麻烦，就不经常应用，但是我们得知道。如果我们将来遇到这种情况，患者吃药很费劲，就可以让他洗一洗。尤其有更年期综合征的女性，如果出现这种症状，有渴，我们可以考虑应用这张方子。"洗已，食煮饼，勿以盐豉也"，洗完了要食煮饼，这个煮饼不是现在的烙饼，再搁锅煮一下，不是这个意思。汉代说的饼，有时候是素饼，就相当于现在的面条，是一种面片，用手抻的面片。《本草纲目》上也说，像粳米、小麦具有除烦止渴的功效。所以说素饼在这里边也是一味药。"勿以盐豉"，有的人说是不要吃太咸，或者少吃盐，其实这个盐豉它是一种食物，北方说的小酱是豆瓣酱；用豆子发酵成豆豉，然后加点盐，加水磨碎，这个就是大酱了。老百姓认为，如果长了疮了，是不能够吃酱的。患了百合病，本来就渴，如果再吃过多的大酱，尤其东北人喜欢吃蘸酱菜，吃完了会更渴的。总体的方意是，恐吃咸而增加渴的意思。

如果百合病用了洗方，这个渴还不好，就用栝楼牡蛎散。我们看看原文："**百合病，渴不差者，用后方主之。栝楼牡蛎散方：栝楼根，牡蛎（熬，等分）。上为细末，饮服方寸匕，日三服。**"我们前面讲了，"知""间""差"是南阳的方言，都是病愈的意思。牡蛎熬，熬就是煅炒，这个不是放到锅里的熬，不是添上水熬，而是炒。现在用的方法主要是煅。"饮服方寸匕"，这个方寸匕是多大？这是汉代的一种带把的货币，一种刀币，币头是方的。现在可以用一个硬纸板，剪1cm见方的一个小方铲，另一面留出一个把的位置。栝楼牡蛎散就用一铲，一方寸匕大约是 2～3g 的样子，喝起来也不太会费劲。我们看看栝楼牡蛎散方。我们回顾一下《伤寒论》通篇，如果见到渴，经常会用到的药有哪些？首先是栝楼根，第二是生石膏，第三个是牡蛎。栝楼根又叫天花粉，是栝楼的一种块根，它本身具有清热除烦、生津止渴的药理作用。牡蛎和石膏止渴的原理是什么？我们可以看一下五大藏象气血运行图（见图 2-1），这张图，大家时刻要把它印在脑子里，我们再看《伤寒论》《金匮要略》《辅行诀》《汤液经法》，就一目了然了。左侧为木、为肝、为春；上方也就是南方、为火，在脏为心，在四季为夏；右侧在五行属金，在五脏属肺，在四季属秋，主收；下方也就是北方，五行属水，五脏属肾，四季属冬；中央戊己土，旺于四季之末，后世又说是主长夏，在五脏里边主脾胃。

我们看一下药物的归经，牡蛎为蚧类，石膏为金石类，两者均是色白入肺，肺主收，收在哪儿？化为肾水，因此牡蛎、石膏是由肺金生肾水来生津止渴的。这个图在后面"血痹虚劳篇"，我们会拿桂枝汤展开来讲，因此大家要把这个图时刻地印在脑海里。

继续来看原文："**百合病变发热者，百合滑石散主之。百合滑石散方，百合一两（炙），滑石三两。上为散，饮服方寸匕，日三服，当微利者，止服，热则除。**"如果这个时候，还没得到有效的治疗，时间拖得更久，继续伤阴，阴虚更加严重了，那么"百合病变发热者，百合滑石散主之"。本来百合病是没有发热的，是如寒无寒，如热无热。为什么变为发热了？是因为津伤更加严重了，阴不敛阳。百合滑石散方我们看一下，滑石三两。那么这个发热按照常规的思维，就应该滋阴清热了。而经方不是这样，发热的时候小便黄赤、涩痛，经方就加一点滑石，用滑石把热从小便引出去。毕竟是百合病，用一两百合滋阴，一收肺，一生水，就没必要再加其他的滋阴的药物了。

百合一两，是炙的，我们现在用的也是炙百合，前面几个方子百合都没有说炙，而是擘，可见前面用的是生百合，只有到这个时候，百合滑石散用的才是炙百合。这里边的道理，可以慢慢地在临床上摸索。"当微利者，止服"，那么这个微利指的是什么，是大便还是小便？按实说，炙百合和滑石两味药不会引起腹泻，临床上我们用滑石，15～30g 都用过，还没有发现用滑石导致腹泻的情况。

我个人认为应该是利小便，发热的时候小便黄赤，那么服用了百合滑石散以后，小便已经很顺畅了，这个时候就会热退，就可以停止服了。

下面看第九节："**百合病，见于阴者，以阳法救之；见于阳者，以阴法救之。见阳攻阴，复发其汗，此为逆；见阴攻阳，乃复下之，此亦为逆。**"我们来看一下这段原文，说的是什么意思。本篇讲的是百合病，这里所谓的见于阳，当指的是有口苦，小便赤、脉微数。然而这个热是阴虚所致，所以当以阴法救之，所以用了百合、知母、生地黄之类的药来滋阴。这也就是说，百合病见于阳要使阴法救之。若有寒证，则其寒是由阳虚导致的，当以阳法救之。阳法在这篇里没有给出来，但是在少阴病篇、太阴病篇都有见到，理中、四逆辈都是用了阳法。如果我们看到了阳性的表现，是由阴虚导致的，比如百合病，又误用了发汗，这就治反了，所谓的"此为逆"。如果见到了阴寒证或者虚寒证，本来是由阳虚导致的，却攻伐阳气，然后又用了下法，这也是逆治的方法。《黄帝内经》说了，"阴平阳秘，精神乃治""善诊者，察色按脉，先别阴阳"。这个病如果是由于阴虚导致阳盛，肯定要用补阴的办法治疗；如果看到的是由阳虚导致的阴证，肯定用温阳的办法治疗。不仅百合病是这样，所有的病都应该这样，以期达到"阴平阳秘，精神乃治"。这段原文，"见于阴者，以阳法救之；见于阳者，以阴法救之"，这是治病的总则，不应仅局限于百合病篇，这是一条真理。

我们回顾一下这一篇，前面讲了百合病生于伤寒、虚劳、大病之后；再一个原因就是久思伤脾，思虑过度的人，耗伤了津液；还有一部分人由于战争的恫吓，逃跑过程中出了大量的汗，也伤了津液，就会得百合病。那么百合病的病因是什么？它一定是邪少虚多，虚是什么虚？是指的阴虚，不适合发汗、攻下，只适合用平剂调补，以使其阴平阳秘。如果百合病误用了汗法，就用百合知母汤；如果误用了下法，就用滑石代赭汤；如果误吐，就用百合鸡子黄汤；如果百合病过经了很多时日，未经汗、吐、下，就用百合病的本病方，百合地黄汤；百合病久治或者久拖，未得到及时治疗，变成渴的，就用百合洗方；如果渴得很厉害，洗过了之后还不好，就用栝楼牡蛎散；如果阴虚进一步严重了，有发热了，就用百合滑石散。

好了，本篇百合病到此就结束了。上一节留了几个问题，下面回答一下，百合病篇写作特点是什么：把误汗、误下、误吐所引起的变证放在前面了。我们前面已经回答，因为变证特别多，百合病不好辨证。第二个问题是现在的百合病应该哪里最多。应该是经常有战争、恐怖袭击的地方比较多。为什么？因为老百姓躲避战火，劳碌又奔跑，损耗了津液，所以说在这些战乱的地方，这个病比较多。如果我们到这个地方去，要带两味药，应该带哪个方子，最好要带的是什么？是百合和知母这两味药。可能有同学说老师，没误用汗法，为什么带这两味药？我们设身处地地想一想，那些灾民为了躲避战火，跑就出了很多汗；或者被吓出了一身汗，还用误用汗法吗？所以说百合和知母，应用的机会最多；其次要再带一味药，可以带生地黄。其实把百合类方的这几味药都带上也没有多少。我们算一算有几味药，百合、知母、滑石、代赭石、生地黄、天花粉、牡蛎，就这几味药。那么鸡子黄还用带吗，那边应该有养鸡的，所以说顶多再带几个鸡蛋，也就够了。如果派出医疗队，带上这几个药，就能救很多的人。

第七章

狐惑病

第一节　狐惑是什么病

　　这节课开始讲第十节，狐惑。我们先来看看原文：**"狐惑之为病，状如伤寒，默默欲眠，目不得闭，卧起不安，蚀于喉为惑，蚀于阴为狐，不欲饮食，恶闻食臭，其面目乍赤、乍黑、乍白，蚀于上部则声喝（嗄），甘草泻心汤主之。"**

　　狐惑这个病在古代是一种专有的病名，究竟是什么样的病，后世争议很大。尤在泾认为，狐惑是一种虫病；巢元方在《诸病源候论》里边，也说这是一种䘌病，是古代的一种寄生虫病。《医宗金鉴》认为狐惑是一种古代的疮，又相当于牙疳、下疳等疮的病名。下疳即是狐，蚀烂肛阴；牙疳即是惑，叫蚀咽腐龈，脱牙、穿腮、破唇，相当于化脓性牙周炎，重度感染，导致口腔肌肉、黏膜都破坏了，这是一种说法。还有一种说法，就是《医说》里面说："古之论病，多取象比类，使人易晓。"就是容易明白，容易知晓；"以时气声嗄咽干，欲睡复不安眠为狐惑，以狐多疑故也"。几个注家的说法都有道理，各有千秋。我们要想知道狐惑是什么病，就要回归原文，抓住原文描述的症状，来看看类似什么病。

　　原文中说："蚀于喉为惑，蚀于阴为狐。"但没说是前阴还是后阴，说的是阴，也就指的是阴部。首先，《医宗金鉴》说牙疳相当于就是惑，下疳就是外阴、肛门蚀烂，是狐，对照一下原文，似乎是说对了一部分。我们再从症状上来看："状如伤寒，默默欲眠，目不得闭，卧起不安"，那么这个状如伤寒，概括了后边这些症状，狐惑病好像是伤寒里的少阴病，"少阴之为病，脉微细，但欲寐"，狐惑的患者表现出症状就是默默欲眠，目不得闭，好像要睡又闭不上眼睛；卧起不安，就是躺了一会儿，又坐起来。"不欲饮食，恶闻食臭"，又像少阳证，其面目乍赤、乍黑、乍白，脸色还一会儿一变。"蚀于上部则声嗄"，就是声音嘎哑或者声音变调。

　　我们从这段文字上描写来看，仲景并没描述蚀咽、腐龈、脱牙、穿腮，并没描写这些，不像牙疳，说是牙疳还有些勉强。它更像精神系统的疾病，比如癔症。我个人理解，这个病的病因很可能是一种热毒或者寄生虫，一般来说上边热毒腐蚀了咽喉，导致咽喉蚀烂，影响了人的情志的变化；蚀于下部的往往类似一些寄生虫、性病、妇科病等，而且这些病导致了人的精神情志发生了变化。

　　我讲讲我亲身经历的病案，也是我老家的一个刘姓的媳妇，二十八九岁。突然的就闹起来了，打人、骂人、咬人。别人不让她咬，她就咬自己，咬得鲜血直流。她的丈夫赶紧去找我，我带上急诊箱，就到家里去看了。一看她真咬，薅自己的头发，咬自己的胳膊，在炕上眼睛眯着，似乎又闭不上，嗖就坐起来，坐起来就开始咬，咬自己的手。她那个脸就是青一阵白一阵，脸色变化得是特别快。这种紧急情况，我们一般都用针灸解决。但是我父亲也警告我，究竟是什么原因，不得而知，但是尽可能少扎。然后我一直与她对话，又在床边坐了一会儿，她就不咬了，躺在床上眯着，眯了一会儿，嗖就坐起来了，很吃惊的样子，看看我，说："大哥，你来干嘛？"我说："我只是来看看你。"然后我就没给她扎针，这个人就好了。好了之后，我给她把了把脉，开了三副药，就是开的甘草泻心汤。开了这个方子以后，她很多年都没有发作这个病。当时问诊也不详细，因为觉得那时候年轻，不好意思问年轻的女子下边的情况怎么样，所以说也就没问。因为她没有嗓子的问题，这是肯定的，所以我估计，她的妇科应该是有问题的。我们只有看到这种患者，才知道仲景在描写什么。不管科学怎么解释这个现象，中医认为其实它是"胃不和则卧不安"，主要是胃里边有积热；脾主意，脾胃要是热了，人的神志就会错乱。

甘草泻心汤可以治疗现在什么样的疾病呢？或者说狐惑病都包括现在哪些病，能运用什么方子来治疗呢？我经常用甘草泻心汤治疗这几类疾病，尤其这几类疾病伴有神志变化的。第一个病叫梦魇。什么是梦魇？就是这个人睡觉，尤其中午睡觉，睡着睡着他睁开眼睛，胳膊腿哪儿都动不了，头也动不了，只能眼睛睁开。他想喊，喊不出来，想挣扎，身体又动不了，这种叫梦魇，可以用这张方子来治疗。那么狐惑之病还包括哪些？包括梦游，可以归为狐惑病，用甘草泻心汤来治疗。还可以治疗咽喉炎，反复的咽喉、扁桃体化脓，只要是胃有积热、热毒内盛，就可以用甘草泻心汤。再有，治疗性病，外阴蚀烂的一些个性病，可以用到这个方子治疗。第四个，可以治疗一些阴道炎，尤其霉菌性、滴虫性阴道炎，如果有相应表现，可以选用甘草泻心汤。有一部分的扁平苔藓，是甘草泻心汤证，但不完全都是。因为扁平苔藓这个病，是很难治的。还有一部分，南方的黄煌老师说甘草泻心汤治疗黏膜破损性疾病，非常好用，我们可以参考。

下面我们具体来看一下甘草泻心汤方："**甘草四两（炙），黄芩、人参、干姜各三两，黄连一两，大枣十二枚（劈），半夏半升。上七味，水一斗，煮取六升，去滓，再煎，温服一升，日三服。**"我们先看第一味药，甘草，甘草剂量最大。历来认为炙甘草都是补心的，其实不是这样。炙甘草汤里面的炙甘草，也不是补心，它是泻心的，泻心之邪以安心之神。《辅行诀》里明确地写着："**肝德在**

散，以辛补之，以酸泻之；**心德在耎，以咸补之，以苦泻之；脾德在缓，以甘补之，以辛泻之；肺德在收，以酸补之，以咸泻之；肾德在坚，以苦补之，以甘泻之**。"可见炙甘草是泻的，泻心之邪。另外几大泻心汤，半夏泻心汤、生姜泻心汤、甘草泻心汤，这些泻心汤泻的部位主要是心下，也就是胃的位置。我们前面提到过，《伤寒论》里所说的胃，大部分是指肠。《伤寒论》用药特别有特点，在胸以上、脐以上，一般都用桂枝；脐以下都用白芍。比如心有问题的时候，仲景会用桂枝去芍药加蜀漆龙骨牡蛎救逆汤，或者是桂枝甘草汤，就不会用白芍。如果有腹中痛，都是加大白芍剂量，桂枝汤加大白芍的剂量变成小建中汤，还有桂枝加芍药汤、桂枝加大黄汤等，都是用于腹部疾病。

经方里面认为苦就能泻，所以黄芩、黄连用于泄热，干姜和半夏都是辛开的，辛开苦泄；又用人参、大枣来补人体的津液，或者是补胃液。因为大枣掰开之后煮，它就黏黏糊糊的，相当于人体的胃液，所以说在煮大枣的时候，一定要掰开。如果大枣不掰开，整个扔里边就煮，就不会这样，煮出的药汤就不会黏糊，枣还是枣。经方里面用人参，更多的是补人体的阴液和津液，而不是回阳。去滓再煎的方子包括几个泻心汤，还有小柴胡汤，因为这几个方子有个特点，是寒热并用。

好，我们接着往下看第十一节："**蚀于下部则咽干，苦参汤洗之。苦参汤方，苦参一升。以水一斗，煎取七升，去滓，熏洗，日三服。**"这个倒是符合临床的，妇科或者是前阴、后阴有问题的患者，往往都表现有咽干。从全息理论来说，人的阴部和咽喉是对应的部位，我们在前面经常讲，病在上者取之下，病在下者取之上，病在旁者中取之，上下同病调中焦。调中焦就是泻心汤类的方子，我们要灵活运用。"以水一斗，煎取七升，去滓，熏洗"，这个倒很简单，现在也经常用。用苦参，比如洁尔阴卖得非常火，其实它的主要成分就是苦参、川椒之类的杀虫类的药。后面又多了三个字"日三服"，这三个字是衍文，要去掉的。首先苦参这个药苦寒败胃，如果单服，人的胃根本就受不了。如果按顺序来看，也就是说熏洗之后，再分三顿把这个汤喝了，我估计你也喝不下去，显然也不合适，所以说这个"日三服"是衍文。也有的人说少拿出点来单喝，你可以试试。现在的苦参炮制时会水洗几遍，即便这样的苦参，你回去熬一点喝一下，也够呛。

"**蚀于肛者，雄黄熏之。雄黄。上一味，为末，筒瓦二枚合之，烧向肛熏之**"。这个方法经常会用到，但是现在说雄黄有毒，不好进。雄黄的主要成分是四硫化四砷，一加热变成三氧化二砷，就是砒霜，就变成毒药了。我们看看用法："筒瓦二枚合之，烧向肛熏之。"这句话是什么意思？其实是三片瓦，不是两片，一片瓦在底下，横着放倒了烧；另两片瓦烧红了把雄黄放上，用两片瓦一对，像个筒状，赶紧蹲在那儿，熏前阴或者是肛门，是这么个操作过程。也许有的同学说了，能不能用铜锅、铁锅、铝锅，这肯定不行。我们可以试一下，如果你用铁锅、铜锅、铝锅，把它烧红了，把雄黄往上一倒，砰，这锅就出个洞，它腐蚀力就这么强，就把锅给烧穿了。所以说古人是用瓦。我们现在都是用实验室的那种干锅，把它烧红了，雄黄往里一倒。倒的人一定要加小心，你一倒，没躲开，砰一下再把鼻子熏了。这个烟很大、很浓，呛得慌，受不了的。患者脱好裤子等在那里，然后熏。

第二节　赤小豆当归散

上一节课讲了狐惑病，治疗的主方是甘草泻心汤；又讲了两个外用的方子，一个是治疗蚀于下部的苦参煎汤洗方，另一个方子蚀于肛周的，用雄黄熏法。

本节学习新的条文，第十二节："**病者脉数，无热，微烦，默默但欲卧，汗出；初得之三四日，目赤如鸠眼；七八日，目四眦黑，若能食者，脓已成也；赤小豆当归散主之。**"这个条文后世一直有争议，在《脉经》《千金方》里面，都列入了狐惑门中，总论也以狐惑论之。把这个条文，放在这里也能说得过去，为什么？因为我们前面讲了蚀于前阴和后阴的治法，那么赤小豆当归散是一个排脓的汤，也确实能治肛周脓肿，因此放在这里能说得过去。既然历代医家都把它放在"百合狐惑阴阳毒"篇中，我们也照此来讲，不做纠正。但是有一个更好的方法，应该放于《疮痈肠痈浸淫病脉证并治第十八》中，放在这篇里会更好一些。为什么？因为第十八篇就是讲外科痈疡的，所有的方剂，包括排脓散、大黄牡丹汤、薏苡附子败酱散、排脓汤、排脓散，都在这一章节。我们前面讲了，汉代写的书，都是用竹片串上牛皮绳，一卷一卷刻出来的。这个牛皮绳翻过一段时间就会折掉，当我们包括小书童搬书时，有可能跌倒或者怎么样，某一章里的部分内容就会散落。如果散落了，小书童又不敢说，随手拿起来，就给卷到另一篇章里了。所以《金匮要略》里，经常出现这种情况，突然蹦出一个条文，和前后衔接得不太好，我们不要过分的纠结。历史传承到现在，我们能看到这本书，就已经很不容易了。

这个条文，常见于哪些疾病？临床上常见的，比如胆囊炎，我20岁之前，在偏远的农村，仪器检查不方便的时候，一些胆囊炎患者能疼几个月，也没有得到有效的治疗，或者没找到很好的大夫治；有的是阑尾炎，慢性阑尾炎，然后阑尾穿孔，最后形成囊肿。也有人说了，囊肿应该疼痛，其实不是的。我们在这里讲一下疼痛的机理，疼痛往往不是来源于炎症，疼痛更主要是来源于压力。当胆囊发炎的时候，胆道阻塞，胆汁排泄不畅，然后胆囊就被吹得鼓鼓的，就会产生压力，这时候的剧烈疼痛，就是由压力导致的。包括一些卵巢囊肿、阑尾脓肿也是这样。当急性阑尾炎发作的时候，很剧烈的腹痛，包括牙疼也是，其实是牙髓里面产生了一个巨大的压力，牙周炎是牙周产生了一个压力。只要把压力解除，疼痛就会减轻，无论用消炎的方法，还是清热解毒排脓的方法，都是为了减轻压力。

"病者脉数、无热、微烦"，如果产生了囊肿，疼痛不怎么明显，那么摸患者的脉，往往是数的或者是滑数的。这时候没有发热，患者也不像在急性炎症期那样特别烦躁了，反倒是微烦。"默默但欲卧，汗出"，人精神状态也会差一些，因为慢性炎症消耗了人体的正气，就是往那儿一躺，不爱说话，这叫但欲卧；可有汗出，因为正气都被消耗了，会有汗出，这种汗是虚的表现。"初得之三四日，目赤如鸠眼"，也就是脓肿刚形成，比如阑尾刚穿孔的，或者胆囊刚破裂，或者是肛周囊肿形成了肛瘘，这时候往往会见到目赤如鸠眼，眼睛红红的，因为着急上火、疼痛，眼睛的压力也高，所以眼睛会红。"七八日，目四眦黑"，如果这个囊肿又拖了下去，因为疼痛也减轻了，只是体力变得差一些。这里的七八日是不特定指的，不要胶柱鼓瑟，认为就是七八天。也就是说囊肿形成了，过了一段时间，会表现目四眦黑，目眦黑就是眼睛的周围会发黑，这不是化妆的，不是烟熏妆，而是确实是目四眦黑。

"若能食者，脓已成也；赤小豆当归散主之"。这个能食是指脾胃功能尚好，所以表现能食。当胆囊或者阑尾穿孔之后，疼痛就会减轻，虽然说破裂了听着很恐怖，但是机体有个保护性反应，一些白细胞会把它包裹起来，形成一层包膜，把漏到肠管外面或胆囊外面的脓给局限住，不让它扩散。这时候脾胃功能又好，所以他是能吃的，我们就用赤小豆当归散来治疗。

"赤小豆当归散：赤小豆三升（浸，令芽出，曝干），当归"。原书没写剂量，当归的剂量一般选三两，也就是 45 克。我们做赤小豆当归散，就是按这个比例。赤小豆三升，汉代的一升相当于现在的 200mL。很多大夫开赤小豆当归散，就是在方子里面开上当归，比如说 10g，又开了赤小豆 10g，就当做赤小豆当归散使用了。这样用有没有效，应该打个问号。我们不能否定别人的治疗，但是要理解古人，在炮制药物过程中的用意是什么。我们详细地把赤小豆当归散的做法给大家讲述一下。"赤小豆三升，浸，令芽出，曝干"，怎么浸？赤小豆不是红小豆，这是两个品种。赤小豆很硬，尤其干的赤小豆非常硬，你用锤子凿，它就像玻璃茬一样，而且豆子的皮更加坚硬。因此我们要让它发芽，让芽穿透这个外衣，就相当于借用穿破力量，来穿破脓肿，以达到消散脓肿之目的。如果没用整个豆子芽穿破的力量，没有穿破之势，那么消肿排脓的力量就微乎其微。

那么如何生赤小豆的芽？取赤小豆三升，然后用七八十度的水烫一下。像我妈妈那时候生豆芽，都用 100℃ 左右的水烫，开水直接烫就可以，所以用七八十度的水是没有问题的。因为这个豆子很硬，很不容易泡透，如果用凉水来浸它，那需要很久才能出芽。烫完了之后放在那里浸泡一宿，第二天捞出来放到一个盆里面，豆子上面盖上一层卫生纸来保湿，放到一个暖的地方。像我们的门诊用的是地暖，直接放到地面上就可以，一般来说第二天或第三天，芽子就出来了。那么让豆芽生多长？不要生得太长，芽子生得过长，穿透力量就小了，只有豆芽出来 5mm，长的不要超过 1cm 的时候恰到好处，力量非常足，能够体现豆芽破壳而出之势；不要让它发芽发得过火了，也就没有劲了。出完芽之后曝干，就是迅速地晒干，我们一般都放到地暖上，一般两三天就能干透了。再把当归放在一起，磨成散，杵也可以，也可以用药碾子压，还有一种小的粉碎机，也可以把它打成细粉，80 目左右就可以，如果好吃可以打 120 目。

用这张方子，最好的方法就是提前把赤小豆的芽生出来，不能等着来个肛周脓肿的人找你看病了，很难受，你说："你等两天，我先生豆芽去，把豆芽生完你再过来。"这样就不好。我们一定要提前把豆芽生好，生好可以不做散，放在那里，遇到了这样的患者，磨成散给他服用也来得及。用浆水服方寸匕，先谈一下什么是浆水，浆水又叫酸浆水，又叫酢。浆者，酢也，就是把粟米煮熟，捞出来再放冷水中，浸泡个五六天，然后这个水就会冒白泡。这时候这个水，就会有点酸味，就叫浆水。有的人说用米醋，少放一点米醋可不可以，也应该可以。但是《伤寒论》中米醋叫苦酒，方子有半夏苦酒汤。那么方寸匕是什么意思？用一个纸壳，剪 1cm 见方这么一个头，后面留一个把，铲这一小铲，就叫方寸匕，一天吃三次。

还有我在这里提一下，倪海厦老师认为，赤小豆发芽他是用的鲜品，当归他也是用的鲜当归，两个放在一起杵，杵成那种渣子一样的东西，一起吃也有效。

据倪老师讲课，这个效果还是不错的。如果我们按原书来看，还应该是赤小豆发了芽之后晒干，和当归同时杵为散，然后再用酸浆水服。两种都应该有效，最基本的有效的原因，就是赤小豆发一下芽，取它的穿破之势。中医看很多东西都是象形的，用其势，比如诸花（皆）升，唯旋覆花独降，花和叶就是治表，治上面疾病的，但是旋覆花除外，旋覆花是降的；金石类的药物也是降的。

我们再详细解释一下方意，当归主恶疮疡，赤小豆排痈肿。也就是说，发了芽的赤小豆能够破痈消肿，酸浆水能够调理脏腑，这三味药组合是治疗已成之际的痈疡、痈脓。我们刚才谈到了，狐惑病蚀于下，尤其在肛周附近的病变的时候，这个方子应用的机会比较多一些。用这个方子治疗肛周脓肿，效果非常好。

有一个患者姓胡，62岁，患了肛周囊肿，当时还是很疼痛的，去了当地的一家西医院，医院要给他做手术，患者很恐惧，然后辗转到我门诊。我们给他开了赤小豆当归散，然后在局部给他用艾灸，当天疼痛就减轻得很明显，一周左右就痊愈了。还有一个患者，这个小伙子21岁，由于阑尾炎在某医院做了个阑尾切除术。切除完之后刀口没长好，结果导致化脓性腹膜炎，他再次去医院，医院说让他养着，等着脓归归堆儿，然后再给他做手术。后来经过别人介绍，来到我们门诊。当时用的处方是薏苡附子败酱散煎汤剂，用赤小豆当归散服的散剂，相当于两个方子合方给他治疗的。当然这患者还结合着艾灸，治疗了一个多月，这个患者就好了。

不要看着经方药味少，其实药味越少，力量越专。一个大方子几十味药，就像马拉车一样，一匹马拉车向一个方向，三五匹马还能保证向一个方向走，但是力量之间就有相互牵扯，就是几个分力之间抵消后会产生一个合力。如果一辆车放一百匹马，或者几十匹马来拉，这些马怎么分布？周围各个方向，力量就相互掣肘，最终取得的效果也不会令人满意。

第八章

阴阳毒

第一节　阴阳毒的概念

上一节课讲了赤小豆当归散的处方、组成，制作方法和使用方法，本节开始进入第十三节的学习，讲述阴阳毒的病机和治疗方法。

首先来看一下原文：**"阳毒之为病，面赤斑斑如锦文，咽喉痛，唾脓血，五日可治，七日不可治，升麻鳖甲汤主之。阴毒之为病，面目青，身痛如被杖，咽喉痛，五日可治，七日不可治，升麻鳖甲汤去雄黄蜀椒主之。"**原文中症状写得比较模糊，现在又很难见到这种病和典型的这种症状的人。那么阴阳毒描述的究竟是什么样的疾病？阴阳毒这个疾病，是来源于古时战乱年代，由于尸体得不到处理，产生了一种病毒或者细菌，导致在人群之间恶性传染的一种疾病，又叫疫疠之气。那么什么样的环境容易得这种病？比如古代的监狱，卫生条件比较差，十几个人关在一间屋子里，吃喝拉撒睡都在同一个房间里面，这种浊气出不去，人们闷在里面，然后产生了一种传染性疾病，会出现这些症状。再就是战火纷飞，人们到山洞里面躲着，在山洞里面群居，这个时候饮食、卫生、大小便的情况都很不好，人们之间就能酿成一种恶性的传染病。

从原文中所看，无论阳毒也好，阴毒也罢，都是五日可治，七日不可治，可见这个病很凶险，不是眼下能够见到的普通或常规的疾病。虽然见不到这种疾病，但是我们也有必要进行学习。如果环境改变，或者我们真遇到了一拨这样的人，我们也要知道经方怎样去治疗。然后我们再讲解当今有什么病种类似这种病。

下面我们简单地学习一下条文，"阳毒之为病"，可见这个病名是很明确的，就叫阳毒。症状表现是"面赤斑斑如锦文"，就是脸一条红、一条白，就像古人织的锦一样。还有一个症状就是"咽喉痛、唾脓血"，这个症状像前面讲的，蚀于喉者为惑，和这个相似，所以这两个病也放在同一类的篇章进行讲解。"五日可治，七日不可治"，这是时间泛指。仲景先师是一个临床家，如果按当时传染病爆发的情况，他很可能见到大批这样的患者，五天的就好治，就能治好，超过了7天的就很难治或者九死一生。所以仲景明确地写"五日可治、七日不可治，升麻鳖甲汤主之"。关于处方，我们放在后面进行讲解，包括后世医家有争议的地方，也加以详细讲解。

"阴毒之为病，面目青，身痛如被杖"。阴毒这个病，脸色已经变得铁青，现在感染性休克会见到这种情况；"身痛如被杖"，身上很疼，就像被打了许多板子，还有咽喉痛。可见这个病，阴毒和阳毒，有一个共同的症状，都是咽喉痛。"五日可治，七日不可治"，也就是说，在五日以里的，就相对好治，超过七日的一般很难治疗，"升麻鳖甲汤去雄黄蜀椒主之"。

下面看看升麻鳖甲汤的方子："**升麻二两，当归一两，雄黄半两（研），蜀椒一两（炒，去汗），甘草二两，鳖甲手指大一片（炙）。上六味，以水四升，点取一升，顿服之，老小再服取汗。**"下面先看看处方，这里的主要成分当然是升麻和鳖甲，以主要的药物进行方子的命名，是《伤寒论》的一个特点。先看升麻，升麻的作用是透邪解毒，雄黄、蜀椒也能解毒杀虫，用了这三味药进行解毒。甘草也能解毒，还能调和诸药，缓和诸味药物的毒性和偏性。中药里面说的毒，大多指的是偏性，而不是能毒死人的毒。这六味药里面，蜀椒和雄黄是有毒的，这个毒确实有伤害人体的毒性。

在这里我们简单地讲一下通常所说的以毒攻毒，它指的是"寒者热之，热者寒之，虚则补之，实则泻之"，用药物的偏性来纠正人体阴阳寒热的失衡。当今很多大夫，都把以毒攻毒讹传为有了一些大病，就用有毒的药物治疗。比如有癌症，就说有癌毒，要用白花蛇舌草、半枝莲、蝎子、蜈蚣、蟾蜍、蛇、守宫来解毒，有的用西黄丸治疗肿瘤，其实这些都没有依据。当一个人得了疾病之后，人体本能地会调动一些正气去抗击疾病、抗击病邪，这时候人维持基本生存的正气就少了，大部分的正气，调动起来去抗击病邪了。正确的治疗是提供帮助，帮助人体去抗击病邪，应该是友军。当人体处于疾病状态的时候，如果又给它加了一个毒药，比如蟾蜍、蜈蚣、蝎子、守宫之类的药物，加下去之后，貌似会以毒攻毒，但是人体的正气就会受到这些毒药的牵制，也会损耗人体的一部分正气。就像给肿瘤病人用化疗、放疗，用这种毒性很强的物质或者药物刺激人体，很快人体的正气会衰败，就会虚弱。对于机体自愈能力没有帮助，反倒起到了一个掣肘的作用，正气被耗损，使病情恶化。

我们回归方子解析，当归和鳖甲是什么作用？鳖甲主要是滋阴养血，它能软坚散结，在这个方子里主要作用是养肝血、滋肝阴，又能活肝血、软坚散结。大家都知道，鳖这种动物在地面爬行，视野不是很好，那么鳖甲向哪个方向走？所以就需要一个领路人，这个领路的就是当归，当归的作用是养血活血，它主要入肝经。只有当归给鳖甲引路，鳖甲才会入到肝脏去，给肝脏滋阴养血，再给它软坚散结，不让肝硬化起来，不让肝肿瘤增大。所以说只有把鳖甲和当归配合起来，就是中药保肝护肝的最佳的方案。现在有很多的严重的重度肝炎或肝硬化晚期、肝癌晚期患者，输了药或者口服药，为什么肝功能反倒持续恶化？因为服进去和注射进去的药物都要经过肝脏代谢，肝功能本身就不好，留下那一点功能维持着生命的循环，再给加进药物，也会造成肝功能进一步衰竭。

下面看看煮取方法："以水四升，煮取一升。"也就是说这些药放了四升水，包括药渣子吸收和燔干的水，留取的是一升，也就是200mL。这个药是怎么服？是顿服，一次性服，不是一天三顿、一次200mL。后面这句话"老小再服取汗"，这个"再"不是说吃完一次再吃一次，多吃点，不是这个意思。"老小再"服是指这一升的药要分两次服，先吃一次半升的，过一会儿不出汗，再吃另外半升。可见这方子吃完是要发汗的，发汗的方法，就如同桂枝汤方后注法。我们简单地把发汗法讲一下，发汗的方法，一定要侧身发，不要平躺。平躺时阳气带着病气就进里面了。如果是侧身躺，冲上面的一侧出汗多了，就翻一下身，让另一侧冲上。发汗发多少？要发小汗，出那种小汗珠，遍身絷絷然，微似有汗益佳。另外发汗的时间是两个小时，一般主张发汗都晚上发，两个小时发汗结束。如果发现身上还在出汗，这时候要翻身，多翻几次，汗就落了。落了汗以后，不要说起床活动活动，或者起床撒尿，都不要做这件事情，就静静地躺下去，休息到天明，然后起床就好了。

还有一个患者，正好出现这个问题，他要穿很厚的睡衣发汗，这种发汗发完之后，很快湿气会进人的体内。因为发汗就把内衣染湿了，脱下去又受凉了，寒邪又进去了；不脱湿邪又进去了。所以发汗最好加一条，裸睡。

第二节　阴阳毒相关疾病

上一节课讲到了，阳毒之为病，用升麻鳖甲汤主之；阴毒之为病，用升麻鳖甲汤去雄黄、蜀椒主之。阳毒和阴毒采用的处方，后世争议比较大。其中有代表性的《肘后方》（肘后备急方，下同）和《千金方》认为，阳毒用升麻汤，就是升麻鳖甲汤去掉鳖甲、加上桂枝；阴毒呢，用甘草汤，也就是升麻鳖甲汤去掉了雄黄，是用了这张方子。这个还比较贴近。再往后世，《兰台轨范》里面说，蜀椒是辛热的，阳毒反倒用了，阴毒反倒去了，疑似有误。在《类证活人书》里面，阳毒用升麻汤，方药组成就是犀角、射干、黄芩、人参、升麻、甘草。《金匮玉函要略辑义》里面认为，阳毒用《活人书》的升麻汤及化斑汤；阴毒用庞氏的附子饮、霹雳散、正阳丹之类。为什么这样？丹波元简认为寒者热之，热者寒之，阳毒就是阳性的，所以要用化斑汤、升麻汤来解决，化斑汤就是白虎汤的加味方；阴毒就用温热的药，比如附子饮、霹雳散、正阳丹。简单地讲一下正阳丹的组成：附子、干姜、甘草、皂角、麝香。这样的处方看似很合理，实则不符合经方原意，这是后人想当然的处方。

为什么《肘后方》《千金方》说阳毒用升麻汤，无鳖甲有桂枝；阴毒用甘草汤还比较恰当？大家都知道，《伤寒论》里面的药性，和后世人学的药理学的药性，大部分都不一致的。就拿桂枝举例，后世人认为桂枝辛温，能够解肌祛风，照此来说，就应该单纯治疗寒性疾病。其实临床不然，临床上桂枝可以治很多热性疾病，首先它是治发热性疾病，第二手心干热，这是桂枝汤应用的一个大的指征，桂枝就能够专门解肌除热。别看后世说它是温性的，但是也能除热。

我们下面再从原文的结构上来研究一下，这个条文的处方究竟有没有错误。经方是一种定理，它很少出现错误，或者说我们不要轻易怀疑经方，因为以我们现在的智慧，远远达不到医圣张仲景的境界，我们没有足够的能力去给古人挑错。我曾经也见过很多人说《伤寒论》过时了；也有的人说《伤寒论》有错误，需要改几条、补几条。我开始以为肯定是高人，这么高的人都能修改《伤寒论》了，我一定要向他讨教。后来一问，他连《伤寒论》都没读懂，根本就没读全。

我们首先从结构上来看一下，阳毒之为病和阴毒之为病，两段原文对仗比较工整，一句话三十多个字，两句话七十多个字，正好两片竹板就能刻得开，而且这两片竹板对仗得很工整。无论从刻书的角度还是写书的角度，包括到后世有纸了，手抄这样的条文也不容易抄错。再从病势上来说，这里的阳毒和阴毒，不是阴证和阳证这么简单。阳毒相对在表、在阳，所以有面赤斑斑如锦文，病邪尚浅，所以说阳毒以攻邪为主。阳毒是病邪盛、正气刚虚，因此用大量的解毒药，用了升麻、蜀椒、雄黄、甘草四味药来解毒。因为正气不太虚，邪气很盛，直接解毒护肝就行了。到了阴毒，正气已虚，中毒已经很深，症状上身痛如被杖，面目青，很可能有爪甲青紫，这是快要出现中毒性休克的时候了。阴毒是病邪在里，一定要用透法往出透。这种情况，不能再用有毒的蜀椒、雄黄，担心进一步损伤肝肾，因此就要去掉。去掉之后，当归、鳖甲护肝，升麻、甘草透邪而出，这时候邪在阴证、在里，用升麻鳖甲汤去雄黄、蜀椒主之。这样一理解，条文就通顺了。不能想当然地说阳毒就是阳证，就得用凉药；阴毒就是寒证，就得用热药治疗，在这里绝不能混淆。

前面提到了，阴毒、阳毒这样的病，现在基本上已经见不到。那么升麻鳖甲汤还有没有用武之地，应用于现在什么样的疾病？这个方子在临床上更多地用于带状疱疹，阳毒相当于带状疱疹水疱期，皮肤一块红一块白的，这种情况下就可以用升麻鳖甲汤。如果是到了慢性期，疼痛很剧烈的时候，尤其老年人，就应该用升麻鳖甲汤去雄黄、蜀椒。很多文章指出，带状疱疹经常用到龙胆泻肝汤，有一部分人用栝楼红花汤，加点抗病毒的之类的金银花、连翘。效果究竟怎么样？肯定有效。带状疱疹，还可以用针灸的方法治疗，也可以用梅花针刺血、拔罐，或者用辅助外用药。但是如果用开中药的方法治疗，哪个方子更好使呢？我个人认为，升麻鳖甲汤应该更好使。大家可以试一下，效果会更好，远远超过龙胆泻肝汤和栝楼红花汤。如果疼痛剧烈，可以合并麻黄附子细辛汤，再配一个外用方。

在这里给大家讲一下一个外用方：雄黄 25g，加大蜈蚣两条，捣碎装瓶，用矿泉水调，用棉签涂搽患处。涂搽的范围要大于带状疱疹所起的范围，只要把它圈住，第二天它就不会再往外长。一般轻症只涂药，很快就好。小儿得带状疱疹就单纯用蜈蚣研粉，哪有疱就到哪儿给它点一下，很快就好。因为小儿稚嫩之体，比较金贵，雄黄毕竟有毒，所以说尽可能避免给小儿应用。成年人没有什么问题，因为这是个外用药，又不内服。

记得在 2008 年的时候，我治过一个南方的女孩子，怀孕 5 个月，得了带状疱疹。她的带状疱疹长在哪儿呢？长在乳房。她的乳房纵向裂了两道纹，里面乳腺的小叶都露出来了，看着非常恐怖。到了医院，医生让她终止妊娠，要给她流产，流产之后再抗病毒，治疗她的乳房带状疱疹。她又不想把孩子打掉，又忍受不了带状疱疹的痛苦，从医院里跑出来找到我。我说："这样，你直接外用吧。"年轻人身体素质一般来说都比较好，即便说是正气存内、邪不可干，但年轻人虚得也不是那么厉害。我们都知道，带状疱疹病毒无处不在，为什么别人就不感染，或者说别处的皮肤就不感染？是（因为）人体发生了变化，给细菌和病毒提供了爆发增长的条件，只要改变了这个环境，病毒就不能生长。因此我告诉她："你不要打掉孩子，我给你配点外用药，你回去就涂，忍住疼痛，疼得受不了，可以用一点止痛药，你就涂我这个外用药。"涂了十来天，患者就好了，孩子也保住了。

还有一个患者，她以前在我门诊看病，也知道我看病疗效好。有一天她得了带状疱疹，当时疱疹没有出来，只是有剧烈的胸痛、肋骨痛。到我门诊找我看病。那天偏不凑巧，我去市里开了一个会。结果她在我那儿等了 2 个小时，等不到我，就去医院治疗了。住了 4 个月医院，后来发了水疱，疱疹是没了，疼痛却没缓解。那个痛很厉害，只要衣服挨到皮肤，轻轻地一蹭，人就疼得嗷一声叫了出来。带状疱疹很奇怪，它损伤神经末梢，大部分人疼痛都很剧烈，有少部分人得这个病疼痛轻微。这个老人人就回家，在她的床上一躺，把衣服一解，疼得一会儿就哎哟一下，然后她就骂，骂她的闺女。其实她的闺女很孝顺，因为老人人已经 82 岁了，她的闺女也五十多了。

后来她闺女两年以后又找到我，让我去给看看。在路上就跟我说了这个经过："两年以前找你，结果不在，住了 4 个月医院，疱是没了，疼痛止不住，你费点心去给看看吧。"到她家，我说这个疱已经看不见了，这时候抗病毒治疗，什么治疗都没有意义，就用针灸治疗吧，把疼痛能缓解掉。这个怎么针呢？我们在这里也讲一下，就是沿着肋间神经，找到相应的肋间神经根，用毫针对着相应的肋间神经根，刺用泻法施针。一般一次疼痛就能缓解，连续扎个三五次，疼痛能够消失大半。这种针法由于是在背部刺针，一定不要留针。我们都知道针灸有一句话，叫前身如井、后背如饼，也就是说腹部扎深一点问题不大；但是从后背扎一定要加小心，因为不要刺到躯干的静脉和动脉，这是一；另外就是内脏，其实像肝脏包括心脏，你刺到它一下，只要迅速出针，没有什么问题；但是如果这个针留在那儿，内脏是在蠕动的，那么这个针在里面，比如肺来说，开始扎进去是一个小眼，但是留针不动，那么肺脏蠕动蠕动，这个针就像一把刀一样，就会把肺划开个口子，这时候就容易形成气胸，容易出现医疗事故。所以说我们在后背扎针的时候，很少留针。如果实在想留针怎么办？要把针尖抵骨停留，什么意思呢？把针尖扎到骨头上，你动一下针，如果顶在骨头上了，就可以留针，否则我不建议后背留针。要么就是浅刺或者平刺再留针。当医生很不容易，一定要注意医疗风险。你治好 100 个人不出名，但是你治坏一个很快就出名。

还有一个姓余的患者，64 岁，得了带状疱疹。因为他是农村的，很偏远，家里没有人管他，就是有两个闺女。回家看到他，当时水疱都已经溃烂、结痂，结痂后就出现裂纹，流出了黄水，老头很是痛苦。他的两个闺女意见不一致，小闺女就决定让我治，大闺女说听说有个老太太会用针来截。这种截法就是用缝衣服的针，针鼻儿那头，农村人管这个病叫蛇串疮，又叫蛇盘疮，说在蛇头那地方拿针鼻儿顶几下就好了。其实这种方法可以用于轻症、年轻人、身体壮实的人，本来一个病毒性疾病，只要身体强壮，两周左右就能痊愈，前提是你能忍住疼痛。但是老年人不行，后来就打了个车，把这个患者送进了一个小山沟，找那老太太给截去了。老太太给用针截了几天，越来越严重，想回来又没有车，又回不来。后来他这个小闺女又去打个车，把她爸爸拉到我门诊。我一看，那种情况下，只有看到了，才知道什么才叫"身痛如被杖"。他的脸变得很青，看着身上的循环都不太好了，我们果断地开了升麻鳖甲汤，去雄黄、去蜀椒，开了7副，然后又给他扎上针、做上艾灸。艾灸很神奇，用的只要是纯正的艾草，它燃烧之后的频谱和人体高度一致，同气相求，它就能穿透人体，调节人体经络之气的运行，就能够治疗疾病。所以说很多疾病，都能够通过艾灸来解决。艾灸能消肿，能改善气血循环，能解毒，能止痛。我们再用针灸解决疼痛。但当时已经没法用梅花针了，已经都结痂了，很厚的痂，又裂纹，往出流黄水，所以说梅花针刺血、拔罐的方法就使不上了。我们只能用针和灸的方法。治疗一周，结的痂就脱落了，疼痛明显减轻。第二周就没再用针灸，又服了一周的中药，老先生很快基本正常了，只留下轻微的疼痛。因为家里也没钱，也就不再治了，后来一直还生活得挺好。

带状疱疹这个病，长在哪儿的都有，长在眼睛里面的最凶险，容易导致失明；长到耳朵里边的也很痛苦。那怎么诊断呢？其实在疱疹出来之前很难诊断。好多人莫名地出现腰痛，或者肋间神经痛，出现剧烈的疼痛。我们作为医者，率先要考虑到带状疱疹，不要等到疱疹都出了一身了，才诊断出来。因此临床大夫脑袋要绷一根弦，如果患者有剧烈的头痛，或者身体哪个部位剧烈的疼痛，又没有什么表现，疼痛呈烧灼性，一定要想到是带状疱疹。

第九章

疟 病

第一节　疟病总论

我们本节学习《疟病脉证并治第四》,《金匮要略》的第四篇内容。讲课方式需要改一下，先把整个疟病篇的概貌讲一下，然后逐条讲解条文，最后归纳整理，这样便于大家学习理解、记忆和临床应用。

我们先来概括一下《疟病脉证并治第四》篇究竟讲了哪些内容。首先来谈什么是疟病。疟病，西医学的概念比较准确，是由疟原虫引起的定期发热性疾病，在南方又叫"打摆子"，在北方叫"发疟（yào）子"，忽冷忽热的，隔一天冷，隔一天热。"疟（yào）"字究竟怎么写，我也不太清楚，是老百姓说的一种俗话。疟病靠蚊虫叮咬传播，由于现在的卫生条件比较好，南方一些臭水坑处理得也比较好，现在这种病已经基本上见不到了。但是如果大家有机会到非洲行医，还是会发现有很多疟疾的。屠呦呦老先生提取了青蒿素，获得了诺贝尔医学奖。在葛洪时代，已经有这种青蒿榨汁的方法了。用青蒿，为什么煎煮效果就不好了？一煎煮，青蒿素就挥发了，因为它是挥发油。如果用绞取汁这种方法，它就不容易挥发，效果就会好。这个病就是定时发作，忽冷忽热，休作有时。有的患者表现寒多一些，热少一些；有的患者表现热多一些，恶寒会少一些；也有的人寒热交替，或者叫寒热往来。因此我们把疟篇归为三大类：一类叫偏热型的，分为了瘅疟、温疟和牡疟；一类叫偏寒型的，分为了牝疟，还有一种疟发渴的，还有一种但寒不热的；还有一类是什么呢，久病变成了疟母，也就是胁下腹部形成了结块，叫疟母。我们分为这三大类，这样就把所有的条文和方证归纳起来了。

下面来看看第一段原文。这段原文是以脉象分疟病的证型，后面的文字又只字不提了。我们不要看这篇很混乱，觉得很怪怪地写了一篇脉，到方证里面没有脉象。其实仲景先师在这里写得很明确。疟病很好诊断，它定时隔几天一发热、一怕冷，有的隔半个月一怕冷一发热，最长的是一个月发一次，连着发几个月就有规律了，这个症状无需更多的诊断。那么如何区分证型呢？我们就要靠脉象来区分证型。而且伤寒的脉象又比较简单，所以说这一篇重点阐述疟病以脉分型。

原文第一节:**"师曰，疟脉自弦，弦数者多热，弦迟者多寒，弦小紧者下之差，弦迟者可温之，弦紧者可发汗针灸也，浮大者可吐之，弦数者风发也，以饮食消息止之。"**

第一句话，"疟脉自弦"，为什么？这种反复发作，有个术语叫往来寒热，中医认为病位在少阳，少阳之脉自然就是弦脉，这个没有争议。所以说弦脉是疟病的主脉。我们学过中医诊断的都知道，数主热，弦又合并数者是为热，弦脉又迟者就是寒。什么是数，什么是迟呢？古人没有钟表、没有秒表来计时，只好用呼吸计时，定呼吸是指医者凝神定气，把呼吸调匀，一呼一吸为一息，休息的息。一息，脉搏跳动四次为四至，为平脉，是正常人的脉；如果超过四次，是五次、六次，就叫数脉；如果 总脉搏跳动不足四次，叫迟脉，所以说迟主寒。

"弦小紧者，下之差"，弦是指疟脉；紧是主寒的，指血管紧张度的增高；小是因为人体的正气或者精气具有被阻截的状态，脉才会小。其实在"小"字前面应该还有一个"沉"，"弦沉小紧者，下之差"，脉一定是沉的。因为沉脉主里，里面由于气滞导致血结，又称作癥瘕、痞块，可以用下法。

刚才讲到了迟脉主寒，用药就是寒者热之。所以说疟病的脉是弦迟的，就可以用温的办法、用温热的药或者用艾灸、温针的方法来治疗。"弦紧者，可发汗针灸也"，这个弦紧，应该还暗含着一个浮，浮弦紧或者是弦浮紧者，后面有处方的时候会讲到，可以用发汗或者针灸的方法来治疗。

"浮大者可吐之"，这个脉的浮大是指哪儿呢？重点应该是关上浮大。我们在临床上见到关上浮大的时候，有的时候你不用吐法，你开下药，患者闻到药味就会吐掉。发现患者吐了，也不要惊慌失措。现在在临床上吐法的应用很少了。因为孩子也好，大人也好，一旦吐了就惊慌失措。我曾经治过一个承德当地肺癌患者，吐血，最后吐血块。我说："你放心。"因为他的脉很平和，"你接着治疗就行，按时吃药"。患者几乎天天问我，吐血吐了2个月左右，后来不吐了，这个人现在也很好，已经好几年了。因为病邪总要给它一个出口，我们观察其他的生命体征的同时，让患者吐一吐，给邪气一个出路。古中医的用法，汗、吐、下、和、温、清、消、补，是中医的八法，汗法是第一位，吐法就是第二位。涌吐邪气在古代应用很广泛，现在大夫几乎都不敢应用了。尤其病邪在上，吐是离病位最近的治法，所以说"病在上者，吐之可也"。

这里面难理解的是"弦数者风发也，以饮食消息止之"，这里指的是人体的肝阴虚，而且还有疟病，反复发作，甚至数年治疗不好，导致虚风内动。这种情况，如果用药物强发不行，汗法不可，下法不行，因为它是虚，只好以饮食消息止之。用什么样的饮食呢？可以选用百合、山药、薏苡仁之类的做一些粥来滋阴、健一下脾。薏苡仁又叫薏米，有祛湿的作用，疟病反复发作，往往有湿邪，就可以慢慢地让人体的正气恢复，治愈疾病。

　　我昨天就遇到一个小孩子。这个患者是感染流感了，首先是发热，热退后咳嗽。他发病的时候是周三，我恰巧在北京出诊，他没找到我，处理了一下，打了退热针，然后小孩子出现了高热、惊厥。小儿发热会出现惊厥，往往都是因为退热退急了，就像一个烧红了的铁锅，你激上一瓢冷水，这锅瞬间就炸掉了。我们在农村的时候，有经验的妈妈们都知道，如果锅添水少了，烧干了、烧红了，要把锅掀开个小缝，倒进去一壶开水，然后迅速盖上，得防止开水喷出的蒸汽烫到你的脸。就听到滋啦一下，然后这锅就保住了。现在小孩子发热，经常被一些大夫给吓唬到，说高热烧成肺炎了，烧成脑炎了，把小儿烧傻了，很多家长惊慌失措，导致孩子正常的发热或者说生长发热被抑制了。小孩子一年有两次生长发热的时期，如果没有其他症状，是不需要处理的。往往一个小小的风寒感冒，被输液、挂水、打针，处理成慢性的感冒。其实小儿发热，烧一烧对身体有好处。中医认为邪正相争故发热，也就是说感受了风寒或者风热邪气，人体会调动正气出来抗邪，这时候人体就发热了。中医治疗发热，是帮助人体的正气打开毛孔，风邪、寒邪顺着毛孔透发出去，又叫开门送客的方法，治病治好了，热也退了。

　　有些医生治疗发热是什么呢？是强行退热，往下摁。往体内输冰冷的盐水，强行打中枢性退热针，压制了免疫力，只是控制了症状，人的感觉是更不舒服的。还有一种退热方法是什么呢？冷敷、擦酒精等方法。我经常批评这些患者家属，我也批评同行，一个小孩子发热，他往往自我感觉是怕冷，你给他枕个冰袋、搽个酒精，你看小孩子一哆嗦，恶寒更加严重了，他很不舒服。我经常讲，你们大人也会感冒发热的，哪天你们发热了，自己弄个冰或者冰冻一瓶矿泉水，夹到胳肢窝上、放肚皮上试一试，你舒服不舒服。如果你不舒服，为什么对你的孩子就认为这样治疗是正确的？本来受了风寒，很简单的发热，现在却有一种错误的观点。

　　我记得我们小的时候，如果听说谁家的人输液了、挂水了，那时候输液还是一个吊桶，左邻右舍、亲戚朋友，就要买两斤点心去这家瞧瞧这个人，这个人估计就要不行了，或者是很重的病才输液。现在则不同，刚受了风寒就到医院或者诊所，找大夫赶紧给挂水，以为好得快一些，很多人有这种概念。因为这些人急功近利，什么东西都讲快，但是方法不对，反而欲速则不达，看着快，实际不快。现在的一些感冒输液，往往输七八天、十来天，也未见得有效。为什么？因为感冒大多数是风寒感冒，再用凉水输进体内，心理上只是感觉到一种关怀、一种治疗、一种仪式而已。我们躺在那里，看着那水不停地滴到身体里，其实是一种心理安慰。谈起它的副作用，那就很多了。其实生理盐水也好，5% 的葡萄糖也好，这叫等渗液，它含有很多大分子颗粒，数以百万计，输进我们的血管，人体是很难代谢的。如果感冒了，反复地输液，就会破坏人体免疫力。因为感冒是被压下去了。压下去了，人体的正气恢复以后又要抗邪，所以说过十天半个月又发热了。

我们经常见到这样的小儿。给的治法就相当于家里进了小偷，警察来抓小偷，打得热火朝天的，你给一闷棍把警察打蒙圈了，小偷在这里肆无忌惮，看着很消停，没人和他搏斗了，正气和邪气不争了，所以不发热了。正气会恢复的，恢复个十天半个月，又来抗邪来了。也就相当于被你打蒙的警察苏醒过来了，又和小偷搏斗了，你又给一闷棍，又把警察打倒了。我们临床经常看到有些小孩，半个月在学校，半个月在医院，其实就是一种打击正气的行为导致的，减弱了自己的抵抗能力。中医治病就是比较仁慈，扶助正气，祛除邪气，开门送客。

还有一种怪现象是什么呢？当小孩子感冒发热了，不想吃饭想睡觉，大人就慌了，说："这孩子不吃饭，大夫你无论如何得让孩子吃点饭。"我经常说："你傻呀，你有病了，又能吃又能喝，又能折腾，可能吗？谁有病了，感冒发热了，还能吃能喝，是不是？"用中医的话来讲，当人体感受了风、寒、暑、湿、燥、火，中医叫六淫，感受六淫邪气，机体就调动正气到体表抗邪去了，表现为发热了。里面的脾胃呢，消化食物的正气就减少了，所以有病饭吃得就少了。有的人病病歪歪，吃得很少，或几天不吃，他也能活。有一句话又叫病养人，病亦害人，就是有病的人不吃饭，没问题；但是一个健康的一个小伙子不让他吃，他就饿得慌，受不了。所以说小孩子感冒了，不爱吃饭是正常的，他的正气是去抗病邪了，家属不要惊慌。还有一种情况，尤其流感、温病，用中药也好，西药也罢，把病邪抗出去的时候，人体就要静养，小孩子就表现为打蔫儿，要睡觉。没有其他的不舒服，就让小孩子休息。

前面讲的那个小孩子，我回来之后给他处理，开的小剂量的大青龙汤，他回去喝了一剂，热就退了。家长问我说："孩子就睡，没精神，是不是吓着了，是不是怎么样了？"我说："孩子现在需要休息，你不要捣鼓他，不让他睡。你不要扰动他，这是个流感或者叫温病。中医叫勿扰阳气，不要扰动它。阳气者烦劳则张，你一扰动他，他阳气又起来了，孩子还会发热的，让他好好地睡，恢复一下体力，第二天就好了。体质差的，可能需要两天恢复一下。"果不其然，这一天一夜没再戳鼓这孩子，然后来说好了。

所以说生病不可怕，家属恐慌才可怕，家属乱作为更可怕。不如找正规的医生，让医生给你处理，不要惊慌失措，动不动开些药去，还没等吃，就反复地问医生；更难理解的是敌视医生。医生也好，患者也好，中医也好，西医也罢，共同的敌人是疾病，而不是医患矛盾。家属只有平心静气，长了病要以一种平和的心态，交给你信任的大夫，放心让他治疗。如果你不信任这个大夫，掐着录音笔，拿着手机录像，步步诘问、盘问，由于这种不信任，大夫只能谨小慎微地开药，开出的药效果大打折扣。所以说医患关系，更多的是一种信任关系。如果不信任，最好是换大夫，没必要再为难为你看病这个大夫。我在这里也给广大的中医爱好者和家属们讲一讲，因为出现医患矛盾令人痛心。我相信，每个在一线工作的医务工作者对他的患者都是尽心的。一些大医院的大夫忙不过来，他想尽心也只能尽到一定程度。像我们个人干门诊的，可能会给你更充足的时间。很多患者或者家属，需要的就是诉求和表达，实际是要寻求心理安慰，想让大夫许诺疗效，这是家属普遍的想法。

谈到许诺疗效，我也谈一下，其实一个正规的大夫，是不能许诺疗效的。另外许诺不许诺疗效，也是判断一个医生真伪的标准。我们见过一些骗子敢许诺疗效，说治肿瘤有秘方，拍着胸脯吹疗效，抗肿瘤、治肿瘤保证好。记得我在2012年的时候，遇到一个得了肺癌的患者，就是附近隆化县的。他在我这里开了一周的药，一周吃完咳、喘、憋都减轻了，但是不来复诊。突然患者的儿子给我打电话，说："宋大夫，我不上你那看去了。"我说："为什么呢？"他说："你开药太少，不如有个大夫，我们给打一个电话说一下病情，人家给我拿三个月的药，花了七万二。等我们吃完这个七万二的药，要是不管事我再找您看去。"我是什么意思呢，这家医疗机构肯定给他许诺疗效了，拍着胸脯说给你包治包好。一旦说包治的，大部分是骗子。医疗是个水非常深的行业，而且人体是个黑箱子，很难琢磨透。药物进到人体，发生反应之后，然后我们才知道产生什么样的疗效，绝对不能提前过多吹牛。

第二节　疟病分类

我们在前面一节课讲了第一段原文，也就是总论："师曰，疟脉自弦，弦数者多热，弦迟者多寒，弦小紧者下之差，弦迟者可温之，弦紧者，可发汗针灸也，浮大者可吐之，弦数者风发也，以饮食消息止之。"仲景先师把这段原文放在这里，但是貌似又和后面的方证条文没有什么必然联系。难道真的是没有用吗？不是的，后面的条文只是把脉作为省文处理了。仲景先师心里面很明白，他认为后世在座的诸位专家、学员也明白，因此后面就没把脉写上去。在课程里，我们把脉分到各论里面去看，就知道仲景先师用心之良苦。

前面一节课讲了，疟篇归为三大类，一类叫偏热型的，一类叫偏寒型的，还有一类是久病变成了疟母。仲景先师在写文章前，为什么把疟母放在了第一篇？因为疟病有一月一发、七日一发、五日一发、三日一发或者隔日一发等。由于古时的医疗条件有限，这个病很可能都拖延下来，往往迁延不愈。仲景时期大夫很少，像仲景这样高明的大夫也不多，闻名后世的才那么一两个，仲景和华佗是同一时代的；加上过去的医疗条件有限，战争连绵，老百姓流离失所，这个病往往拖延下来，变成了疟母。可见在那个时代，见到疟母的几率要远远高于疟疾，所以把疟母放在第一篇来讲，也就是重点。

下面看第二节："**病疟以月一日发，当以十五日愈；设不差，当月尽解；如其不差，当云何？师曰：此结为癥瘕，名曰疟母，急治之，宜鳖甲煎丸。**"先看一下原文的意思是什么。得了疟这种病，一个月从第一日开始发，应当在十五日愈。如果不好，当在一个月的时候尽解。如果再不好，是为什么呢？我们讲一下，什么病都有它的规律，疟病一个月发一日的，为什么要在第十五日愈呢？一年有二十四气，俗称二十四节气或者叫八节二十四气。记得有一次，我拉了几个小学的老师在一起，听他们辩论，雨水究竟在惊蛰的前面还是后面。几位老师争得面红耳赤。最后我实在沉不住气了，说应该没有这么多的争议。他们问："你一个当医生的知道？"我说："知道。我不知道你们怎么教的学，二十四节气歌，学生都应该会背，这是常识。现在教学，学了更多的数理化，学生的安全问题、生活常识问题，反倒没有受到足够的重视。中国的孩子学历很高，生存能力却有待加强。"这几位老师满脸疑惑地问："你能知道？"我说："我略知一二，我可以给你们背一遍，你们自己掂一掂，究竟哪个节气在前，哪个节气在后。春雨惊春清谷天，夏满芒夏暑相连，秋处露秋寒霜降，冬雪雪冬小大寒，每月节气有两个，最多只差一两天。"我把这首节气歌给他们背完，他们就默不作声了。

疟病一个月发一日的，为什么要十五日愈呢？古人认为，五日为一候，三候为一气，一气就是十五日，也就是说十五天是气周转的关键点。三气为一节，也就是说一年有八个节。八个节都是什么呢？立春、春分、立夏、夏至、立秋、秋分、立冬、冬至，这八个叫节。人体也有八个大的关节，就是两个肘关节、两个肩关节、两个髋关节、两个膝关节，也是八个节。这些节是什么意思呢？是气血不容易通过的地方。所以说这些关节容易疼、容易痛，中医说不通则痛。一年四季也有八个节，身体好的人过八节的时候，可能没有什么反应，或者把这些反应忽略了；但是一些老年人和危重患者，往往都在这八个节的前后三天去世。如果有病重、病危的人，我们推测他临终的时间，往往都是在节气交接的时候。也就是说发了疟病，在十五日也就是一气结束的时候，应该病愈。如果不病愈，到一个月，也就是两气的时候，应该可以好了。如果又不好怎么办，这个病就拖下去了，时间久了，变成了什么呢？"此为癥瘕，名曰疟母，急治之，宜鳖甲煎丸"。癥瘕一般指腹部的结块，如果是疟病形成了癥瘕，叫疟母。这个病类似现在临床的什么病呢？类似肝硬化、肝癌，还有脾肿大。"急治之"，这种病就已经很危急了，治疗要选用鳖甲煎丸。因为已经形成癥瘕积聚了，形成结块了，要缓消，所以要用丸剂。

刚才讲了，仲景的时代，由于医疗条件、社会条件和经济条件的限制，导致疟母盛行。为了救助老百姓，治疗疟母的方子不再熬中药了，而是做成了成药方便携带，来一个人就给几丸，拿回去一吃就行了，也方便治疗。能够具有普遍性的东西才做成丸药，可见鳖甲煎丸这个药在当时是很流行的，只是现代人用的机会少了，也并不是没用。在二十几年以前还有这个成药，鳖甲煎丸，现在已经买不到了。但是我们可以按这个组方思路，组方治疗肝癌、肝硬化和一些脾大的疾病。这是一个攻补兼施的方子，寒热温凉、解毒散结、利水化痰等药物结合在一起的一个方子。

这个方子因为做丸剂，量就很大。我们简单地读一下，就不做详细讲解了。**"鳖甲十一分（炙），乌扇三分（烧），黄芩三分，柴胡六分，鼠妇三分（熬），干姜三分，大黄三分，芍药五分，桂枝三分，葶苈一分（熬），石韦三分（去毛），厚朴三分，牡丹五分（去心），瞿麦二分，紫葳三分，半夏一分，人参一分，䗪虫五分（熬），阿胶三分（炙），蜂窠四分（炙），赤硝十二分，蜣螂六分（熬），桃仁二分"**。这里边说有二十三味药，其实应该是二十五味药，还有一个灶下灰、一个清酒。这里的阿胶是炙，蜂房是炙，为什么要炙？炙了就成阿胶珠，蜂窠炙了就会酥一些，因为要粉碎、要做丸剂，所以要做一些炮制。如果单纯的阿胶打不碎，打阿胶的时候容易黏机器，把箩给糊死。乌扇就是射干的别称。熬，汉代的熬就是炒，尤其南阳一带的方言，不是现在添水熬，而是用火干炒。这里的分量怎么办？汉代的分和现在的分是不是一回事儿？其实都不要紧。把分换成克也好，换成两也好，或者换成斤也罢，我们就按这个方子的比例进行配置。按照这样的比例，配制出的中成药效果就会好，原方的比例就不要再更改了。

"上二十三味为末，取灶下灰一斗，清酒一斛五斗，浸灰候酒尽一半，着鳖甲于中，煮令泛烂如胶漆，绞取汁，内诸药，煎为丸，如梧子大，空心服七丸，日三服"。为什么要讲一下用法？如果我们遇到这样的患者，家庭条件又不好，可以选择几类药物做成丸，让患者慢慢地服用。尤其有的同学感兴趣，喜欢做丸剂，可以把这个药物做成丸剂，但是前提条件是一定要按古法炮制。

前面讲了几种脉象，疟母的脉象应该是什么呢？应该是脉弦小紧，才用这个方子。诊断是疟病了，摸一摸肚子又有了癥瘕结块，肝大、脾大很好摸的。一摸脉是弦小紧，我们直接开鳖甲煎丸，无论西医学是什么病名，是肝癌还是肝硬化还是脾大，照方开就可以。

中医治病，更多注重的是症状，往往把证型、症状治掉了，病也去根了。不完全是按病名治病，比如妇科炎症，出了很多中成药，名字很具有诱惑力，疗效马马虎虎；高血压就降压，高血糖就降糖。突然出现一个重叠综合征，就不知道用什么药了；出现一个库欣综合征，没法对症用药了。治病名，往往治来治去自己都找不到方向了。治症状，症状好了，病慢慢地就断根了，这是医学思维的不同。

第三节　热疟治要

前面一节课我们讲了，疟篇归类为这么三大类，一类叫偏热型的，一类叫偏寒型的，还有一类是久病变成了疟母。接下来看偏热型的疟病。偏热型的疟病，分为瘅疟、温疟和牡疟。这里牡疟和牝疟是一对，一个是热性的，一个是寒性的，多热的就是牡疟，多寒的叫牝疟。下面进入条文学习。

我们先讲热疟里面的，第一个疟型叫瘅疟。看一下原文，第三节：**"师曰，阴气孤绝，阳气独发，则热而少气、烦冤，手足热而欲呕，名曰瘅疟；若但热不寒者，邪气内藏于心，外舍分肉之间，令人消烁肌肉。"**我们来看一看，什么叫"阴气孤绝，阳气独发"。《黄帝内经》原文中这样说道："阴在内，阳之守也；阳在外，阴之使也。"如果人体阴气少了，阳气就要向外发越，因为阴为阳之守，"阴气孤绝"就是阴少了的意思，就没法收敛、固摄阳气，导致阳气单独向外发散。"则热而少气烦冤"，这时候人就表现出热证，也就是说阴虚则热。那么为什么少气呢？学过中医基础的都知道，热则耗气，所以患者有少气的表现。"烦冤"这个字，其实是通闷、烦闷；有人说冤也解释得通，别人冤枉你了，你还不闷得慌吗？这也可以理解；其实就是烦闷。"手足热而欲呕"，就是手脚都是烫的，由于热气扰胃，还导致有点干呕。呕不是吐，"有声有物谓之吐，有声无物谓之呕"。脉应该是弦细数，和总论里的脉象是一致的。这个病仲景给起了个名字叫瘅疟。"瘅"是什么意思呢？"瘅者，热也"，也叫热疟。"若但热不寒者，邪气内藏于心，外舍分肉之间，令人消烁肌肉"，也就是说，瘅疟会出现定时的发热，而没有恶寒，这种邪气往往是藏于心经，因为心主火；瘅疟又主热，同气相求，它会舍于心经。在外面又舍于分肉之间，令人消烁肌肉，也就是说人就变得瘦下来了。

这样一个条文，描写人的形象，手脚很热，定期发热，人又很消瘦，还很烦闷，脉又是弦细数，这证型就出来了。这是一个什么样的证型呢？这是一个阴气虚、有热的疟病。仲景没有给出方子来，我们可以以证测方，用什么方子合适？我个人认为，这样的人，最对证的是麦门冬汤，这是经方；如果用后世的方子，李东垣的清暑益气汤也可以解决这个问题。每年的夏末秋初，会见到这个证型的发热。作为医生，不要一发热就想到外感，就频繁地发汗、抗病毒、清热解毒，麦门冬汤、李东垣的清暑益气汤应用的机会都非常多。我们在十大病种里面讲了，这样的发热用清暑益气汤，而且临证的指征也讲了清暑益气汤的应用。这里要再讲显得有点重复，大家可以参照十大病种里清暑益气汤临床应用指征来看。

如果选用麦门冬汤，参枣草粳半夏存，人参、麦冬、大枣、甘草，这是补津液的，半夏降逆止呕，因此这个方子正好应用于瘅疟。但是麦门冬汤的剂量要注意，麦冬和半夏的比例一定要开对，它们的比例是 7∶1，半夏用 10g，麦门冬就要用 70g，只有这个比例效果才好。我常用的剂量，就是麦门冬 70g，半夏 10g，人参 10g，大枣用四五枚就可以，炙甘草 6～9g。我们简单地讲一下它的应用指征，舌是红的，苔是白的、厚的，舌头往起一翘，底下是红赤的。发热也好，白塞氏病也好，还是扁平苔藓也好，还是什么疑难病，口腔溃疡也好，我们不管，只要看到这样的舌就可以用。如果再看到脉弦细数，再结合症状，有定期的发热，还有干呕或者食欲差，或者是隔几天就发热，隔几天热退，不管他什么病，都可以用这张方子。

接下来看热疟的第二个证型，叫温疟。我们先来看一下原文第四节：**"温疟者，其脉如平，身无寒但热，骨节疼烦，时呕，白虎加桂枝汤主之。"**首先来看这是个疟病，前提是温疟，"其脉如平"怎么解？这个脉如果久病如平，是可以理解的。比如我治过一个患者，这位患者是北京的，头痛、面赤、手足心烦热，也有骨节疼。这个患者自述，他每天渴，喝很多水也渴，用过多少中西药物治疗都没有效。后来经别人介绍，来我门诊治疗。我们当时倒是没定为温疟，定为阳明有里热，太阳有表邪，也可以说太阳阳明合病，也符合白虎汤的应用指证，方证相应，就选用了白虎加桂枝汤。吃了两周的药，手脚热、手足心热、骨节疼大减。后来我们用了三十几剂的药，把这个患者治疗痊愈了。因为这个病已经十几年了，他的脉会如平。如果真是温疟，发病的时间又不是很长，脉应该是什么样的呢？疟脉多弦，应该是弦大而数或者弦数。"身无寒但热"，这个症状就好解了，身上没有寒；"但热"就是只有热，这个热不一定表现在体温上，往往身上燥热。"骨节疼烦"，这个烦一是因热而烦，或者是热瘀而痛，再者因疼而烦。"时呕"这是胃里面有热，又出现一个干呕。

温疟仲景给了方子，白虎加桂枝汤。古人起的中医方名都很有意思，和古文化密切相关。我们认为左青龙、右白虎、南朱雀、北玄武，青龙汤主升，白虎汤主降，也就是《黄帝内经》中所说：地气上为云，天气下为雨。形成云雨之势。白虎汤主降，就像降雨一样，像遍洒甘霖一样，然后把火降下来。

我们看一下原方，"知母六两"。知母这味药，能除肺、胃、肾三经之热，而且它有一个最大的特点，在《伤寒论》中它主要的作用是除烦，有烦就用知母。"炙甘草二两，石膏一斤"，汉代的一斤相当于现在的240g，可见石膏是君药，剂量很大。石膏的溶解度很小，所以一定要捣成细粉，不能大块，大块是没有效的。我记得小的时候帮父亲抓药，冬天药房里又没有炉子，很冷很冻手。当时父亲给一个人开的镇肝熄风汤，龙骨、牡蛎和赭石都需要砸碎，而且赭石要用生赭石。在药房里边砸，那个捣药的臼子又很凉，因此我就偷了点懒，没怎么给捣碎。结果患者吃下去药效不好，然后复诊的时候父亲就说了"怪呀，这个药效应该可以的，方也对证怎么不好"，后来他偷偷地看我去抓药，看见我没给捣碎，结果我挨了两巴掌，从那以后就长记性了，龙骨、牡蛎、磁石、石决明、珍珠母等矿石药都要捣成细粉。现在简单多了，药厂直接就能加工成细粉。但这样也有个风险，你要找一个良心的厂家，别往里掺假，尤其龙骨，龙骨现在赝品充斥其间。磁石还好一些，不要用煅磁石，煅磁石降逆的效果很差。这里用了粳米二合，粳米我们常规的就是抓一把，如果没有粳米，就用大米来代替。如果要按《医学衷中参西录》张锡纯老先生的方法，就用山药代替。桂枝前面讲过，如果是手足心烦热的桂枝证，桂枝是必用的一味药。我开这张方子的剂量是这样的，石膏 30g 就足矣了，知母用 10g，炙甘草 6g，粳米抓一把就可以，一般是 15g，桂枝是解肌除热的，根据热的情况，桂枝的比重可以加大。按现代药理理解，桂枝是温性的，和《伤寒论》理解药性是不符的，大家一定要注意，《伤寒论》里的桂枝能解肌，能除热。

接下来再看热疟的第三个证型，叫牡疟。牡疟和牝疟可以相对应地来讲，我们讲一下什么叫牝，什么叫牡。"牝牡"是一对词，古代形容鸟，一般雌性的叫牝，雄性的叫牡。既然雌性为牝，就为阴；雄性叫牡，就为阳，牝牡就是阴阳。先师仲景在他的书里面把疟疾也分为牝疟和牡疟，牝疟和牡疟就是一对的疾病，相互对偶的。

我们先来看一下原文："**附《外台秘要》方，牡蛎汤治牡疟。牡蛎四两（熬），麻黄四两（去节），甘草二两，蜀漆三两。上四味，以水八升，先煮蜀漆、麻黄，去上沫，得六升，内诸药，煮取二升，温服一升。若吐，则勿更服。**"在牡疟篇里边，直接写了牡蛎汤治牡疟，那么牡疟的症状应该是什么呢？这时候我们就要前后对照，以方测证，来测一下牡疟应该是什么样的症状。为了和牡疟对应，寒疟的第一个证型就叫牝疟。我们看原文第五节："**疟多寒者，名曰牡疟，蜀漆散主之。**"原文写的是"牡疟"，这个是有问题的，我们更正一下，这里应该叫牝疟。多寒属阴，当然是雌的，所以叫牝疟。既然牝疟是疟多寒者，由此来推断，牡疟就应该是"疟多热者，名曰牡疟"。牡疟的脉应该是什么呢？脉应该是弦浮大，从药里面用了麻黄来判断，脉还应该偏紧一些，不一定有多明显，但是寸脉和关脉一定是浮大的。这个浮应该是寸脉浮或者关上浮，为什么？因为用的是吐法，只有病在上才能用涌吐法。如果脉是沉迟或者细，肯定不能用吐法的。治疗牡疟就用牡蛎汤。

我们再看看牡蛎汤的组成，是"牡蛎四两（熬），麻黄四两（去节），甘草二两，蜀漆三两"。这里边用了牡蛎，作用是降逆涤痰，化金生水。熬是干炒，又叫焙，不是加水的熬。麻黄是辛温的，辛甘发散为阳，作用是涌吐，是要向上发散的作用。"去节"，去节是把麻黄拍扁，筛去麻黄那个心，又叫去黄。甘草这里边用的是生甘草，服多了，一有解毒之功，第二也能令人呕吐。只要尝过生甘草的人就知道，它那种甜，吃完人会有呕的感觉，吃了就会让人恶心。另外蜀漆，现在药理上讲，蜀漆是常山的幼苗，从《伤寒论》的原文来看，蜀漆要洗，去腥，能够去寒痰，能够涌吐顽痰，能够截疟。常山不腥，也不用洗，可见这个蜀漆不应该是常山。但是常山确实有截疟的功效，我们用它来代替蜀漆是可以的。后世也给常山弄了个别名叫蜀漆，不知道什么时候有这么个关系，但是我们在文学上、在著作里，绝不能说蜀漆就是常山，这是个原则性的问题，也是著书论说需要严谨的问题。不能说没有饭吃，吃顿烤红薯解饿了，我们就说烤红薯能代替米饭。蜀漆究竟是什么呢？蜀，不用说了，是指四川，天府之国，"漆"应该是漆树的一种，由于它很黏，又有毒，要洗一洗。接下来往下看，"若吐，则勿更服"，这里明确地告诉我们，牡蛎汤是催吐的，也就是说服了一顿，如果吐了就不再吃了。

第四节　寒疟治要

前面用了两个课时，讲了疟病里热疟的部分，包括瘅疟、温疟和牝疟，我们再看看寒疟。寒疟的第一个证型就叫牝疟，第五节："**疟多寒者，名曰牝疟，蜀漆散主之。蜀漆散方，蜀漆（洗去腥），云母（烧二日夜），龙骨，等分。上三味，杵为散，未发前，以浆水服半钱。温疟加蜀漆半分，临发时服一钱匕。**"原文第五节说"疟多寒者，名曰牝疟"，这个是有问题的。尤在泾在注解里面说到"心，牝脏也，故名牝疟"，有点牵强。我们更正一下，这里叫牝疟，"疟多寒者，名曰牝疟，蜀漆散主之"。牝疟的脉象应该是什么呢？应该是脉浮大，因为蜀漆散是什么方剂？用汗、吐、下、和、温、清、消、补来区分，蜀漆散属于涌吐法。"病在上者，因而越之"，所以说病在上面，寸脉一定是浮的，要用涌吐法。

治疗牝疟的方子是蜀漆散，再对照一下方药，"蜀漆洗去腥"。前面讲到了，有人说这是常山，常山是没有腥味的，也不需要洗。蜀漆有很大的腥味，很难吃，所以要洗一洗，但是也不要洗得太狠，我们是借用这个腥味，让人涌吐痰涎，把病邪吐出去，刺激胃黏膜，吃了很腥的东西让你恶心，然后就呕吐了。"云母烧二日夜"，云母在我们老家的山上非常多，亮晶晶的，颜色是黄色、黄铜色或者是金色，一层一层的。如果我们用火一烧，云母就胀起来，本来很薄，就几层，用火一烧它会胀得很厚，我们小的时候经常玩这种石头。为什么要烧二日夜呢？因为二为开之数，治法是涌吐，就要开口涌吐，要烧二日夜。但是这种炮制方法，我估计很难了，一是疟病见得比较少了；再者弄点儿云母，要让你烧两天两夜，估计你也没这耐性去烧。如果疟病流行的时候，我们可以烧，烧两天也来得及，可以多烧一点留作备用。第三个药为龙骨。蜀漆、云母、龙骨是等分，因为是做散，剂量就可以不用太严格，一样一斤，都是一斤，一样一两，都是一两，等分杵为散。

有的专家认为这里龙骨不对，应该是牡蛎，他的理由是牡蛎能够降气、祛顽痰。我个人认为这个药不会错的，龙骨也能祛顽痰。我们提到过，牝疟和后面的牡疟是对偶关系，中医认为，龙骨和牡蛎是一对药，龙骨是走左路，以平肝为主，兼降逆化痰，平肝潜阳镇逆；牡蛎是走右路，以降肺为主，更主要的作用是降右路的痰，并且能够化金为水，起到补肾的作用。我个人反复研究论证认为，蜀漆散是治疗牝疟的，这个方子里边的龙骨是确切无疑的。如果牝疟里边用的是牡蛎，那么牡疟这边也用牡蛎，这就形不成对应的关系，也不符合古人的思维。古人的思维都是一阴一阳，一左一右，一上一下，对仗非常工整，所以说治疗牝疟用的是龙骨，治疗牡疟用的是牡蛎，这是一对方子。而且药味是不会错的，牝疟用了三味药，三是阳之数；治疗牡疟用了四味药，是采用了阴之数，阴之数治阳病，也符合古文化的传统思维。"温疟加蜀漆半分"，这句话又不太好理解。牝疟是偏寒的，怎么又有温疟呢？其实原因是这样的，有的时候只有这几味药，碰到了温疟，怎么样变通？我们就把治疗牝疟的蜀漆散原方中的蜀漆再加半分的量，因为蜀漆是苦寒有毒之品，就能加强宣散温疟之邪的力量，涌吐的劲儿就会更强。

接下来看劳疟："**柴胡去半夏加栝楼汤，治疟病发渴者，亦治劳疟。柴胡八两，人参、黄芩、甘草各三两，栝楼根四两，生姜二两，大枣十二枚。上七味，以水一斗二升，煮取六升，去滓，再煎取三升。温服一升，日二服。**"这句话的意思就是，疟病到了发渴的时候，也就是伤了阴了，理应该定为劳疟。如果时间久了，一定就是定为劳疟了。这个劳疟和前面的瘅疟还不一致，前面的瘅疟是心火盛，加上病程久，又伤阴，都到了消烁肌肉的地步了。劳疟还没到那种程度，和后边血痹虚劳的劳，也有所区别。柴胡去半夏加栝楼汤可见于小柴胡汤的方后注，实际就是小柴胡汤的一个加减方。

"**若胸中烦而不呕者，去半夏、人参，加栝楼实一枚。若渴者，去半夏加人参，合前成四两半，栝楼根四两**"，可见张仲景用人参是补津液的，和现在的药理是不一样的。栝楼根生津止渴，因为津液不足了，若渴者，去了半夏，加人参为四两半、栝楼根四两。若腹中痛者呢，去黄芩加芍药。我们前面讲了，桂枝是治疗胸膈以上的问题，芍药解决腹部的问题。所以腹中痛要去黄芩，一是它苦寒，另外黄芩主要走肺经、清肺热，在这里用不到，所以就加了芍药去了黄芩。

如果胁下痞硬，就去了大枣，因为大枣甘温滋腻，阻碍气机；加了牡蛎，牡蛎是胁下的专用药，尤其是右胁下专用药。"若心下悸，小便不利者，去黄芩加茯苓四两"。心下悸，小便不利，这合起来是水液代谢失常，所以去掉了治火的黄芩，加了治水的茯苓四两，四为泻之数。"若不渴，外有微热者，去人参加桂枝三两，温覆微汗愈"。这里边的桂枝是除热的，若外有微热，大人参加桂枝三两。《伤寒论》的加减法则和后世常规的想法不一致，大家一定要注意这一点。后面还有一句，"若咳者，去人参、大枣、生姜，加五味子半升，干姜二两"，五味子是收的，干姜是散的，它们俩一收一散，这是经方止咳的思路，治疗肺系疾病的一个大思路。我们的肺动起来，也是一收缩一舒张，古人用药也是一样，用五味子往回一收，用干姜往外一散，也是一收一散的作用，这就是中医组方的思维。

我们看看原方，这里的君药当然是柴胡，疟病是往来寒热嘛，劳疟也不外乎这些症状，只是它应该还是归到寒疟里边，属于寒热并见、偏寒一些的。这里的栝楼指的是栝楼根，而不是栝楼实。好多中医爱好者可能分不清，临床的大夫应该能得清。栝楼根又叫天花粉，有清热除烦、生津止渴的功效。《伤寒论》中有几个方子也是要久煎的，一个是小柴胡汤，还有半夏泻心汤，甘草泻心汤，生姜泻心汤。因为这些药是寒热并用，攻补兼施，要久煎，取它的调和之性，取它的中正之性。

接下来看疟病的最后一个证型，寒疟。原文："**柴胡姜桂汤，治疟，寒多微有热，或但寒不热（服一剂如神）。柴胡半斤，桂枝三两（去皮），干姜二两，栝楼根四两，黄芩三两，牡蛎二两（熬），甘草二两（炙）。上七味，以水一斗二升，煮取六升，去滓，再煎取三升。温服一升，日三服，初服微烦，复服汗出便愈。**"寒疟的脉象应该是什么？应该是弦迟的。前面讲了，疟病定时发热或者恶寒，或者发热、恶寒互见。这里指的寒疟，就是寒多微有热，也就是说恶寒更多一些，热是微微的，或者只有恶寒没有发热，所以在我们的讲义里面归结为寒疟。《伤寒论》里面讲的恶寒，是指的患者本身的感受，而不是用现在的体温计量出的温度。

因此我们在临床上，更多关注的是患者的感受。比如我这儿有一个江苏的患者，他本身有胃癌，手术之后复发，经别人介绍，转到我门诊治疗。我给他治了5个月左右，肿瘤基本消失，但是他定期会出现高热，隔半个月左右一次，你不管它，高热也能退下去。这个患者又不来门诊，我们只能通过微信问诊和拍舌头照片来望诊。那怎么来判断呢？他只给我量体温，有39.9℃，也有38.2℃。我说："我不要这些，你只告诉我，你发病的时候是什么感受，是怕冷，还是感觉浑身是热的？"他告诉我："怕冷，就是冷，没有热的感觉。"再看看舌苔，舌中间对应胃的地方有个深深的裂痕，这是胃癌手术之后的表现；再来看舌质，偏暗，舌苔白厚，一片寒象。结合他的症状，可以诊断为疟病。那么疟病，究竟是寒疟、热疟、温疟、牝疟、牝疟，还是劳疟？我们脑袋里有这张构图，就可以区分了。如果你只听到患者告诉你体温，发热到39.9℃，这样很难判断，但是如果稍加问诊，问一下患者在发病时的感受，冷得很厉害，结合舌象，就可以定为寒疟。因此我给开了柴胡姜桂汤，为了截疟，加上常山10g，舌苔比较厚，再加一味可以截疟的药，草果10g。我开的方子是这样的：柴胡15g，黄芩10g，桂枝15g，干姜6g，天花粉15g，煅牡蛎10g，炙甘草6g，常山10g，草果10g。就是这样一张处方，服下去之后，他的热就不再发了。

接下来看一下柴胡姜桂汤。柴胡半斤，在柴胡姜桂汤里面剂量是最大的，也是君药。汉代是十六两制，那么它的1斤是十六两，半斤也就是八两。老百姓常说，我们两个差不多，半斤八两，指的就是这个时候的半斤和八两。如果现在处方要真处八两，也就是120g左右。我在网上也看到，有的老师真的就用到120g。如果病确实那么重，用这么重也可以，但是我个人主张，取一个恰好能够取得效果的剂量就可以。如果按照原方的比例用，柴胡一般就用到24g。在我们门诊里面，用药一般都选择，第一要野生的，要选择地道药材，保证疗效，我们门诊用的是野生的北柴胡，价格很贵；第二，也要节省药源；第三，要照顾一下患者的经济条件。

桂枝三两，我们用的桂枝是桂枝尖，为什么要用枝呢？因为它通达四肢的效果会更好，所以选嫩枝去皮。药房里面的桂枝，是没法去皮的。可见在《伤寒论》里面，那个时候桂枝和肉桂应该是不怎么分的，往往砍下的桂树，老枝、细枝一起用铡刀切了片，导致那些个老皮、粗皮都在里面。所以说医圣仲景在《伤寒论》里桂枝都写了去皮。干姜用了二两，一般折合的剂量都是用6g；栝楼根四两，可以用到12g、15g；黄芩三两，用10g；炙甘草二两，一般开6g。这张方子的常用剂量，在前面病例里面已经讲述了。牡蛎二两（熬），这个熬不是现在理解的熬，在南阳地区，就相当于现在的焙和炒。传统意义上讲，牡蛎属于蚧类，龙骨属于古动物的化石，都要用大的剂量，唯独柴胡姜桂汤里面的牡蛎除外，它的剂量不是大的，是很小，完全可以用到6g和10g，就能取得相应的效果。如果在这个方子里面牡蛎用的剂量很大，疗效会很差。"初服微烦，复服汗出便愈"，为什么刚开始一吃下去，还会有点烦躁的感觉？因为这个疟病属于寒疟，柴胡姜桂汤整体方子是偏温性的，药物下去，帮着人体的正气驱赶邪气，正邪相争，这时候会有微微的烦躁，是一种抗病的表现，不要认为药开错了。复服就是再服的意思，再吃了就会出汗，然后寒疟就痊愈了。

下面回顾一下《疟病脉证并治第四》整篇都讲了哪些内容，我们归类讲解一下。第一节，重点讲了疟病的脉象，这里可以说是个总论。第二节里重点讲了疟母，那时候的疟病得不到治疗，往往都形成了疟母，现在可能叫癥瘕，因此治疗的一个方子叫鳖甲煎圆，这个"圆"就是现在的"丸"字。为什么把它制成成药？因为已经形成了癥瘕，形成了结块，形成了疟母，短时间是消不掉的，长期服用汤剂也不方便，古人很聪明，把它制成了丸药。所以说疟母就用鳖甲煎丸。

纵观全篇，我们把疟病分为热疟、寒疟和疟母。热疟里面，包括瘅疟、温疟和牡疟。下面看一下瘅疟，瘅疟的人一般比较瘦，病程比较长，这个时候往往发作的症状是以发热为主，而且还很烦闷，手脚还有热，想呕，脉象应该是弦细数，治疗的方剂，选用麦门冬汤或者后世李东垣的清暑益气汤。热疟的第二个证型叫温疟，温疟的脉象，至少是弦大数。为什么是这样的脉象？后面的处方选用的是白虎加桂枝汤，以方测证就能测出来。热疟的第三个证型叫牡疟，牡疟和牝疟是相对应的，既然牝疟是多寒，那么牡疟就应该是多热，脉应该是弦浮大，这个浮应该是寸脉浮或者关上浮。为什么？因为治法用的是吐法，只有病在上，才能用涌吐法，如果脉是沉迟或者细，肯定不能用吐法的。牡疟治疗就用牡蛎汤。

再看看寒疟，为了和牡疟对应，寒疟的第一个证型就叫牝疟。牝疟的脉象应该是什么呢？应该是脉浮大，和牡疟的区别，就是发病起来多是恶寒，发热变得轻微，所以用蜀漆散。寒疟第二个证型叫劳疟，劳疟的脉象应该是弦细迟，用柴胡去半夏加栝楼汤，原因是什么呢？因为有渴，半夏偏于温燥，所以有渴者去半夏，加上栝楼根。《伤寒论》里面遇到渴，就加石膏、天花粉、牡蛎，这三味药是止渴的，只要有渴就可以用，这样开药的人才叫经方家。寒疟主要证型，就是柴胡姜桂汤。主要表现是寒多，或者但寒不热，症状表现恶寒是最多的，脉象应该是弦迟，治疗首选就是柴胡姜桂汤。整篇《疟病脉证并治第四》到这里就结束了，但是疟病篇的讲课还没有结束。因为寒疟篇讲到了柴胡姜桂汤，这张方子是我们在临床中应用频率最高的一张经方。这节课先讲到这里，柴胡姜桂汤的临床应用和主治现在的一些疾病的证型，我们放到下一节再讲。

第五节　柴桂姜汤方义与原理

前面的课程，把《疟病脉证并治篇》讲完了。上一节讲到了柴胡姜桂汤（即柴姜桂汤），我们想把柴胡姜桂汤系统地讲一遍，把它讲解透彻。柴胡姜桂汤是个很重要的方剂，重要到什么程度呢？一点点给大家讲解。

学习《伤寒论》的人都知道，人体可分为太阳为开、少阳为枢、阳明为阖三部分。太阳指的是哪儿呢？太阳是指肌表。阳明主里，主阖是主哪儿呢？是在胃肠道。剩下这些脏器，基本上都归到少阳。柴胡姜桂汤是少阳病的一个主方。为什么又说它是当今社会最常用的方？

首先来说，外感病分为了伤寒、温病两大阵营，两大阵营并不是绝对对立的关系，这是第一。第二，临床常见病，究竟以伤寒居多，还是以温病居多？我们在十大病种中回答过这个问题。风寒外感，在临床上我们统计过，占到98%左右；风热包括温病，占到多少比例呢？占到临床的2%左右。因为人体是阴阳二气合成，人体有功能、有动作，完全依赖一宗阳气。所以说修炼的人都修炼阳气。很多真人名字里都有"阳"字，像王重阳，王阳明，都是纯阳之体，因为重阳能修成仙。重阴则鬼，是什么意思？人一旦亡阳了，就剩一个尸体。他的五官，鼻子、眼睛、嘴、心、肝、脾、肺、肾都在，为什么人就死了呢？是因为他无阳了。得阳则生，失阳则亡。人赖以生存的，就是一宗阳气，因此就决定了人体容易受风寒。为什么容易受风呢？大家都知道，风为百病之长，寒为万病之源。这里有一种错误的观念，认为有热就是多为温病，说南方热就容易得温病。这种理念，当医生的人一定要把它转变过来。

天气的热是正气，不是邪气。夏天炎热的时候伤寒多，还是冬季伤寒的多？其实夏天得伤寒的人更多，因为人体里面是寒的，表是热的，天是热的，是这种结构，所以说更容易伤到风寒。加上现在的生活条件改变了，空调都开得很低，导致夏季伤寒更多。现在中暑已经很少见了，一是生活条件提高了，我们不会在烈日下奔走几十公里、上百公里，不会轻易中暑。夏天出现呕吐、腹泻往往都是寒湿感冒。我们仔细看看藿香正气散，它的主治写的是夏季伤寒湿，而不是中暑。因此不要依据天气、地理就想当然理解为温病、热病。临床上也是散风寒的方子应用的机会更多一些，这个无论南北。中国幅员辽阔，但同在地球上生存的人体基本相同，结构相近，只是处于纬度的不同，气候有差异。但感受邪气是天之道，不会有太大的差别。

还有一个，后世温病学家创立了很多方子，以固护津液为主，这个并不是说不重要。伤寒家开方是怎么开呢？以固摄阳气为主，让阴液自回。阴液怎么回呢？我们吃饭喝水，津液自然而然就回了，或者吃多汁的食物、水果，津液也能回来，并不是说伤寒家就不养阴。而且温病家的养阴的方法、方药，大家在临床上一定不能让患者久服，久服这个人必死无疑。比如一甲、二甲、二甲复脉汤，这些从炙甘草汤上化简过去的方子，都是为了补阴液的，补久了就会变成阴实之体。前面讲了，人体只有清虚，肺也清虚，才能吸得进气；吃进来一定要能排出去，胃肠才能保持清虚的状态，才能不断地生长壮老已，才能完成这个循环。如果长期用补阴药，把脏器补成阴实之证，这个人必亡。所以说补阴的药，一定不能久用，一两诊、一两周以后，一定要调整处方，调整思路。

柴胡姜桂汤是治疗什么的呢？刚才讲了，人分太阳、少阳和阳明，也就是说体表、身体和胃肠里面；加上我们前面分析了病因，又是感受寒邪居多，柴胡姜桂汤是治疗少阳里虚寒证，因此柴胡姜桂汤在临床中应用是最广泛的，它的应用范围、应用的几率超过了小柴胡汤。我们首先来看一下《伤寒论》的原文：**"伤寒五六日，已发汗而复下之，胸胁满微结，小便不利，渴而不呕，但头汗出，往来寒热，心烦者，此为未解也，柴胡桂枝干姜汤主之。"**首先来看一下"伤寒五六日"，也就是说受了风寒之邪，已经过了很多天。这个五六日不是固定的，是一个虚指的代词。从这儿来看，柴胡姜桂汤就能治疗感冒的后遗症，因为已经五六天了。加上现在临床的患者可能在药店里自行买点感冒药之类的，吃了一圈不好，往往才寻求中医治疗，除非极其熟的患者，才能首诊找到中医治疗。因此伤寒五六日，也是中医最常见的病程阶段。所以说柴胡姜桂汤是应用范围最广的一张处方。

"已发汗而复下之"是什么意思呢？很可能患者自己买了康泰克、去痛片、安乃近，解热镇痛药里面有扑热息痛（对乙酰氨基酚），就能发汗，但是发汗的方法又不对，因此风寒邪气还留滞在体内。也有的人感冒了，自认为有火。我经常在农村见到这种人，他一感冒了不大便，其实是风寒束表引起胃肠功能的紊乱，结果他吃三黄片。很多的农村人会犯这种错误，用了下法，没形成结胸证，反倒把病邪引到里面去，这叫引邪入内。邪气进到里面，进到少阳了，就会出现胸胁满，也可以读闷，胸胁闷。什么叫微结呢？就是总觉得不舒服，像有什么东西纠结在两胁。两胁就是肋，也就是肋骨的两侧，我们可以摸一摸。这种患者表情也不对，如果看到这种患者，你一眼就知道，他是那种苦瓜脸。

"小便不利"这个条文，有的老师说柴桂姜汤怎么能够治疗小便不利呢？其实柴桂姜汤是能够治疗小便不利的。这个小便不利，首先是由津液不足引起的，用了牡蛎、天花粉降肺气、补津液，起的是金能生水的作用。我们会在下一节课详细地讲解牡蛎和天花粉是怎么能够生水的。小便不利第二个原因是上焦不通，只要把上焦通了，上焦得通、津液则下，小便就利了。如果我们在临床上真的遇到了小便不利的情况，可以考虑加上茯苓或者合上五苓散；如果有热，合上猪苓汤是可以的。"渴而不呕"是什么意思呢？小柴胡汤，若渴者去半夏，加人参，加天花粉，加牡蛎，这是仲景的常法。一般渴的都要去半夏，因为半夏辛温燥烈，柴桂姜汤里面就去掉了半夏，加上了牡蛎、天花粉，所以说它的主症会有渴。如果有呕，仲景的常法就是加半夏、生姜。

"但头汗出"，这是中医讲的局部汗，临床很常见。我小的时候认为这不可能，要出汗就全身出，不可能一半出一半不出。但是后来我经常见到，有的人就以鼻中线为界，左半身出右半身不出，也有的人就是从头出汗到脖子的，脖子以下就没有了，这叫"但头汗出"。《伤寒论》里面还有一张方子，能够治疗"但头汗出，剂颈而还的"，就是大陷胸汤。所以说如果患者描述，我就脑袋出汗，大家一定要想到，"但头汗出"就是用柴桂姜汤的指征。"往来寒热"，就是一阵冷一阵热，周而复始。但是这个往来寒热和小柴胡汤的往来寒热有什么区别呢？小柴胡汤的往来寒热一般是寒热交错，就寒热的程度来说，有可能热的程度还高于寒的程度。但是柴桂姜汤的往来寒热是寒多热少，或者是但寒不热。就是隔一天他就怕冷，或者天天发作怕冷，定时发作怕冷，一定要想到柴胡姜桂汤，而不是小柴胡汤。"心烦者"，心烦是什么呢？是心有热，也有的说是少阳有热，但更主要的还是心热。包括龙胆泻肝汤，也说心烦易怒，是吧，它为什么不说肝烦易怒？因为心主火，所以说烦都在心里面烦。"此为未解也"，也就是说经过前面的汗法、下法，都折腾了一通，没有好。也有可能找中医了，误用了汗法或者过汗法；或者患者发汗不得当，发大了；也有的时候患者是发完汗，立刻就起来溜达，风寒邪气又进去了。还有一种人是什么呢？发了汗了他感觉渴，迅速就喝凉水、吃水果，导致寒气又回去了。遇到这些情况，这个病都没解除，"解"就是痊愈的意思就要用柴胡桂枝干姜汤。在《金匮要略》里面，这个方子叫柴胡姜桂汤，两个方子的剂量比例都是一致的，所以说这是一张方。也就是说《金匮》里面是简化的，就叫柴胡姜桂汤。

我们再来看看在《金匮》里是怎么描述的这张方子："**柴胡桂姜汤，治疟，寒多微有热，或但寒不热（服一剂如神）。柴胡半斤，桂枝三两（去皮），干姜二两，栝楼根四两，黄芩三两，牡蛎二两（熬），甘草二两（炙）。上七味，以水一斗二升，煮取六升，去滓，再煎取三升。温服一升，日三服，初服微烦，复服汗出便愈。**"这张方子是适合久煎的，所以它有一个煎法，叫去滓再煎，也就是把药渣子去了，再前一下。因为这个药是寒热并用的，要浓煎一下，让药性充分的结合，形成一种新的肽链结构，也就是让它混化得更加均匀，更加完全，这样疗效发挥得才好。"初服微烦"是什么意思？柴桂姜汤这个方子是偏温补的，扶助了正气，驱赶了邪气，邪正相争会使人烦。后面还会讲到，柴胡姜桂汤是偏补的一张方子。不要因为刚服了一次，感觉有些烦，就不吃了，一定要嘱咐患者坚持吃。再一吃，出一身微微的汗，就会痊愈。在少阳病篇讲小柴胡汤的时候，讲"少阳禁汗"，但是临床上我们发现一个现象，如果服用小柴胡汤恰到好处，服完之后都会汗出而解，很常见。这里说的"少阳禁汗"，就是不能用麻黄之类开表发汗的方法，因为病已经到了少阳，不在表了。"禁汗"指的是这个层面的意思。

柴胡姜桂汤都能够治疗临床哪些疾病呢？可以说无所不治。柴胡姜桂汤如何应用，我们放到下一讲再讲。

第六节　柴胡姜桂汤的主治

上一节，我们把柴桂姜汤（即柴胡姜桂汤）的条文和方意串讲了一下。这节开始，先详细地讲解一下柴桂姜汤的原理示意，然后再讲解柴桂姜汤都能够治疗当今临床哪些疾病，最后再讲解一下柴桂姜汤的用法。

以前我经常给大家讲，时刻要把五大藏象气血运行图（见图2-1）印在脑海里，才能学明白《伤寒论》的处方，才能学明白《辅行诀》《汤液经法》的处方原理。五脏肝在左，心在上，肺在右，肾在下，脾胃在中间，脾在左，胃在右。这也迎合了四季，肝应春，心应夏，肺应秋，肾应冬，脾胃旺于四季之末，也就是每一个季节的最后十八天。脾胃不单主湿，后世医家认为脾胃主长夏，有一定的道理；但是我们更应该遵从经典，遵从《黄帝内经》的说法。中医有一个现象，先秦以前的基础理论往往更贴近临床，贴近真实情况；后世医家发明了很多东西，但和临床有一些偏离，所以学习中医一定要遵古。

一年的四季是春夏秋冬，春是生，夏天是长，秋天是收，冬天是藏，中间脾胃是化，也就是生长化收藏，应了五脏。五脏统六腑，以五脏为中心。考执业医师也好，研究生考试也好，包括将来有人考确有专长，一定会考到这道题的。中医以什么为中心？选择会出心、肝、脑、五脏，我们一定要答对这道题，中医是以五脏为中心。还有一道必考题也会考到，何为气机之枢。怎么回答？答案往往出胆、肝、肺、脾胃。我们也一定要选对这道题，标准答案应该是脾胃。还涉及一道题是什么呢，与脏腑气机升降关系最密切的脏腑是什么？里边肯定很多选择，肝、脾、胃、肺、肾等。这道题的答案，一定要选择肝和肺，与气机升降关系最密切的脏腑就是肺与肝，因为肝主升，肺主降。我经常把这个模型比做自行车的脚蹬子。这个脚蹬子一个在上，一个在下，你用力的时候是没有用的，只有一个在左，一个在右，两个处于水平状态的情况下，一蹬才能用上力。也就是说，与气机升降关系最密切的脏腑就是肝和肺，一升一降，一降一升。这个轮子是从左向右，白天转二十五圈，夜间转二十五圈，一昼夜行五十周，这是人体正常的气血运行。当然了，这里边还有其他的运行方式，包括上到下，左到右，心火下行、肾水上行，才能达到水火既济。这个轮子中间有很多的辐条，就像自行车轮一样。很多车辐串接起来，这些是什么？这些就是人体的经络和三焦。

下面我们先把柴桂姜汤这个方子的药物逐渐填进去。柴胡入肝，是没有问题的，没有异议。柴胡的药理作用，什么疏肝解郁就不再讲，重点讲它在《伤寒论》中应用的原理。柴胡能推陈致新。在中药学里面，有两味药是推陈致新的作用，一个是柴胡，还有一个就是大黄。大黄的推陈致新，和柴胡的推陈致新一样吗？大家思考一下。这两个推陈致新的药物，作用的原理和方向是不一样的。大黄的推陈致新，是走阳明，从上到下，包括剂量的应用和脏腑之间的关系，在十大病种里面已经讲了。柴胡推陈致新，它的方向是由内向外，由人体的内里向外推。"桂枝，木也，木中之木"，桂枝入肝是没有问题的。在肝经，就选了柴胡和桂枝。也有的人说了，宋老师，你在讲麻黄加术汤的时候，桂枝是放在心这儿的，没有问题，这一点也不矛盾。假设用青龙汤的时候，麻黄是青龙直入肝经，桂枝的作用就退而求其次，入心经了。只有桂枝遇到麻黄的时候，它才退到心经。还有桂枝加桂汤的时候，它就由肝退到心，起到平冲降逆的作用。为什么到心，却要平冲降逆呢？我们看图（图2-1），心已经在最高的位置了，肝和肺是在中间的位置，肝主升发，肝就要向上走，同时它也横着走，也向下走。就像一棵树，要向下面扎根，又要吸收肾的水，木才能生长；又要在土上，起到稳固的作用；另外树木要向上生长，然后木极化火，这叫木能生火。心既然在最高的位置，那还能再高吗？不能高了，在高处的要往下走，在低处的要往上走，这就是中医的思想。心经既然已经很高了，就要用黄芩。黄芩味苦入心，学中药学的时候，原理上说的入肺经。但是在《伤寒论》里边，三黄泻心汤，黄连、黄芩、大黄，泻的是哪儿？泻的是心，只有用苦味，才能让心的火不要过度上炎、上亢。中医学认为，酸苦涌泄为阴，心为阳，所以得用阴药来泻它，心火更为阳，所以用苦寒之药才能泻火。不仅能泻火，我在临床中，经常用到泻心汤养血生血。大家思考一下，为什么黄芩、黄连能补血呢？因为心主血脉，当心里边有了火毒，心还能够正常地工作来主血主脉吗？不能。我们只有把它的火毒撤掉之后，心才能够正常工作，才能够主血，才能够从中焦取汁，才能够变化为赤以为血。

再看肺，其色白，五行属金，为白虎，在右侧，右侧为降。方子中两味药，一个牡蛎，禀金石之性；天花粉，就是栝楼的根，能够入肺，起到金能生水之效。在经方里面，降肺都用白色的，比如天花粉、牡蛎，主要降肺的还有石膏、桑白皮，这都是降肺的。还有两味药，一个是干姜，一个是炙甘草。干姜入脾，辛甘发散为阳，干姜是辛辣味的，所以能升脾，主运化，主升清。也许有的人说了，这个干姜入脾，那么生姜呢？生姜是入胃的，在《伤寒论》里边，凡是有呕的，一个是用生姜，另一个就是用半夏，这两个药是降胃的。生姜能够降胃止呕，干姜是能够暖脾止泻。炙甘草能补脾气，能够补脾的津液。生甘草是什么作用呢？生甘草也是入胃的，它能够解毒，解五脏六腑之毒，同时能够补胃的津液。在经方里面，直接在肾这个部位用药的很少，包括金匮肾气丸，在这里面叫崔氏八味丸。很可能仲景写书的时候引用了崔氏的八味丸，放在了这里。

纵观一下全方，升肝的有两味药，柴胡、桂枝，降肺的有两味药，牡蛎、天花粉。升脾气的有干姜、甘草，两味药合成一个方子，又叫甘草干姜汤。撤心火，用黄芩，以辅助解心经的毒，加上让火往下走，往下泻。整个方子，布局非常合理，这就是经方。中医治病，只要把五脏气机运行起来，无论多么难的病，机体都能代谢掉，都能够让身体自行调节，慢慢地恢复健康。药物不是起决定作用，但是是起一个帮助作用。

下面谈一下柴桂姜汤在临床中究竟能够治疗现代的哪些疾病。柴桂姜汤这张方子，在临床上应用非常广泛，最常用的是治疗虚人伤寒感冒。平时体格比较弱的人，得了风寒感冒，柴桂姜汤是最常用的一个方子。还有感冒后遗症，有的人感冒了，自己吃药或者打针、输液没好，拖了几天，这时候柴桂姜汤用得比较多。我们前面提到了，即便是得了风寒感冒，到医院用上解热镇痛药，用上抗病毒的药，甚至输液打针，那些冰凉的水输进体内，很凉的抗生素应用到体内，增加了体内的寒气。本来就是个风寒感冒，又加上这些寒性的治疗，感冒拖下去就不好，好多都是人为和医源性造成的。本来风寒感冒不治，7 天还能好呢，结果一输液，更寒了，一拖拖半个月、一个月都治不好，有的人转成鼻炎等慢性疾病。

柴桂姜汤第二个能治疗的疾病，就是一些慢性的咳嗽。讲到这里，有很多同学和老师就觉得奇怪，要说它治感冒我能理解，说它治咳嗽我就理解不了。这里边没有杏仁、麻黄、桔梗、川贝母，止咳的一味药也没有，怎么能治咳嗽呢？这时千万要把自己清空一下。我们常说一个例子，两个剑客比剑，一个人拿质量较差的剑，一个人拿好剑，就算拿好剑的人赢了，也不能证明他的水平很高。真正要做到的是什么呢，手中无剑，心中有剑，能够化无形为有形，这才叫真正的剑客，也才是中医真正的高手。其实仔细看看这张方子，柴胡、桂枝从左路往上升，黄芩清心经的毒热，牡蛎、天花粉从右降肺气，咳嗽能不自愈吗？一转起来，咳嗽自然而然就痊愈了。所以不要说有咳嗽就加一堆治咳的药。

有一次我门诊的打粉机坏了，我到一个大的药房去打一下粉，看一个老先生给别人看病。那个女同志本来有月经病，崩漏、淋沥不止。然后老先生就问了一下她咳嗽吗。女同志说有点咳嗽，他的方子就开了，半夏、陈皮、桔梗、杏仁、川贝母等，把中医能够写着有止咳化痰这一类的药全开上，开了二三十味，还信誓旦旦地说：吃吧，吃完这些药就不咳嗽了。那个女同志说："什么呀，我就是月经不走。"因为他方子开完了，我估计他也是自尊心太强，也没要回那张方子改，这个女同志拿上方子就抓药去了。这样的情况我们一定要避免。

我也见过一个西医大夫，他治咳嗽最厉害，无论小孩、大人，凡是有咳嗽的，就给一把镇咳作用的西药，像什么咳平片、咳必清、消咳片，一顿吃二十来片，然后吃完人就不咳嗽了，他的门诊量还挺大。其实西医也好，中医也罢，咳嗽都是一种保护性反应，咳嗽的作用是想把气管和存在肺里面的黏痰，西医叫炎性分泌物，咳出来。而如果用了大量镇咳的药，可能会使人的咳嗽功能丧失了，不是治愈了。一些炎性分泌物，沉积在气管和肺泡里面，一次两次人体可以代谢，时间长了，肺就纤维化了。但是这样的医生，在基层往往很吃得开，退热开 3 种退热药，一下就把热退下去；咳嗽开 10 种镇咳药，不信镇不住它。但是我们中医人不应该有这样的思想。

第三，柴桂姜汤能够治疗一些慢性胆囊炎、胆石症还有肝硬化、乙肝等。第四，柴桂姜汤经常用于治疗乳腺肿块、结节。第五，柴桂姜汤常用于治疗肋间神经痛，还有一些更年期综合征等。第六，柴桂姜汤还可以治疗带状疱疹的后遗症，往往都合上麻黄附子细辛汤，效果也不错。第七，柴桂姜汤还经常用于治疗慢性的胃肠炎或者溃疡性结肠炎。第八，柴桂姜汤可以治疗一些急慢性的腹泻或者便秘。有些人会有疑问了，说治腹泻能理解，治便秘就不能理解，认为便秘就得用泻药，这还是那种西医思维。其实不是的。便秘大体上可分为两种类型，一种寒，一种热。寒秘和热秘怎么分呢？一般寒秘没什么症状，就是一个大便不通，这样往往是虚寒性的，就可以考虑用偏温性的药物，比如柴桂姜汤。柴桂姜汤前面讲了，有干姜、甘草，给脾加加温，脾主运化；牡蛎、天花粉，能够给身体补补水，又有温度又有水了，大便还不通吗？当然通了。热性的便秘，往往都有症状，最轻的是烦躁，要么特别能吃，要么吃不下饭，再者会有腹胀。比如急性肠梗阻，这种寒性的就少，一般都是热性的，所以要用承气剂往下攻、往下通。第九，柴桂姜汤还应用于肿瘤、结节，尤其治疗甲状腺的肿块、结节、肿瘤，还有乳腺的肿瘤，肠道、胰腺的肿瘤。

　　柴桂姜汤在临床上的应用确实广泛，可以说内、外、妇、儿它都能涉及。这张方子还可以治疗皮肤病，像牛皮癣、风疹、湿疹、瘾疹，都有应用的机会。有的同学问了，治牛皮癣用柴桂姜汤怎么加减？加麻黄附子细辛汤。柴桂姜汤还能治疗一种扁平疣，这种扁平疣长得比较深，颜色比较黑，透在皮下的，就用柴桂姜汤加炒薏苡仁15g进行治疗。但是这种扁平疣治疗的疗程会长，如果是孤立的扁平疣，我们可以考虑用鸦胆子仁，用胶布一粘，固定在这个疣上，然后几天它就会脱落，不留疤痕。如果是大面积大范围的，最好是口服汤药。

第七节　柴桂姜汤的应用

　　上节课，我们用了一个课时讲了柴桂姜汤方的组方原理和临床能够治疗现代熟悉的哪些疾病。这些病往往都是西医学的病名，大家都学习了现代知识，为了建立对应关系，所以讲了一些西医学的病名。中医的病名很简单、很直观，很容易理解。现在有一种思维，容易理解的就不相信，总相信一个他听不懂的名字。比如人感冒了，发热，中医就说："你感冒了呗。"顶多说个风寒感冒。老百姓说："我知道我感冒了，你就告诉我，我哪儿出问题了。"西医说："你上呼吸道感染。"他就信了。反过来，你要问问他哪儿是上呼吸道，他准答不上来，但是他就容易相信。这是现代人普遍的一个特点。

本节主要讲解柴桂姜汤方的具体应用。首先讲一下柴桂姜汤适用人群，是个柴胡体质的人，这是没有问题的。在望诊方面，柴胡体质的人究竟长什么样子呢？这种人往往浓眉大眼，方脸，面色白皙或者是青黄，舌两边往往偏淡红一些，舌中间是淡的，舌苔往往偏厚。闻诊一般是语声相对低微。这种人往往胆小，体味偏骚一些，但是这个骚不是很明显。经过修炼的人是能闻出来的，如果没经过修炼，鼻子不够灵敏，就不容易做到闻诊，但是嗅觉的闻诊通过听声音可以补救。问诊，这类的患者不怎么爱说话，不善言谈。切诊，脉是偏弦迟的。这个方子在临床应用的时候，治疗感冒和感冒后遗症的例子不胜枚举。如果治疗感冒后遗症，证候往往都是虚实夹杂、虚多实少，患者的脉偏虚或者偏微一些，可以加一点参类的药扶助正气。尽管柴桂姜汤是一张补方，仍然可以加 6～10g 的人参或者党参，具体多少按临床气虚的程度去判断。但是不应该超过 15g，因为毕竟是个外感病，我们不能犯闭门留寇的错误，这样就能够好得快一些。

还有治疗慢性咳嗽，有的人说不放心，想加减，也可以，可以加什么呢？可以加杏仁、款冬花或者紫菀。但加减有个原则，这个原则是什么呢？用的药味和药量一定不要超过主方，这是大原则。最多不要超过 3 味，除非金石类的药物，剂量可能大一些。这里为什么说"可能"？因为大多数时候"不是"，我们不能做客大欺主或者喧宾夺主的事。如果治疗胆囊炎、胆石症，甚至一部分乙肝、肝硬化，原方就可以。如果为了护肝，比如是肝炎、肝硬化，可以加当归、鳖甲，这是药对，我们前面讲过。胆囊炎、胆石症，如果说对病治疗的，中医有一味好药——金钱草，这个药的应用剂量要大，它用剂量小了就不好使，一般起步都是在 50g，50～100g，这是个个例，对胆结石、尿结石、肾结石效果都非常好。如果有胆石症，有疼痛可以加郁金。

在柴桂姜汤治疗肋间神经痛的方面，还有带状疱疹引起的后遗症也是神经末梢疼痛，那种电击样疼痛，可以选择加麻黄附子细辛汤。因为经方是调气化的，气行则血行，瘀血也照样能够清除。"血得温则行，遇寒则凝"，麻黄附子细辛汤、柴桂姜汤都是温性的，桂枝又善走血分。肋间神经痛有一部分人是气滞血瘀型的，可以用膈下逐瘀汤、血府逐瘀汤，这是时方开法，但是经方开法就开柴桂姜汤合麻黄附子细辛汤，就足够了。有一部分慢性腹泻的，用上柴桂姜汤原方就好使。溃疡性结肠炎也有应用。如果有便血的，可以和黄土汤合方。治疗虚寒性的便秘可以选柴桂姜汤加肉苁蓉。如果是老年人，可以直接合上济川煎。一般来说，肉苁蓉可以选用 15 ~ 20g，升麻 3 ~ 6g，牛膝 6g，当归可以用 20g，这个方子还是比较好用的。

用柴桂姜汤治疗肿瘤、结节，怎么加减呢？我们从上往下说，如果用于治疗颈部的肿块结节、淋巴肿大，柴桂姜汤常加上青皮、浙贝母。柴桂姜汤我的临床剂量是这样，柴胡 15g，黄芩 10g，天花粉 15g，牡蛎 10g，炙甘草 6g，青皮 6g，大贝也就是浙贝母 6g。也许有的学员问了："老师，那肿块、结节那么重的病，您用这么小的剂量，用了 6g，会不会小了呢？"别的老师讲，遇到肿块、结节，动辄 30g、50g、100g。在宋老师这里，是不需要这大剂量的。小剂量则通，大剂量则补。结节、肿块往往都是由于能量的聚积，导致物质的聚积，一些痰浊、瘀血形成了肿块，我们要用小剂量，把这些物质、能量转移走，小则通，大则补。剂量太大了，就变成补的了，药性也就变了。所以我们习惯用小的剂量，比大的剂量效果要好。遣方用药的目的就是要求临床疗效，要保证疗效，不能说用很大的剂量取得微小的效果，或者取得和小剂量同样的效果，这从经济学来说也不划算。

讲到了颈部的肿块结节，我就讲一个在北京灵兰医馆治疗的一个小姑娘。南方的小姑娘，长得白白净净，很清瘦，颈部巨大的甲状腺肿块，按之实硬，很硬。她通过当地的大夫介绍，来北京找到我。我们用柴桂姜汤加上青皮 6g、浙贝母 6g 给予治疗。有甲状腺疾病的人，情绪往往都不稳定，她容易激动、容易焦虑，容易亢奋、烦躁。她每次来复诊的时候，都要问怎么不管事。灵兰医馆这边每次都拍了照片，做了记录，其实在一点一点变小，但她个人认为还是不管事。这样就有个难度，尤其慢性疾病，她到北京来挂我的号，本来这张方子不用怎么调，可要是不给调，她心理不平衡，宋老师连方都没给调，又让接着吃，早知道这样就照方吃了。我们也很为难，尤其开经方调方难度很大。

我们经过几次调整，有的时候明明看我换了另一张方子，其实原理是一样的，还是治的甲状腺。经过 3 个多月的治疗，春节之前她来看最后一诊，一看肿块明显缩小了，缩小到只能微微看得出来。在临床上，叫不效亦不更方。效不更方容易做到，不效亦不更方，这个就难做到，需要我们临床上有定力。为了给患者心理安慰，我们要学会几套方子，也要给患者换方，或者说换角度治疗，这样他就容易接受一些。因为疾病，患者受心理、受情绪影响很大，这点很重要。我们在总论里面就讲过，人体分为气、血、水、神四大要素，这四大要素组成了人体，又相互感染、相互影响，而神又统领着其他要素，所以说调神很重要。

用柴桂姜汤治疗乳腺肿块的时候，怎么加减呢？我们常加10 ~ 15g瓦楞子，15g是最常用的剂量，偶尔用到30g。如果食道和胃有病变，见到了柴桂姜汤证型的，怎么加减？我常加香附和海螵蛸。海螵蛸一般用6g，香附也用6g，不能让它们的剂量超过主方，不能做喧宾夺主的事，除非个别情况、特殊情况，像金钱草那种药物。如果是肠道问题，长了肿物之类的疾病，临床判断是柴桂姜汤证型的，我们怎么加减呢？我习惯是加6 ~ 10g蜣螂，蜣螂俗名屎壳郎，它专门能够推动肠道的气机运行，能够清腐、消瘀、排浊。中医好多药物，是取类比象选药的，不是死记硬背，归哪经、用什么药、什么药性，那都是后世医家的用方思路。如果临床上遇到了泌尿系统的问题，或是长了异物，结节或是肿块，我们怎么加减？我个人加减的方法是合上栝楼瞿麦丸。这张方子，在后面的篇章会讲到，这里暂不陈述。

下面我们讲一个病例，杨某，82岁，胰腺癌，准确地说是胰头癌，卡压胆管，一是年龄大，第二也失去了手术指征，痛苦不堪。胰腺癌，大家知道非常痛，辗转反侧，找到我用中医治疗。我们看老太太长得很魁梧，四方脸，浓眉大眼。一把脉，脉是沉迟略弦的，食欲差，大便色白，患者还有口干口苦。原因是什么？胆道卡住了，胆汁上泛人就会口苦。由于有黄疸，脸色也显得青黄。我们果断地选用柴桂姜汤加上香附、海螵蛸，香附6g，海蛸6g。由于疼痛比较严重，第一诊的时候合了失笑散，五灵脂10g，蒲黄10g。当时用针灸给她镇痛，我们在腿上选阿是点取穴，针刺了之后疼痛当时缓解。这个患者拿上药，当时是拿了一个月的，回去吃完之后，疼痛再就没犯过，大便颜色也逐渐地变黄。连续服用了6个月，患者非常好，至今都很健康。老太太给我送了面锦旗，性格还挺开朗，挺乐观，然后说："我也不去查，我这活一天是一天的，挺开心，挺好。"所以也没再做检查。

为什么要学针药并用？解决急性痛苦，还是针灸要快一些，而且直接。我们除了会开中药，也一定要会针灸。患者来了，很疼，你说你等着，等会儿给你熬药去，药喝下去还要行动一段时间，才能止住痛，这样太不仁慈了。中医是一门仁术，所以我们除了会开中药，也一定要会针灸。搞针灸的人，也要学一些中药。为什么呢？比如牙疼，如果你就会针灸，人家患者开着车来了，一个多小时到你这儿，你扎完不疼了，开上车回家了，过两个小时又疼了，总不能开上车再回来。所以后续中药跟上，这叫针药并用，要学会两条腿走路。治疗急性疼痛一般选对应点，还可以选到背俞穴，背俞穴找压痛点，然后用针刺，泻法施针，前面的脏器疼痛也会很快缓解。尤其对急腹症，还有一些急症，针灸的作用是非常快的。比如心绞痛，扎上针去当时就能缓解。如果是急性心梗、某些急性病发作期，用针灸施救立竿见影，而且针完患者很舒服，也取得了患者对你的信任，再服用中药疗效也很快。找在临床上最喜欢治急症，效果立竿见影，慢性病不疼不痒，本身也不太难受，又还有点难受，这样的病是最难治的，尤其焦虑症、抑郁症。因此中医不是慢郎中，治疗急症我们有独到之处。

春天到了，柴胡剂的应用范围就会很广泛，因此柴桂姜汤具有更广阔的应用空间，大家可以在临床上逐渐地摸索。

第十章

中风病

第一节　总论"中风历节病"

从本节开始进入《金匮要略》的第五篇，《中风历节病脉证并治第五》。这一篇错简最多，而且顺序杂乱无章，严重不符合仲景先师的写作方式和写作手法，和《金匮要略》其他几篇也不一致，和《伤寒论》的写法更不一致，不符合仲景先师的表达方法。所以说这篇怎么讲，我们一直在考虑这个问题。我们看看标题，这一篇是中风历节病，应该讲两个病。正常的顺序是一般都是一篇之中的第一段文字就像帽子一样，概括这章所要讲的病、证型或者主要表现。原文是这样的：**"夫风之为病，当半身不遂，或但臂不遂者，此为痹，脉微而数，中风使然。"**这句话既然放在第一段，这段文字叫总论，那么下一句话就应该论述历节病。所以我个人认为这里有缺文。还有一个奇怪的现象，再看看前面这段文字，"半身不遂，或但臂不遂者"，这是痹吗？这显然不是，这是痿。下一个是风引汤，名字叫风引汤，但是它的主治是治热瘫痫，热瘫痫是什么意思？类似现在的癫痫和抽风。这也可能是内风算中风，但总感觉有些不流畅。

在这篇里出现的第三个方剂是防己地黄汤：**"治病如狂，状妄行，独语不休，无寒热，其脉浮。"**这个方子是治疗什么？类似现在的精神类的疾病。方子里，虽然防风、桂枝是祛风的，但是这个病归到风类里面，还是有些勉强了。下面紧接着出来的方子，又是桂枝芍药知母汤，我们前面讲了"痉湿暍"篇，和那篇是连带的。桂枝芍药知母汤显然是治历节病、治风湿，即便是治历节病，它也应该排在中风的后面。

这篇里还涉及两个名词，是"脚气""脚气冲心"。这个脚气和当今说的那种由真菌引起的足癣，是不是一回事儿？我看了几个注家的解释，认为是一个病。如果是一个病的话，古人说的脚不是现代认为的脚，古人说的脚是指小腿，所以说这又不能切合。讲了脚气，然后以附方的形式又跳出《古今录验》续命汤、《千金》三黄汤。这两个方子在《金匮》里面是治疗中风的主方。紧接着又跳出来治"脚气上入、少腹不仁"，崔氏八味丸，又是一个治脚气的方子。这里面还涉及名词"黄汗"。所以说次序是混乱的。如果按原文捋，省事，但是大家脑袋一团糟，听不懂。因为这篇里面错简特别多，大家很难记忆，也很难掌握。所以说考虑再三，这节课的讲解我们决定把条文归纳一下，按照大家能够理解的顺序，分门别类地进行讲解。而且文中关键字，还有出现的错简、错字，我们将予以纠正、注解，你背的时候可以背原文，但是理解按我们这个方法理解，就能系统化，条理化。

我们这样讲，是要冒风险的，有可能遭到一些断章取义的人的抨击，说我们修改经典。其实一切的经典，为了临床取得疗效而服务的，不是拿来崇拜的。因此还是决定按我的理解给大家讲。如果其他老师的理解和讲的与我不同，学员可以互相参考，互相借鉴。毕竟是一家之言，知识面、立脚点不能达到足够的高度。有理解更好的老师，希望将来他们讲出来，大家再学习。人脑能记住系统思维、逻辑思维，杂乱无章的知识到脑袋里睡一宿觉就给过滤掉了，就白学了。本来《金匮要略》知识面就广，就繁杂，讲起来难，记起来更难，我也理解大家的难处。所以我用了几天时间来备课，反复斟酌，最终决定按现在这个讲法给大家讲解。

下面看第一节，相当于《中风历节病脉证并治第五》篇的总论。原文是这样的：**"夫风之为病，当半身不遂，或但臂不遂者，此为痹，脉微而数，中风使然。"**"夫风之为病，当半身不遂"，半身不遂不用翻译了，半侧肢体或左或右不能自主运动，叫半身不遂。"或但臂不遂"，一只胳膊不会动或者活动不灵活。原书中说"此为痹"，这是痹吗？显然不是，这是痿，这点我认为要纠正一下，把这个痹字改成痿，"夫风之为病，当半身不遂，或但臂不遂者，此为痿"。究竟怎么来看待这个问题？很可能有两种情况：仲景时代"痹"的概念、含义由于历史的沿革发生了转变，和现在的"痹"意义不一致，这是一种可能；另一种可能，我们都知道，《金匮要略》和《伤寒论》都是传抄了一段时间，才由官方修订好的官方文本，这个字如果写成痿，显然就顺理成章了。我们学习的目的是为了临床，很多地方要加以注解和修改。但是如果说抄书的时候，当然现在也用不到我们抄了，官方都印好了，这个字一定还要印"痹"，这是尊重原文原貌，我们可以后面加注解。**"脉微而数，中风使然"**，"脉微"没有问题，中风的脉象就是这样的，表示气血不足，数是有风。

既然这一篇讲的是"中风历节病脉证并治"，第一段文字叫总论，那么下一句话就应该论述历节病，不能单说中风。所以我个人认为这里有缺文，所以也要把历节补上来。中风使然后面应该是分号，不应该是句号。古人写文章是没有标点符号的，所有标点符号都是现在人加上去的。比如《道德经》里面，"道可道，非常道"，我们习惯都是这样断句的，但是理解起来很难，不知道什么意思。最近有一种新的断句方法，叫作"道可，道非，常道。名可，名非，常名"。这样就分得很清晰，分为三个层次，道可是一种，道非是一种，还有一种叫常道。古人做事，都有上、中、下三策，古人认为三生万物。既然前一句话讲了是痿，后面就应该讲历节、讲痹。我个人给后面加上了这样一句话："风寒湿三气相合，诸肢节疼痛，此为痹，又名（曰）历节。"这样一来这一篇章就完整了。

中风和中风引起的痿证，还有由风寒湿三气引起的痹证，它们的区别点在哪儿呢？痿和痹的主要区别，就是疼与不疼，还有功能的丧失与否。痿证往往都是肢体的功能减弱、减退或者消失，偶有疼痛。一般来说疼痛都是见于硬瘫，软瘫很少有疼痛，软瘫的人一般都是胳膊腿软塌塌的，这种人也比较懒散、体胖，才容易痿。硬瘫就是风气比较盛，往往还结合了寒湿，就会引起疼痛。什么是痹呢？痹是以疼痛为主，功能往往表现是受限，而不是丧失。比如网球肘，一些瓦匠、木工、织毛衣的人容易得这种病；还有打网球的人，肱骨外上髁这块的肌腱容易拉伤。它的主要表现就是疼痛，并不是痿废。

既然第一段是总论，既讲了中风，又讲了历节病的概念，从第二段开始，就要先论中风。所以说第二段文字是描写中风的，也就是痿。原文；**"寸口脉浮而紧，紧则为寒，浮则为虚，寒虚相搏，邪在皮肤；浮者血虚，络脉空虚，贼邪不泻，或左或右，邪气反缓，正气即急，正气引邪，喎僻不遂。邪在于络，肌肤不仁；邪在于经，即重不胜；邪入于腑，即不识人；邪入于脏，舌即难言，口吐涎。"**这段条文很长，我们把它分解开来，就知道仲景先师要表达什么意思。"寸口脉浮而紧，紧则为寒，浮则为虚，寒虚相搏，邪在皮肤"，这作为第一段。第二段，"浮者血虚，络脉空虚，贼邪不泻，或左或右；邪气反缓，正气即急，正气引邪，喎僻不遂"。第三小段，"邪在于络，肌肤不仁；邪在于经，即重不胜；邪入于腑，即不识人；邪入于脏，舌即难言，口吐涎"，这样段落就清晰了。

下面我们看，"寸口脉浮而紧，紧则为寒，浮则为虚，寒虚相搏，邪在皮肤"，这是中风最浅表的阶段，也就是中风先兆的阶段。寸口脉浮而紧，《金匮要略》里边的脉，单言寸口就指手上的寸关尺。如果后面跟着跌阳脉、太溪脉，那么寸口就指的是寸脉。寸口脉浮，仲景自己就注释了，浮则为虚。如果这个人不虚，是不会感受邪气的，正所谓"正气存内，邪不可干"。"紧"是什么？学过脉学的都知道，紧脉则为寒，血管紧张度增高了则为寒，因为寒主收引。所以说中风的脉一般都微而数或者浮虚而数，有的偏紧一些，尤其早期；到晚期就很难摸到紧脉了，晚期的脉也不浮了，到后遗症期就变得沉下去了。"寒虚相搏，邪在皮肤"，也就是说在中风的最浅表阶段，往往邪在皮肤，结合着寒邪还有虚，肢体会出现麻，也就是常说的中风前兆。中风先兆会有什么症状呢？最主要的症状，是出现一过性的头晕，我们就要警惕；第二，没有原因的失眠，要警惕；第三，两个手或左或右，大拇指和食指有时而减轻、时而加重的发麻，突然拿个东西拿不住了，突然把杯子碰倒了，要警惕中风，这也是中风的前兆。还有一个症状也比较常见，尤其 50 岁以上的人，吃饭出现呛咳，隔几天就出现，也要警惕中风。具体怎么治疗，在后面《金匮要略·血痹虚劳病脉证并治第六》篇会讲到，有黄芪桂枝五物汤，到时候都会给大家讲解。

"浮者血虚，络脉空虚，贼邪不泻，或左或右，邪气反缓，正气即急，正气引邪，㖞僻不遂"，这段是描述面部中风，西医学叫面神经麻痹，这是专门描述这个病的。"浮者血虚"，前面说了浮为虚，是血虚。按实说血虚的脉应该是细脉，因为脉管里血的充盈不足，应该是浮细。络脉空虚，经脉分为经、络、孙络、浮络，络脉就是细小的经脉，这些经脉空虚了。"贼邪不泻，或左或右"，人分左右两部分，也叫阴阳二气。机体气血最薄弱的一侧往往容易受风。四肢同时瘫痪的中风，有吗？有，很少见。第一个，颅脑大面积出血，第二，植物人会出现这种情况，那种情况就很难治了。一般都是一侧。机体很聪明，关键时刻它会舍卒保帅，哪面最薄弱，让哪面病去，留下一面，好凑合活着，维持生存。中风了，往往表现为一侧不能动，这种是最常见的。仲景在原文里面描述为"或左或右"。

下面说了，"邪气反缓，正气即急，正气引邪，㖞僻不遂"，什么意思？我给大家举一个病的例子，大家就好理解这句话了。中风又叫面神经麻痹，这个时候会出现口眼歪斜，如果这个人往左歪，那么是哪面有病了呢？右侧有病了，右侧有病了左侧就猛往过拽。"邪气反缓"，当右侧中风的时候，右侧的脸是麻痹下来的，眼皮也睁不开了，或者下眼皮闭不上了，嘴角耷拉了，那也就是说，有邪这面反倒缓了，这是邪气反缓。"正气即急"，好的那面反倒往过牵引，这叫正气引邪，正气把受邪那面往过拽。"则㖞僻不遂"，这就是面神经麻痹。仲景描写得特别形象。如果这个人往左歪，右侧有病了，当然了，治病针刺扎左侧也会有效，但是还应该是扎患侧，为什么呢？不能伤及无疾之地。我临床经常见到这样的大夫，明明这个邪就在太阳，他治少阳，治了一段时间，确实也能凑合着好了，但是这就像打仗一样，敌人在城外攻城，按说应该把兵力派到城墙外与敌人厮杀，拱卫城池。但是病在太阳却治少阳，相当于不守外城，让外城随便让人侵略，然后在中间把守少阳这块，也就是内城这个地方打得热火朝天。最后把敌人赶出去，外城也坏了，内城也坏了，得不偿失。这种治疗我不太赞成。

我经常见到这种情况，我们当地有一个大夫，按针收费的，给人扎针最少也是八十针左右。一般来说，他都给你扎个"草船借箭"，说腰疼就给排上百十来根针，按针收费，那就扎呗。这也是最不利于中医发展的一个点。实际治好病，不应该按药开的多少收费，也不应该按针扎的多少收费，这大大降低了技术的优势，把良好的医疗风气给败坏了。再一个，患者就有吃亏心理，很多患者总觉得开药少就吃亏了，尤其扎针，一针能解决问题，他非得要多扎两针。往往多扎两根针，就把经气导别处去了，不利于疾病的恢复，而且还伤及无病之地，这是很要命的事。所以说能够听到我的课的患者朋友，不要干涉医生处方，也不要说多给扎一针，针扎多了效果不见得好。

所以说这个病，针灸的效果很好，我们就可以扎下关，下关穴一定要得气；还可以选一下风池，或者枕骨、乳突附近；局部扎针可以再刺一下迎香，用泻法施针；远端配穴，风热型用合谷；如果是偏风寒的，就不扎合谷，扎外关；这样就已经四针了。当我们扎完针的时候，这不正气引邪吗，再在健侧腮内，嘴里边的，用三棱针，可以挑刺里面的白筋，那是风涎，来减小它往过拽的力量，就能恢复得快。再次强调一点，针一定不要天天扎，无论怎么施补法，它也是以泻为主。尤其没有练过功的人，想给人补难度很大，基本都是泻法。如果天天扎，正气就虚了，这个风气又出不来，症状就拖下去了，落了后遗症。我父亲主张最少是隔一天扎一次。如果赶上刮风下雨，就可以隔两天、三天再扎。行针最忌风、大雨，有风有雨的天，是不能扎的，一扎湿气、风气就导进去了。本来你想治中风，结果风更容易进去了。

第二节　侯氏黑散和风引汤

前面已经谈到了第二段，"浮者血虚，络脉空虚，贼邪不泻，或左或右，邪气反缓，正气即急，正气引邪，喎僻不遂"。这里讲的是头面部中风，头面部中风相当于西医学的面神经麻痹。还讲到了用针刺治疗，选哪些穴位和注意事项。遇到这样类型的疾病，怎么用中药治疗？我们先看看《金匮》原文里选用了哪些方子来治疗。《金匮》原文里面引用了"侯氏黑散"这张方子，我们一听方名就知道，这显然不是仲景先师的方子，是把别人的方子收录、总结到《金匮要略》里来治疗这种中风病。

下面我们看看侯氏黑散的主治，原文：**"治大风四肢烦重，心中恶寒不足者。菊花四十分，白术十分，细辛三分，茯苓三分，牡蛎三分，桔梗八分，防风十分，人参三分，矾石三分，黄芩五分，当归三分，干姜三分，芎䓖三分，桂枝三分。上十四味，杵为散，酒服方寸匕，日一服，初服二十日，温酒调服，禁一切鱼肉大蒜。常宜冷食，六十日止，即药积在腹中不下也，热食即下矣，冷食自能助药力。"** 先看看条文"治大风"，什么是大风？"大"并不是说这个风邪有多大，就是表现得比较突然，不仅有面瘫，同时还有四肢烦重。"四肢烦重"，这里边有烦，烦者，火也，证明有郁热；四肢重，证明脾胃受困，有湿气；"心中恶寒不足"，也就是里阳虚。我们看看侯氏黑散的组方，既然治大风，那么首先就要祛风。祛风，选用了君药菊花、防风、桂枝，这是祛风的。烦重，烦有黄芩去火，茯苓安神，牡蛎能降火；重，选用了白术、茯苓还有矾石，这都是除湿的；心中恶寒不足，有祛寒的干姜、桂枝、细辛；然后再加上当归、川芎以活血，大家都知道"治风先治血，血行风自灭"。也许有的人认为这个"分"是斤、两、钱、分，都不要紧，只要按这个比例来应用就可以了。要做散，一定要尊重古方的比例，这样疗效最佳。

侯氏黑散治疗中风、面瘫比较有效。但做完了，就得保存起来，很麻烦。因此如果大家有需要，或者治这方面病比较多，可以把它制成散剂，口服是有效的。书上说日一服，一般来说一次 3 ～ 5g，一日两次。陈修园的方歌中侯氏黑散是这样的："黑散辛苓归桂芎，参姜矾蛎各三同，菊宜四十术防十，桔八芩须五分通。"这里边的方后注不是太好懂，我给大家简单阐述一下。"禁食一切鱼肉大蒜"，为什么呢？因为鸡生火，鱼生痰，这个病是有痰，既然鱼能生痰，在这里就要忌掉。包括感冒、咳嗽，也要忌鱼。如果感冒了，可以尝试一下，一旦吃鱼，痰立刻就会多。我们正常人吃，不会有这个反应，但是生病的人、肺不好的人，吃了痰就会多，尤其是海鱼。忌大蒜，为什么呢？按说心中恶寒不足，里边阳虚。这里"心中"指的是胃，胃寒，大蒜是热性的，挺好的，治心中寒，为什么不能吃呢？大家不知道有没有这个生活体会，只要吃了大蒜，胃的感觉是辣得火烧火燎的，下一个表现，就是胃肠蠕动加快，排气增多。便秘的人可以考虑吃它，只要是寒性的便秘。

还有一个有疑问的地方，"常宜冷食，六十日止，即药积在腹中不下也，热食即下矣，冷食自能助药力"，这是什么意思呢？前面说了"心中恶寒不足"，既然心中有寒，为什么还要吃冷食呢，不是加重了体寒吗？古人说的冷食，不是现在冰激凌、冰棍、雪糕、冷冻的矿泉水，不是这个意思，那就叫冰食了，而不是冷食。古人说的冷食，指的是常温。另外大家都知道，食物在人体存留的时间，一般来说24～48小时就全部排出体外了，再吃冷食，也不会让药力积攒到60天。经文中说的是什么意思呢？经文中说的意思是"常宜"，不是说绝对地必须都吃冷食，没有这样说，就是吃些个常温的食物，让药的力量在体内蓄积。用热的药，循环就会加快，药的力量也会散发得过快，所以说吃常温的食物。

这张方子有一个药物，后世的注家一直有不同的意见，就是矾石。有的医家说，既然叫侯氏黑散，这个散做出来应该是黑色的。我们看看其他几味药，牡蛎、桔梗、防风、白术、菊花、茯苓，都是白色的；细辛、人参、川芎、干姜，都是黄色的；桂枝微红，川芎偏棕一点，这些药物做出来的散肯定不是黑色的。既然叫侯氏黑散，后世医家就说矾石应该是皂矾，皂矾是含硫酸亚铁的矿石，含水的话它是偏绿色，失去水就是黑色。如果和这些药物混合，确实能把这些药物染成黑色。尤其民国的医家张锡纯，认为这里是皂矾，因为皂矾色黑，能染布，能够通大便，清内脏之湿，所以认为是皂矾。后代的一些成药，像黑虎丹、黑锡丹，里面用的确实都是皂矾。也有一部分医家，认为这里是白矾，也就是明矾，明矾的化学成分是十二水合硫酸铝钾。要是用明矾对不对？明矾五种颜色，一种青、一种白、一种黄、一种黑、一种绛。西医学或者说现代科学认为，这些都是一样的东西了，什么青的矾、白的矾、黄的矾、黑的矾、绛的矾，就是一个东西，十二水合硫酸铝钾。但是在中医学里，就确实不一样。用黑色的，用黄色的，用绛色的，作用肯定不一样。我们的观点是五种颜色的白矾，也就是明矾作用各不相同。

《金匮要略》或者说侯氏黑散的这个矾石，究竟是皂矾，还是白矾，也就是明矾？我们就要从白矾和皂矾的主治上去推断一下。先看一下皂矾，皂矾的功效，是解毒、敛疮、消积、杀虫、燥湿、化痰、补血、止血。因为它是硫酸亚铁，若患有缺铁性贫血就可以补血，这是大家最爱听的，容易理解。再看一下白矾的功效，白矾外用，解毒杀虫、燥湿止痒；内服止血、止泻、化痰，主治中风、癫痫、喉痹、疥癣湿疮、痈疽肿毒。侯氏黑散主要治疗外中风，治中风、癫痫。那么从主治上来看，白矾也就是明矾，更符合矾石的用意。我们从功能主治和侯氏黑散的遣方用药上来推断，这里的矾石应该是用黑色的，又叫黑矾石。但是现在在市面上不好找，我们进的矾石有的时候是白的，有的时候偏黄，也有的时候是黑的，也有的时候是绛色的，或者几种颜色掺杂着拿来。我一直也跟供货方谈这件事情，设法给我挑选。供货方说那样麻烦，因为现在都是小包装，就得拆包装挑出来。如果我们想做成药，挑也是必须要挑的。

下面接着看治疗外中风的第二张方子："**风引汤，除热瘫痫。大黄、干姜、龙骨各四两，桂枝三两，甘草、牡蛎各二两，寒水石、滑石、赤石脂、白石脂、紫石英、石膏各六两。上十二味，杵粗筛，以韦囊盛之，取三指撮，井花水三升，煮三沸，温服一升。治大人风引，少小惊痫瘛疭，日数十发，医所不疗，除热方。**"原文很简单，就四个字"除热瘫痫"，什么是瘫？肢或者体功能不用曰瘫。什么是痫？痫就是抽、抽动，抽风就是痫。前面两个字很简短，"除热"。整句话也就是说由于热邪引起的面瘫，或者是癫痫、小儿急惊风。"上十二味，杵粗筛"，这几味石头的药在古代都是块状的，要用药臼子杵成粗散，用粗筛子筛，不要杵得太细。"以韦囊盛之"，韦囊有两种说法。古代人管皮囊，牛皮、羊皮做的口袋就叫韦囊；也有的人说，是用苇子拍扁了，编的那种像篓子一样的东西来装。

用量多少？上面粗散"取三指撮"，就是用三个手指捏这么一捏子，然后放到锅里煮。"井花水三升，煮三沸，温服一升"，什么是井花水？现在人很难知道。我们小的时候，全村里就有三口井，村子比较长，在村的北面、中间、南面各有一口井。每家都要用扁担去担水，然后到井里去打水。尤其夏天井水比较凉，我们把井水提上来之后，水就开始往上冒气泡，像翻花那一样，为什么？水里有氧气，当温度升高之后，水中的氧气或者空气就会活动，像烧开水一样，井水就会翻花。这样开上来的叫井花水，也就是新鲜的井水。为什么？因为深井水寒，寒能去热。中医用药、用水非常讲究，要用山泉水、用无根水、用老水、用酸浆水、用白饮等。所谓的科学人士就不理解了，这水那水的，都是 H_2O。那么你喝一口自来水，喝一口河水，喝一口山泉水，喝一口矿泉水，喝一口纯净水，味儿能一样吗？当然不一样。

比如治疗用老水的时候，我们把一盆水用水瓢或水舀子放在盆里，哗哗地舀，舀一百次之后，再喝那个水，口感就不一样。也有现在科学人士解释，是水的大分子团被打破，变成小分子团，水的味道是由结构决定的，所以水的味道也会变，功能也会变。当然了，现在做不到了，现在只能用自来水，而且是加了大量氯的自来水，为了消毒。我们无法按照古方来用水，即便用井水，地下水也被污染了；该用河水的时候，看看我们的河，谁还敢用，不要说熬药了，喝也不敢；再加上人工种植导致药材质量下降，好药都包装出口了，害得中医、中医人的临床效果都大打折扣。

后面还有小字的注"治大人风引，少小惊痫瘛疭，日数十发"，可见在古代"风引"是个病名。"少"，年少，还有小，指小孩发生惊痫、瘛疭，就是急惊风，或者是癫痫、羊痫疯之类的，一天发作很多次，可以考虑按这个组方来治疗。风引汤，我主要用于治疗癫痫，一般的十几岁的、二十几岁的癫痫，就可以考虑用风引汤。也可以做散、煮散，尤其少儿，太小的孩子吃散剂不方便，就得煮汤剂。而且后面跟的是除热方，也就是说我们首先要判断，这种癫痫或者惊风是由体内有热或者郁热引起的，才可以用这张处方。诸医生都不能治疗，就要想到风引汤。不要说宋老师讲了风引汤能治癫痫，那么所有癫痫就用风引汤治。明确地告诉你，风引汤是治热瘫痫；升麻鳖甲汤，明确告诉你是治疗阳毒，如阳毒型的带状疱疹，不是说遇到带状疱疹就要用它，这点一定要反复强调。

风引汤的方歌是这样的："四两大黄二牡甘，龙姜四两桂枝三，滑寒赤白紫膏六，瘫痫诸风个中探。"方歌一定要背一下，只有会背方歌，开药才不容易落味。如果我们凭记忆、凭功能拼凑，往往容易落味，除非对经方用药掌握得特别熟练，或者就凭经方的思维开，照常能开出经方来。我们在后面的章节逐渐地会灌输这个思想。学完《金匮要略》之后，不会背条文，只遵照患者的症状、主诉，照常能开出经方来，我们要达到这种效果。这张处方不是很好煎，如果单取"三指撮"来煮，问题倒不大；如果每一样用10g，放到锅里煮，很难。所以说我们不主张这个药一定要回去自己熬，一定要用煎药机，这样熬得更好。否则都是石头，这些石粉沉到锅底，在锅里蹦，一是药效不好，第二也不安全。因为在家熬药，不好过滤，不好熬，泥糊糊的，也不好喝。现在的煎药机是四重过滤。其实我们在临床上做了大量的实验，还是煎药机煎制的效果好，尤其密闭高压煎药机，煎出的效果要好于用普通砂锅煎出的效果。

我曾经遇到过一个患者，这个患者就在我们门诊下面的超市卖服装，她就愿意自己熬，什么事都亲力亲为。这很难做到，其实如果真是那样，穿衣服自己得织布，自己织布不放心，还要自己种棉花。现代社会是一个分工的社会，分工负责、密切配合的社会，不是自主经营。这个患者就不相信，坚决要自己熬。我说："那你就熬吧。"她是有痤疮，在我们门诊治疗痤疮，一个半月是比较长的，极限也超不过2个月，就能痊愈，而且能消掉疤痕。但是她就要自己熬，自己熬了4周，有些效果，但还是达不到我的预期。偏不凑巧，她那周要去进货，说没时间熬了，就用我们的熬吧，还挺勉强。我们门诊煎药是免费的，大家不要认为免费的好干，我一直不主张医疗免费，免费了患者就不珍惜。我们前一段时间开了网诊，大家应该体会到了，很多的大牌的医生、主治医生都被人家冷落、不当回事，反倒不重视，开了处方，搁了 3 天再问，说还没拿。所以说医疗不要免费，不要用道德绑架医生。

再谈一下这个患者，一周吃下去，脸上的痘消失了，剩了微乎其微的那么两个。然后要巩固治疗，她下一周有时间了，我说："你这个你还回去熬吧。"她说："不行，打死我也不回去熬了，我白受这个累。"然后在我们那儿熬完了，吃了一个半月，彻底痊愈。

还有一个小孩儿，12 岁的一个小女孩，胃疼。我给她开了处方，本来治这个胃疼很简单，她就不放心，她妈非要自己熬，把药煮了一锅，添水多了，一锅又熬糊了，结果吃到了三诊，效果不好。最后我也很着急，我说："这样吧，必须在这儿熬，方子不换，你在这瞅着，我们煎完你打包带走。"熬完拿上走，喝完，第二天打电话告诉我说："宋老师，早要是知道这样，我何苦多喝十多副呢，喝上你的药，第二天不疼了，明显好了。"

所以说治病是一个环节，我们一定要相信大夫，尤其个体开门诊的，各个环节一定要把严，不要失误。第一，增加我们的信誉度，第二，提高疗效。其实患者找你，疗效是第一位的，其他都是次要的。再便宜，没效也没用，患者就要保命，就要效果。

第三节　表浅中风与头面风

上一节课讲了，如果这个患者平素阳虚，头面中风，就可以选用侯氏黑散。但不是所有的证型都是用侯氏黑散，在前面已经讲述了。其实这种面瘫，治疗是最容易的，大家可以参照感冒辨证。如果偏于风寒的，就用麻黄汤；偏于风热，用银翘散加味。

我常用银翘散加味方治疗很多种疾病，这个方子治疗由风热引起的中风，比较好用。一般来说这种是有汗的，脉是浮数的，或者不浮也是偏数的。这个方子我常用的剂量是这样的，金银花 30g，连翘 15g，淡竹叶 6g，荆芥 6g，牛蒡子 10g（捣），桔梗 10g，芦根 30g，甘草 6g，赤芍 15g，牡丹皮 15g，白僵蚕 10g，蝉衣 6g。如果我们看到荨麻疹也好，风疹也好或者猩红热也好，疹团和疹子是色红的，用加味银翘散，这是我三十来年研究出来的，非常有效的一个神方，可以和神效五苓散的疗效相媲美。如果是颜色是红的，直接用这个，没有问题。

我们曾经遇到过一个北京的患者，在十大病种里面讲过他。本来他有高血压，身上燥热，受不了，每天在地上躺着不上床，把地面能烫热了，再换个地方躺着，盖不住东西。前面的医生用过清热泻火、滋阴降火，种种的方法治疗不效。后来我把他脉，脉是沉微的，我们果断地给他用四逆汤加龙骨、牡蛎，用的是温阳潜镇法。这个患者不在灵兰医馆拿药，拿着方子去他熟悉的一家医院拿药。那个医院的大夫不给抄方，说这是毒药，不给他拿，说他这么热还给开热药，这等于负薪救火之类的。他说他就相信宋老师，然后开了方子，吃下去身上就不发热了，很舒服。然后第二次又抄方，那大夫又骂了他一通，再吃就中毒了。这个患者也是我们的铁杆粉丝，他说："我坚决吃，吃了舒服，也能盖住被子了，穿得了衣服了，我感觉挺好，我吃了一个多月也没中毒。"后来坚持吃下去，各方面状态都很好。在当初得病很热的时候，我们却用了四逆汤，而且显效了，为什么？我们根据患者当时的刻下症用，治在当下。就在上周，患者给我从微信里说："宋老师，我浑身起疙瘩，用各种各样抗过敏的药，什么西替利嗪，什么氯雷他定了，都不管事，加上中药也不管事儿，只有你能救救我。"我说好吧，让他拍个照片，拍个舌头照片。我一看就知道怎么回事了，果断地给他开了加味银翘散。

这样的例子很多，我们这市里有一个在电信工作的小姑娘，二十几岁，坐窗口的。每天都打扮漂漂亮亮地去上班，结果突然受风了，满脸红，大片的疙瘩。然后她离附属医院近，去开了很多脱敏的药，也没有效，跑来找我。我们果断地开银翘散加味方，吃上3天就好了。现在的人抗药能力都强，一般用一周就差不多。

现在西医的思维，在国内已经盛行得不得了。去年我遇到过一个85岁的老太太，我把脉，总体上还是和缓的，没什么大病。然后我就问了一下，老太太哪儿不舒服。她说有眩晕、颈椎病、窦性心律不齐、浅表性胃炎、腰椎间盘突出、滑膜炎。我当时大吃一惊，85岁的老太太居然知道这么多西医的名词。我问她是不是学医的。她说不是，就是老百姓。我问她究竟有什么不舒服。她说她没什么不舒服，这些个病都是她闺女带她在附属医院检查出来的。所以说灵兰组织这么多优秀的老师给大家开班，尽可能地把中医的文化传承下去。我们开这个班，就是想培养更多的中医人才，所以咱们《金匮》的学员一定要努力学，这样也就达到了我们教学的效果。

有的人说，我还想用经方，不想用时方，没有问题，也可以用葛根汤、大青龙汤。口眼歪斜，加上脖子也不得劲或者说颈项强急的，可以开葛根汤，也会有效。不要一想面瘫，就考虑中风、中脏、中腑去了，用一些大剂量的虫类药搜风止痉，没有效。因为这个病很轻浅，用药深了，伤及无病之地，取不到很好的效果。因此按表证辨证就可以。另外配合针灸，前面已经谈到了，在这里不再重复。

也许有的人说，老师，全身中风好理解，怎么会有单纯头面中风呢？有，很常见。尤其一些年轻人，天一热了，对着风扇、对着空调，把脑袋往那一搁就吹；再者一种情况，我们坐地铁、坐公交，冷气直接对着头、脖子吹，这样就会导致头面局部受风，这些都是人为制造的疾病。如果某个同学不信，就想试试能不能得面瘫，那你在夏天的时候就出去跑步，跑一身大汗的时候，用一侧的脸对着风扇吹，吹上半个小时，第二天起来就中风了，这病就是这么来的。我们在十大病种里面讲了，这种中风寒的疾病，是夏天多还是冬天多？肯定的回答，是夏天受风寒的人更多一些。

头面部中风还有一种情况，当中风特别表浅的时候，只出现头痛、偏头痛或者一侧牙痛。这样中风表浅的情况，仲景先师给出了什么样的处方呢？在《金匮》里面给出的方子是头风摩散。我们看看头风摩散的组方：**"大附子一枚（炮），盐等分。上二味，为散，沐了，以方寸匕，已摩疾上，令药力行。"** "大附子一枚"，这个"大"字不具什么实在意义，要是小就来两枚三枚，只要是附子就行。附子辛温大热，能够散寒止痛。"盐等分"，附子一枚称称重量，假设是七八克，那么盐也用等量的七八克，这就叫盐等分。盐色白，主收，往下收敛。一升一降，一开一阖，就把风寒由肌表祛除出去了。这个盐是什么盐呢？是超市里卖的盐吗？不是的。用超市里的盐是不行的，超市里面卖的盐是海盐。这里所说的盐指大青盐，现在这种矿盐已经很少食用了，兽用还能见到这种盐，给动物们用，像饲料场。不过这个东西也很好淘弄，青海、甘肃那边这种盐很多，还是容易找到的。如果大家想做散可以找一找。因为矿盐里边的杂质比较多一些，其实也是对人有用的成分。海盐经过反复提纯、添加，导致成分是不一致的。这要按照西医思维，海盐主要成分是氯化钠，矿盐主要成分也是氯化钠，没什么区别。但是，就中医而言，它就是截然不同的两个物质。海盐是在海里，禀受海水、日月精华形成的物质；矿盐在山上，是在湖泊里面形成的盐，它们吸收的能量、场强是不一样的。中医用药，更多的是用它的能量，而不是它的物质。就像我们用药，柴胡用的就是根，但是野生柴胡资源越来越匮乏，因此药商就把柴胡的秧子也都切了，混杂在里面。据说化验也有相同的成分，但是能有这个疗效吗？肯定不会有。所以我们的柴胡都是在承德当地收，然后用药厂的机器帮切一下，这样来保证我们的用药质量和用药疗效。

"上二味，为散"，这个做散比较细一些，怎么也得八十目以上，一百二十目左右合适。我们有这样的筛子，机器能换不同的箩筛出不同颗粒粉。这里有个词叫"沐了"，是什么意思呢？有的人说洗澡，有的人说沐浴。不对的，沐是沐，浴是浴，淋是淋。以前洗澡是泡池子，现在都是淋浴了，怕传染病。那么沐是什么？古人的沐指的是洗头，单纯的洗头叫沐。什么是浴呢？拿个木桶或者浴缸，在里边泡，这叫浴。什么是淋？淋就是弄个喷头，喷头像下雨一样淋水。这都是不一样的。古人创造字，是很讲究的。"以方寸匕"，这个寓意不大，为什么说呢？病灶范围大，我们就多弄一点，病灶范围小就少弄一点。"已摩疾上"，左半侧疼就摩左半侧上，如果右半侧头疼，就摩右半侧，它这个是局部用药。"令药力行"，药力行，病气就除了。

头风摩散的病机是什么呢？是风寒袭头面部的表，里无病。里边没有病，所以不要用口服，只要用外涂就好。局部用药的目的就是不伤及无病之地，不伤及无病之经，更不伤及脏腑。如果采取口服药物，能不能治疗？能，就得经过脏腑的循环，把气带到表上来，然后才能够痊愈。这样药物整个在脏腑、经络里面走了一圈，会伤及无病之地。古人多聪明，只用头风摩散，一摩就好了。

古代的中医，治疗方法是非常多的，有丸、散、膏、丹、酊、捻等剂型，还有线疗，还有一些鼻腔给药。像过去还有熨法。还有贴敷法，用到一些膏药，小儿的外用贴敷，效果还是不错的。比如药物的熏法、洗法，洗法现在小儿科里还能用到。而不能是手段越来越少，好像就得开中药、喝中药这唯一一条给药途径了。所以广大的临床大夫，要多多地挖掘一下，不要说中医就是喝汤药。汤药还挺苦，患者不愿意接受，就没有别的方法了吗？广大临床的大夫，最少要学会针灸和中药，要学会两条腿走路。

第四节　邪在于络，创肢麻方

往下面看原文："寸口脉浮而紧，紧则为寒，浮则为虚，寒虚相搏，邪在皮肤。"这段原文是中风最浅表的阶段，也就是中风先兆的阶段。第二段"浮者血虚，络脉空虚，贼邪不泻，或左或右，邪气反缓，正气即急，正气引邪，喎僻不遂"，这段是描述面部中风。第三小段，"邪在于络，肌肤不仁；邪在于经，即重不胜；邪入于腑，即不识人；邪入于脏，舌即难言，口吐涎"，这段文字是描述中风所中部位不同，引起的症状也不同。医者就是反着来的，看到了不同的症状，就知道是中络还是中经，还是中脏或是中腑。仲景在用词方面特别考究，邪在络和经的时候比较浅，用的词是"在"。邪在于络的时候肌肤不仁，比前面的"邪在皮肤"要重一些，这是肌肤，就比原来要深一些了，就会出现胳膊麻得比较重，有可能出现一过性的瘫，或者拿东西掉。"邪在于经，即重不胜"，这时候一侧的胳膊腿就沉了，不好使了，属于在经。"邪入于腑，即不识人"，如果邪气入了腑，最容易引起神志改变的。我们常规理解，好像入脏容易这样，其实不是。脾主意，胃肠一不通了，特别容易引起神志改变；如果是阳明腑实证，可以狂躁；如果胃肠不好，还可以引起癫证，不认识人了。"邪入于脏，舌即难言，口吐涎"，中了脏之后，舌头不能动了，舌为心之苗，中脏说话就费劲了，还会出现口吐涎沫，肯定会有神昏，因为入脏比入腑要深了。邪在于络、在于经、入于腑、入于脏，都有相应的处方，在各论里面会逐一讲解。

　　下面将把中风由表及里、层层深入地分层进行讲解。先讲一下"邪在于络，肌肤不仁"，邪在于络属于浅表，我们结合着下一句条文进行讲解：**"寸口脉迟而缓，迟则为寒，缓则为虚；荣缓则为亡血，卫缓则为中风；邪气中经，则身痒而瘾疹；心气不足，邪气入中，则胸满而短气。"**"寸口脉迟而缓，迟则为寒，缓则为虚"，迟肯定是寒，缓是什么呢？缓是虚。"荣缓则为亡血"，我们讲卫分和营分，荣是营的意思，平素血虚之人就会出现荣缓。"卫缓则为中风"，卫气变得缓了，人就容易中风。"邪气中经，则身痒而瘾疹"，这句话有问题，我们要纠正过来，把"邪气中经"改成"邪气在络"。前面明确地讲到"邪在于经，即重不胜"，出现肢体沉重，拖不动了。下面这段条文怎么讲？"邪气中经，则身痒而瘾疹"，我们都知道身痒、瘾疹相当于现在的风疹、荨麻疹。既然是很浅表的病，怎么是中经呢？中经应该出现肢体痿废、沉重。所以我们要把"邪气中经"改成"邪气在络"，就更准确一些。仲景是个文学大师，他用词不会用错得这么远，他用"中""在""入"都是很有分寸的。如果出现心气不足的人，"邪气中经"的"中"这个字最好不读中风的中（zhòng），应该读中（zhōng），或者改成邪气入里，就是进到里面的意思，则胸闷而短气。因为风气进到里面了，肺气的宣发、肃降功能受到限制，人们就会胸闷、短气。这样一来就通顺了。这段条文讲邪在于络，邪在于络分两种情况，一种邪在于浮络，会出现身痒、瘾疹，身上起风疹团块；邪在于深部的络脉，就会出现肢麻，这种情况，我们前面也讲了，叫中风前兆。

这里也要详细地讲一讲，邪在于络的时候出现身痒、瘾疹的时候应该怎么做呢？如果脉是偏浮的、浮紧的，不管这个患者得病多长时间，我们率先要用麻黄剂。麻黄是止痒第一要药，痒得越重，越可以大剂量应用；如果痒得轻，就小剂量应用。《伤寒论》里面讲了桂枝麻黄各半汤，采取的是桂枝汤的三分之一剂量合上麻黄汤的三分之一剂量，这个方子会有效的。但是有没有更简便的方法？当然有，就是抗击肺炎的主方，麻黄加术汤，这个方治疗风疹、瘾疹更快。风是形成风疹、瘾疹团块的原因，局部皮肤的疙瘩又高起，证明皮下有湿，散风除湿，非麻黄加术不速效，用什么方子都没有这个快。刚才讲了有两种情况，还有一种证型，是什么样的瘾疹呢？色是白的，这个人又有汗，就用桂枝汤加玉屏风散。有的时候需要用到黄芪，有时候不需要，白术和防风就够了。

如果进一步邪在于络，就会出现肢麻这种情况，前面也讲了叫中风前兆。这种情况应该怎么做呢？我们作为医者，尤其是作为中医师，就应该提早干涉。如果遇到了患者来瞧妇科病，来瞧慢性的内科病，胆囊炎之类的，把出了这种脉，或者知道患者有这种症状叙述，在治疗主要疾病的同时就给患者做预防治疗。在临床上，我们经常遇到这种情况，有的家属陪着患者来看病，结果说也给他把把脉看看，我们一看，这个家属的病比来就诊的患者的病还要重。如果患者依从性好，我们就会跟他略做说明，给他调一段时间，干预一下，防止疾病向恶性的方向发展。如果患者依从性不好，怎么办？我们治疗主要疾病的同时，稍稍兼顾一下他的疾病的未来的走向。毕竟我们是医者，医者要有仁心。至于患者怎么评价，那是他个人的事，我们不要考虑。

怎么干涉呢？从原理上告诉大家肢麻发生的原因是什么，知道了原因，我们审证求因，然后辨证处方，就能成为明医，明白的明。不然开了一大堆药，啰里啰嗦，东加西凑，不知道想要干什么。像麻黄加术汤是不是太热、太燥了，患者有口渴，加个石膏吧；患者还有湿，舌苔还挺厚，不行再加个藿香吧；加个藿香还不放心，又加个佩兰；这人还有点气短、没劲，又加了个人参；最后闹成了个群英荟萃，用赵丽蓉老师的话来说，那就叫萝卜开会，弄成这么一个处方。大多数医者都会犯这种错误。因为什么？我们对人体了解得不透，对药物理解不透，对经典吃得不透，所以用一个不放心，用两个，两个不放心再照顾照顾头，再照顾照顾脚，最后开的处方不知所云。即便在临床上取得点疗效，那叫乱拳打死老师傅，不符合经方用药的特点。

下面我们谈一下，肢体出现麻是什么原因导致的。我临床上总结了一句经典的话，只有在《金匮》课程里能听到："气虚则麻，血虚则木。"什么是麻，什么是木呢？我们率先要把这个病机背透。所谓的麻，就是患者的感觉功能有障碍，总是感觉手里有一种不知痛痒的感觉。什么是木呢？木是患者的手去拿东西，感觉不到，这叫木。我们捏个笔，觉得没捏到，或者捏的笔，比实际的笔要厚，这叫木。为什么人要中风了，先出现麻木？《黄帝内经》说了："正气存内，邪不可干。"因为正气先虚了，患者会麻。如果结合上血虚呢，就会木。患者来到门诊，往往分不清麻和木。有时候医家辨来辨去，如果脉法不好，也分不清。分不清也没关系，我们的肢麻方都能治。我们先知道病因，肢麻发生的原因是什么，知道了原因，审证求因，然后辨证处方。

肌体气血不足的状态下，这个气又是在表上的，没在里面，用人参合适吗？显然不合适。补气两大君药，另一个是黄芪，能够走表，还能够行水。所以选君药，就选黄芪。这个黄芪一定要生的，炙黄芪是补气的，不能行气。生黄芪既能补气，又能行气，黄芪又主大风，能祛风，这个病叫中风，所以一定要选择能祛风的药。就像后面要讲到补阳还五汤，为什么四两黄芪为主药。刚才谈到了，如果患者还有血虚怎么办？血虚，可以选用四物汤，但是熟地黄又比较滋腻了，我们把它去掉，换成丹参，"一味丹参饮，功同四物汤"，再加上当归、川芎、白芍。这一种变形四物汤，既能行血，又能养血，行血中之气，使黄芪补而不滋腻。

刚才说了，络脉一虚了，就容易受风，怎么治疗呢？我们能用麻黄、羌活、独活、秦艽之类的祛风之品吗？显然不能。可以加一点祛风的药，选来选去，选了一个威灵仙。可以选防风，防风是祛风之润剂，不伤人体的津液。又能通络，又能祛风，还不伤人，只有铁线莲，又叫威灵仙，所以我们选了这么一味药。当人体气血不足的时候，就容易产生痰和水饮。祛痰又能治麻，选什么药？当然是天麻。陈皮既能醒脾又能祛痰。再加一个茯苓，茯苓有什么作用？祛三焦之水湿，而且这个药是唯一一味通灵的药，所以选茯苓。麻往往是在哪里？都是胳膊腿，肢体上麻，所以要加上通络的桑枝、苏梗。苏梗能理气化痰，因为它是苏子的枝梗，也能通人体的四肢，所以选择这两味药。如果兼有津液不足的，可以用炙甘草；没有，就可以不用，不是必用的。这样一来，我们补气养血、祛风化痰的处方就组完了。

下面我把原方的常规剂量，给大家讲一下，黄芪常规是 15g，当归 10g，川芎 10g，白芍 15g，威灵仙 15g，天麻 6g，丹参 15g，苏梗 10g，陈皮 6g，茯苓 15g，桑枝 10g。炙甘草 6g，可用可不用，要相机行事。如果患者肢体麻木得严重，我们就要加重黄芪的剂量，可以用到 60g，其他的药量不要动。为什么？因为气能行血。

我们讲一个例子。这个人姓李，原来我在老门诊的时候，他正好在我门诊外面摆个摊卖菜。由于受风寒，右胳膊麻得不行。后来他天天看我的门诊人很多，就进我的门诊跟我说："宋大夫，你给我看看，我这胳膊麻呀，天天我拿刀背打，再不就是往那菜摊上摔，麻得受不了。"我说："你这样，你这个病得用中药治疗。"他说："中药我喝不了，那些中药忒苦。"我说："那你要喝不了，我就没办法。"他说："那不行我上附属医院住院吧。"然后就没见着他，大概过了半年多，他又回来了，说："宋大夫，我在附属医院住了 4 个月院，什么做肌电图，又是甲钴胺了，注射什么营养神经剂了，用了好多办法，没有效，没有效附属医院说不行你就转院。"然后转到北京某医院，又治了两个多月，麻是越来越重，导致他这个胳膊的活动功能已经受限了。我们看医圣说得对不对，"邪在于络"，很快邪就要入经了，"邪在于经，即重不胜"。经典就是经典，没什么废话。

我说还是得用中药，原本这个病，一个多月就能治好的，现在最低得 3 个月能治好。他说："那也得治了，什么苦我都能吃，因为我治的这几个月花了十四万多，也没管事，还耽误我的买卖了，里外合二十多万没了。"我说："那你就喝吧，我就给你开。"因为他这个比较严重了，所以起步黄芪就用到 60g。吃了一周，他的麻就稍稍减轻了。前后治疗 3 个月，痊愈，接着再卖菜。现在经常看到他，恢复得非常好。后来他又跟我聊，说："这玩意儿绕这么大圈，早要知道在你这儿能治好，我白住这几个月院了，还把买卖耽误了。"然后我也没有回答他什么，因为咱们不能再说事后的话，也没什么意思。很多患者就这样，所以只能让患者思考去。

前几天遇到一个患者，是小儿肺脓肿，西医把肺上面开个口子，肺下面插个管子，两头往出抽脓，抽也抽不净。好不容易找到我，我也答应给他治疗。我给他用了定喘神奇丹合上《千金》苇茎汤。本来吃了 3 天，效果就很好，结果孩子的父亲上网查，说这药里有人参，人参含有激素。然后这孩子他妈就质问我，说这么点小孩就给用激素。我说我没用激素。患者在这种状况下，表现出来就是对医生的不信任。如果患者出现不信任，医生给他开金丹也不好使，担心出一点风险，他就会找医生。这种情况下，我果断地拒绝再次治疗。都说医者仁心，我们是有一颗仁慈之心，昼夜思考、处方，为了多救一个人，多活一个人，我们不惜把头发都累白，但是我们不能容忍别人的质疑。如果在医院，肯定给他注射激素，他也能容忍。中药的人参，什么时候含激素了呢？我很奇怪。但是人一旦对你不信任，解释也没有用。我们将来行医的过程中，大家一定要记住，他要信你，三言两语就开药。他要不信你，你把《伤寒论》给他背一遍，也没有用。因此我们作为大夫，既要是个医家，又要是个心理学家，还要是个社会学家。

第五节　邪在于经，方用"续命"

上一节讲到了"邪在于络"，本节接着讲"邪在于经，即重不胜"。这种情况在本文中是最多见的。有的是因为邪在于络，失治误治，由络传到了经，这是一部分患者。还有一部分人是邪入于腑，经过西医的抢救或者中医的干预，导致腑邪还经。《金匮要略》篇讲邪在于经，给出了以下的处方，一个是《古今录验》续命汤，还有一个就是《千金》三黄汤，后面还跟着一个《近效方》术附汤。《近效方》术附汤的临床应用范围相对窄一些，《古今录验》续命汤和《千金》三黄汤应用的范围要宽泛一些，或者说应用得更普遍、更常见一些。因此我们重点讲一下这两个方子如何区别应用。

临床上常见的中风，或者是中风后遗症，最常见的就是两大类型，一个是软瘫，一个是硬瘫。《金匮要略》中风篇讲了两大主方，一个是《古今录验》续命汤，重点是治疗软瘫的；另一个《千金》三黄汤，是治疗硬瘫的；这样就好区分了。相对来说，软瘫更容易处理一些，硬瘫就很难。我发现临床上的处方，尤其开中药的，能够把硬瘫开对、治好，更难一些。还有一些强刺激针法，对硬瘫当时一刺激，他会回弯，但是停下刺激，依旧没有疗效。只能让患者看，扎了，嘿，胳膊动了；不扎了，依旧是硬的；远期疗效很差，或者说没有远期疗效。

我们看一下《古今录验》续命汤原文："**治中风痱，身体不能自收持，口不能言，冒昧不知痛处，或拘急不得转侧。**"古代有很多好的医书都失传了，比如《古今录验》这本书失传了。仲景在序里面提到的一些书，后世始终没有见到，连残卷也没有，竹简也没有。哪一个地方发现了汉代的古墓，我就期待着有那些竹简，让我们见见当时中医的全貌，或者给中医一个补充。"治中风痱"，中风不用说了，半侧肢体痿废或者拘挛。中医的中风涵盖了西医的脑梗死、脑血栓形成，还有脑出血，甚至包括一部分脑瘤。中医的病名看似笼统，但是临床用对了，疗效确切。我们只要看到患者肢体不能收持，不管是脑出血、脑血栓，还是腔隙性脑梗死之类的，通通用《古今录验》续命汤就会有效。

"痱"是什么？痱指的是舌不能言，身体不能自收持，这个痱是软的，才不能自收。如果是硬痱，不是不能收，而是不能伸，不能舒缓。"口不能言"，不是所有的都有。现在西医学研究得比较透彻，只有出血或者血栓压迫到语言神经才会口不能言；压迫到别处只能有单侧肢体或者是一个肢体出现症状。"冒昧不知痛处"，冒是晕的意思，昧是似睡非睡，扎他，他也不知道疼，因为感觉神经被压到了，所以叫冒昧不知痛处。"或拘急不得转侧"，这种情况就是偏一点硬痱的。但是《古今录验》续命汤重点是治疗软痱。

下面我们看看具体的方子："**麻黄，桂枝，当归，人参，石膏，干姜，甘草各三两，芎䓖一两，杏仁四十枚。上九味，以水一斗，煮取四升，温服一升，当小汗，薄覆脊，凭几坐，汗出则愈。不汗更服，无所禁，勿当风；并治但伏不得卧，咳逆上气，面目浮肿。**"我们看看这些方子的剂量，关于经方的剂量，也不是胶柱鼓瑟，最好的方法是按原方的比例缩减，按照常用的剂量，各选 6g，川芎和杏仁减一下量。还有一种，我们要根据患者的体质，看着这人体质强，就可以各 10g。我们不要胶柱鼓瑟，甭管什么样的人，一概 10g、15g 往上开，或者是照着原方各三两，就是每味药 45g，往出一开。那么吃完了，这个人怎么了？虚脱了，这很麻烦。现在人的体质跟过去已经不一样了，所以处方的剂量还是要灵活运用，还要考虑当地的地理情况。中国很大，东北地区的人比较耐药、抗药，剂量大也没问题。西北人问题也不大。到了北京，尤其到了长江以南，如果麻黄用 10g，很可能会心慌、心悸。所以根据本地用药的实际，来裁定自己的用量。像我们的患者，来到我们门诊一住，住上几个月，我们一点点摸索，他的体质就转变成承德当地的体质，完全可以就参照当地用药。如果不是在这长期住的，取上药就走，还是要慎重对待。

至于煎服方法，"上九味，以水一斗，煮取四升"，经常有患者问我搁多少水？真的很难回答，因为药物还要吸收一部分水，只能自己熬一副，试试就知道了。"当小汗"，前面讲发汗原则，一定要发小汗，发微汗，还要保温两个小时，一定要侧身发汗。现在人，让他发一下汗很难，不知道他哪来那么多的事要做。有个患者，我催了他 3 个月，发汗都没发成，种种的借口，也不遵医嘱。为什么这块强调"薄覆脊，凭几坐"？这很关键。什么是"几"，几就是没有背的凳子。感冒，麻黄汤、桂枝汤的发汗都是躺着，为什么治疗中风后遗症，反倒不是躺着，是坐着？另外为什么要薄覆脊？太阳经在后边，太阳为开，要想从太阳经散风，被子一定要围上，把前面也裹上才好发汗。所以要"薄覆脊，凭几坐"。"汗出则愈"，可见这个方子疗效很好。如果给患者开 20 天的药，他要能发上一次汗了，症状都能缓解一大半。"不汗更服"，如果不出汗，就再服一碗。"无所禁，勿当风"，只要避免再次受风。但是现在的人，你千叮咛万嘱咐，出完汗了，他立刻弄杯饮料喝了或者弄杯牛奶喝了，反正他离不开寒凉。或者出完汗了，立刻就起来活动，又二次受风，这样反反复复的患者是最多。

《古今录验》续命汤，还能治疗什么呢？"但伏不得卧，咳逆上气，面目浮肿"，大家看看这是什么病。这描述的就是一个肺气肿或者肺心病出现的情况。躺下，躺不下，只能抱一个被子往那一趴，这样的情况，《古今录验》续命汤也可以治疗。还有一部分过敏性鼻炎，久久不愈的，这个续命汤也可以。还有一些疑难杂症，反复用药没有效，要想到给他续续命，也许会有转机。

下一张方子，治疗风中经腑的方子就是《千金》三黄汤。这个方子的方名，咱们搞不太懂。按实说，仲景比孙思邈孙真人早了很多，孙真人直到晚年才看到《伤寒论》。因为那时候"江南诸师秘仲景要方不传"，孙真人到晚年才看到《伤寒论》，才知道这才是真正的经典。所以《千金方》把《伤寒论》又给加进去。这时候孙真人已经写完了《千金要方》，然后他又把《伤寒论》收录进去，写在《千金翼方》里面。什么是翼方？《伤寒论》给孙真人的《千金方》插上了翅膀，《千金方》才飞起来，原来的《千金方》没有翅膀。既然仲景比孙真人早，仲景就没法引用后世人的处方。可这里确确实实又出来了个《千金》三黄汤。也许有的人说，因为这个方子很好使，里面有三黄，张仲景就叫"千金三黄汤"了，这方子很金贵。古人形容贵，往往用金银珠宝来形容，所以这个就叫千金。还有一种说法，后人在整理《金匮要略》的时候，发现《千金方》里的三黄汤也不错，就放在这里。有兴趣的可以研究一下，我没闲心研究，因为它很难读懂，加上我们时间有限，有兴趣的同学可以读一读。

《古今录验》也好，《千金方》也好，它们方子的主治、证候很难区分。古人说话简练，但是描述的症状大多雷同。比如小续命汤、大续命汤、西州小续命汤、西州大续命汤、《古今录验》续命汤，还有《千金》续命汤，很多续命汤。要详加区分，这个难度很大。如果谁有兴趣可以研究。我说的研究不是说把几个方子搞到一起，胡乱地写篇文章就发出去了，这种文章没什么价值。而是应该用于临床，反馈效果，细分它们之间细微的区别，这才叫研究，没有个五六十年做不出来。

《千金》三黄汤"治中风手足拘急，百节疼痛，烦热，心乱，恶寒，经日不欲饮食。麻黄五分，独活四分，细辛二分，黄芪二分，黄芩三分"。"治中风，手足拘急，百节疼痛"，我们看看这里明确写的，手足拘急是个硬瘫，百节疼痛这又是治疗历节病了。中风的患者，硬瘫往往说紧，说疼的很少见。他主要说紧，半个身紧，像被绳子捆住了，这个时候我们要想起《千金》三黄汤来。"烦热，心乱，恶寒"，我们刚才说了这是个寒证，寒主收引，怎么还有烦热呢？伤于寒者化为热，外有风寒束表，里面的阳气透发不出去，这种烦是心乱，是闷烦，还恶寒。"经日不欲饮食"，很长时间饮食不佳，原因是什么？热则消谷善饥，寒则脾胃蠕动得慢了，人就不想吃饭。我们看看原方，剂量单位不管是分还是份，按这个比例大致地开就可以，无须太过苛求。有的人说我换成克行不行？可以。麻黄5g，独活4g，细辛2g，黄芪2g，黄芩3g，完全可以。

"上五味，以水六升，煮取二升，分温三服。一服小汗，二服大汗；心热加大黄二分，腹满加枳实一枚，气逆加人参三分，悸加牡蛎三分，渴加栝楼根三分，先有寒加附子一枚"。"一服小汗，二服大汗"，也就是说吃第一次的时候，出点小汗，如果第二次出了大汗，经络就通了一大半，我们就要辨证处方了。从加减来看，这些加减都是仲景典型的标准经方用法。"心热加大黄二分"，如果心中有热的加大黄，大黄能够导热下行。有的人就说了，大黄是寒的，能清热。错！大黄不存在寒热之说，大黄只能去实，去心中、去脏、去腑的实，把实去了，热就带走了，烦热也就会减轻。有的老师就不赞成了，说喝了大黄拉肚子。拉肚子是大黄的去实作用。腹满加枳实一枚。腹满有两味要加的，一个是枳实，一个是厚朴。前面讲过，枳实通天彻地，从上到下打个通道；厚朴是横向打个通道，加宽幅度。气逆加人参三分，为什么？因为气逆了，底下就不足了，加上补元气的来震慑逆气，就要加人参。或者这么想，人参是补津液的，补足津液了，气就不上逆了，这样更好理解。悸，加牡蛎三分，如果出现悸，常规的是加茯苓，在这里加牡蛎也没有问题。渴加栝楼根三分，这是标准的用法。"先有寒加附子一枚"，如果这个患者本来就是寒性体质，就加附子一枚。怎么知道寒性体质？如果他平时就有关节疼，就要加附子一枚。

中风篇中经腑，还有最后一张方子，就是《近效方》术附汤。这个方子又引入《近效方》，《近效方》是一本书，又引入这本书里面的一张方子，叫术附汤。《近效方》术附汤：**"治风虚，头重眩，苦极，不知食味，暖肌，补中，益精气。"** 下面我们看看方药组成：**"白术二两，附子一枚半（炮、去皮），甘草一两（炙）。上三味，锉，每五钱匕，姜五片，枣一枚，水盏半，煎七分，去滓，温服。"** 它主治是什么？治风虚。风虚是什么呢？既中风了，身体的气又是虚的。阳气也好，脾气也好，是虚的。"头重眩，苦极"，最大的痛苦是什么？是头沉、头眩。"不知食味"，就是吃什么都吃不出味道。"暖肌，补中，益精气"，脾主四肢肌肉，白术、附子、甘草，典型是暖脾胃之阳，补中益精气。这个术附汤和前面"痓湿暍"篇讲的术附汤是一模一样的，只是大枣和生姜的剂量稍有区别，其他的主药剂量基本一致。这个方子，说治风虚，里面祛风的药几乎一味没有，更侧重的是补人体的阳气，补脾气、祛湿气，扶正祛邪。这个头眩是由浊阴上逆导致的，只要温阳去掉湿，湿就是阴，把阴去掉了，头眩自动解除。还有一种说法，说白术是治眩第一要药，临床上大家可以参考。前几天我就治了一个老太太，还有一个老先生，都是用的术附汤。她没别的毛病，就是晕，西医院检查都是脑梗，别的症状又没有。这个老太太叙述尤其有特色，她说一动脑袋里面就咣当，晕得受不了，走起路来反倒没事，就这么一个症状。说治了很长时间了，也治不好。后来我给她就用术附汤，喝下去，效果立竿见影，一周以后来了，反馈非常好。

谈到这里了，治疗眩晕，捎带一句，因为后面在"水气病篇"还会谈到。我们在十大病种中讲过，神效五苓散是治眩第一方，神效五苓散和《近效方》术附汤如何区别应用呢？神效五苓散或者五苓散应用的主要表现：一，主症是头晕；第二，口渴欲饮水，饮不解渴，如果舌头水润的，甭管渴不渴，也照常用；呕，小便不利，脉浮，有汗，这是五苓散和神效五苓散的主要症状。但是《近效方》术附汤就没有渴，没有小便不利，所以不用。《近效方》术附汤一方面单纯用于一个眩晕，第二食不知味。这张方子，也不能见到头眩、头晕的人就用，如果肝阳上亢，是绝对不能用这张方子的，我们要选用其他类的方，像天麻钩藤饮、镇肝熄风汤之类的。所以这里讲的是针对浊阴上逆型的眩晕，就可以用术附汤。听课千万要注意这一点。说宋老师说了，术附汤能治疗头重苦眩，那么见着头晕的，就把它拍上去了，结果肝阳上亢的人吃完受不了了，这很麻烦。辨证是第一要务。

在 2020 年春节前夕，我们收治了一个宋姓的胃癌的患者，73 岁。经过治疗，体重增加，身体状况好转，腹痛消失，能够正常饮食。他回家过年，恰巧赶到疫情发生，导致患者不能及时返回承德进行复诊。患者在疫情期间，消瘦了10斤左右，饮食也很差，眼窝深陷，眼窝都变成黑色、黑青色。因此家属非常着急，果断地开车返回承德，找我继续治疗。我们一看一把脉，确实病情有加重，不考虑胃癌扩散，当时表现出来的症状主要是头晕，这是他最大的痛苦；另外食不知味，强叫他吃，他也能吃得下去，但吃不出香味儿来，吃不出食物的味道来。因此我们就给开了《近效方》术附汤，也就是术附汤。当时的剂量略有变动，因为病情比较重。我用的是白术60g，炮附子30g，炙甘草30g，用这么一个方子，然后又加上生姜4片、大枣4枚。因为他原来开的药还有，针对肿瘤的药，所以说这个药就插在中间吃，吃了3天，头晕明显减轻，脸色好转。然后我们又给他开了7天药，7天吃完，体重增加了7斤，但是有一个痛苦，就是没排大便。因此上一诊又在原方的基础上加上桃仁30g以通便。因为老年人肠道津液少，就要用一些润剂通肠，给老年人尽可能慎用大黄。大黄又叫将军，很厉害的；桃仁既能活血，又能润肠，还能开肺气，所以我们选了桃仁。也可以用柏子仁、郁李仁之类的仁剂。这个患者还继续在治疗过程中，状态很好。

第六节　风中经腑和风中于脏

前面两节讲到了中风"邪在于络，肌肤不仁；邪在于经，即重不胜"。本节开始讲"邪入于腑，即不识人；邪入于脏，舌即难言，口吐涎"。

首先说一下现在西医学的发展，西医有120救护车，出现邪入于腑、邪入于脏这种情况，家属惊慌失措，就被120车拉走，进重症监护室了，中医门诊在临床上见到的越来越少了。我们治疗的大部分都是在医院里住上几个月，没什么效果，或者是保住了命，抬出来的，坐轮椅推出来的，我们净治疗后遗症了。后遗症，相对来说治疗就要慢一些。具体中风后遗症的治疗方法，我们在十大病种里有专门的论述，这里不再重复。中风这种危急重症，也是中医的长项，只是目前的医疗环境使我们插不上手，见到的越来越少了。但是少不等于没有。为什么还要讲一下呢？在座的诸位，万一亲戚朋友发生了急性脑卒中，我们作为中医人，不会弄，没有方法，这也有点丢人。但是如果你听了我的课，有了方法，可以有备无恐、有备无患，应急的时候就能够用到，不要惊慌失措。

打120之前，我们能做些什么？一是能挽救患者生命于顷刻。如果是实在亲戚的，可以就地抢救了，就没有问题。第二，假设是脑出血，用上我们的方法，就能控制出血的进一步发展和蔓延，延缓病情。作为一个中医大夫，也不要让西医的急诊过于嘲笑我们不懂急症、不懂重症。其实中医治疗重症方面是非常有疗效的，这也是中医的一个长项。只是近些年应对急重症都以西医为主，人们形成了思维习惯。就像每天早晨，我们走自然换气法的时候，听着几个六十多岁的人在探讨浅表性胃炎怎么来的，几个人说得热火朝天，其实都是普通老百姓，中医在他们脑子里面已经被淡化了。

原文"邪入于腑，即不识人"，如果中风中到腑了，就出现意识障碍，不认人，或者说胡话、谵语。为什么"邪中于腑，即不识人"？腑包括胃、肠。我们仔细观察一下胃黏膜和肠的结构，尤其大肠，迂曲盘旋和大脑的沟回高度相似。因此治疗一些神志不清的疾病，中医往往采取通腑的办法。《金匮要略》里面，在邪入于腑这部分没给处方。如果遇到了患者突然出现不省人事，半身不遂，或者口眼歪斜，中医人就要问一下大便通不通，如果家属不知情，还有没有办法？当然有。可以用手在他的左少腹，降结肠、乙状结肠按一按。如果按到硬块，不用问，他也几天没大便了。这种情况下，我们有专门的处方来治疗，可以用后世医家的星蒌承气汤，这是我惯用的。

"邪入于脏，舌即难言，口吐涎"，邪入于脏，是重于邪入于腑的，肯定还有一个神昏，并且舌即难言，还有口吐涎沫。这种情况怎么处理呢？中医就要看是闭证还是脱证。一般来说闭证占多数，脱证占少数。如果是闭证，就用安宫牛黄丸；如果是脱证，就用苏合香丸。紧急把它研成粥似的，用水调，给患者灌下去，或者用胃管鼻饲，这是喝中成药的疗法。如果遣方用药，来得及用汤药，可以选用张锡纯的一味山萸肉法。选山萸肉一两，大约 30 ~ 50g，急煎，煎水，灌，频服。如果用经方，就是四逆汤救急。但是如果一个人躺在地上，半身不遂，言语不清，再去煎中药去，来得及吗？显然来不及。我总劝大家，搞针灸的要学学中药，搞中药的要学学针灸，要学会两条腿走路，这样才行。

在这里给大家讲一下，针对中风，遇到这种危急重症，中医如何用针灸进行处理。如果遇到脱证，眼睛是睁着的，嘴巴也是张着的，流着哈喇子，咕哒咕哒有一口气儿，身上都是软的，手是张开的，有汗的，中医可以用艾灸的方法。可以隔附子灸神阙、关元。如果是闭证，就要率先在百会穴放血，最好是用铍针，或者小型的手术刀，在百会消下毒刺一下，让它多出一点血。如果颅压很高的情况下，患者是脑出血的状态，血会滋出来。我们拿个盆接着，躲着点，别滋身上，别滋白大衣上。然后用三棱针或者七号的针头在十宣刺血，尤其中指，两个中指的压力会很高。有的患者堵在其他的经，哪一经堵，哪一经的手指就会滋出血来。这个放血，小护士经常不注意，能滋一身。昨天我给人家放血，当时没注意，还滋了我一身。所以我们也要注意做好防护。再可以放一放两个耳尖、大椎穴。如果是脑出血爆发期，我们做了如上的针刺，就能够提前控制住出血量。比如刚出血50mL，至少在送医院的过程中，就不会再继续出，或者是减缓继续出。一般来说都能够做到不会再继续出，比西医输抗凝剂要快得多，取效也快。控制病情，抢救生命，针灸还是速效。

前几天就发生过这样一件事，本来这个患者得了肺癌，当初他来的时候已经不行了，抬到我们这治疗，已经好了，这已经三年了。他的母亲前几天突然脑出血了，然后120拉到医院去，出血还在进展，第三天才给我打电话，人进入昏迷状态。然后我告诉他去放血。他说："你说吧，放哪儿，我立刻进医院就放。"这个患者学过护理的，我告诉他部位，然后他进急诊室，放出血来。第二天又做检查，不再继续出了，而且还减少了一部分。患者神志也清醒过来，也能认识人了，稳定了几天，现在出院了。过一段时间会到我的门诊做康复治疗。我给她开了中药，现在在喝中药。由于疫情，各个小区都管控，她不方便过来住宿，现在单纯用中药治疗。

还有一次，2008年的时候，我老家村里边一个刘姓的村支部书记，晚上吃饭，吃完饭突然呕吐，剧烈地呕吐、腹泻。因为正值夏季，他们家就认为中暑了，给喝藿香正气液，吃诺氟沙星。吃完了效果不好，还出现了咱们学名叫谵语，农村人管叫说胡话。然后给我打电话，我判断是脑血管的问题，因此我赶紧开上车，带上该用的药往回跑。等我到家的时候，这个人已经去世了。在这里给大家提示一下，如果有剧烈的呕吐和腹泻，尤其是50岁以上的人，我们一定要警惕脑血管病的发生。他有个本家也姓刘，年龄比他还大几岁，准备去看他，到他家去帮忙，结果走到半道，嘴斜眼歪，右半身就不会动了。街坊邻居把他抬回去。我的药还有针具都带着，就赶紧救这个人，那个死了你没法救了。我们赶紧背上急诊箱，去他家去抢救他。当时他已经不能说话，就发出一个什么声音呢，呃逆不是呃逆，嗳气不是嗳气，躺农村的炕上，就发出那种哎、哎，频繁地发出这种声音。我判断这个人是急性脑出血，是中脏腑，严格来说已经中脏。因为他的本家、同龄人、亲属发生急病，他一着急导致这种疾病。我们判断要不要通腑、开窍醒神，按了一下他的左少腹，粪块很多、很硬，果断地给他星蒌承气汤。然后百会、十指十宣放血，两耳尖放血，大椎放血。经过一系列操作，忙忙乎乎将近一个小时，哎、哎的声就越来越缓，人就稳定下来。汤药熬好，果断就给他灌下去了。然后又过了几个小时，人就清醒了，神志就醒过来了。我不能在村里待着，开上车就走了。后续的治疗，由于离我门诊太远，农村的人又赶上农忙，他也没来，在当地找了一个医生治疗。他家给我打电话，问我能不能天天往回跑给治。我说这个真做不到，如果想治，就得到我门诊来。我把他的命保住了，他后续在当地治疗，落了一个后遗症。

农村这个地方，其实越偏远、越偏僻，越是中医生存最好的土壤。因为这个地方民风朴实，老百姓的依从性好，方圆几十里就一个大夫，也不容易发生医患纠纷。给患者治疗，他很听话，叫他怎么吃就怎么吃。所以要想把中医做好，我建议还是到偏远的农村山区去，朴实的百姓会给你支持，会给你信任。农村是中医的土壤，是中医的根基。城市也不能放弃，在城市看病，就要多加小心。尤其现在的医疗环境，很多人就要处方，要有知情权。我说："你要处方干嘛？"他说："我吃你这个药，要是不管事儿，我好告你，这作为证据。"我们遇到过这种情况。带着这种心态，来找大夫看病，这个病能好吗？如果面对生命有危险的时刻，我们无法施救，这就相当于把医生的手脚捆住了，还要得给患者治病，所以很尴尬。

第十一章

历节病

第一节　历节病成因、症状及易患人群

本节正式讲历节病。历节病篇要参照"痉湿暍"篇来互看。我们在湿病篇里面，也讲了大量的治疗关节疼痛的方子，比如桂枝附子汤，白术附子汤，还有甘草附子汤、乌头桂枝汤等，可以用很多方剂。历节病篇讲的历节病的疼痛比痉湿暍病篇的湿病范围要大，疼痛的程度也相对要严重。在"痉湿暍"篇，湿病里面的疼痛可以是一两个关节，或者几个。但是历节病疼痛的关节就比较多，遍历关节而疼痛。也就是说，全身很多关节疼痛，而且一般的药物没有疗效，因此仲景先师把它单列出一章来，再强调性地讲一遍，而且给它命了个名字叫历节。写书可以分门别类地写，但是得病的患者往往是不按套路出牌的。所以我们要随机相应地变化，要前后互参。

历节病篇，仲景是从脉诊引入历节病的概念，然后又讲了历节病的成因、历节病的症状，也讲了什么样的人容易病历节。历节就是风侵袭到关节，没有入于脏腑，也不是邪气在络，也不是邪气在经，直接侵犯的是关节和筋，各个关节都疼，而且疼痛还比较重。类似现在的类风湿关节炎，还有一部分重症的风湿关节炎。这个病一般病程都比较久。

中风历节病篇通篇，我将分为三个部分进行讲解，这样条理更加清晰，大家更容易记忆和临床应用。我们把历节病分为了三大证型，一个是寒证，用乌头汤；一个是热证，选用的《千金方》越婢加术汤；还有一个寒热错杂证，选用桂枝芍药知母汤。

下面进入正文的学习，第四节："**寸口脉沉而弱，沉即主骨，弱即主筋，沉即为肾，弱即为肝；汗出入水中，如水伤心，历节黄汗出，故曰历节。**"下面我们逐句解读一下本段内容。这是历节病的概念。仲景先师从脉诊谈起，"寸口脉沉而弱"，沉肯定是里，弱是虚。沉，推筋着骨才始得，这种脉是相当沉的，接近于伏，因为已经到骨上了。"沉即主骨，弱即主筋"，这里说的弱是什么弱呢？是指的血弱，血不足脉就弱。为什么说弱主筋呢？因为肝藏血，肝主筋，所以血弱也是主筋。或者反过来说，由于血弱引起了筋的疾病。下一句"沉即为肾"是一样的，因为肾主骨。"弱即为肝"，因为肝主藏血，肝主筋。难以理解的是下一句话，"汗出入水中，如水伤心，历节黄汗出"，这里引入了黄汗的概念，黄汗我们后面有专门的病篇加以讲解，还有它的主方芪芍桂酒汤，放在后面再讲解。为

什么把这句话放在这里？当出了大汗，跳到河里或者井里洗澡的时候，因为汗为心之液，毛孔是张开的，这种寒水之气就会直接顺着汗孔侵害人的心脉。寒邪侵害到人体，有两种后果出现，第一种侵犯了经络和肌腠，就会出黄汗；另一种是顺着经络进了骨、进了筋，就会出现历节病。这句话是这样的意思，我们就豁然开朗了。

这种类风湿关节炎，以前在农村男士有得的。农村有稻田的地方，每到四五月份开始插秧、育苗，很寒冷的河水，他们要下河。我老家是农村的，我小时候干过这种活，天再冷，该插秧插秧，该育苗育苗，上面穿个棉袄，底下挽起裤腿来，进到稻池里边，扎得直蹦高，但是扎过一会儿麻木了，就没知觉了，就能栽秧了。尤其育苗，比插秧还要早1个月，那时候河水刺骨、寒冷。如果赶上肝血虚，肾精又不足，风寒之邪就能侵袭到骨、侵袭到筋，就会得类风湿（关节炎）。现在是女性得的比较多，为什么？年轻的妈妈和年老的妈妈们，总要炒菜，炒着炒着菜，突然说虾皮不够了。在炉子跟前烤得挺热，赶紧开开冰箱，抓一把虾皮，也没戴手套，嘣关上门。炒菜很热，手的关节、毛孔是打开的，进冰箱一拿，寒气直接就进入筋和骨，因此女性得这个病的人就比较多。

《圣济总录》里面这样说道："历节风者，由血气衰弱，为风寒所侵，血气凝涩，不得流通关节，诸筋无以滋养，真邪相搏，所历之节，悉皆疼痛，故为历节风也""或者昼静夜发，痛彻骨髓，谓之历节风也。""昼静夜发"，很多种疾病都是白天轻，到了夜晚会加重，这是一个普遍现象。因为白天阳气是在外面，夜晚阳气是入里的。我们都知道，肝主筋，肾主骨，这是中医基础里面讲的。《灵枢经》里面曾经说："手屈而不伸者，其病在筋，伸而不屈者，其病在骨。"这句话我们一定要记下来。临床上见到患者出现腿疼、伛偻着，或者腰疼、弯着腰，这种情况下我们确定是筋的病变。如果有腰椎间盘突出，弯着腰直不起来，那么我们就知道这个病是在筋上。上次有一个学生带着他的亲属上我那看病就是，扎针也好，中药也好，调理就应该养血舒筋，祛风、散寒、止痛，制定这样的原则来治疗，就会取效。如果患者出现腿直得不敢回弯，下楼厉害，我们就知道这个病在骨，"伸而不屈，其病在骨"，因为下楼膝盖要弯曲，弯不了，这种情况一般是在骨。还有一种，如果看见腰椎间盘突出，有的就是直着腰，弯不下去，这显然是骨病。

接着看原文第五节："**跗阳脉浮而滑，滑则谷气实，浮则汗自出。**"跗阳脉在足阳明胃经上，在脚背第一跖骨和第二跖骨之间。如果摸到滑脉是谷气实，就是胃气还是比较实的，脾胃的胃。"浮则汗自出"，是指卫气虚了，营卫气血的卫，又是受风的表现。《黄帝内经》说了，"正气存内，邪不可干，邪之所凑，其气必虚"，也就是说卫气虚和受风是相辅相成的。

第六节，"**少阴脉浮而弱，弱则血不足，浮则为风，风血相搏，即疼痛如掣**"。这里说的少阴脉，一种说是太溪脉，在内踝后方；更主流的说法，还有我个人的看法，少阴脉就是尺脉。仲景脉法里面所有的浮脉，一主卫气虚，第二主风。所以看到浮就说了"弱则血不足，浮则为风"，就是血虚，弱一般都指的血弱。"风血相搏，即疼痛如掣"，"搏"这个字我们都读 bó 吧，在古代应该是 tuán 更合适，但是不好理解，也不好书写。血虚又受风了，人就会出现疼痛如掣，因为血不足了，不能养筋，风邪进来了，邪气干侮经络。正常的关节，是需要营养、需要血来濡养的，结果血没足，来了邪气，正气不足，邪气有余，肯定要疼痛如掣。

接下来看一下第七节。讲述原文比较枯燥，大家耐心地听一下，理论是指导临床使用的。如果没有理论，单讲方子，我们很难明白其中的道理。"**盛人脉涩小，短气，汗自出，历节疼，不可屈伸，此皆饮酒汗出当风所致**"。盛人我们经常遇到，看着很强壮，大脑袋、短脖子，挺胖，这种人又叫外强中干，看着挺壮，摸脉很涩小。他平时稍一活动，上个楼还气短，还容易出汗，出现遍历关节的疼痛，不可屈伸。仲景说这些个原因，此皆饮酒汗出当风所致。这种情况是最常见的，往往这一类人喝完酒了，出的汗像流水一样，一吹个空调，或者到街上吹个风挺舒服；还有一种人，吃喝胡乱地折腾一通，然后浑身是汗，出来坐到车里就吹空调，也会容易得历节痛。这种人不仅容易得历节，而且容易得中风，这都是主要原因。

这段文字很重要。有三种方向发展，一种是遍历关节疼痛，其实疼痛是机体对大脑的一种警告，让我们要注意身体。不能把疼痛当成敌人，不能简单地服个止痛片止痛就完了，让人体麻木不知道疼，严重者阻断神经，不让你疼，就是让人体不再敏感，不再对疾病有抵抗。第二种发展是什么呢？是黄汗，慢慢胳肢窝出黄汗了，穿个白衬衣染成淡黄色了，这两种都是比较轻的。最重的一种是什么呢？是中风，可以先侵害络脉，在络，然后风气逐步地在经，严重的入腑、入脏。所以说四五十岁的男人最容易中风。看街上走的，半身不遂的、挎筐的、小腿悠噔的，大部分都是老头，老太太在后面推着。女人的寿命、健康状况要好于男人。因为男人总是不注意养护，这是一；再者，男人承受的社会责任比较重，压力也大。如果发泄压力，精力就会消耗过多，补充却不及时，因此男人就更容易得中风、心脑血管疾病。

接着看历节病的成因，一个成因是肝血不足，肾精也不足，然后在汗出的状态下入水中，这是一种成因；历节病第二个成因，就是表面看着可能强壮，摸着脉很涩小，这种人往往平时嗜酒，又汗出当风，这是第二个原因。第三个原因，也就是过食五味导致的。本文只讲解了酸味和咸味。我们都知道五脏配属五味，肝、心、脾、肺、肾对应的酸、苦、甘、辛、咸。多吃酸的就会伤肝，酸味伤了肝就会伤筋，因为肝主筋；多吃咸的就会伤肾，因为肾主咸味，伤了肾就会伤骨。肝、心、脾、肺、肾，对应的筋、脉、肉、皮、骨。五脏配属五味，配属五音，配属五窍，配属五体，自己回去总结一下，把这些个要详细地看一下。

原文第九节："**味酸则伤筋，筋伤则缓，名曰泄；咸则伤骨，骨伤则痿，名曰枯；枯泄相搏，名曰断泄。荣气不通，卫不独行，荣卫俱微，三焦无所御，四属断绝，身体羸瘦，独足肿大，黄汗出，胫冷，假令发热，便为历节也。**"这一节讲述的就是过食五味导致的疾病。五味对人体本身没有害，亢则害，就是过食了。我们遇到过一个患者，这个女性姓巴，2016 年的时候，她父亲得了肺癌。她的老父亲 70 多岁，到我门诊治疗，通过几个月的治疗，到现在一直都挺好。前几天他的女儿又到我这来看病，我一看她的脸色，还有她的表现，这已经进入了肺癌的早期，她也感觉身体不舒服，又不知道哪儿不舒服，莫名的乏力，我们就要提前干预。我给她治疗了一诊，有一些效果，但是达不到理想的状态。承德当地的人，用药都不是太多，体质比较敏感，一诊药物很快就会见效，是对是错立竿见影。后来我问她的饮食习惯，她就是每天喝一杯牛奶，再者每天要吃 2 斤以上的水果，还问我要吃什么水果好。水果大多都是偏酸性的，多吃了，肯定会伤肝、伤筋。很多女孩子为了保持体型，不吃主食多吃水果；更有甚者，学那种外国人的习惯，切一片柠檬泡水，用一片柠檬卡到杯子沿上，再放两块人工糖，拿个吸管一喝，觉得挺美。我不知道他美什么。这种酸性的食物，每天喝肯定会伤到肝脏和筋。现在人吃得很好，但是总感觉没劲儿，为什么？筋无力。我们以五谷为养，五果是为助，只是一个帮助作用，少吃也不会缺什么营养。

为什么要少喝牛奶呢？牛奶主要是堵塞三焦的孔道，人体的三焦系统就像人体的一个大的过滤网，它不仅承载着过滤的功能，而且还承载着运输的功能。三焦者，腠理毫毛其应；三焦者，气血运行之通路。如果偶尔喝牛奶没有问题，一旦频繁地喝奶，一点一点阻塞了三焦窍道，三焦这些窍道就相当于箩。有一种工具叫笤，我们小的时候每逢腊月就淘米、轧面，那时候轧那种大黄米，特别难筛，因为大黄米得泡了之后才能轧，轧得很黏就把笤糊了，要不停地用笤帚通这个笤。这就像我们的三焦，如果堵塞了、不通，不通了痰、瘀血就要凝聚，形成肿块、肿瘤。只有三焦畅通，营养物质才能够循环，没用的东西才能排出体外。保持三焦畅通，就不会得七七八八的病。因此我们要采取正确的饮食习惯，保持三焦窍道的通畅。人体是个精灵，在一出生的时候没有牙齿，尤其没长臼齿的时候，以母乳为生。小孩又叫纯阳之体，奶水是纯阴之物，一阴一阳谓之道，所以小孩吃奶长得很快。当槽牙长齐以后，人体就不再分泌这种酶来消化吸收奶。如果这时候再吃奶，就是给人体增加了负担。尤其近些年，我们发现十二岁到二十几岁得脑胶质瘤、淋巴癌、血癌的小朋友越来越多。我们仔细询问他的生活史，大多与过度喝奶有关。有一个小孩，17岁，从来就没吃过什么主食，每天就是喝奶，成箱子鲜奶放到床底下喝，结果17岁就得了脑胶质瘤，这样的例子比比皆是。

当人体到了七老八十，牙齿脱落的时候，老了之后，变成一个老阳之体，很奇怪，人又能够分泌一种酶，能够消化和吸收奶类。这时候再喝奶，喝点品质好的奶，反倒会营养人体，再采一点纯阴之物，可以补充人体的营养。人体非常聪明，有牙就吸收不了奶，没牙了就可以吸收。因此奶类是适合老年人和婴幼儿的，成年人就不适合。我们不能把坏的饮食习惯引进了过来当为时尚，把优良传统丢失了。所以说要想强国，首先在思想意识上要自信。我们民族几千年总结下来的经验，是有文化渊源、经过人体反复验证过的。不知道从哪里引进来的喝冰水、喝饮料，挺好的桃不吃了去喝桃汁，挺好的苹果不吃了去喝苹果汁，加点防腐剂，加点乱七八糟的一吃，说挺香，这很奇怪，当今人的行为现在不好理解。

我们看看原文，"味酸则伤筋，筋伤则缓，名曰泄"，什么意思？筋伤了，人就没劲。挺大个子，净喝柠檬水了，一脚就踹个跟头，因为他的筋变得弛缓了，没有力量。多吃酸，伤了筋就没劲，古代的病名叫作泄。xiè字有两个，一个是三点水搁个写字的"泻"，一般这个泻表示大便，排出稀的糟粕；那么三点水搁个去世的世，这个"泄"的是精气，在十大病种里我们讲过了，这个"泄"，泄着泄着就去世了。所以说泄精气更重一些。北方人也经常说，这人长得挺大个的，挺泄嘤，泄嘤就是稀松的意思。人家干啥啥精通，你干啥啥稀松，就是这个意思。

"咸则伤骨，骨伤则痿，名曰枯"。有的人说了，口很轻，不会吃咸的。近几年流行一种饮食习惯，叫烧烤、麻辣烫。为什么晚上出这个，早晨怎么不让吃烧烤、麻辣烫？人到夜晚的时候，魂魄有一点悠荡的感觉，为什么搞对象、谈恋爱都夜晚、傍晚谈？朦朦胧胧的，人有一种幻觉，有一种快感。在这种状态下，吃重口味的刺激味觉，人是一种朦胧的感觉。如果口轻了，吃不动，所以说烧烤都很咸。如果大家不相信，可以头天晚上吃烧烤、羊肉串、鸡翅，第二天早晨再吃一串试试，肯定齁得够呛。因为在晚上那种朦胧的状态能吃得下去，早晨吃就是齁得慌的感觉。这样无形中就导致人体吃得过咸，这样的人就容易得骨病，骨头就伤了，人就走不了了，这种病就叫枯。就像一棵树，如果是活着的，它就是柔软的，如果枯了，它就是硬的。这种枯枝，只能当柴火烧了。

"枯泄相搏，名曰断泄"，是什么呢？又过食酸的，又过食咸的，骨枯了，筋泄了，两个病融在一起，那么就变成断泄，这样就严重了。到了断泄的程度，荣气就不通了，卫气也不能单独运行。荣气也就是阴气，卫气也就是阳气，"阴在内，阳之守也；阳在外，阴之使也"。"荣卫俱微，三焦无所御，四属断绝"，荣卫俱不通了，这时候三焦就不能驾驭运输水液、运行气血通道的功能，内不能达脏腑，外不能达腠理毫毛，这时候四属断绝，四肢就会失去营养的供应，身体羸瘦，人体就变得消瘦。"独足肿大"，脚肿得挺大。"黄汗出，胫冷"，有时候会出黄汗，这时候小腿会发冷。"假令发热"，假令有发热的症状，也就是风湿热的活动期，会有发热。"便为历节也"，这个病名就叫历节。这是引起历节的第三个原因，过食五味导致的。

第二节 寒热错杂，桂枝芍药知母汤

上一节讲了历节病的概念、成因、症状还有脉象。本节开始，进入历节病的各论。我们把历节病分为三种情况，一个是风寒偏盛，用乌头汤；一个是有郁热或者湿热偏盛，用《千金》越婢加术汤；还有一种证型，是时间比较长久的寒热错杂型，用桂枝芍药知母汤。

先讲一下桂枝芍药知母汤。为什么仲景先师把这一篇放在前面讲？因为严重的风湿、类风湿疾病往往病程都比较长，都拖入了正气也不足，邪气还有余，正虚邪盛、寒热错杂的阶段。不要说古人的失治与误治、治好与治不好，当今也一样。当今的社会，医疗以西医为主，把关节肿大疼痛也叫炎症，其实这和支气管炎、肺炎的炎症没有关系。很多患者得了关节痛，自己吃药不缓解，然后就去找大的医院。这些大专家，轻则开非甾体抗炎药，也就是双氯芬酸钠、布洛芬之类的镇痛消炎。找国外的专家，他们也是开非甾体抗炎药镇痛。所以大部分人关节疼痛也是这两种药。再大一点的专家上激素，现在西医学的普遍环境是这样的。相比当今的环境，中医就有优势了。中医不用抗生素、激素，照常可以治疗各种疾病。

下面接着看原文："**诸肢节疼痛，身体尪羸，脚肿如脱，头眩短气，温温欲吐，桂枝芍药知母汤主之。**""**身体尪羸**"，见过类风湿关节炎的就知道，身体是不能动的。我在30年前，见过这样一个患者，姓张，三十多岁，患有类风湿关节炎。那时候人们对激素还没有概念。当时我也是刚毕业，他找我看。我说："你有类风湿关节炎，我的老师说了，你这个要用过激素的，我们就不接，或者你停掉激素3个月，再来找我治。"他说："我没吃激素，我就吃那个医生给我开的一个小白片。"小白片都是成瓶开的，后来拿过来我一看是泼尼松，就是强的松。他说："你也给我开几副中药。"我说："开吧，但是也没什么效果，我不建议你吃。"他就断断续续吃了几副。当然了，中药的疗效在强大的激素面前也微乎其微，显现不出来，后来他就停了。

时隔两年之后，有一天晚上，他的弟弟找我，都管我叫大山，他说："大山，你去给我哥哥看看去，他犯病了，喘，上不来气。"我就带上急诊箱去给看，我走到他的窗台外，就听见里面那个声音不对，"咕噜噜、咕噜噜"，这种呼吸音就像吹插在水里面的一根水管子。我说我不进去了，我不给他看了。他弟弟说不行，来都来了。我说我判断，他这个是肺结核，大面积感染。起因就是大量地、长期地服用激素，导致机体免疫力崩溃，这种肺结核叫血行播散型肺结核。我说去医院吧，我弄不了。后来他们连夜就拉到我们相邻的一个县，隆化县医院。隆化县医院一看治不了，转到附属医院。附属医院诊断为血行播散型肺结核，也没有办法。第三天，从医院回来，回来之后又找我去给治，让我给他打一针。那时候我是干中西医结合，还时兴打针。我说："我不打，没法打。这个病咱也治不了。你激素想给他止疼、止喘，你也用着呢，我再给打什么？没有针可打。抗生素，咱们还能比上附属医院吗？是吧。用激素，我还能比上人家专业的西医吗？即便是专业西医，也是用这个激素，无非再扩大一下剂量。再者，这人已经要不行了，咱也没必要。"后来问我还有多长时间，我说赶紧准备后事。后来我走了大约两个多小时，这个人就死掉了，很可惜。

还有的患者是因为长期服用激素，导致满月脸、水牛背、骨质疏松、心脏损害，走走路腿折了三节；摔个跟头用手一支，胳膊折了两节；这很常见。还有肾上腺皮质病变。这个人的母亲也是关节痛，说她儿子吃这小白片管事，她也吃。结果吃了2年多，他母亲很胖，在街上走道，很平的地，一崴脚脖子，腿折了三截。到医院一检查，激素导致的骨质疏松。我的老师刘家义先生，曾经反复嘱咐我们，一旦遇到用过激素的人，一定要慎重接待。尤其连续应用激素类药物超过一个礼拜的，会抵抗中药的吸收。再一个，患者停掉激素会有肌肉痛、关节痛。

有一天晚上，一家中医院的院长，还跟我讨论了一个问题。他治了一个患者，突然的全身关节肿痛，他开了越婢加术汤，西医又给打了10mg地塞米松。本来这患者发热，骨节肿痛，用上药去热退了，3天以后高热复发，关节继续疼痛。他不知道是激素起的效果，还是他开的中药效果，二诊就很难处理。因此在座的中医，遇到吃激素的人，一定要有一个治疗过程，不能急于求成。如果他当时绝对要治，想让你给减激素，那么我们就跟他说好，停掉激素3个月再治。机体代谢激素的时间是3~5个月，停掉激素，人的肌肉酸痛、骨节痛更加严重，因此这个阶段要扛过去。我们用中药取代激素的作用，必须得用川乌，才能勉强扛住强的松减量过程的疼痛。疼痛严重的，如果有汗出的，就用乌头桂枝汤；如果是无汗的，可以用乌头汤。但是如果没有用过激素的，或者激素期已经能扛得住了，我们就要改成桂枝芍药知母汤。治疗类风湿关节炎，其效如神，很快就能治住。

我们前期讲过关于帕金森的治疗。因为我们这儿比较偏远，人们用西药的几率偏低一些，很多老百姓得了帕金森，手抖、牙哆嗦，他都不知道这个病，也不愿意用西药，也不去找大夫，反倒是这样的患者容易治疗。相反，那些多年应用西药的患者再用中药治疗，就有一个停西药的过程，而且戒掉西药患者特别容易焦虑，焦虑之后，他又把西药捡起来重新吃，所以说处理起来相当困难。其实并没给我们什么帮助，反倒给中医治疗设立了障碍。如何中西医相互配合治疗，也是在座诸位将来要面临的难题。

我们接着看原文，"脚肿如脱"。《伤寒论》在汉代以前说的脚，不是现在的脚丫子，汉代时候说的脚就是小腿。"脱"是什么？脱了相了，肿得很厉害的意思。在这里脚肿如脱，指的是关节肿。"头眩短气"，还会出现头晕气短，因为气血不足了，虚实夹杂。"温温欲吐"，这里的温温欲吐的病机是体内有郁热。《伤寒论》中，唯一一个用知母来止呕的，就是这种呕；其他的呕都是用半夏、生姜。

我们下面看一下桂枝芍药知母汤方：**"桂枝四两，芍药三两，甘草二两，麻黄二两，生姜五两，白术五两，知母四两，防风四两，附子二枚（炮）。上九味，以水七升，煮取二升，温服七合，日三服。"**这里的附子起的是通阳的作用，而不是温阳和回阳。我们反复强调，甘草、生姜、大枣是人体津液不足的时候经方惯用的方法。以后还会重复讲到，什么情况下用甘草、生姜、大枣，严重的加人参；比如桂枝加芍药生姜各一两人参三两新加汤，加这些就是补津。加人参重点是补津液，而不是现在人所想的大补元气等药理概念，我们一定要分得开。白虎加人参汤也是，口渴严重了，背有恶寒，加人参。

应用桂枝芍药知母汤有一个原则，我们开出的剂量，一定要符合原方的比例，至少不能本末倒置。开了个桂枝芍药知母汤，附子20g，麻黄6g，桂枝6g等，应用就没有效果。为什么？剂量用得不对。这里的附子、麻黄、甘草，3味的剂量是最小的，是前面的半量。因此把附子开大了，麻黄开大了，前面开小了，指定没有效果。大家一定要记住用量。陈修园老先生给桂枝芍药知母汤写的方歌："脚肿身羸欲吐形，芍三姜五是前型，知防术桂均须四，附子麻甘二两停。"为什么要求要背方歌？背了方歌，就不容易落味，剂量也出来了。"上九味，以水七升，煮取二升，温服七合，日三服"，这个药就服得中规中矩，每天三顿，慢慢地吃，不像其他的药"顿服""周时服之""不瘥再服"等服法。这里就是一天三顿，慢慢地服，因为这是个慢性病。

大概是11月份的时候，我治一个女的，她就是各个关节痛。西医查类风湿因子、抗链球菌溶血素"O"试验都阳性，诊断为类风湿关节炎。医院要给她开激素，她不吃。她对西药很抵触，就到处找中医看，结果看了十几个中医，效果也不好，然后到我门诊。虽然挂上号，她也心存疑惑，包括她的丈夫也问，问东问西的，我说："你要是这么问，我就没办法给你开了，因为你干扰我的思路。"我经常讲，患者陪床的人超过3个的，接诊一定要小心。要么是病重，要么是患者家属没有主意，七嘴八舌，这个药是没法下了。本来治病就是个信任关系，我们之间又没有合约，没有合同，就是一种信任关系。患者只有百分之百地坚信大夫，大夫才能拿出百分之一百一的努力给患者看病。如果患者疑惑着，医生是没法处方的。我们就用桂枝芍药知母汤，一诊七副药下去，效果如神，她说关节不怎么疼了，也不吃止疼药了。

第三节　乌头汤和《千金》越婢加术汤

接下来讲历节病寒化证，用的是乌头汤方。我们看看原文："**病历节，不可屈伸，疼痛，乌头汤主之。乌头汤方，治脚气疼痛，不可屈伸。麻黄，芍药，黄芪各三两，甘草三两（炙），川乌五枚（咬咀，以蜜二升，煎取一升，即出乌头）。上五味，咬咀四味，以水三升，煮取一升，去滓，内蜜煎中，更煎之。服七合，不知，尽服之。**""病历节，不可屈伸，疼痛"，这个时候患者的主要表现是遍历关节疼痛，这个疼痛比较严重，这就是类风湿、风湿性关节炎活动期，以疼痛为主，辨证确实为风寒侵袭筋骨，这是第一；第二，营卫气血又不足，才要用到乌头汤方。"治脚气疼痛，不可屈伸"，这句话又引入一个概念"脚气"，这个"脚气"和现在由真菌引起的手脚脱皮的脚气是一个病吗？不是一个病。但有的时候又和它容易混淆，因为咱们回归不到汉代，不知道那时候什么叫脚气。如果按照乌头汤方"脚气疼痛，不可屈伸"来看，这个脚气不符合当今人得的那种叫脚癣的脚气。因此这里的脚气理解为关节痛更准确一些。麻黄，芍药，黄芪，甘草各三两。正常如果按照汉代的两，一两等于15.625g，就按15g算麻黄还是45g呢，大家可能不敢用，尤其南方的同学。我们可以选用按它的比例，可以选麻黄、芍药、黄芪、甘草各15g，没有问题，这剂量敢用。或者实在不敢用，就各9g，按照这个比例应用，也会有效。

往下看，"川乌五枚，咬咀，以蜜二升，煎取一升，即出乌头"，这个煎法不对。如果按这个煎法，虽然有蜂蜜能够缓解一下川乌的毒性，但是如果用生川乌肯定会中毒的，10g以上就会乌头碱中毒。我们看看它的剂量，五枚，五枚的川乌是不少的，一枚的重量按5g算还25g呢。制作乌头蜜的方法，川乌要是生的，一定要切8瓣；如果不是整个的，买的现成的生川乌片，倒是可以，直接用水煮，一定要开水煮。如果添水少了，中途不能放冷水，必须旁边放一个壶，烧着开水往里续。一般来说，如果高压煮，要煮两个小时以上；如果是常温的，建议煎3个小时以上，防止乌头碱中毒。一旦出现一例中毒患者，影响你的心理，你可能一生都不敢用川乌了；或者出现了事故，你可能一生连医都干不了了。我们治好 100 个，未见得出名；但是要治坏一个人，肯定出名，出恶名。因此行医这个职业，如履薄冰，我们要慎之又慎。煎完了之后，这个水合适了，然后把川乌捞出去，留 200mL 左右，再加上蜂蜜。假设加了 100mL 蜂蜜，或者是 200mL 蜂蜜，煎，看水差不多干了，蜂蜜要黏稠了，这时候就要停，乌头蜜就做好了。

　　往下看，"上五味，咬咀四味，以水三升，煮取一升，去滓，内蜜煎中，更煎之"，原文说的，前面川乌做法是一样的。如果我们用川乌，直接用蜜二升，把川乌头倒进去，煮取成一升，再捞出乌头来，你别想捞出来，那蜜已经成坨了。前面讲到了制作乌头蜜的方法，这里就不重复。用麻黄、芍药、黄芪、甘草各三两，煮水，喝这个水的时候，再喝一勺乌头蜜。后面"服七合，不知，尽服之"，什么意思呢？汉代服药往往量很大，服一剂就不再服了。还有一种，我们现在理解就是什么呢，乌头蜜每个人喝的剂量不一样，每个人的敏感度和他的体型、体貌有关系。乌头蜜先服一勺，第二天没什么感觉，没有舌头麻，觉得没效，第二天再加，可以服一勺半；直到有了感知，疼痛缓解，再按照这种剂量继续服用，以取效止痛为目的。我们这么理解，更贴近临床。

　　我就接到过一个老太太，一把脉，我说她有关节炎，脉是沉迟涩，哪儿都疼。她说对，她的关节没有不疼的，牙部骨关节都疼，吃过很多中药，也没有效。后来有个西医大夫，往各个关节里打针，说打针能管几天。他打的是什么大家知道吗？长效激素。像这个患者，我就开的乌头汤方，率先得止住她疼痛，如果疼痛缓解了，再换成桂枝芍药知母汤，缓慢地给她调理。如果患者服用激素，药物的剂量跟上以后，让他停激素也一定要缓慢地停。如果激素吃到 8 片、10 片、12 片的，就每周停 1 片；停到 3 片的时候我建议每周再停半片；停到 1 片的时候每周停四分之一片，按照这个节律，把激素停掉，用中药的力量，来替代激素的力量。医生用药和他的胆识、气魄有直接关系，也有的人说了，他是南方的或者他胆小，遇到类风湿关节炎了用时方可不可以？当然可以。如果遇到慢性的类风湿或者风湿关节痛，可以选用独活寄生汤。独活寄生汤的剂量我是这样用的，独活 15g，桑寄生 15g，秦艽 10g，防风 10g，细辛 6g，当归 10g，川芎 10g，生地黄 20g，白芍 15g，茯苓 15g，肉桂 10g，杜仲 15g，牛膝 15g，这里要加上川续断 15g，党参 10g，炙甘草 10g。我们常规的加减法，是加上鸡血藤 30g；如果风气重的可以加钻地风、千年健各 10g；疼痛剧烈加附子 10g ~ 15g；如果遇到患者阴天加重，加防己 15g。

下面讲述风热偏重型的历节病，选用《千金方》越婢加术汤：**"《千金方》越婢加术汤，治肉极热则身体津脱，腠理开，汗大泄，厉风气，下焦脚弱。麻黄六两，石膏半斤，生姜二两，甘草二两，白术四两，大枣十五枚。上六味，以水六升，先煮麻黄，去沫，内诸药，煮取三升，分温三服。恶风加附子一枚，炮。"**《千金方》的表达方式："治肉极热，则身体津脱，腠理开，汗大泄，厉风气，下焦脚弱。"这显然符合《千金方》的语法风格。真正仲景的叙述都是说某某证某某脉，什么什么主之，这就是仲景。仲景治病没有犹豫的，这个证就是这个方主之，这叫经方。当然了，《千金方》也很不错，只是现在人的水平有限，难以理解。我们设法回归到唐朝以前，就能够理解《千金方》了。"治肉极热"，这显然是热导致的身体津脱。"腠理开，汗大泄，厉风气，下焦脚弱"，就是毛孔打开，总是出汗，又受了风气，表现出来的"下焦脚弱"，两腿没劲。越婢加术汤治目肿如脱，治疗风水。但是这里的叙述主要是治疗由于风湿、类风湿引起的两腿没劲，可以有两脚浮肿。

这里解释一下越婢加术汤。越婢加术汤，里边用了麻黄配清热、泻热的石膏，很有意思的配伍，麻黄配桂枝是发汗的；麻黄配黄芪就是止汗的，祛寒还止汗；麻黄配甘草就是定喘的。如果我们发现，一个人突然哮喘急性发作，西医用激素，喷舒利迭，再就是用肾上腺素，可以做喷雾、雾化吸入。中医怎么办？我们就用麻黄甘草汤，它的配伍比例是 2∶1，打成粉就可以，放在那里。如果发现哮喘急性发作，还有一些过敏性鼻炎急性发作的，就可以选用这个散，用开水一冲，把它喝下去，喘立止。这是中医急救的方法。

我们前面反复地讲过，生姜、甘草、大枣是补津液的。胃主营，脾主卫，津液要是不足了，在所有的方子里就用生姜、甘草、大枣，这是最标准的经方用法。为什么？因为风湿、类风湿长时间拖下来治不好，消耗了人体的津液；再者前面讲了，腠理开，汗大泄，身体津脱。遇到这种情况，生姜、甘草、大枣必须要开上，以后开经方就这么开了。将来，宋老师不和你们在一起，你们也知道怎么开。这人长期腹泻了，津液脱了，怎么办？津液脱了，生姜、甘草、大枣先开上。怎么泻的呢？因为热导致的泻，就是葛根黄芩黄连汤加上生姜、甘草、大枣；或者白头翁汤加上生姜、甘草、大枣；如果没有，这人刚腹泻一天，就不用了，可以用其他的方法，有热就清，有寒就温，我们自有办法。

　　那么我们讲了，治风湿、类风湿，汗出当风或者酒后当风，或者过食酸、咸伤了筋骨，又受了风寒等邪气，往往风寒夹着湿，因此加了白术四两，剂量还是比较大的，主要目的就是祛湿。加白术属于健脾祛湿法，和麻黄相配，麻黄打开汗孔，白术把湿气去掉，是这样的一个配伍。这样一来我们就很好理解越婢加术汤。

　　"上六味，以水六升，先煮麻黄，去上沫，内诸药，煮取三升，分温三服，恶风加附子一枚"，《伤寒论》里边，风和寒作为互文应用，这里就理解为恶风寒，可以加附子。不是说有了石膏了就不能加附子，寒热的药物可以同时应用，大路朝天、各走半边。比如，我们还会讲到三黄泻心汤，紧接着就是附子泻心汤。附子和大黄、黄芩、黄连用在一起，怎么就不可以用？如果有怕冷，关节又疼的，心下又痞，就是附子泻心汤。附子泻心汤治疗心脏病、心梗、心绞痛，经常会用到。

　　历节病风寒偏重型的，用乌头汤；如果风热夹湿偏重的，用《千金》越婢加术汤；如果病程比较久，用桂枝芍药知母汤。

第十二章

中风历节杂症证治

第一节　妄行独语，防己地黄汤

　　本节讲中风历节病篇的杂症部分。这篇条文次序混乱，涉及的内容又繁杂，我们把它分门别类地进行讲解，有利于大家的记忆和理解。

　　下面我们看杂症的第一个方剂，防己地黄汤。本来此篇是讲中风病和历节病，突然跳出来一个治疗妄行独语的方子，类似现在精神类疾病的一个方子。我们看一下原文：**"防己地黄汤，治病如狂状妄行，独语不休，无寒热，其脉浮。防己一分，桂枝三分，防风三分，甘草一分。上四味，以酒一盃，渍之一宿，绞取汁，生地黄二斤，咬咀，蒸之如斗米饭久，以铜器盛其汁，更绞地黄汁和，分再服。"**原文"治病如狂状妄行"，我们先说"狂"是什么。狂是登高而呼，弃衣而走，不知羞耻。很多精神病人把衣服脱了，或者扛把竹扫帚，上面拴上红布条、绿布条，扛着走；再不呢就到处捡石头、捡垃圾，往兜子里面塞，能塞得满满的，这叫狂。"如狂"，好像狂又没有到狂躁的地步，就叫如狂。很多西医治疗这种如狂用什么？用抗焦虑、抗抑郁药，甚至抗精神病药，用这些药若有闪失，就容易把狂躁治成了抑郁。"独语不休"，正常说话得有对象，而独语不是，他谁都不对着，自己就能说，喃喃自语。

　　近几年，这种情况见得越来越多，为什么呢？因为现在科技发达，有电脑、电视，人手一部手机，大家总盯着一个小屏幕看，导致出现自闭的状态，不愿意和别人交流。有首歌唱得好，叫"放下手机"。但是要把手机放下真的很难，手机里有秘密也好，没秘密也好，他没事就要扒拉扒拉。没事呢看新闻或者听抖音，一遍又一遍，反反复复地去扒拉手机。中医讲久视伤血，长期盯着一个小屏幕，就使肝血损伤。肝是藏魂的，魂是阳，肝血属阴，阴在内，阳之守也，阴守不住阳，魂藏不住，人表现出来就是目光呆滞、两眼迷离，和他说话，他啊一声不知道答应什么。

　　接下来看原文，"无寒热，其脉浮"，无寒热就是没有表证的意思，但是脉象却表现出浮，为什么？因为阴血不能固摄住阳气，或者说肝藏不住魂，这是阳气外浮的表现，所以脉是浮的。脉浮不单主表，还主虚。

　　原方"防己一分，桂枝三分，防风三分，甘草一分，生地黄二斤"。我们看看这个方的组方，经方治疗，如果参照《本草纲目》能解出药性；如果按照后世的药理学，很难理解。这里讲的如狂，是因为风中经络引起的；另外肝血不足。这里肝血不足是本，风中经络是标，因此生地黄的用量非常之大。防己祛三焦之湿，也能祛风；桂枝、防风祛风解肌；甘草补充人体的津液。在《伤寒论》里一定要这样理解，只要有津不足的，都会用到甘草，大多时候是甘草、生姜、大枣，严重的加人参。

用法："上四味，以酒一盃，渍之一宿，绞取汁，生地黄二斤，咬咀，蒸之如斗米饭久。"什么意思？这个药不是煎的，是把防己、桂枝、防风、甘草用酒泡，也就是现在的黄酒，用一个小坛子，把这几味药泡了，泡了一宿，用一个布口袋，把这些药装进去一绞，让汁出来；然后再把生地黄切成片，再蒸，蒸多长时间？一顿饭的功夫，现在蒸一个小时左右。"以铜器盛其汁，更绞地黄汁和，分再服"。"以铜器盛其汁"，特别要求不能用铁。很多药物，尤其生地黄、熟地黄，遇铁是不行的。"更"就是再绞其汁。然后再绞其汁，两个汁和在一起，分成两次服用。药物不煎，就是取其气而不用其味。这里面又用了黄酒，因为生地黄比较黏稠，味比较重，用酒做引子，也把它带到气分来。

用这张方子，我们可以治疗儿童的多动症，也可以治疗时间很久的、把脉是略浮的这种如狂或者独语的症状。治疗这种妄行独语，在《伤寒论》里面有几张方子。我们经常讲，"上焦蓄血则善忘，下焦蓄血则如狂"，有的时候我们搞不清是哪儿的瘀血，但是《伤寒论》在经方里面给出了方子。如果出现如狂，有桃核承气汤、下瘀血汤、抵当汤、抵当丸，都是治疗膀胱、泌尿系有瘀血引起的如狂。我们看看陈修园的方歌里怎么说，就好背这个方剂了，"妄行独语病如狂，一分己甘三桂防，杯酒渍来取清汁，二斤蒸地绞和尝"。背这种方歌，第一剂量知道了，第二主治知道了，第三用法也知道了。

我曾经治过一个老头，70多岁了，没事自己就嘟囔嘟囔说话。要是有工作、有活干或者有人跟他说话，一打断，他还正常。他说他这个毛病，十几岁就得了，将近60年了。他的家属把老先生带来了，带过来的目的不是治疗独语，而是治疗什么？便秘。他说他这个便秘吃什么泻药也不管事，找了很多大夫看。后来觉得我这块看病行，就带来了。带来我一看，便秘一般来说脉都应该沉，他的脉还真是偏浮的。然后坐着，我又问了问症状。不问他，老头就嘟囔嘟囔自己说话。后来我问家属这样有多久了，家属说据他自己说有六十来年了。我说我知道了，然后就给开的防己地黄汤。这个药最好不要煎，煎了效果就不好。就用那个方法让他服用了一周。服了之后，不仅大便通畅了，而且他这个六十来年的独语也消失了。这就是经方，经方用对了，就是覆杯而愈，效果就这么快。

　　我们下面讲解一下本篇第二个杂症，脚气。《金匮要略》里面说的脚气，究竟是不是现在得的这种由真菌引起来的脚癣？从有的条文看，像矾石散治的脚气，治脚气冲心，应该像咱们现在的脚癣，也就是当今说的脚气。有的治"脚气上入，少腹不仁"，崔氏八味丸就显然不是。这里的脚气，我个人理解又是另一种病，往往是小腿疼或者是抽筋，牵引到了少腹，还有可能是少腹拘急。因此我们推断，在汉以前脚气应该是一个大的病种。

　　先来看矾石汤，**"治脚气冲心。矾石二两。上一味，以浆水一斗五升，煎三五沸，浸脚，良"**。脚气冲心，我们怎么理解？冲心就是痒呗，这倒好理解。矾石二两，矾石味酸涩，能够收湿解毒、杀虫止痒，这个没有问题，我们用矾石煮水浸泡脚气，会有效果。"上一味，以浆水一斗五升"，用什么浆水呢，没说。如果是《伤寒论》的原文，那就是酸浆水。后世曹颖甫老先生用的什么浆水？是地浆水。什么是地浆水呢？就是在地里挖个坑，浇上一桶水，然后你就不停地搅，那个泥稍微沉淀沉淀，然后你撇这个水，来煎矾石泡脚。为什么？土能收湿。他的原方是用矾石，也就是白矾二两，地浆水十大碗，然后放入新的杉木三四片，再煎取六七沸，用杉木桶泡脚最好。而且他还讲了详细的方法，用水一半先泡着，另一半是热的，盆里水凉了，就往里兑，不停地这么泡。而且洗完脚，他有养护方法，上身要穿上衣服，围厚一点，让人略略地出汗。这符合用汗法祛湿的方法。洗完了呢，再喝一碗粥，以助药力。如果再不好，可以把前面的方子加上硫黄三钱，一定要用生硫黄，即无不愈。这个方法我们曾经用过，有效，但是患者都嫌麻烦，不用。患者说："你快给我拿个脚气膏，上上得了，我缓解缓解就行。"当今一部分人急功近利，图方便、图省事、图快，不愿意搞这些复杂的过程。但是我们作为医者，要知道这个方法。

第二节　脚气，崔氏八味丸

　　接下来看下一个方子：**"崔氏八味丸，治脚气上入少腹不仁。干地黄八两，山茱萸、薯蓣各四两，泽泻、茯苓、牡丹皮各三两，桂枝、附子（炮）各一两。"**崔氏八味丸，看看名字就知道显然不是《金匮》的方子。现在叫金匮肾气丸，原名叫崔氏八味丸。如果是仲景写在《金匮》里的，那他也是引用前人的方子。"治脚气上入少腹不仁"的语言表述，不符合仲景伤寒的文法，更像唐宋以后的叙述方式。这个"脚气上入少腹不仁"，实话实说我在北方没见到过。脚气脚丫都烂了我也见过，但是没见到少腹不仁。这里的脚气，我个人理解又是另一种病，往往是小腿疼或者是抽筋，牵引到了少腹。足厥阴肝经是沿着少腹绕阴器下来，这往往是由肝血不足导致的经脉失养，还有可能是少腹拘急，就用崔氏八味丸。这里讲到一个少腹不仁、少腹拘急，在《伤寒》和《金匮》里面有两个方子能治疗这个病，一个是金匮肾气丸，另一个就是小建中汤。这两个方子治疗什么呢？第一，治疗少腹拘急；第二，有一个病叫性交痛，好多女的性生活紧张，小腹收得很紧，性生活之后出血或疼痛，这两个方子都是治疗性交痛这个病的。

在这里简单地插一句，有的人说了，肾阳虚就用金匮肾气丸，肾阴虚就用六味地黄丸，这种说法是不准确的。六味地黄丸是《小儿药证直诀》里面的方子，是金匮肾气丸减掉两味药，用的是六味，采取的是天一生水、地六成之，用地之数。因此六味地黄丸是补肾精、补肾阴的，这是没有错的。但是崔氏八味丸或者叫金匮肾气丸，用到了八味，就是调肝了，因为天三生木、地八成之，更多的是补肝血、缓筋急。干地黄八两，这里指的是生地黄，鲜地黄晾成干并未经过蒸和晒，不是熟地黄；山萸肉、薯蓣，薯蓣就是山药，各四两；泽泻、茯苓、牡丹皮各三两；桂枝、附子各一两。剂量比例是这样的，生地黄8，山茱萸、薯蓣是4，泽泻、茯苓、牡丹皮是3，桂枝、附子是1，也就是8：4：4：3：3：3：1：1。这里有三补三泻两温阳，三补是什么？干地黄、山茱萸和山药；三泻，泽泻、茯苓和牡丹皮；两温阳是桂枝和附子。有桂枝上温心阳，附子下温肾阳，先天的阳和后天的阳都会温起来了。这张方子在执业医师或者是主治医师、研究生考试经常会考到，"善补阳者，故阴中求阳"，说的就是这张方子。也可能这么考，阴中求阳究竟是谁虚呢？那就是求谁谁虚。这是考试，和临床不是一回事。崔氏八味丸，这里只讲述它的一个证型，脚抽筋引起少腹拘急，它还能治消渴，能治转胞，很多种病，我们在后面还会提到。在妇科病篇，还会详细地展开讲解。

到本节为止，我们把中风历节病篇彻底讲完了。希望大家在课后，好好地用心地整理笔记，好好地复习一下，自己思考一下。学而不思则罔，思而不学则殆，我们要边思考边学习。而且课件应该反复地听，才能有更多的收获，因为我们是在道的层面来讲《金匮》。

第十三章

血痹病

第一节　血痹病如何形成

本节开始讲《血痹虚劳病脉证并治第六》。不知不觉《金匮要略》已讲完五分之一，希望大家能够及时地跟上讲课的节奏和步调。我们讲的希望大家反复学习，每一次听都会有不同的收获。

我们进入正文，这一篇讲了两个病种，一个是血痹，一个是虚劳。在此篇中，血痹讲述得非常简单，两段原文一个处方；紧接着就进入了劳证。它们两个既是不同的病种，又有连带的关系，所以我们把它们放在一起。也可以说血痹是劳之渐，劳是血痹之甚，它们两个具有连带关系；得了血痹之后，如果不加以治疗，不加以良好的干预，将会发展成为劳。讲到具体课的时候，大家会发觉，血痹和虚劳用的方子非常近似，都是桂枝汤的加减方。为什么这样加减，不得而知。以前听过很多人讲《金匮》，也没人讲述这个问题，学者听不明白，讲者很可能自己也没有搞清楚为什么血痹和虚劳是近似病种，为什么仲景先师把血痹和虚劳放在一起，为什么它们用的方子都是同一类方。

要想搞清这个问题，学习《伤寒论》我们就要学它的灵魂，换句话说就要学它的神，而不是学它的形。学形很简单，形不就是书嘛，就是条文。我相信在座很多同学都能背下来条文，但是背下来又有什么用？照常不会用。更多的是局限于形质，没抓住神，抓住了神就不需要背诵，不背诵也照常能懂，开出来的方子也是经方。有的时候，开出十几味的药仔细一看还是经方。因此从这一章开始，我们就必须引入五大藏象气化理论，逐步地引入中医的核心，否则你将会看不懂，听不明白。这一块问题，我曾经也为难，深讲了担心学员听不懂，消化不良；不往深讲，将来谁来讲？我讲完《金匮》，不可能再讲《金匮》，因此这一次就想把它讲出来。学习知识要本着一个真诚的心，发心是跟着老师学，学习的态度就是假设老师是正确的，只有这样才能学得明白，才能学到《金匮》《伤寒》的魂，而不是学了半天学到形制，学了几个方子。

下面进入原文。第一节："**问曰，血痹病从何得之？师曰：夫尊荣人，骨弱，肌肤盛，重因疲劳汗出，卧不时动摇，加被微风，遂得之。但以脉自微涩在寸口，关上小紧，宜针引阳气，令脉和紧去则愈。**"章首引出一个名词叫血痹，这是痹证。痹证主要是气血运行失畅，这是一种痹，叫血痹。结合前面一章中风篇，我们为什么要把那个痹改成痿？因为中风的症状主要表现为肢体或者半侧的颜面痿废，所以改成痿。还有一种痹，风寒湿三气杂合以致的一种痹，如果风气偏盛叫风痹，如果寒邪偏盛叫痛痹，如果湿邪偏盛叫着痹，这是内科学讲的内容。这里说的血痹，一是血不足，第二是气不足。血不足，脉管里的血液不充足，人体就有感觉障碍。有一句话我经常提到，"气虚则麻，血虚则木"。往往患者区分不开来麻和木。所谓的麻是什么呢？就是肢体也不动，自觉麻。气虚导致气能行血的功能失常，就会表现麻，因为不过血。有的老太太形容特别好，朝左侧翻身睡觉左胳膊就麻，你看她说得多好。正常人气血充足，气能推动血液运行，即便把左胳膊压到身底，气照常能把血推动过去。如果气虚了就推不过去了，所以一压就感觉麻。

木是什么呢？我们捏一个东西，不知道这东西有多厚，或者就两个手指捏在一起感觉手指中间很厚，这叫木。木是本身血管里的血容量就不足。这是通俗地讲，中医说的血远远不止流出来那个红色的血液。一旦血管里的血不充足了，人的反应就不灵敏了，表现出木。《伤寒论》中很多都以问答形式来书写，这是仿《黄帝内经》来书写的。也就是仲景的学生问曰，血痹病是怎么来的呢？仲师说了"夫尊荣人"，"夫"是语气词，不具实在意义；尊荣人，《伤寒论》中写了强人、尊荣人，有好多描写这种人体貌特征的。尊荣人就是地位比较尊贵，享受荣华富贵，不参加具体生产劳作的人。"骨弱肌肤盛"，我们想一想这样的人，往往体格比较肥胖，肥胖肉就多，肥肉叫肤，准确地说不是肌盛，而是肤盛，更准确的语言应该是"骨弱肤盛"。什么是骨弱呢？因为不从事生产锻炼，不参加劳动，很可能缺钙，骨头比较软，换句话说软骨头长了些肥膘。

"重因疲劳汗出，卧不时动摇，加被微风，遂得之"，什么意思呢？好多医家，包括徐忠可则气竭表虚，因而卧则神气不敛，不时动摇，而微风乘之。"相当于没解释。怎么就疲劳了，没说；怎么就卧时神气不敛，也没说。我们再看看尤在泾老先生的解释，"阳气者，卫外而为固下。乃因疲劳汗出，而阳气一伤，卧不时动摇，而阳气再伤，于是风气虽微，得以直入血中而为痹"，看明白了吗？没明白。解释古人的意思，就是要让今人明白，解释了半天让人更加糊涂了，这种解释还有实在意义吗？因此还推回去。"重因"，"重"是什么？是又，又因为疲劳汗出。前面讲了这个人是尊荣人，本来尊荣人不干活才养得骨头比较软弱，体格很胖。他不会反复劳作了，如果反复劳作，就变成了强人，骨骼强健了。不事劳作，又反复地疲劳汗出，怎么解？这里的反复疲劳汗出，反复的疲劳指的是房劳导致的精血亏耗。"卧不时动摇"，躺在被窝里还不时动摇，干什么呀？不用解释了吧，大家自然而然知道。"加被微风"，行完房事正好有汗，又被风吹到了。"遂得之"，这个病就是这么来的。

脉象"但以脉自微涩在寸口，关上小紧"，这里说的寸口指的是寸脉。前面提到过，如果后面跟着关尺，这个寸口就指的寸；如果后面跟着跌阳，跟着太溪，或者是其他的部位的，一般指的是寸关尺。所以这个寸口指的是寸脉。寸脉是微涩的，微涩是什么？微是气不足，涩是血不足。"关上小紧"，到了关上，脉变得又小又紧。大则耗气，小就是伤了精血了，紧是受了风寒。"宜针引阳气，令脉和紧去则愈"，这时候如果是轻的，就用针灸。那么针哪儿呢？没说。引阳气引哪儿呢？也没说。我个人认为应该选取足阳明胃经，因为足阳明胃经多气多血，把足阳明胃经的阳气引回来就可以，可以扎足阳明胃经的腧穴，我们可以选用陷谷、冲阳这两个穴位，针引阳气，来疏导一下阳气。另外也可以考虑用艾灸的方法。针完了之后再把把脉，看脉和紧去，这个病就痊愈了。

接着往下看原文，第二节："**血痹，阴阳俱微，寸口关上微，尺中小紧，外证身体不仁如风痹状，黄芪桂枝五物汤主之。**"阴阳俱微，当然指的是脉象，那么究竟指的是什么呢？脉诊是这样定位的，以桡骨远端高点的地方（茎突），正对应的中线点为关，关上为寸，关下为尺。医者布指，首先用中指，通过桡骨的高点定关，用食指把在寸上，无名指把在尺。如果有必要，还要摸到关上，来断一些头部疾病、咽喉疾病；还要摸到尺下，腿部的疾病要在尺下找。医者布指的时候，要根据患者体型的高矮，也就是手臂的长短来决定，如果身高高大一些，三个指就要布得松散一些；如果患者身材比较矮小，手臂又比较短，三指就要并得紧一些，我们要灵活掌握。

回归原文，有的人说这个阴阳俱微指的是关上为阳，关下为阴，也就是尺脉为阴。还有一种说法，左手为阳，右手为阴。阴阳俱微，在这里通过后面的文字验证，这应该是左右两手的脉都比较微小。左右两手的脉都微了，证明气也不足，血也不足。寸口关上微，是对应着尺中小紧的，关分为三部，关上、关和关下，又叫三部九候法。寸口关上，表现的是微的，尺中脉是小又紧，紧证明是有寒，气血一不足了，人体就容易感受寒邪。下面用一张图（图13-1 人体脉管气血运行方向图），来演示一下人体脉管气血的运行方向。我们人体的脉气方向，是由左面起也好，右面起也好，因为这个是循环的，都不太重要。比如它是通过左手的尺关寸，然后回到右手的尺关寸，然后再回到左手的尺关寸，是这样一个循环的运行，像个倒着的八字运行的。人体气血在脉管上体现，是按照这个方向来循行的。左手主血，右手主气。正常人的脉象，男人应该左手脉略沉一些，右手的脉略大一些，因为男子是以气为主，以肾为主；女子左手脉应该略大一些，右手的脉略小一些，这是正常的脉象，因为女子以血为本。

下面我们接着看原义："外证身体不仁，如风痹状。"前面叙述了脉诊，身体外面表现的症状是什么呢？麻木不仁，就像被风闭阻了经脉。仲景用词特别考究，言简意赅。脉证有了，症状有了，用什么方子来治疗呢？仲景言简意赅，"黄芪桂枝五物汤主之"，没有含糊，是"主之"。仲景用方，症状和脉象相符了，就不管什么病，无论是脉管炎也好，长期的慢性病、胃病引起的气血虚也好，只要出现这个症状，不要看病名，就用黄芪桂枝五物汤主之，很直截了当，不会含糊其辞。《伤寒论》中有的地方是采取权宜之计，比如"喘家作桂枝汤加厚朴杏子佳"，有的时候还说"宜桂枝汤"，这种情况就是权宜之计，没有别的更好的办法，这是下策中的上策。写什么都明明白白地告诉你，可见仲景就是一位君子。什么是君子呢？君子性刚言直，说话直截了当；小人说话绕来绕去，绕得迷迷糊糊，让你听不懂。谗言易入耳，邪言易出口，往往听者，还就爱听顺耳的。

第二节　黄芪桂枝五物汤

我们继续讲解黄芪桂枝五物汤。接下来看一下黄芪桂枝五物汤方："**黄芪三两，芍药三两，桂枝三两，生姜六两，大枣十二枚。上五味，以水六升，煮取二升，温服七合，日三服。**"这个方子的方后注跟别的不一样，为什么呢？它不是一剂就能好，所以让你按部就班地一天吃三顿，按时吃。黄芪桂枝五物汤总计五味药。我们看这个方子很熟，特别像桂枝汤加了个黄芪，后面还会讲到桂枝加黄芪汤，但是这两个方子不要混淆，这里边就差了一味甘草。有的学员开方就是这样，有事没事把甘草划拉上去。

要想讲解透《伤寒论》和《金匮要略》里面的经方，就要知道仲景当时组方的用意。从本节开始，我们要深入细致地讲解五大藏象气血运行，后边逐渐地由浅到深，难度会越来越大，希望学员能跟上思路。学习知识就要学会它的灵魂，不要被它的形所迷惑。所谓的形就是文字、条文、固定的东西，很多人会背，会背也没用。没抓住经方的灵魂，临证的时候脑袋又一塌糊涂，左思右想、犹犹豫豫，不知道果断地处方；即便处方对了，又担心药力不够，加上一味又加一味，加来加去，把一个很好的经方变成了时方。因此我们要用几张图来解经方。图能更直接、简明扼要地说明事情、说明场景。因此要把经方都用图来解一下，就知道仲景是怎么想的。用圣人的思维来理解圣人的经方，这样才能达到一定的高度，才能学得进去。

中医常说一句话，叫作"善诊者，察色按脉，先别阴阳"，究竟什么是阴，什么是阳呢？我们看看大自然，太阳出来了，白天这一天就叫阳；晚上太阳落山，夜间叫阴；这就是一阴一阳谓之道。那么阴阳是什么时间开始转换的？先看一看这张图（图13-2 十二时辰图）。古人把一昼夜时间分为十二个时辰，用子丑寅卯辰巳午未申酉戌亥来表示。阴阳在什么时间进行转换？是在子时和午时，这两个时间是阴阳相互转换的时间。夜半子时，阴气是达到盛极的，但是一阳生，这时候阳气就生了；到了中午最热的时候，一阴就开始生了，阳气逐渐衰退，阴气逐渐生长。人体的阴阳气在这个时间段相顺接。因此我们一定要提倡大家睡子午觉。如果人体不在安静的睡眠中度过，阴阳气就交不好班，时间久了人体气血就处于一种无序状态、混乱状态，人体就会得很多种疾病。

有一天来了一个小孩，21岁，高血压，头晕，低压110mmHg，高压190mmHg。去了西医的医院，开了很多降压药，吃完了说头疼、难受，血压还不怎么降，调理了一年也不好。后来他的母亲多方打听来到我门诊，我给他把脉，这孩子的脉、气血非常紊乱。我跟他谈，这个病肯定能治好，但是前提是他得规律生活。我问他几点睡，他说一般都夜间3点多。我问他干嘛，他说没事玩手机。现代社会发明的这些东西貌似方便了生活，实际都是削弱了人体的功能，打乱了人体的生活。手机发明了，视力越来越退化；到处都是噪音，耳朵的听力也在发生退化。因此晚上9点以后，尽量不要把手机带进卧室。

我们安静地在子时进入睡眠状态，正常地让人体阴阳气血交接班。夜半子时阴气达到盛极的，但是一阳生。阳气一点一点往前走，子丑寅卯，到了卯时就是少阳，又叫小阳了，卯时类似春天；到了中午阳气隆，最热的时候，相当于四季的夏天，一阴就开始生了，阳气逐渐衰退，阴气逐渐生长；到了下午3点酉时，相当于一年四季中的秋天；到了夜间子时阴气最盛，相当于冬天。春夏秋冬对应人体的脏腑，春天对应的是肝，夏天对应的是心，秋天对应的是肺，冬天对应的是肾。脾胃在哪儿？脾胃旺于四季之末，每个季节的最后18天都归脾胃管，脾胃又叫中央戊己土，是在中央的位置。人体的气血沿着春夏秋冬，以脾胃为中轴运转，昼行人体二十五周，夜行人体二十五周，一昼夜行人体五十周，这就是五脏气血运行的方向和路径。五脏配属完毕，我们先把这个模型印在脑子里。

　　五脏配属五行的关系是这样的，肝是木，心是火，脾胃是土，肺是金，肾是水，五行也就诞生了。五行配属关系是木生火，火生土，土生金，金生水，水生木。配属五脏就是肝生心，心生脾，脾生肺，肺生肾，肾生肝，这是一个相生的关系。为了更直观地理解，把土也拉到外缘去，但这样只是为了方便大家看和讲五行相克的关系。人体真正的气血运行，是参照第一张图（图2-1）运行，为什么简化成第二张图（图2-3）？就是为了好理解。沿着顺时针的方向，木火土金水，这个方向是相生的关系，我们一定要熟，一定要说木火土金水。前面一脏为后一脏的母，后面一脏为前面一脏的子，这是母子关系。千万不要读成金木水火土。我看了小学的课本，终于改制了，但是第一堂课，语文课本就是一二三四五，金木水火土，这个说法是不正确的。正确的中国古文化就是木火土金水，这是五行正常的相生关系。五行的相克关系是什么呢？隔脏相克。大家一定不要误解，相克就是坏的，相生就是好的，不是的。五行之间，既相生又相克，相互制约，形成的一个整体机构，是一个默契配合的有机的整体。下面先引入两个概念，母能生子，前一脏为母，后一脏为子，母能令子实；相反，子令母虚，因为子能盗母气。

　　再引入一个治疗概念，虚则补其母，实则泻其子，这是应用于临床的治疗方法。我们层层渐入，逐步进入临床，进入治疗。什么情况是病态？当木气过于强盛的时候，过克脾土，中医叫相乘，这种关系才是病态的。比如肝癌、肝硬化的人肝气实了，它表现的是乘脾，这个人吃不下饭、大肚子，因为脾主腹，这就是木克土的表现。还有一种病态是什么呢？叫反侮，如果脾实了，它反过来克木，又叫反克，这种情况也是一个病态。在引入黄芪桂枝五物汤之前，我们先讲述了内脏，把五大藏象推导出来了。这张图解是一个抽象的图，不是一个真实的图。为了临床，为了教学讲解，把这个图画地抽象一些。

　　下面把药味填进到这张图中。前面讲了，黄芪桂枝五物汤里面是桂枝汤去了甘草、加了黄芪。我们先解一下桂枝汤，如图（图13-3　桂枝汤气机图），肝、心、脾、肺、肾，各归各位，药物如何来进行配属？"肝德在散，急食辛以散之"，那么补肝是以谁为君呢？我们讲了肝脏五行属性配属的是木，"肝德在散，急食辛以散之"。桂枝汤里桂枝木也，木中之木，是辛味，是发散、升发的药物，和木性同气相求，所以桂枝是入肝的，放在左面这宫里面。肺其色白，"肺德在收，急食酸以收之"，白芍其色白入肺，其味酸主收，白芍正好酸收入肺。加芍药，怎么能补津液呢？当然能补，配上五行来说，金生水，也就是肺能够生肾水，那么芍药是酸收肺的，往下一降正好生了肾水。在《伤寒论》里面，生姜的作用是什么？是降逆止呕。胃里有水饮或胃里有寒饮的时候，就用生姜。大枣是什么呢？大枣是补脾气，补脾的津液，在左路。生姜和大枣，单独拿出来又叫小桂枝汤，但它是调中枢的，不是调外周的。甘草在这里是补充人体经脉中津液的作用，相当于加了一个润滑油，又有黏性又能润滑。当人体津液不足的时候，《伤寒论》的经方都是用上炙甘草、生姜、大枣，这是定法，大家一定要记住。这样，完整的桂枝汤就组成了。我们看看这个方子，似乎没照顾到心，似乎没照顾到肾，只动用两侧。大家想一想，这是多么精妙的一个用法。前面提到过，会骑自行车的人都知道脚蹬子，一个在上一个在下的时候，无论怎么用力，自行车也不会向前走的；当脚蹬子处于平衡位置的时候，一个往上一个往下，一个脚一松劲，一个脚一用力的时候，车子就运转起来了。桂枝汤是不是这样的结构？桂枝往上升，白芍往下降，看看轮子是否运转起来；而且在这用力是最省力的。所以桂枝汤才是群方之祖。

下面回归到黄芪桂枝五物汤，把药味填进到这张图中。黄芪是补气、升发的作用。在五脏中，肝主升发，因此黄芪也是入肝的，在这里边是帮助桂枝推动肝脏向心脏的方向运行。黄芪补气，补的是哪儿的气？补的是外周的气。黄芪是怎么补气的呢？是把人体的水化成气，不会平冲，就像气管子一样给人打个气儿、给轮胎打个气，不是这个意思；它是把人体皮下腠理的水液气化成气，补充到人体的经脉之中，是从外向里补，从下向上补，补中有升。因此后世张锡纯老先生对治大气下陷，又发明了升陷汤、回阳升陷汤、理郁升陷汤，升陷他用的都是黄芪，黄芪主升。人参补气是从里面补，补的是元气，重点是作用于肾。抢救脱证的时候，应用独参汤，用一味人参取它的什么？补足人体的津液。为什么用一味？用的术数是天一生水、地六成之，用人体的生数来挽救生命。大家一定要分清，两个药的作用方向和着力点是不一样的。当然了，近代的张锡纯又发明了用山萸肉挽救脱证，那么他采取的是什么原理呢？防止肝气脱掉，来固摄肾气，也是用的天一生水的方式。一味山萸肉重点抢救喘脱，肝的青龙之气上脱于咽喉、声门。人的呼吸只在气管以上、嗓子这块咕嗒的时候，才用山萸肉，这个时候的效果要好于人参。

治疗血痹为什么没用甘草呢？前面讲了，黄芪桂枝五物汤病机是什么？是气血都不足，而津液还未表现明显的不足，重点是在血亏和气虚。甘草类似润滑油，是加了一个补津液的作用，但是它又有一个黏稠、黏滞之性，药性比较缓，能够迟滞补气补血的功效，不利于气血的运行。黄芪桂枝五物汤是由血痹引起的，血痹引起气血运行不畅，既然甘草的甘缓有碍于气血运行，因此在这里就把它去掉，气血运行得就会更加流畅。还有一种情况应该去掉甘草，就是身体里有水肿。也许有的老师说了，有个例外，苓桂术甘汤有甘草，肾着汤有甘草。你在开这两个方子的时候，如果是水肿同时有津亏的时候，就可以加上炙甘草；如果没有津亏或者水肿特别剧烈，我建议还是去掉炙甘草，效果更快。否则去不掉水，或者水肿去掉了又翻回来，肿得更厉害。下面我们回归到这张图中，右面的白芍还是向下酸收的，桂枝本身是向上推动的，白芍向下酸收，就像一个跷跷板一样，一面推一面下压。为了转得更快，我们加上黄芪。当人体麻木得比较久，气虚得比较严重，黄芪剂量可以适当加大。这样黄芪桂枝五物汤就形成了，气血运行就更加流畅，人体的麻木感觉就会逐步消失。

截止到现在，血痹篇就已经讲完了。血痹的病机也很简单，一气不足，不能运血；第二血不足，不能充养经脉；用的是黄芪桂枝五物汤。虽然说这个方子好用，但是前面讲了肢麻方，那是我创立的方子。那张方子比黄芪桂枝五物汤更好用，药味又比较贴合咱们现在临床开方，所以临床上可以选用。为什么用肢麻方呢？加上了一些化痰的药。当血不足的时候，痰浊就要充盈经络，所以加了化痰药；加了一些个通经药，效果就会增强。在用肢麻方的时候，黄芪的剂量可灵活掌握，如果病程重的可以加到60g；极限我也曾经用到过90g；体格比较粗大，气血虚得又比较严重的时候，可以加大剂量，很安全，没有问题。临床上没听说谁吃黄芪吃死了吧，所以这个药可以放胆地用。如果偏爱经方，遇到肢体麻木的就开黄芪桂枝五物汤；如果想照顾得更加全面，就可以开肢麻方。我所创立的方子，也都经过几十年的临床检验，也是有章有法、集理法方药于一身的，不是说拍脑袋就出来一张方子。

临床上，经常有同学来问我，试过小柴胡汤了，也试过大青龙汤了，也试过麻黄剂了，又吃过白虎汤，又吃过四逆汤，好像开始都管点事，继续吃就不管事。什么意思？往往都是拍脑袋、想当然地用方。临床好多学员经常犯一个毛病，哪个方子熟，就给患者用上了，而且还越想越像；就对这方熟，怎么琢磨这人也像，就生往上靠，靠上去给人用，往往效果不理想。我们一定要学会辨证。我反复给大家讲，方是从法出，法是从哪儿来？从患者身上来的。察色按脉，先别阴阳，再问问饮食情况，大小便、睡眠情况，参照身体的情况总结出证型，立出治法，然后遣方用药，这是正常看病的秩序。《伤寒论》里面的方子很多是药味不变、剂量变了，又叫一个处方。有些时候是药味变了一味，又是另一个处方。我们一定要牢记变的一味药，那也是较大的改动。《伤寒论》里的方子，60% 都是由桂枝汤加减的方子。

下面看几张变方。心脏气虚的时候，有心慌心悸，用桂枝甘草汤。桂枝甘草汤是补心气的吗？不是，它重点是补肝，心是肝脏的子。前面讲到了，虚则补其母，补肝，补了木就能生火。比如我们生了一堆火，火不旺了，加柴火就旺了，肝是木是柴，加一点木，心火就旺盛起来。后面会讲到心和肺的关系、心和小肠的关系、肺和大肠的关系，我们放在后面逐步讲。还有一个方子，治脚挛急、腿没劲的方子，又叫去杖汤。挂个棍走不了，就是拐杖的意思，去掉拐杖能够让腿有劲，是什么呢？是芍药甘草汤。芍药甘草汤怎么能治脚没劲呢？我们看看腿归哪儿管呢？中医说归肾，肾虚了腿就没劲。芍药入肺，金能生水，就把肾补了，肾水一足了，经脉就能得到营养。甘草补充津液，就不抽筋了，就有力量了。因此芍药甘草汤又叫去杖汤。南方的黄煌老师在这个方子基础上去掉甘草，又加上了牛膝、丹参、石斛，叫四味健步汤，也是采取了这个方义。

现在讲这个循环叫卯酉周天。还有一种循环，由心到肾，由肾到心。心属于午，肾属于子，这叫子午周天，后面还会陆续谈到。子午卯酉说的就是这张图（图 13-2　十二时辰图）。因此我希望大家学习中医也好，作为一个中国人也好，首先要知道子午卯酉，一定要把这张图印在脑海里。这张图，在 2015 年经方论坛，我把它展示出来，讲了之后现在很多时候都出来再讲，为了传承中医，让大家学到中医的精髓，最终还是给大家讲解。因为我这个人不愿意保留，另外又是二杆子、实心眼子，所以给大家实实在在地讲，用时髦的话来说，叫非其人勿授，非其真勿传。我们讲东西，就要讲真东西，否则贻害无穷。

第十四章

虚劳病

第一节　虚劳病的病机和诊断

从这节课开始，我们开始讲虚劳病总论。第三节说了脉，第四节说了望诊，第五节又说了问诊，第六节里把"劳"进行了一个总结，仲景写书是有规律的。

原文第三节：**"夫男子平人，脉大为劳，极虚亦为劳。"** 仲景往往从脉诊上先切入病机。大家怎么理解呢？一种是脉大，一种是脉极虚，都是劳。为什么脉大是劳呢？我们都知道，人体是由阴阳二气组成的，"阳在外，阴之始也，阴在内，阳之守也"。如果人体的阴精先不足了，阴精不足的时间久了，阳气也逐渐地虚了，阳气就向外浮越。因为阴阳不对等，不对等就不能互相制约。虚阳向外浮，这时候表现为脉大。"极虚亦为劳"，虚阳向外浮，这时候阴阳双虚，脉就是极其虚的，这也是劳病的脉。劳又分为心劳、肝劳、脾劳、肾劳等。本篇讲肺劳的少，可以把它补上。

接着看原文，前面讲了脉诊，第四节就讲望诊：**"男子面色薄者，主渴及亡血，卒喘悸，脉浮者，里虚也。"** 这是描写肺劳的面色，但是后面没给肺劳的处方。"面色薄"，什么是薄？如果我们仔细观察人，人的气色有厚有薄，换句话说，人的脸皮也有厚有薄。长得很强壮，经常风吹日晒，从事体力劳动的人，他的皮就厚；如果这个人整天病病殃殃的，一走道还喘，这种人的皮也薄。为什么？因为肺主皮毛。皮薄不能一看这个人说"你皮薄"，我们是说他的气色。当人体有病的时候，气色率先会发生变化，如果是经过修炼的人，一眼就能看到这个人的气色不好。正常人的人体外有一层光环，如果好好修炼，我们能看到对方的光环；如果看不到，现在有一个红外线成像的热成像仪，一拍也能把体外的光环拍出来。当然了，干中医的都会望诊，不用拍，一眼就看着这人面色㿠白，就是气不足。

"主渴及亡血"，为什么渴呢？面色薄的人往往阴虚，阴精不足。阴精不足，人体有个本能，就要引水自救，往往这种人喜欢喝水。还有伤血的人也渴，我们经常看到演电影，伤员中了枪了，流了血了，然后班长紧地说拿水来，那个人也说渴，要喝水。在西医急救的时候也是一样，如果遇到刀伤、车祸大出血的人，不知道血型就不能配型，是不能迅速补血的；这时候要补就是生理盐水，大量的生理盐水维持他的血容量，防止患者出现低血容量性休克。中医也好、西医也罢，在一个高点上会重合的。遗憾的是，现在都达不到这个顶点。我们有时看到仪器拍摄的东西不真实。在这里举个例子，2016 年的时候我接了一个患者，这个患者肺上长了一个巨大的肿块，几家医院都怀疑他是肺癌，要给他动手术。后来他通过我的学生来找到我，但是到我这儿把脉总不像，我说我看不太像，不行用中药试一试吧。他说行。后来吃了一周的中药，这患者不死心又去医院一查，肿块没了，整个巨大的肿块阴影没有了。我们开的方子也很普通，没什么大不了的，但是他怎么能消失得这么快？是仪器的问题，还是人的问题？现在的医学，不能越来越脱离人，而越来越依赖于机器。

接着看原文，"卒喘悸，脉浮者，里虚也"，因为平时他没有肺病，没有这种慢性的支气管炎类的疾病，但是突然地发作，喘，脉还表现的是浮的，我们就诊断为里虚。这是一个脱证，阳气要脱，可以选用张锡纯的一味山萸肉；还可能用到参赭镇气汤。因为提到了《医学衷中参西录》，就穿插地讲一点。如果陈士铎老先生来了，这种情况就开定喘神奇丹，也会有效。关于定喘神奇丹，人参、熟地黄的剂量一定要大，用小了不管事，一般来说最少得 30g；如果 30g 很少，效果不好，人参、熟地黄一定要用到 60g，效果方能好。为什么要用这么大的剂量呢？气薄则通，味厚则补，只有用到大剂量才能补到肾，直达病所，才能让气不脱，挽救气脱于危亡。

第五节："**男子脉虚沈（沉）弦，无寒热，短气里急，小便不利，面色白，时目瞑，兼衄，少腹满，此为劳使之然。**""男子脉虚沉弦"，这个脉象专门指男子，脉是虚的，按到深部又偏弦。"无寒热"就指的无表证。出现了短气里急，这个里急是什么呢？是指的少腹拘急，不是里急后重。"小便不利"，小便还不畅快，因为肾为前后二阴之官，这种病往往都是房劳导致的。面色还偏白。"时目瞑"这个后世解释的很多，我们后面还引用了曹颖甫的一个案例解释这个目瞑。来看看这个案例，曹颖甫说："此证惟目时瞑者，为予所亲见，予诗友吴苇青，名希鄂者，诗才高隽，尝患房劳证，畏阳光，虽盛暑，必以黄布掩窗棂，与人对语时，忽然闭目良久。人皆谓目力之不济，而不知脑气不能濡养眸子，不能久耐阳光也。"就是说看东西不能看久了，看久了就闭一下。这个有一定的道理，但是针对经典，我们有一个中观正见，这里的时目瞑，不是时时地闭了一下眼睛，而是什么呢？时时的眼前发黑，站久了眼前发黑，或者蹲一会儿起来就眼前发黑，这肯定就是虚了，体内气血不足了。当然蹲久了，谁起来都眼前发黑。"兼衄"，有的人还兼有衄血。衄血指的哪儿呢？有的人鼻衄，有的人肌衄，皮肤出血。"少腹满"和前面"里急"，它们两个是互词。少腹归哪儿管呢？少腹归脾管，脾主少腹。"此为劳使之然"，也就是说这是由房劳导致的疾病。第五节说了问诊，有没有寒热，是不是短气，小腹还拘急，小便利不利，时不时的眼前发黑，有没有皮下出血、流鼻血，是不是问诊？所以前面几节内容是切诊、望诊和问诊。

接着看原文第六节："**劳之为病，其脉浮大，手足烦，春夏剧，秋冬瘥，阴寒精自出，酸削不能行。**"第六节里把"劳"进行了总结。"劳之为病"，首先就是说劳这种病，脉大多数是浮大，有的时候是极虚的。"手足烦，春夏剧，秋冬瘥"，这个烦指的是烦热，到了春夏手足热。很多女孩子夏天手是热的，冬天手是冷的，这是气血不通，当归四逆汤治这个；如果单纯气不通，四逆散就是治这个的。为什么"春夏剧，秋冬瘥"？"瘥"指减轻，因为春夏阳气盛，所以表现的是热；到了秋冬，寒气主时，因为寒和热能够平衡一下、对冲一下，所以到了秋冬就减轻了。"阴寒精自出"，阴寒指是阴部，男子的睾丸；女子的外阴也会有这样。男子的精出就是遗精了；女子的精出，一是白带多，第二就是外阴潮湿。很多女同胞来看这样的病，挺难受，她往往不好意思说。那么一旦她的脉比较大，尤其尺脉，或者是极其微，也要注意问一下。"酸削不能行"，酸是哪儿酸，削是哪儿削？酸是腰膝酸软，削是下部的肌肉消瘦；走得很少，导致腰酸腿软了。这个酸削不能行，不是说走不了瘫到床上了，达不到那种地步。

第七节："**男子脉浮弱而涩，为无子，精气清冷。**"这节专门说的是男子。男子的脉，浮弱而涩，指的是哪个脉呢？指的是尺脉，尺脉应该沉而有力；尺脉浮出来了，精不足；涩，血又不足。这种情况下精血都不足，肯定无精，没有精子；再加上肾阳又不足，精气是清冷的。这里的精气更多的是指男性的精液、精子。有的人说了，射精都感觉冰凉，有这样的。往往这类人阳痿，还加上早泄。

第二节　桂枝加龙骨牡蛎汤和天雄散

上一节讲了虚劳的总论、脉诊、望诊和问诊的内容。我们这节课开始讲虚劳的个论。虚劳病篇有一个总治方，然后又分为脾劳、肝劳；肝劳又分为肝虚劳和肝血劳；还有心劳、肾劳。我们将按照这个次序给大家逐条地讲解，这样条理就清晰了，要不然脑袋一团浆子，不知道这篇究竟讲什么。其实仲景每一个条文，写得都很清晰。

往下看虚劳总治法，桂枝加龙骨牡蛎汤。第八节："**夫失精家，少腹弦急，**

阴头寒，目眩，发落，脉极虚、芤、迟，为清谷亡血失精；脉得诸芤动微紧，男子失精，女子梦交，桂枝加龙骨牡蛎汤主之。"原文"夫失精家"的"夫"是发语词。古人写文章很生动，有语气助词。"失精家"也就是说由过汗、长期腹泻，还有房劳、失血等引起人的精不足，而且长期这样都成了专家了，才能叫失精家。那么失精家都有哪些表现呢？第一个症状，就是少腹弦急。少腹弦急怎么看？从脉诊上可以看到脉是极虚或者芤、迟。还有一个办法来证明少腹弦急，那就是助诊。患者平躺，把裤带解开，两个腿蜷起来，这种人往往小腹壁都很薄，而且很紧，用手助诊小腹的腹肌，是很紧张的状态，这叫少腹弦急。我们在后面会总结一下经方中少腹弦急的方子。

下一个症状，失精家有阴头寒，男子表现是睾丸和阴茎或单纯龟头冷得跟冰一样，怎么穿也焐不过来。男子失精家是这样，女子有没有这种情况呢？有，外阴部或臀部就像掉冰里一样。我治过3个这样的中老年妇女。有一个典型的女的，50多岁，夏天做了一个棉裤衩穿上。她说："宋大夫，我不怕你笑话，我这屁股就跟在冰里一样，受不了。"西医认为有炎症，用输液、吃药各种办法，不好使，然后寻求中医，活血化瘀、温阳、回阳等办法也没效。也寻求过火热派治疗，据说附子吃到了120g，也没什么效。后来因为她丈夫痛风，找我治疗，他的痛风治好了之后，她说："宋大夫，你也给我治治，我这病到哪儿大夫也治不了。"我说好吧，就给她把了一下脉。她的脉的表现就是典型的失精家的脉象，脉极虚。然后我们就用桂枝加龙骨牡蛎汤。当然了，我又给她配合一下针灸，直刺的会阴穴，通一下经络。一周后效果很好，患者就把棉裤衩脱掉了，用她自己的话说，终于知道是自己的屁股了。

"目眩"，晕是指脑袋的晕，"眩"是睁开眼睛就晕。下一个表现是发落，头发掉落了，有的人很年轻，三十多岁谢顶了，有的人秃鬓角，一般都是肾精不足。男的就是肾虚，女子是月经不调；脉诊是表现极虚，或者芤脉，或者迟脉。虚脉不用说了，按之无力，芤是什么呢？《濒湖脉学》说"如按葱管"，我们要体会脉管里面的血容量不足、一摁就瘪下去了这种感觉。迟是脉动的次数减少。下一句"为清谷亡血失精"，"为"是因为的意思，第一，拉的是完谷不化，长时间地拉；第二是因为亡血，失血性疾病和消耗血性质的疾病。还有一种是失精，一方面由房劳、过度遗精引起的；还有一种是大汗，比如炉前工，高温作业的人长期出大汗，耗伤了津液，也会失精；还有一些消耗人体血气的疾病，也会导致失精。这是个分号，失精家到这里叙述就结束了。后面仲景又说了"脉得诸芤动微紧，男子失精，女子梦交"，把脉把到的是芤脉、动脉、偏微紧的脉象，如果是男的，就要问一下他有没有失精的病史；女的病就要问一下有没有梦交。其实梦交这个病很常见，只是女子不好意思说。诊室要是安静，医生对着患者问一下，有的女同胞会告诉你的。既然出现了男子失精、女子梦交，我们的方不含糊，直接用桂枝加龙骨牡蛎汤。

　　我们来看看桂枝加龙骨牡蛎汤方，方后面有一行小字："《小品》云：**虚弱浮热汗出者，除桂，加白薇、附子各三分，故曰二加龙骨汤。桂枝、芍药、生姜各三两，甘草二两，大枣十二枚，龙骨、牡蛎各三两。上七味，以水七升，煮取三升，分温三服。**"劳证往往都是达到肾虚的地步才会称之为劳。肾虚了，常规的思维是什么呢？用左归丸、右归丸、肾气丸补肾。不是这样，仲景书里面的崔氏八味丸也好，金匮肾气丸也好，反复出现了三四次，每一次都没谈到它治肾虚。经方补肾就是桂枝汤加上龙骨、牡蛎。现在看看经方是如何补肾的，前面讲了，肝是肾之子，子能令母虚。如果肾虚，先让肝往上升的津液少一些，给肾省一点能源，所以加上龙骨。肝为青龙，龙骨入肝。肺是肾之母，金能生水，如果肾虚，让肺往下生水的力量更加强一些，多给肾一点，我们自己想一想，应该加什么药？加上牡蛎，牡蛎色白入肺。劳证是津液不足，炙甘草肯定要加回去。

　　我们看看这张方子是什么？桂枝加龙骨牡蛎汤，这就是经方补肾的第一方。很多人不理解桂枝加龙骨牡蛎汤能补肾。用现在的思维，应该加上熟地黄、枸杞子，加上那个五子衍宗丸，加上巴戟天、鹿茸、鹿角霜、龟甲胶等。这些都是时方的思路，经方不是这样想的。常规用这个方子的剂量，一两按5g折就可以。桂枝、芍药、生姜可以各15g；这个甘草是炙甘草，漏了一个字，因为在这里补精之不足一定要用炙甘草，炙甘草用6～10g；大枣用4～6枚就可以；龙骨、牡蛎我们习惯用法是龙骨用生的，牡蛎用煅的，各15g，也可以加到30g。"上七味，以水七升，煮取三升，分温三服"，又看到了"分温三服"，也就是说这个病不是一剂知、一剂已的，而是要吃一段时间。为什么？因为已经到了肾精虚的阶段。肾精虚往往是这样发展来的，先肾阴虚，然后阴损及阳导致肾阳虚，接着阴阳两虚，然后才到肾精虚的地步。补肾，西医没有办法，中医也不是太快，不是所有的病都要速战速决。

　　方后面有一行小字："《小品》云：虚弱浮热汗出者，除桂，加白薇、附子各三分，故曰二加龙骨汤。"二加龙骨汤在临床上应用得也很多，这是桂枝加龙骨牡蛎汤的一个加味方，在桂枝加龙骨牡蛎汤方上加了白薇和附子。这个加得很好，白薇色白入肺，助阴气，肺为金，金能生水，肾是水；附子补阳气，这里边肯定是炮附子。炮附子是温肾阳的，生附子是温心阳的，大家一定要记住每一味药在《伤寒论》中的病位和药性。白薇助阴气，附子补阳气，阴阳都补了，那么肾精不就补了吗？再看徐忠可的注解："桂枝、芍药通阳固阴；甘草、姜、枣，和中上焦之营卫，使阳能生阴；而以安肾宁心之龙骨、牡蛎为补阴之主。后世喜用胶、麦而畏姜、桂，岂知阴凝之气非阳不能化耶！"徐忠可老先生很感慨。因为病因是伤寒，《伤寒论》的方子注重的是固护阳气，补阴药用得少，为什么呢？阳气旺了，机体就固密了，能吃饭了，阴从水谷精微是自回的，不用专门补阴。为什么不补阴？人体的功能赖于一身之阳气，如果一味地补阴，把人体补成阴实，哪个脏器如果变成阴实了很可怕，这个脏器得的就是个大病。后世温病派就注重补阴，但是补阴的药物用到极限的话，我不建议超过三周，之后一定要重新温阳，如果用久了，这个人恐生变证。所以说通篇《伤寒论》都是温阳、通阳，然后让阴自回。自回有个好处，它该回来多少就回来多少，容易达到阴平阳秘、阴阳平衡的状态。如果外界补阴，就不知道补多少合适，很多的时候单纯补阴会矫枉过正。

桂枝加龙骨牡蛎汤在临床上除了治疗遗精、阳痿、早泄、阴寒、少腹拘急以外，对一些神经性的耳鸣也有一定的效果。耳鸣很难治，有一部分受风的，可以用益气聪明汤治疗，有一少部分有效；如果是急性的耳朵轰鸣，用龙胆泻肝汤会有效；有一部分人是由于外感引起的，小柴胡汤也有有效的，有的需要用到柴胡加龙骨牡蛎汤。就要看当时是什么情况，辨证用药，没有一对一的，只有主方可以基本不变。

接下来看下一张方子："**天雄散方：天雄三两（炮），白术八两，桂枝六两，龙骨三两。上四味，杵为散，酒服半钱匕，日三服；不知，稍增之。**"没说它的主治。天雄散治疗阳痿和阴寒，和桂枝加龙骨牡蛎汤、二加龙骨汤治疗的方向是一样的。这个是散剂，只有几味药。首先说说天雄是什么。李时珍《本草纲目》说天雄有两种，一种是蜀人种附子生长出的，比较长的、细长的那个东西，有的长成圆的叫附子，长成长的就叫天雄。《名医别录》里说是乌喙，就是乌头像个鸟的头，前面有个嘴，"长三寸以上为天雄"，长到三寸以上的就叫天雄。《名医别录》说它的药理作用是"天雄长阴气强志，令人武勇，力作不倦"，很明显这是一个补肾强精的药物，助阴气的。《本草纲目》里面说它"助阳道，暖水脏，补腰膝，益精"。这是后世的一个说法，比《名医别录》晚一些。学中医、学经典，遵循秦汉以前的著作，准确性更高一些。

下面看看白术，白术的剂量最大，用了八两，君药应该是白术。白术健脾除湿，更多的是利腰脐之气，腰是哪儿？是命门，腰和脐之间的气归白术来利，这是第一。第二，白术能增强腹腔的压力，腹腔压力足了，就能够勃起，肾就能起到作强之官的作用。桂枝温心阳以助肾阳，是这个作用。要记住桂枝的定位在胸，不在下面。龙骨前面讲了，让肾水少往肝的方向、水生木的方向走一点，起到补肾的作用。

纵观全方，治疗的病症和前方的失精家是一样的，不过这个是散剂，服用更加方便一些。用天雄散治疗阳痿，做成胶囊给患者服用，这也就是相当于中医的壮阳药，很好用。"方后注："上四味，杵为散，酒服半钱匕，日三服，不知，稍增之"，用酒做引子服了半钱匕。半钱匕大约多少克？2g左右。这个"不知"是什么？不是痊愈，是发挥的药效。为什么呢？天雄的主要成分是乌头碱，炮制后变成了乌头次碱，它在人体内发挥效力有一个临界值。"知"就是指患者的症状恰恰得到改善，原来阴头寒，现在感觉有点温暖或者舌尖有点微麻的时候，这个量就恰到好处。乌头碱中毒首先是舌尖麻、口唇麻，用的量应既让它有效，又不让中毒。第一天假设服了1g一顿，没有什么明显改善，也没有明显的副作用，"稍增之"就是稍微增加点，可以加到1.5g，第二天服1.5g还是这种情况，可以加到2g。因为每个人体质不同，对药物的耐受是不一样的。

第三节　虚劳病的变证和预后

我们开始上课，接着讲虚劳病篇。下面看看原文，第九节：**"男子平人，脉虚弱细微者，喜盗汗也。"**我们看看前贤的注解，尤在泾是这样注解的："平人，不病之人也，脉虚弱细微，则阴阳俱不足矣，阳不足者不能固，阴不足者不能守，是其人必喜盗汗。"尤在泾也是个大医，他的注解我们应该尊重，但是他毕竟不是圣贤，我们要以批判的精神来看待他的注解。这段原文如果按照尤老先生的注解，平人就是不病之人，既然是不病之人，脉又虚弱细微，则阴阳俱不足，你见过阴阳两虚的人是不病的人吗？那不是不病，是重病，已经变成了劳证了。所以我们还尽可能地贴近仲景原意来理解原文。

对这段原文该如何理解呢？这里专指的是男子。仲景的原意是这样的，有些男子看着长得挺魁梧，貌似平常人，一把脉，他的脉是虚弱细微的，就要问他是不是容易盗汗。中医有两种汗，一种自汗，一种盗汗。所谓的自汗就是阳气不足的时候不能卫外而为固，白天出汗，动则出汗，这种叫自汗。所谓的盗汗，是到了夜间，闭上眼睛一睡觉，然后汗就出来了，一睁眼一醒来，就不再出了，但是身上会看到汗水，这叫盗汗。所谓的盗汗就是偷偷出汗；自汗是自然而然的出汗。当然了，临床上还有自汗、盗汗并见的。"喜盗汗也"，就是常常出现、容易出现盗汗。这样一来，原文就通畅了，也符合仲景的原意。

接下来看第十节："**人年五六十，其病脉大者，痹侠背行，若肠鸣，马刀，侠瘿者，皆为劳得之。**"第九节说了男子，第十节没说男子还是女人，只说了"人"，这就包括了男人、女人、老人和小孩。但是后面有定语"人年五六十"，范围就窄了，专指五六十岁的人。"其病脉大者"，这个人得了病，没说什么病，反正是患者。按实说五六十岁的人，气血阴阳俱衰，那么脉应该小一些。有一句俗语"大则病进，小则平"，什么意思呢？一个重病患者，如果一把他的脉，跳得洪大有力，严重不符合他的病情，这时候就要加小心了。脉大病是增重的表现。如果给他用药也好，用针也好，艾灸也好，越治患者的脉越大，证明治错了；要么已经病入膏肓，就得给患者进行提醒和告知，以避免医疗风险。如果患者病很重、脉很大，用上中药、针灸，脉逐渐变得小了，变得平和了，那么不管他的症状再加重也好，怎么样也好，就可以告诉家属，把着脉是见轻了，就会逐步地向好、向愈。

接着往下看原文，"痹侠背行"，痹是经脉不通，前面讲过了，夹着背。夹背都是什么经呢？华佗夹脊穴，还有足太阳膀胱经，五脏六腑皆系于脊背。为什么痹到了呢？这肯定感受了风寒的邪气，寒则收引，导致经脉闭阻。"若肠鸣"，如果患者出现肠鸣、肠苦鸣，这肯定是寒，中医认为有寒和饮才会出现肠鸣。"马刀，侠瘿者"，什么是马刀？马刀是古代的一个病名，是腋窝下的淋巴肿大，有的是乳腺癌、肺癌引起的淋巴肿大；也有可能肺里边有痨证，也就是结核；或者附近的器官组织用西医学的名词来说有细菌感染，中医说有风寒闭阻了经脉，腋窝下的淋巴结就会肿大。侠瘿是什么呢？侠瘿是颈部两侧的淋巴结肿大，这是古代的病名。如果患者出现了肠鸣，这是六腑受寒；出现了马刀侠瘿，这是经络受寒。"皆为劳得之"，那么这些病都是由风寒邪气闭阻了经脉，导致人体出现虚劳的表现。

第十一节："**脉沉、小、迟，名脱气，其人疾行则喘喝，手足逆寒，腹满，甚则溏泄，食不消化也。**""脉沉、小、迟，名脱气"，这个人就是气耗得太厉害了。哪儿的气呢？一般指的肾气。因为慢性病久则耗肾，耗到肾的精气，偶尔会到脾气。"其人疾行则喘喝"，这句话怎么理解？人如果急行，就是快走或者快跑都会喘，这里说的是稍稍地活动或者稍微快地一走，这人就会喘喝。喘喝也是一种病，喘得很厉害，类似现在的哮喘。西医学解释哮是哮，喘是喘，哮往往有哮鸣音，喘不一定哮，但是哮一定喘。西医学分得很细，中医就叫喘喝。"手足逆寒"，这是明确的中阳不足，才会出现手足逆冷。"腹满"，腹满是中阳不足，导致脾的运化功能失常，就会出现腹满。"甚则溏泄"，严重的还会腹泻。甚至有些人出现又腹泻又腹胀，临床经常见到。

按常规思维，一旦腹泻，腑气是通的，就不应该腹胀，通气就不会胀。但是临床恰恰有这种情况，一边拉一边胀。"食不消化也"，吃了东西又拉出去了，不是呈黏糊状或者呈香蕉样便，而是成了那种不消化的状况，拉出的东西比吃进来多。脾和胃就相当于一个锅，吃进的水、谷、饭食，进到锅里，命门之火和小肠的火在下面烧，命门的火是点火，小肠的火起主要作用，来给吃进去的东西加热，把它做熟，然后我们才能够消化。如果火不够，就像用电饭锅焖米饭，把米、水搁里泡好了，结果没电了，泡到中午，开开锅要吃饭，一看那些米发了，比原来还多，但是生的不能吃，这叫完谷不化。身体也是这样。第十一节给出了病名脱气、喘喝，给出了症状手足逆冷、腹满溏泻、食不消化，但是没给治法。

大家怎么思考这个问题呢？假设我们发现了这样的患者，如何处理呢？我们先来分析一下这个疾病的原因。假设患者来到你的门诊，一把脉，这个人脉是沉小，至数又迟的，证明这个人阳气已经虚了。我们就要问问他气短不气短，上楼梯会不会喘，会不会乏力，手足凉不凉。其实把脉过程中顺带就知道了。如果再出现腹胀，而且还腹泻，吃了东西也不消化，怎么分析这个病机？病机就是火不足、阳不足、气不足。温阳补气选哪张方子好呢？很明确，附子理中汤，方子就出来了。附子理中汤里边有人参、甘草。患者溏泄，明确的津液不足，津液不足的就用人参和甘草。为什么食不消化？火不足，用干姜、附子，在底下加一把火，就能把食物腐熟了。有手足寒，干姜、附子、甘草叫四逆汤，也没问题了，四逆也解决了。

如果喘得厉害，可以加山茱萸，也可以加龙骨、牡蛎；喘得更厉害，可以加牛膝，把气往下引一引，再加上熟地黄，定喘神奇丹就来了。如果津液进一步虚脱，可以加麦冬。如果不用定喘神奇丹，就用附子理中汤，没有问题，但是这个喘一定要加上山茱萸、龙骨、牡蛎，脱气、喘喝都能够解决。但是这里面，大家注意没注意，这个人又拉又腹胀，附子理中汤就要去掉白术。前面讲了，白术是增加腹压的，腹胀又腹泻，一增加腹压，那么泻不会减轻，可能胀得会更加厉害。

下面接着看第十一节，"**脉弦而大，弦则为减，大则为芤，减则为寒，芤则为虚，虚寒相搏，此名为革，妇人则半产漏下，男子则亡血失精**"。这里的脉弦应该是和紧相关联的。为什么呢？"弦则为减，减则为寒"，主寒的脉一般都紧。后人也经常写"脉弦紧"，往往这两个词互用。脉大，"大则为芤"，芤主虚，主血虚和精虚，按下去脉管中间一定是空的，原因是里面的精血不足，这个大一定是虚的，而且中间是空的，所以才为芤。患者出现了又虚又寒，虚寒相搏结在一起，名曰革。这个革接着前面的脉象，革脉是如按鼓皮，就是脉比较硬一些，但是中间还是空的，就是革脉。

"妇人则半产漏下，男子则亡血失精"，如果是个妇人，正好育龄期的妇女来找你，她往往是有过半产。半产是什么？就是小产，曾经小产过，或者有崩漏、下血的病。男子往往就是亡血或者失精。亡血的人很多，现在手机发明了，经常看手机，久视伤血，把人的血伤了。失精的呢，一些男人不知节欲，而导致过度的房劳，耗伤了精气，这是一种；现在好多年轻的男孩子有手淫的习惯，也导致精气的耗损，这也是失精；还有的人遗精，有梦而遗精的叫梦遗，没梦的也能遗精，往往这种遗精更重一些。这种失精家会摸到芤脉，但不太多见。因为现在人生活水平都好，后天补的都多一些。

第四节　脾劳、肾劳

本节接着讲虚劳病篇。为了更直观、更加系统，我们把虚劳病篇的各论部分分为脾劳、肾劳、肺劳、肝劳和心劳。其中脾劳有两张处方，肝劳有两张处方，其他各有一张主治方。

下面正式进入原文学习。第十三节："**虚劳里急，悸衄，腹中痛，梦失精，四肢酸疼，手足烦热，咽干口燥，小建中汤主之。**"有的同学会问，这貌似是肾劳，当然有了。所有的劳证究及根本都会到肾上，因为五脏是连带的关系，但是为了加以区分，临床上分了五脏劳，劳证各有偏重。先看看原文，首先定这个病名是虚劳，第二有"里急"，指的哪儿急？是里急后重吗？不是，这个"里急"是指的腹壁筋急或者是少腹拘急。这里有个"悸"和衄血的"衄"。悸，有的人理解为心悸，这里看看原方就知道不是，如果是心悸，一般来说仲景是去白芍的。那么这个悸是哪儿呢？显然应该是脐下悸或者是脐中悸，而不能是脐上或者胸部悸。"衄血"，络脉受伤。脾主统血，统血功能如果不好了，脾虚了，就会有出血性的疾病。临床上见到的出血性的疾病有哪些呢？有便血、吐血、尿血，还有皮肤出血，还有鼻子出血，这些都叫衄血。临床最常见的还是特发性血小板减少性紫癜引起的出血；还有过敏性紫癜引起的出血，是时间拖得过久，在中末期都会用到小建中汤。但是急性期小建中汤用得偏少一些。

前面讲了"寒伤营，热伤络"，伤了络脉的往往是热，可以用温病的方子。到了后期，要收功的时候还是选小建中汤更为稳妥，疗效也巩固得更加持久。小建中汤就是在桂枝汤的基础上把白芍的剂量翻了一倍。白芍有一个特殊的作用，能使血回到正常的血脉，所以治衄经常用到白芍。一定要记住，白芍的特点是把血收回来。"腹中痛"，腹中是病位，所以桂枝汤里面加大了芍药的剂量，因为白芍的部位在腹，准确地说是在少腹、在脐以下，只要有腹痛，经方家就是加白芍。后世医家有可能用失笑散、金铃子散之类的，开上去了，经方家不是，开白芍就够了。

"梦失精"是指的什么呢？男孩子到了青春期以后，梦到一些个场景就会遗精，成年人也有做梦遗精的，这是一种情况。这个梦失精是因为有梦才失精，相对比较轻，用小建中汤就可以了。还有一种情况更严重的，就是不做梦也遗精，前面讲过了用桂枝加龙骨牡蛎汤。"四肢酸痛"，四肢为什么酸痛？脾主四肢肌肉，有四肢肌肉的问题就责之于脾，因为四肢里面的气血不够充足，用小建中汤。四肢沉重就用白术，看看相应的主方是什么，然后加上白术。这样记经方的药理，不用背，理解它的病位，理解它的药性，到哪儿就扛哪个药，最后开出来的就是经方。"手足烦热"是阴不足，导致阳外越，阳外越到哪儿？肯定先往末梢越，所以说会有手足烦热。我们经常见到手心、脚心热的，这个很难处理。有一部分人是属于小建中汤这个证型的，有的是青蒿鳖甲汤；还有虚阳外越的，可以用到引火汤，还可以用潜阳封髓丹。我们要相机行事，不要胶柱鼓瑟，把书读死，要领会它的精神。这个不再展开，这是一个小病种。"咽干口燥"，显然是有津液也不足，用小建中汤主之。

下面看看小建中汤方："**桂枝三两（去皮），甘草三两（炙），大枣十二枚，芍药六两，生姜三两，胶饴一升。上六味，以水七升，煮取三升，去滓，内胶饴，更上微火消解，温服一升，日三服。**"后面有小字注："**呕家不可用建中汤，**

以甜故也。"因为甜能使人呕。前面已经讲了桂枝汤的法式，我们看图。桂枝是入肝的；津液不足，有咽干口燥，还有手足烦热、四肢酸楚，用炙甘草、生姜、大枣；脾虚又严重，加了个饴糖；为了治虚劳，劳一般都跟肾有关系，所以白芍的剂量要大于桂枝　倍。原来桂枝汤川的白芍是三两，和桂枝是等量，现在加大了右侧白虎方位的剂量，让金生水更多一些，这就是小建中汤的原理。煎服方法没什么特殊的，用水七升，煮取三升，把渣滓倒掉，然后再把胶饴放进去。"更上微火消解"，就是稍稍煮一下，让饴糖溶解了就可以。为什么要把胶饴单独烊化？要不然药渣子里就能吸进去不少胶饴。过去像胶饴这类的药都是比较贵的。胶饴就是饴糖，什么饴糖最好？高粱饴效果最好，这个饴糖熬得很黏稠，像胶一样，所以叫胶饴。现在有块糖的高粱饴，也能用，但是成本就高了，然后一天三顿地吃。

　　治劳证是一个慢功夫，西医都很难治疗，中医还有办法，所以中医治慢一点还怎么样？况且中医远期疗效很好。我去过一家医学院附属医院，看了一个患者，很有感触。这个人在3年以前腰疼，找我看过病。我们先讲讲他现在。现在的诊断是腰椎错位，西医给打了几个钢钉，打了个钢箍，然后发现肺上也有结节，医院里边诊断肺癌骨转移。我怎么看片子也觉得不对，因为脊椎骨包括胸椎和腰椎破坏得非常严重，但是为什么肺上的症状表现得不明显？我当时就怀疑他是骨癌肺转移。肺癌要是胸椎转移，一般都转移到胸四、五胸椎的最多，因为那块儿是夹脊关，我们有玉枕关、夹脊关、尾闾关，最容易转移到这里。广泛性胸椎、腰椎转移很少见，可以肋骨转移。我和医院大夫的意见就发生了分歧，他们说这定不了，那就得穿刺、活检、做病理，肺上、胸椎、腰椎都要穿。

　　会诊回来之后，我就跟患者聊天，患者的闺女惊慌失措，但好在想起了我，说3年之前腰疼就找过我看，当时我就告诉他一定要好好治，不然这个病很危险。我的爱人提醒我说："他在三年以前你给看完就说了，他这个毛病不治就是骨癌。"因为肾主水，为寒水之脏，他当时的寒毒已经入骨，所以要给他艾灸督脉，要恢复他的阳气，把寒气逼出来。他做了几天又不做了，说疼痛缓解了。因为农民都心疼钱，就回去了。后来偏不凑巧来找我去会诊，不幸被我言中了。后来这个患者苦苦地哀求，让我给用中药吧，甭管医院怎么说，要把他拉到我门诊来。因为他的胸椎、腰椎骨结构大面积破坏，而且大部分椎体都看不到了。很奇怪，人的腿也能动，只是说麻疼麻疼的，每天口服、注射镇痛剂已经无效。患者处在一种垂危的状态。当然了，我们有自己的办法治疗。我以前曾经讲过，骨癌要是肺转移，这个病相对好治；但是肺癌要骨转移，很难治。大家说为什么？这个问题，交给大家自己思考。

下面我们看第十四节："**虚劳里急，诸不足，黄芪建中汤主之。于小建中汤内加黄芪一两半，余依上法。气短胸闷者，加生姜；腹满者，去枣，加茯苓一两半；及疗肺虚损不足，补气加半夏三两。**""虚劳里急，诸不足"，可见黄芪建中汤不是单纯治疗脾劳，也就是说心劳会有效，肾劳也会有效，只要是这个证型，开上去都会有效。为什么呢？因为我们开的是益气周流方，只要判断是劳证，按这种方子开，用上就会有效。但它主要治疗的是四肢酸软乏力，还是脾劳，这是它的主症。接着往下看，"黄芪建中汤，于小建中汤内加黄芪一两半，余依上法"。前面讲了黄芪补肝、主升，在肝这边起升发的作用。小建中汤又加上了一个黄芪，那么左侧推动力就增大一些；右侧没加味，但是白芍加倍了剂量；这样生肾水的力量更加专一，让肝气生发得更快一些，这个循环就会更加流畅，同时就能补了心血，因为五脏之间有生克制化的关系。

这里要强调一下黄芪补气的作用是怎么补的，人体就像一个气球，如果发现气球气不足了，有两种办法，第一种，从里面不停地打气，这就是人参、党参的作用。人参和党参补气是从内向外。如果气球太松软了，黄芪从外面一收敛，让水液变成气化，是这种补气作用，黄芪是从外向里补。桂枝汤的补气作用是什么呢？气球有微小的孔洞的时候会慢撒气，桂枝汤是调和营卫，把这些小孔关闭，所以桂枝汤是补气的一张很重要的方剂，也是一张补方。"气短胸闷者加生姜"，为什么气短胸闷加生姜呢？生姜一方面辛辣，能散胸中的寒饮；另一方面我们说了，经方里面的生姜是行胃气、降气止呕的，所以把胃气一降，胸闷的气也就降了，也就不闷了。"腹满者去枣，加茯苓一两半"，肚子发满的原因是什么？一是气滞，第二是水停。所以把大枣去掉，因为枣太甜，有滞纳气机的弊端；加了茯苓，利除腹部的水。要分清茯苓、泽泻还有猪苓是利哪儿的水，这些我们在水气病篇和痰饮病篇会详细阐述。先记住腹满者去枣加茯苓一两半就可以。

"及疗肺虚损不足，补气加半夏三两"，半夏是苦温的，作用是燥湿化痰。为什么这里边偏偏说补气加半夏三两，常规补气加黄芪、加人参，是不是？甚至有人说加仙鹤草，仙鹤草有没有补气作用？有，但没那么神奇。为什么肺虚损不足，一定要加半夏来补气？人体时时刻刻都在产生并代谢水饮。比如不活动、不出汗，汗孔要排出点废水来，并没有出到体表，到哪里去了？到皮下组织里去了。因此主张大家，到了春天了，一定要做做运动，排一点汗，把水饮排出去；

或者练功，练毛孔的呼吸，也是排水饮的一种方法。水饮是致病的第二大要素，第一是风寒，它们之间又是相互关联的。风寒闭表之后，就能够引起水液代谢失常。脾为生痰之源，肺为贮痰之器。肺为贮痰之器，痰饮一多了，主气的功能失调，就表现没劲了，呼吸也没劲了，气短，走路也没劲了，氧气不足，肺的换气功能下降。这时候加了半夏燥湿化痰，荡涤了水饮，气一下就足了。半夏就是这么补气，而且半夏只能补肺气，没有补其他脏器的气的能力。给半夏定位很准，它在中上焦，不去下焦。比如上焦的头部，脑部有肿瘤的，一定会用到生半夏。肚脐相当于地平线，肚脐以下叫地部，肚脐以上叫天。我们现在逐步地给大家建立天人相应的概念和轮廓，为了下面讲六腑气机的运行打基础。

接着看原文，五脏虚劳之肾劳。第十五节：**"虚劳腰痛，少腹拘急，小便不利者，八味肾气丸主之。"**第一句话"虚劳腰痛"，首先定病名，大方向是个虚劳，在虚劳病的前提下以腰痛为主，定为肾劳。这里又出现一个"少腹拘急"，这个少腹拘急究竟是什么症状呢？这里边包括触诊小腹部的肌肉尤其腹直肌是紧张的，这是一种；第二种包括男子的睾丸往回缩，还有阴茎往回缩，这都是少腹拘急里面的症状；还有一种少腹拘急是什么呢？女子在性生活之后，阴道痛、出血、小腹痛。如果这些人来治疗，怎么治？就要首选小建中汤，因为脾主少腹，少腹是白芍的定位，小建中汤是首选的。如果这个患者说少腹拘急，还伴有腰酸痛，就用八味肾气丸。接着往下看"小便不利"，这里说的小便不利，不是单纯指排尿不畅。《伤寒论》中的小便不利，包括小便淋沥涩痛、小便不畅快还有小便不通，还有一个就是小便过多，也属于小便不利。这里的小便不利指的是广义的小便不利，不是狭义的。

肾劳主要的表现，腰痛是第一位的；少腹拘急、小便不利是排在二三位的，所以我们在临床上要抓住主症。肾劳的方子也很明确，八味肾气丸主之。这个方子实际上不是主要补肾的，更主要的是让水生木，重点是补肝。八味肾气丸的来源是崔氏八味丸。《金匮要略》引用了崔氏八味丸，但是后人为了纪念仲景，现在把崔氏八味丸都叫金匮肾气丸。更有甚者，很多药厂把济生肾气丸也当做金匮肾气丸来卖。其实是不一样的，济生肾气丸主要是治疗痰多的，金匮肾气丸很多人药物剂量的比例用得不对，包括中药厂生产丸剂，也往往不按原方的比例进行生产，所以开出的效果就不好。前面讲过了，金匮肾气丸的比例是8：4：4：3：3：3：1：1，只有按这个比例，金匮肾气丸效果才会好。这个病就明确地讲在这里。

第五节　肺劳、肝劳、心劳

这节课开始讲肺劳，第十六节，**"虚劳诸不足，风气百疾，薯蓣丸主之"**。有的同学就要问老师，前面脾劳有四肢酸痛、有衄血、有少腹拘急；肺劳既没有咳嗽也没有喘，也没有憋，原文里没有特殊说是指哪个方面劳。没有我们就不能知道这个是肺劳吗？也就是说薯蓣丸几乎能治所有的虚损性的疾病，但是它侧重的是哪一个劳呢？经过以方测证，我们知道这是以治疗肺劳为主的方子。

下面看看薯蓣丸方的组成：**"薯蓣三十分（fèn），当归、桂枝、干地黄、曲、干地黄、豆黄卷各十分。"**这个曲就是神曲。**"甘草二十八分，人参七分，芎䓖、麦门冬、芍药、白术、杏仁各六分，柴胡、桔梗、茯苓各五分，阿胶七分，干姜三分，白蔹二分，防风六分，大枣百枚（为膏）。上二十一味，末之，炼蜜和丸如弹子大，空腹酒服一丸，一百丸为剂。"**我们看看原方的组成有多少味是涉及肺的。薯蓣也就是山药，是君药，第一能平补脾、肺、肾之真阴；第二还有止咳的作用，治疗肺虚型的咳嗽。桂枝明确地说了是胸部用药，麦冬能够润肺阴，杏仁、桔梗这是一宣一降治疗肺部疾病的主要药物，茯苓能利中上焦的水液。这里面涉及肺的药还有阿胶，如果肺劳咯血，必用阿胶。再咳嗽，仲景往往加干姜。白蔹、防风是祛风的作用，柴胡疏解少阳之气机。还有一味药当归，在活血药中具有止咳的作用，它的止咳作用在于润肠通便，肺与大肠相表里。这张方子21味药，有一多半是和肺有关系的。所以我们把薯蓣丸方定为肺劳的主方。人参、甘草、大枣是典型的补津液的不足的药。我们在临床上发现，肺虚型的咳嗽加上人参之后，反倒有明确的止咳作用。我们经常用到李东垣的升阳益胃汤、清暑益气汤，都有很好的止咳效果，里面都有人参。另外这里当归、熟地黄也就是干地黄、川芎、白芍，典型的四物汤，调补人的气血，补而不滞。因此这张方子组得非常好。我们临床上用于肺劳晚期，尤其劳动则气喘，牵扯到肾的时候，这张方子效果很好。

临床上会出现一些复杂的疾病，各种各样、五花八门，患者什么样的疾病都得。临床少可能不知道，临床多了都会见到。我曾经见到一个，也是搞中医的，出了车祸，左臂被撞掉，撞掉之后他就说左胳膊疼，疼得不眠不休。胳膊没了疼什么疼？西医查不出原因，用镇痛药也没有依据。患者各种各样的怪病都会得到。因此我们要学会认证，这是一；第二，实在认不了证了，也得有压舱石、有法宝，我们调理正气，万物皆归于土，补脾也行。还有一种，痰生百病、痰生怪病，可以用化痰的方法。还有一种，久病多瘀，我们有活血的方法。还有一些慢性病不可名状，既没有痰，又没有瘀，用什么药效果都不好，那么我们还有薯蓣丸的方法，用薯蓣丸扶正祛邪，正气一恢复，各种各样的怪病、杂病都会消失，也会起到事半功倍的作用。

下面我们看看用法，"上二十一味，末之，炼蜜和丸如弹子大，空腹酒服一丸，一百丸为剂"。为什么要做成丸？薯蓣丸那张方子，在《伤寒论》《金匮要略》里算比较大的方子，21味。

临床上如果开汤剂，确实价格偏贵一些，因为人参、阿胶同时应用，加上麦冬也不便宜。所以要是做成丸剂，效果很好。丸剂做得又不是很大，像成年人的小拇指肚的大小。另外虚劳百损，往往都是各种病导致的，尤其是慢性病，导致人体消耗，邪气已虚，正气不足，这个时候才用丸剂。丸者，缓也，我们缓慢地调理人体，使人体正气恢复，邪气被祛除出去，是这么一个治疗过程。临床上薯蓣丸可以治疗肺劳，如消耗型的肺结核。肺结核在偏远农村经常见到。25年以前，当时有一个小伙子，比我小几岁，他没劲、干不了活，家里大人就骂他懒，十八九岁了不干活，总在炕上躺着，然后逼着他去挑水。这个小伙子挑了一挑水，走到半路就摔倒了，摔倒之后吐了一地血，到医院一查是肺痨。当时家庭条件很困难，就不给治了，说等死了。然后我们就给他开了这个薯蓣丸方，让他做成丸剂，打成粉。农村人不辞辛劳，只要告诉他这个省钱还能治病，他就把这买回去用碾子轧，轧完了做成丸，连续服用，服用了6个多月，痊愈了。

下面看看肝劳，肝劳里面分为两证，第一个叫肝虚劳，由肝血虚引起的劳证；第二部分讲述的是肝血劳，是血瘀导致的。原文第十七节："**虚劳虚烦不得眠，酸枣汤主之。酸枣汤方，酸枣仁二升，甘草一两，知母二两，茯苓二两，芎䓖二两。深师有生姜二两。上五味，以水八升，煮酸枣仁得六升，内诸药，煮取三升，分温三服。**""虚劳虚烦不得眠"，我们都知道肝藏魂、肺藏魄，如果肝血不足，收藏魂的能力就会下降，患者首先表现是虚劳和烦，这种烦不是实性的烦，是虚烦不得眠。酸枣仁汤治疗的失眠究竟是什么样的呢？我们归纳几个字就好讲解了。先说正常的睡眠，白天要是劳动劳动、干点活，晚上就睡得好了。酸枣仁方所治疗的失眠是什么状况呢？是越劳累越睡不着，因虚而导致的失眠，原因的因。酸枣汤就是后世习惯称的酸枣仁汤。酸枣仁补肝血，川芎活血中之气，主要是活肝血，肝为血海，知母滋阴除烦，茯苓、甘草能够宁心安神。全方五味药，用得非常精妙。

原文第十八节主要讲述肝血劳，**"五劳虚极，羸瘦，腹满不能饮食，食伤，忧伤，饮伤，房室伤，饥伤，劳伤，经络营卫气伤，内有干血，肌肤甲错，两目黯黑，缓中补虚，大黄䗪虫丸主之"**。大黄䗪虫丸这张方子能治疗这么多种病。看着好像满眼的迷茫，不好记，知道怎么用就得了，没必要背下来，我们完全没有必要浪费那个精力。年轻人时间允许还可以，像经常从事临床没时间背的，我告诉大家一个方法就完了。这个病往往是久病，拖得很久，又治不好。比如有食伤，患者表现肚子满、不能吃；长期的情志忧虑所伤，饮水饮多了导致人体受伤，还有房事导致伤了精，还有饥饿、劳累，经络营卫受伤。久病多瘀，只要是内有干血，干血就是瘀血。为什么说瘦人就容易有瘀血呢？因为细胞里脱去了水，血液里面的水少了，就容易瘀堵；外在的表现还有肌肤甲错，皮肤很干。有的人是鱼鳞病，在脖子、小腿表现像鱼鳞一样，很黑，北方又叫蛇皮，像蛇的皮一样。望诊还能看到两目，就是眼圈的周围上下眼袋会发黯黑。

后面说了一句"缓中补虚"，这是什么意思呢？大黄䗪虫丸也能叫补法。我们常说有直补法，还有通补法。通也是补，又叫作瘀血不去、新血不生，把瘀血去掉，新血就生了，所以这也是一个补法。只要把干血、死血、败血攻逐掉了，新血就能循环、就能再生。只要气血循环，血就能生起来。下面看看大黄䗪虫丸方："**大黄十分（蒸），黄芩二两，甘草三两，桃仁一升，杏仁一升，芍药四两，干地黄十两，干漆一两，虻虫一升，水蛭百枚，蛴螬一升，䗪虫半升。上十二味，末之，炼蜜和丸，小豆大，酒饮服五丸，日三服。**"这些药物包含了攻逐瘀血、善于走窜的血肉有情之品。我们简单地看一下这张方子的配伍，大家不需要记，因为北京同仁堂有现成的大黄䗪虫丸成药可以买，不用去熬这个药。什么人适合吃这张方子？这张方子不仅是治疗肝血劳，比如瘀血导致的闭经、消瘦等情况，更主要的这是一张预防、保健非常好用的方子。

人体到45岁以后，经脉逐渐就变得不通畅，感觉身上沉重，腿先笨了。人老腿先老，为什么？腿离心脏远，它的血液循环慢了。因此中老年人要想开始保健，不用吃什么冬虫夏草、三七粉、阿胶、人参，乱七八糟的保健品等，其实只要让脏腑经络之气通畅就是补，所以最好、最简单的补法就是用大黄䗪虫丸，每天服一两，再服上六味地黄丸，尤其男士，这样服用下去，它的保健作用和延缓衰老作用就非常好。瘀生百病，如果每天服一点大黄䗪虫丸和六味地黄丸，这是一张很好的延年益寿保健方。那么六味地黄丸怎么服呢？在早晨服效果最好，大黄蟅虫丸白天适当的时候服 1 丸或者 2 丸，或者想起来就吃，忘了就忘了，但是用这个保健是非常好的。肝劳病的两张处方，一个是肝血虚引起的虚烦失眠，用酸枣仁汤，又叫酸枣汤；肝血瘀引起的肝血劳，用大黄蟅虫丸。肝血劳的两张方子，也很清晰。

下面再讲五脏劳的最后一劳，叫心劳。心劳选择《千金翼方》炙甘草汤，这个显然不是《金匮要略》的原文，为什么？孙思邈是唐代的，张仲景是东汉末年的，孙思邈比张仲景晚若干年，显然这是后人附上去的。《千金翼方》的炙甘草汤就是选了仲景的方子。孙真人写了《千金方》，结果他到江南发现了《伤寒论》，于是他把《伤寒论》的方子又收到《千金翼方》里面。这里的炙甘草汤有的时候叫复脉汤，就是《伤寒论》中的炙甘草汤。原文是**"治虚劳不足，汗出而闷，脉结悸，行动如常，不出百日，危急者十一日死"**。首先炙甘草汤是治疗虚劳的，虚劳不足。"汗出而闷"，汗为心液，首先定位就是心了。一般来说是哪儿闷？是胸发闷。脉是结脉，结脉是什么样？时而一止，止复来。悸，这里指的是心悸。还有脐上悸、脐下悸、心下悸，但这里的悸属于心悸。"行动如常"，行动还行，还能像常人一样，但是不出百日，必会有心脏的问题，如果出现危急状况，往往十一日就死了。这也符合急性心梗发作的临床时间点。这是《千金翼方》里面描述的炙甘草汤方证。《伤寒论》里炙甘草汤的主症是什么？"脉结代，心动悸，炙甘草汤主之"。炙甘草汤方的组成：**"甘草四两（炙），桂枝、生姜各三两，麦门冬半升，麻仁半升，人参、阿胶各二两，大枣三十枚，生地黄一斤。上九味，以酒七升，水八升，先煮八味，取三升，去滓，内胶消尽，温服一升，日三服。"**炙甘草汤又叫复脉汤。在后世，温病派里面又有二甲复脉汤、三甲复脉汤等。

下面看看炙甘草汤方的组成。炙甘草汤，首先说的是心的津液和血的不足。如果津液不足，首选的几味药是什么？炙甘草、生姜、大枣，严重加人参，这是津不足的主药，在这儿放出来了。如果是胸部的疾病，《伤寒论》主要药物是什么？是桂枝，已经开出来了。我们发现单纯这些还不够，往往心血不足的时候，津液缺得很厉害了，可以加麦冬。麦冬主要是补肺金的，肺金一通畅，金就能生水。这里面生地黄剂量也很大，作用是逐血痹。心脏的血管如冠状动脉梗住了，血管要闭塞，所以加了一个生地黄逐血痹。这里边有麻子仁和阿胶，作用是什么？它们含有油性和胶性，血液一循环不畅，冠状动脉要堵住，加一点润滑油，它就通畅了，所以要加上麻子仁和阿胶。这样一想这方子就很简单，让你开也开出了。不用麦冬、麻子仁、生地黄，可不可以？照常可以，就用其他几味治疗这种急性心肌梗死的前期，效果就很好。当然了，加上了麦冬、麻子仁、阿胶、生地黄，也会不错。因此我们讲的《金匮》和以前一些老师讲得不一样，要死记硬背生地黄能够凉血、能够补血、能补肾什么的，我们不那么讲，就只讲它的作用或者说只讲结果。

最后又加进来一个《肘后方》獭肝散，是张仲景之后晋代葛洪《肘后方》里的方子，**"治冷劳，又主鬼疰一门相染"**。鬼疰是一个疾病的病名。又有一种说法，鬼疰病是一种传染病，只传有血缘关系的人，"鬼疰一门相染"，就是说这个病就能导致灭门。可见这是一个恶性的传染病。现在见到的应该比较少，我们前期见到了新冠肺炎，2003 年见了"非典"，但还都不是这个病，所以鬼疰现在还没见到。如果见到了，我们要知道獭肝。水獭的肝，书上记载是随着月亮变化，月亮圆了水獭肝就大了，月亮变成月牙了它的肝也变成月牙了。日为阳，月为阴，水獭的肝就是纯阴之物。这个劳证虽然叫冷劳，它会产生虚弱，因此纯阴之物与邪气相类，用它的相近之气进入人体来治疗疾病。这个方子现在用不到，但是我们要知道，一旦哪年发生传染病，都是有血缘关系的人传染死亡，那么我们一定要想到有一个药叫獭肝。

好了，到这里"血痹虚劳病"全部都讲完了。血痹主要用黄芪桂枝五物汤来治疗。虚劳病篇又讲了虚劳总治法，用的是桂枝加龙骨牡蛎汤，后面还讲了二加龙骨牡蛎汤。又把虚劳分为了五脏劳，脾劳用小建中汤、黄芪建中汤来治疗；肾劳用肾气丸来治疗；肺劳病选取薯蓣丸来治疗；肝劳分为两部分，一个是肝血虚引起的劳用酸枣汤治疗；肝血瘀引起的劳叫肝血劳，用大黄䗪虫丸。我们又讲到人黄䗪虫丸是养生保健最好的一个中成药。最后又谈到了心劳，用炙甘草汤来解决。最后一个冷劳，补充在这里，为了预防将来真的要有这样的灭门传染病，我们要知道獭肝散能够治疗，有备无恐。

第十五章

肺痿肺痈咳嗽上气病

第一节　肺痿、肺痈、上气、咳嗽病的概念

我们本节开始学习《肺痿肺痈咳嗽上气病脉证治第七》。先把提纲做出来，第七篇主要讲了四大病种，第一讲了肺痿，第二讲了肺痈，第三讲了咳嗽，第四讲了上气。在古代这是四大病种，但按现今的分法这些病又相互兼夹。比如肺痿、肺痈的人肯定会咳嗽，也会有上气、呼吸急促的表现，所以不要把这些病割裂开来，要辩证地看。但是我们既然学习经典，就要尊重经典的分法。这篇的四大病种肺痿、肺痈、咳嗽、上气的脉证治法是齐全的，所以说《金匮要略》写得非常好。

首先看看原文第一节："**问曰：热在上焦者，因咳为肺痿，肺痿之病，从何得之？师曰：或从汗出；或从呕吐；或从消渴，小便利数；或从便难，又被快药下利，重亡津液；故得之。曰：寸口脉数，其人咳，口中反有浊唾涎沫者何？师曰：为肺痿之病。若口中辟辟燥，咳即胸中隐隐痛，脉反滑数，此为肺痈，咳唾脓血。脉数虚者为肺痿，数实者为肺痈。**"这段原文很长，如果古文基础不好感觉很繁杂，叙述了很多事，又分不清，怎么办？本节我们就把仲景说的是什么解释一下，把思路理清。

既然本篇讲述的第一个病是肺痿，第二个病是肺痈，那么第一段原文就是以对照的方式给出了肺痿和肺痈病的概念、脉象和疾病的成因。我们来对照地看一下肺痿和肺痈的区别。先来看肺痿，原文中前面说"寸口脉数"，后面又说"脉数虚者为肺痿"。首先肯定，肺痿的脉是数脉；"数实者为肺痈"，肺痈的脉也是数。肺痿和肺痈的区别是什么呢？肺痿是脉数而虚，也就是重按就没有力量了，但是脉的速率都是偏数的；而肺痈的脉重按是滑数的；因为肺痿是虚热，肺痈是实热。第二个点，肺痿会有咳嗽，肺痈也会有咳嗽，一咳嗽还伴有胸痛；这是区别点。肺痿有痰，是浊唾涎沫，一种黏稠的痰或者是涎沫，涎沫就是泡沫痰。肺痈甚者会咳唾脓血，为什么肺痈会咳唾脓血呢？热邪能导致肉腐成脓，也就是肺部发生了脓疡，有脓疡的脉是数实、滑数的，所以产生了肺痈。肺痈有个典型的特点，叫"口中辟辟燥"，口中很干燥。这种干燥，有的人会形容说拉不动舌头，一张嘴说话能感到肌肉之间黏的那种滋啦滋啦的响，就像口中含了跳跳糖啪啪的响声，所以叫"口中辟辟燥"。

肺痿和肺痈的病因是什么？它们的病因都是热，肺痿的病因是虚热，肺痈的

病因是实热蕴结，两者都是上焦有热。人体正常的时候，阴平阳秘，阴阳是平衡的。第二种情况，阳是正常的，阴不足了。阴也就是津液，在气血水神辨证的时候，这个也相当于水，但是这是真水。人的津液真的不足了，阴不足了，阳是正常了，这种情况下，表现出的热就叫虚热。还有一种情况，阴是正常的，但是感受了外界的阳热之邪；或者感受了风寒邪气郁而化热，导致阳过多，这种情况的热叫阳盛则热，是实热。还有一种病理状态是什么呢？阴也不足，阳也不足，往往是阴损及阳导致的阴阳两虚。本篇所说的肺痿就是因为阴虚导致的虚热，肺痈是因为阳盛导致了实热。

下面是肺痿的具体成因，看看原文就很清晰、很明白了。原文说："问曰：热在上焦者，因咳为肺痿，肺痿之病从何得之？师曰：或从汗出；或从呕吐；或从消渴，小便利数；或从便难，又被快药下利，重亡津液；故得之。"首先定性，肺痿是在上焦有热。怎么得来的呢？上述的病因导致津液严重的脱失。具体到临床，患者问这病怎么得的？我们看一下，"或从汗出"，这里边指的是大汗出伤了津液；要么是呕吐，呕吐也能损失人体的津液；还有消渴，消渴也是阴虚，消烁人体的津液。下面这个"小便利数"，什么意思呢？小便利这是正常人，"数"是什么意思？是因为反复用利尿剂。临床上经常见到，本来普通患者一个轻度的水肿，大夫居然开氢氯噻嗪和螺内酯，让患者一吃就吃了 2 年。当我看到患者拿这个药就当瓜子吃，我很震惊，这样只能让他产生津液的亡失，口干，但是劝说患者停药很困难。中药的利尿利出的是血水；西医的利尿剂是利出血液中的津液，然后血中津液亏失了，它再上外边吸收水，是这么一个过程。所以大部分利出的是人体的津液。所以看来当代也会小便利数。

"或从便难，又被快药下利"，古代有丸剂，比如巴豆之剂，还有十枣汤、控涎丹等这种快利的药物。比如有人得了大便难，遇上的大夫又不从根本上解决，其实现在也有这种情况，就给患者用泻药，反复地用泻药，导致重亡津液、津液脱失。综合上述原因，包括汗出、呕吐、消渴、利尿和快药通大便几种情况导致津液缺失，所以就得了肺痿。如果是实热蕴结上焦，蕴结于肺，就会产生肺痈。后面补充了一句"咳唾脓血"，为什么放在后面？就是说不是所有的肺痈都咳唾脓血，严重的才会咳唾脓血。仲景怕你搞不明白，后面又加了一个区分条文，实在不行拿脉分一分，"脉数虚者为肺痿，数实者为肺痈"。这样一来就把肺痈和肺痿分开了。可见医圣在写作过程中层次分明。

接着往下看原文，第二节："**问曰：病咳逆，脉之，何以知此为肺痈？当有**

脓血，吐之则死，其脉何类？师曰：寸口脉微而数，微则为风，数则为热；微则汗出，数则恶寒。风中于卫，呼气不入；热过于荣，吸而不出。风伤皮毛，热伤血脉。风舍于肺，其人则咳，口干，喘满，咽燥不渴，多唾浊沫，时时振寒。热之所过，血为之凝滞蓄结痈脓，吐如米粥。始萌可救，脓成则死。" 我们详细解读条文："问曰：病咳逆，脉之，何以知此为肺痈？"这句话问的就是"病咳逆"，也就是说这个人咳嗽，怎么知道是肺痈？那么我们就有必要把引起咳嗽的原因在条文中加以梳理。"风舍于肺，其人则咳，口干，喘满，咽燥不渴，多唾浊沫，时时振寒"，这是从病因、病理还有症状学给咳嗽一个明确的答案。"风舍于肺，其人则咳"，很明确，病因是风伤到肺，人们就会咳，而且表现口干。再次重申我们的观点，肺中风，人就会"口干燥，喘满，咽燥不渴"，往往这种人口干、咽燥、不想喝水。相信大家也得过这种感冒，嗓子很干，刺得慌，就是不想喝水，为什么？这是风，而不是火、不是热。"多唾浊沫"是什么意思？就是吐痰，吐的黏稠样的痰，而且"时时振寒"，为什么？西医说这会儿肺已经发生严重的感染了，表现为寒战。

我们接着看原文，如果看到了患者以咳嗽来诉求的，怎么知道他是不是肺痈？原文问"脉之，何以知此为肺痈"，学生问老师把脉怎么能知道是肺痈呢？"当有脓血，吐之则死，其脉何类"，还是学生问老师，当咳嗽有吐脓血的时候，这个病就很难治了，"死"在这里是难治的意思，那么他的脉象是何种脉象呢？仲师回答"寸口脉微而数，微则为风，数则为热；微则汗出，数则恶寒。风中于卫，呼气不入；热过于荣，吸而不出。风伤皮毛，热伤血脉"。前面问病了，咳嗽通过摸脉怎么知道是肺痈；咳嗽、吐脓血，脉是什么样的？寸口的脉是"微而数"，这个"微"字应该是传抄过程的笔误，大家统一改为"浮"，"寸口脉浮"。我们修改过来是有依据的。紧跟着就是"微则为风"，脉微怎么会为风？脉微是气不足，所以说这个"微"是不对的。寸口脉是浮而数的，浮则为风，这没有异议；数则为热，也没有异议，这样就通顺了。"微则汗出"，我们把这个"微"也改成"浮"，就是"浮则汗出"，脉浮是伤风了，风性开泄就会汗出。"数则恶寒"，这好像不太好理解，原因是什么？数则为热，体内有热的时候和体外的温差加大。正常体表的温度是 36.5℃，当人体温度达到 37.5℃、38℃的时候，即便没有受寒，人体和室温的温差过大，也会有恶寒的表现，所以伤热也会恶寒。

"风中于卫"，这没有什么可解释的，风就伤卫。"呼气不入"，呼气相对容易，吸气困难，这叫呼气不入。"热过于荣，吸气不出"，热气伤了阴血，吸而不出，吸气容易一些，呼气相对困难。"风伤皮毛，热伤血脉"，这句话一定要记住。有些出血性的疾病一般都责之于热；有一少部分为寒，不是没有寒。后面有黄土汤，用热药也能治疗出血，但是那种属于特殊情况，没有绝对的东西。有的同学就认为老师给出一张处方，能治疗所有的咳嗽，但是这种处方往往就不存在。"热之所过，血为之凝滞，蓄结痈脓"，热令肉腐成脓。"唾如米粥"，吐出的痰就像米粥一样。"始萌可救，脓成则死"，刚开始吐的时候好救，脓成了就难治了。如果我们见到了吐脓或者吐血，不要说难治就不治了，仲景后面也给了很多处方，包括后世医家也提供了很多处方，我们逐一给大家讲解。

接下来第三节讲上气。原文："**上气，面浮肿，肩息，其脉浮大，不治，又加利尤甚。**"这段文字的断句，"上气"后面打了个逗号，这个应该是冒号。古人写书是没有标点符号的，标点符号都是后人加上去的。现在很多版本断句都不一致，问题明显的我给大家指出来，但是不要改动原文。其实"上气"就是呼吸气逆，古代把这个单独列出作为一个病种，现在已经不分了，我们只分为哮、喘、咳。"上气"后面是冒号的话，后面就是解释了。"面浮肿"，上气这个病什么表现呢？首先肯定会咳，然后是面目浮肿，为什么浮肿？气都是往上逆的。"肩息"，因为自主肌肉的呼吸已经不能满足机体交换氧气的功能，就要摇动肩膀来帮助肺呼吸。憋气的人都会摇肩，这叫肩息。"其脉浮大"，这个浮不是风，而是虚。肺为气之主，肾为气之根，呼出心与肺，吸入肝与肾，肺气上逆已经拔掉了肾根，所以气才能浮上来，脉都表现在上面。"不治"是难治的意思，也就是说得了上气这种病，很难治疗，因为气已经不接续，类似喘脱。后世医家张锡纯创立了一味山萸肉的治法，可以治疗这种病，效果还很快。还有参赭镇气汤，也是治疗上气的。"又加下利尤甚"，如果本来就上气而喘，呼吸困难，又加上了一个下利，不能制约下面，阴阳相脱，属于脱的表现，阴阳离决的表现，就更难治了。

还有一个条文，第四节："**上气喘而躁者属肺胀，欲作风水，发汗则愈。**"这个条文明确给的是治法。其实本篇描述了肺痿、肺痈、咳嗽、上气四种病，它们共同的症状都会有咳嗽和喘，这是呼吸系统疾病共同的特征，是外有风寒、内有水饮引起肺的病变，"发汗则愈"。

第二节　甘草干姜汤、射干麻黄汤、皂荚丸

上一节讲了肺痿、肺痈和上气病以及咳嗽病的概念，还讲了肺痿和肺痈的区别。从脉象上来看，肺痿和肺痈的脉象都是数脉，但是肺痿是虚数，肺痈是滑数或者数实。肺痿的成因有过汗，或者呕吐，或者下利，或者大便干的时候用了泻法，或者反复给患者利小便导致津液的脱失。总的来说，肺痿的成因是津液不足，上虚不能制下。肺痈成因是风中于卫导致的"呼气不入，热过于荣，吸而不出，风伤皮毛，热伤血脉，风舍于肺""热之所过，血为之凝滞，蓄结痈脓"。肺痿所见到的症状是吐涎沫，不咳、必遗尿、小便数，还有头眩，主症还有咳嗽，口中反有浊唾涎沫，寸口脉虚数。前面讲了肺痿、肺痈、上气的共同症状都会有咳嗽。"口干，喘满，燥而不渴"，口中比较干燥，但是不想喝水，"多唾浊沫，时时振寒""口中辟辟燥，咳即胸中隐隐痛，脉反滑数"，这些是肺痈的主要表现，脉是滑数或者数实。

本节接着看一下治疗肺痿的主方——甘草干姜汤。第五节原文：**"肺痿吐涎沫而不咳者，其人不渴，必遗尿，小便数。所以然者，以上虚不能制下故也。此为肺中冷，必眩，多涎唾，甘草干姜汤以温之；若服汤已渴者，属消渴。"** 先解读一下原文，首先辨病是肺痿，肺痿的成因是伤了津液，症状表现为"吐涎沫而不咳者，其人不渴，必遗尿，小便数"。这是什么意思呢？其实肺痿的成因明确说了，或因汗、吐、下，或因数利小便导致的阴伤。"其人不渴"证明津液还尚存。"必遗尿"什么意思？这个人一定会小便频数，原因是人体内还尚存津液，肺气虚又不能固摄下焦，所以现存的津液还在往外漏。"必遗尿，小便数"，它们几乎是互词。"所以然者，以上虚不能制下故也"，这是原文的解释。体内还有点津液可以尿，但这是上虚不能制下导致的遗尿。

"此为肺中冷，必眩，多涎唾"，仲师说了这个人是因为肺中寒，必然会有头眩，还要吐那种涎沫、泡沫痰。"甘草干姜汤以温之"，用甘草干姜汤温的办法，后世医家就理解不了了，明明说肺痿是发汗、呕吐或者数利小便导致津液损伤，而经方家却用了甘草干姜汤，辛甘化阳，用了温阳的方法，这也是后世医家要改一些条文的原因。只能说这些人不懂得经方的真谛。比如发汗后汗出太过了，像漏下一样出汗，用的是桂枝加附子汤，桂枝汤就加了个附子，也是加的阳药，不是加生津药，这就是经方家的特点。经方的这些理论被人诟病就是在这，要不现

在出了很多这个派那个派。明明那个人阴虚，用火热的理论就治好了，经方家就是这样的思维，很正常。假设用了干姜、附子就成立了火神派，那仲景也用石膏、知母啊，他也是寒凉派；也用大黄、芒硝啊，那他也是攻下派；后面还要讲到麦门冬汤，那仲景还是滋阴派；仲景还有理中汤，还是补土派。什么派不派的，为什么叫中医？中医就是应该有中观正见，要不偏不倚，这才是中医。如果一旦走向一个极端的派别，那一定不是中医。补中有泻，阴中有阳，求阴用阳，这才是真正的中医思维，无门无派才是真正的中医。

我们接着往下看，"若服汤已渴者，属消渴"，这句话我看了很多版本的解读。有的说肺痿开始不渴，还有遗尿，服了甘草干姜汤以后想喝水了，这就叫消渴。这样解释原文让我哭笑不得。也就是说肺痿没治好，结果给治成消渴了，这不笑话吗！如果是这样，仲景就没必要用甘草干姜汤，再者谁还敢用甘草干姜汤？发现了肺痿，用了甘草干姜汤，治成消渴了？不是这样解释的。这个是本来不渴，用了甘草干姜汤之后，阳气回来了，饮邪去了，人就表现出口渴了。人体就是这样，正水不足，邪水必然有余，有一虚必有一实，阴虚了谁来填补这个空？肯定是水饮。这种口渴就要稍稍予以饮之，让津液自还就可以。有人就问了："宋老师，你这么解释，条文明确地写着属于消渴，什么意思？"这里边可能说漏了一个字，或者叫省文，古时的人都能理解，只是现在的人理解不了。这个"属消渴"就是属于饮消而渴，证明饮消退了然后产生的渴，这是向愈的表现，是病愈的意思。

我们看看甘草干姜汤方：**"甘草四两（炙），干姜二两（炮）。上㕮咀，以水三升，煮取一升五合，去滓，分温再服。"**我们解读一下甘草干姜汤，甘草用了四两，干姜用了二两，取其辛甘化阳，这个治法就叫暖土生金，也可以叫培土生金，或者补母生子。用治疗脾胃的方法来治疗肺系疾病，这是个代表方。《伤寒论》中有很多两味药的方子，比如麻黄甘草汤、茯苓甘草汤、桂枝甘草汤，还有大黄甘草汤、桔梗汤等。这些方子中一味药是治病的，另一个是辅佐的，这叫小方。在治疗一些大病的时候，这些小方非常好用，大家一定要学会应用这种小方。两味药的方子就是单一，目标很明确，直达病所，直中病机，都是这种治疗方法。比如麻黄甘草汤，如果哮喘急性发作，麻黄甘草 2∶1 的比例打成散，放到杯里开水一沏，喝下去瞬间就止住，这是中医急救的方子。比如桔梗汤就是治疗咽喉痛，桔梗 3g、甘草 6g 泡水，治咽喉痛如神，喝下去就好。大黄甘草汤治疗因胃热引起的呕吐，这种叫反胃，又叫拒食，食物吃下去哗就吐出来，因为什么？胃收缩得太快，食物没等消化就被挤出来了，大黄甘草汤主之。桂枝甘草汤治疗什么？由于发汗过多，汗为心液，损伤了心阳，心阳不足，其人叉手自冒心，心中悸，就用桂枝甘草汤。桂枝的定位在胸，加上甘草，温振心阳，我们刚讲了胸中悸用桂枝甘草汤。茯苓甘草汤治疗脐下悸；那么脐中悸呢就用苓桂枣甘汤。所以要学会经方的思路，经方很简单，没有想得那么复杂。为什么觉得中医难？是因为你想复杂了，总对自己没信心，对自己的药物没有信心，所以方子越开越大，越加越多。

第六节 **"咳而上气，喉中水鸡声，射干麻黄汤主之"**。我们看看射干麻黄汤方："**射干三两，麻黄、生姜各四两，细辛、紫菀、款冬花各三两，大枣七枚，半夏半升，五味子半升。上九味，以水一斗二升，先煮麻黄两沸，去上沫，内诸药，煮取三升，分温三服。**""咳而上气"，咳嗽和上气并见，上气是什么啊？喘啊，相当于现在的哮喘。喉中还有水鸡声，水鸡是什么呢？苏颂云"蛙即今水鸡也"，蛙的原名又叫田鸡，所以这个水鸡就是青蛙。张仲景一看，青蛙和哮喘喉中发出的声音相似，所以就写了"喉中如水鸡声"。射干麻黄汤是治疗哮喘比较有效的一个方子，还可以治疗什么呢？治疗急性的失音。我在进修的时候，有个女学生张着嘴说话，却没什么动静，听着嗓子是有点声。然后她来找我，我说让她自己开射干麻黄汤，第二天吃完就能说出话来了。这个药一般吃完一副就好了，也不用多吃。

射干麻黄汤主要是宣肺平喘的一张方子，在肺癌的某些阶段有用射干麻黄汤的地方。我们看看射干麻黄汤方："半夏半升，五味子半升。"如果半夏用一升的话是130g左右，半升就是65g左右。但是现在半夏没人敢用这么大的剂量，一般用到15g，极限用到30g，所以用量自己掌握。五味子这个药真要是用半升恐怕受不了，因此五味子我一般极限用到10g，大多数都是6g左右，这个药物用多了很酸，又酸又涩，进到嘴里很难受。现在可能好一点，前些年五味子经常被榨了汁，萃取完了，然后就一个皮包一个核，这样的五味子特别多见。如果你进药进到这样的五味子，很可能多大量也没什么大事。还有的大夫喜欢用制五味子，五味子榨完汁之后，然后再搁点黑豆汁之类的，你也分不清这是什么，所以我个人用药大部分都用生药，因为现在药物炮制不是很规范，因此我选用生药，该炮制的时候我自己炮。比如炮附子，我们就是自己炮制的；五味子我们坚决进生的，进了生五味子之后，放在那陈置一年，然后它那个表皮就起一层白霜，特别漂亮。

接着看第七节："**咳逆上气，时时吐浊，但坐不得眠，皂荚丸主之。皂荚丸方，皂荚八两，刮去皮，酥炙。上一味，末之，蜜丸梧子大，以枣膏和汤服三丸，日三，夜一服。**""咳逆上气，时时吐浊"，又咳嗽又喘还吐痰，痰比较浓稠。"但坐不得眠"，痰比较多以致于只能半卧位或者坐着，躺下就憋，不能睡觉，就用皂荚丸。"皂荚丸方，皂荚八两，刮去皮，酥炙"，也就是说皂荚丸是怎么做呢？皂荚我也尝试过刮去皮，反正干燥荚是刮不掉，这应该是鲜的，炮制把它炙酥了。酥炙就是用香油把它炸一下，炸酥它。"上一味，末之，蜜丸梧子大，以枣膏和汤服三丸，日三，夜一服"，皂角打成粉，然后用蜂蜜团成丸，用枣膏和汤服三丸什么意思？把大枣掰开放在锅里煮上一个小时，然后汤就很浓稠，用这个水来吞皂荚丸。因为皂荚涤痰的能力比较强，所以用大枣来固护脾胃，防止伤到胃黏膜。这就是中医，同时兼有治病和保护。皂荚丸有效，大家可以做，尤其对顽固性的痰喘有效，这个药做起来也很容易。但是现在只给开一个丸药，很多心里不服，觉得大夫对他不负责任，或者开的药少他都不满意。我经常被人诟病，说："你开了这些药，再给我添点，大老远来的你好好给我开。"经常这样。

其实开方也好，抓药也好，就跟厨师炒菜一样，得恰到好处。熬药的火候也是像炒菜一样恰到好处。炒蒜薹，如果是厨艺精湛的厨师，把锅烧得暴热，放上油，放上蒜薹，掂两勺就出，让蒜薹外边很热，里边还七八分熟，就赶紧出锅，这个蒜薹吃上去又脆又香。如果炒的时间长，搁锅里开火炖上半个小时、一个小时，就没法吃了。煎药也一样，有一个恰到好处的火候，不能煎得太久。尤其敞盖熬药，如果熬得太久，药物成分中的挥发油都挥发掉了，你只是喝了点苦汤子，没什么疗效。只有补益药才能熬得时间长，但也不是无限期，只是相对长。

第三节　厚朴麻黄汤、泽漆汤、麦门冬汤

我们接着讲《肺痿肺痈咳嗽上气病脉证治第七》篇。下面看原文第八节："**咳而脉浮者，厚朴麻黄汤主之。**"第九节："**咳而脉沉者，泽漆汤主之。**"这两个条文是从脉辨病，一般来说是治疗慢性咳嗽，咳嗽时间比较长，百治不愈。如果把脉是浮的，尤其是寸脉，就可以选用厚朴麻黄汤；只要把出脉沉的，可以选用泽漆汤。用这两个方子治疗慢性咳嗽很常见，也很常用。不能说刚感冒的咳嗽，脉浮，发热、恶寒，头痛、身痛、骨节痛，就用上厚朴麻黄汤了，这就有失偏颇。用这两个方子，你不要考虑是急性支气管炎、慢性支气管炎、肺气肿、肺心

病还是肺癌，不要考虑西医的病名，但是前提是一定要对证。

下面看看厚朴麻黄汤方：**"厚朴五两，麻黄四两，石膏如鸡子大，杏仁半升，半夏半升，干姜二两，细辛二两，小麦一升，五味子半升。上九味，以水一斗二升，先煮小麦熟，去滓，内诸药，煮取三升，温服一升，日三服。"** 厚朴麻黄汤的条文写得很简单。以方测证来看，既然用厚朴和麻黄来命名，那么君药就应该是厚朴和麻黄。久咳才会用到厚朴麻黄汤，厚朴的作用是扩充，从中间向四外扩，那么它能扩充哪儿呢？能扩充支气管、气管，这样就能够平喘；能扩充冠状动脉，就能治疗胸痹、胸痛；能扩充肠道，就能止疼消胀。在经方里面，厚朴也是个止疼药；在小小方里面，厚朴也是个止痛药。患者是支气管痉挛性的咳嗽，脉浮证明是有风，要祛除风就得开表，开表就用到了麻黄。这里还有一个组合，麻黄和石膏。"石膏如鸡子大"，我们一般评估这是 30g 左右。麻黄和石膏配合，证明这个患者外有风寒、内有水饮。驱逐体内水饮，大青龙汤也是麻黄配石膏，越婢汤中也是麻黄配石膏。麻黄和石膏配合是攻逐水饮的，逐水就是把水变成气，变成气了人体就能利用了。麻黄在左为青龙升腾，石膏属白虎从右侧下降，让气化变得很快。这里还有个杏仁，杏仁的作用是什么？麻黄配杏仁往往是平喘，厚朴配杏仁也是平喘，可见这个方子不仅治咳，还有喘促。但杏仁的力量作用方向是什么？它是由内向外的推动作用，把炎性分泌物能够排出去；再一个作用，它也能够扩充支气管来止咳。

半夏、干姜、细辛、五味子在经方里面是荡涤水饮的经典四味组合，我们一定要记住。如果有水饮，半夏、干姜、细辛、五味子就一起上。半夏、干姜、细辛是辛辣的，向外散；五味子往回收，一散一收，正水生成了，邪水就被排出去了。半夏专门涤除上半身或者说上焦的水饮，包括头部的水饮。脑积水必用半夏，肺部的水饮也必用半夏。半夏的重点作用是在胸膈以上，有一部分还在脐以上，在中焦也会用到。这里边唯一一个特殊的药就是小麦，用浮小麦一升来固护中焦脾胃。脾为生痰之源，肺为储痰之器，脾胃一健旺了，痰就少了，肺的压力也就减轻了，这也是虚则补其母之法。"上九味，以水一斗二升，先煮小麦熟，去滓，内诸药"。煎服法非常特殊，用小麦一升煮出水来，小麦熟了把小麦捞掉，然后用这个水再煎其他的药物。只有这样煎效果才会好。因此我历来主张要自己设立煎药室，尤其自己开诊所的，我们一定按照古方的制法、程序进行操作。如果交代给患者了，他回去不一定这么煎。

我们再看看下面一个方证，**泽漆汤方**：**"半夏半升，紫参五两（一作紫菀），**

泽漆三斤（以东流水五斗，煮取一斗五升），生姜五两，白前五两，甘草、黄芩、人参、桂枝各三两。上九味，㕮咀，内泽漆汁中，煮取五升，温服五合，至夜尽。" 首先 "咳而脉沉者，泽漆汤主之"，脉是沉的。我们通过临床发现，这个脉是偏沉弦的。从方测证来分析一下，方中有半夏、甘草、黄芩、人参、生姜、前胡，这里的白前是前胡，这是大半个小柴胡汤，只是把柴胡换成了前胡，少了个大枣。前胡祛痰止咳的作用强于柴胡，解表的作用弱于柴胡。因此加减后的小柴胡汤在这里就是和解少阳气机。紫参这个药物现在找不到了，好多都是用紫菀来代替，但是紫参的作用紫菀代替不了，我们后面还会讲到紫参汤。

　　紫参这味药非常好，专门涤除肺部的顽痰，还能止咳，用紫菀代替这个作用就弱多了。紫参也记载叫珍珠菜，珍珠菜的根是紫黑色，现在主产在广西、云南、贵州一带。当地的学生可以找一找，它应该在夏天的 7 月份左右可以采收。既然这个方子叫泽漆汤，君药当然是泽漆，而且量非常大。泽漆又叫猫眼草，消痰行水，还有散结的作用，因此在肿瘤上有应用的机会。人体是由气血水神组成的，在《金匮要略》里有相当的篇幅都是谈水的治疗的，包括肿瘤也是。肿瘤无非是瘀血和痰凝，血里也有水，痰里也有水，只要把它的水除掉了，肿瘤就无法继续生长。这里还有一个药物是桂枝，可以理解为解肌；借用小小方的理论，更主要认为它能开细胞，把细胞、肺泡打开，让痰饮出来。我们看看泽漆汤的服法："上九味，㕮咀，内泽漆汁中，煮取五升，温服五合，至夜尽。"泽漆这个药物非常轻，要用 3 斤，量非常之大，汉代的 1 斤是 240g，那 3 斤也是 720g，非常多。我们必须把它先煎一下，而且要放在药袋子里煎，要不然有毛飞出来。煎完把药渣扔掉，然后再加上其他的药物来煎。"煮取五升，温服五合，至夜尽"，也就是说这个泽漆汤白天服了十顿药，煮取五升，一次服五合，我们一定要注意它的服用方法，是少量频服的一个方子，只有这样服效果才会好。

　　接着看原文第十节："**大逆上气，咽喉不利，止逆下气，麦门冬汤主之。麦门冬汤方，麦门冬七升，半夏一升，人参二两，甘草二两，粳米三合，大枣十二枚。上六味，以水一斗二升，煮取六升，温服一升，日三夜一服。"** 《医宗金鉴》认为 "大逆上气" 这个 "大" 字是笔误，应该是 "火" 字，"火逆上气"。我觉得《医宗金鉴》的判断是正确的。这是由阴虚引起的虚火上炎导致的病，这个病叫上气。由虚火上逆导致了上气病，主要症状是咽喉不利。我们看看方药组成，"麦门冬七升"，麦门冬的量是最大，能够滋肺阴、润肺止咳。但是临床要用七升，一是麦冬太贵了，再者药也没法熬。但是这里有一个比例，麦门冬和半夏的比例不能开错，麦门冬和半夏的比例是 7∶1，如果开错效果就不好。我们在临床上一般麦门冬是用 70g，半夏用 10g。人参酌情应用，人参用 10g，甘草用 10g。"粳米三合"，粳米一般用 15g，大枣五六枚就可以。总的来说麦门冬汤适用的人群偏瘦一些。

临床上如何应用麦门冬汤呢？见到哪些病能够应用麦门冬汤呢？它治疗的第一个病种就是声嘎，患者干张着嘴说不出话来，又没有喉中痰鸣，有喉中痰鸣的就用射干麻黄汤。没有喉中痰鸣，只要听了这个人"啊啊"说不出话来，那么麦门冬汤就可以开出来。麦门冬汤第二大应用特点就是孕妇的咳嗽，专门有个病名叫子嗽。子嗽很难治，又不敢下药。只要看到怀孕妇女咳嗽，不要考虑其他的什么杏仁、桔梗止咳，不要乱想，直接开麦门冬汤，一剂知一剂已。为什么？胎前一盆火，产后一盆冰。怀孕的女人都有火，所以她要不停地吃，好给胎儿补充营养，一个人吃两个人的饭。我们说了，胃有热则消谷善饥，不停地吃，证明体内是热的，那么这种热是不是实热？不一定，大部分是虚热，所以治疗子嗽麦门冬汤是第一方。麦门冬汤治疗的第三个病种是什么呢？大家可能也想不到，它是治疗肺结核的一个主方。治疗肺结核有三大主方，肺结核有咳吐脓血的，就用《千金》苇茎汤合上张锡纯的活络效灵丹；没有咳血的，一般选用麦门冬汤，而且效果非常快；如果是肺结核到了慢性期，又处在偏远山区，营养不良的，就用薯蓣丸。麦门冬汤在临床上还能治疗一部分体型偏瘦、阴虚体质的颧红和这样类型的肺癌。但是中间需要辨证加减或者换方。大家一定不能胶柱鼓瑟。

在上一周，我们门诊接了一个五十多岁的女性。她经别人介绍找到了我。她一进门，拨浪着脑袋张着嘴，直拍大腿，摇头晃脑地就要说话，极力地想要表达，但是没有什么声音。我就招手示意让她坐着，告诉她："你不要说了，你安静，我什么都知道，你踏实地吃药就行了。"然后我就给她处方麦门冬汤，按照方药的比例开的。用了麦门冬汤，一周后患者就说出话了。今天她来复诊，说她终于说出话来了，跟我叙述这个过程，这个病治了两年，到处看都没有效果，说不出话来医院就给她做喉镜。做喉镜大家都知道，得喷一个麻痹会厌神经的药。她本身生病就很难受，喷上麻药更难受，再做喉镜一捅，更加难受、恶心。然后做 CT、核磁，从脑袋做到肚子，西医查说没毛病，她就为了这个反复地去医院，最后大医院的医生说她这是装的，让她干脆喊一喊，声音就出来了，但她连"啊"的声都喊不出来。本来她家庭条件就不好，爱人挣点钱就不多，都给她瞧病了，医生又说她没病。得了，男人也说她装病。有一句话叫久病床前无孝子，她总是病病歪歪的，时间长了孩子也不拿她当回事，认为她装的。如果本身就是哑巴倒无所谓了，她不是，她是会说话说不出来。让一个好人装哑巴，很难受的。因此她非常痛苦，说："当初医生说我装的，家人说我装的，我就想踢那个医生两脚，我嚷也嚷不出来，他让我喊去，说只要你喊就出来了。"我不知道这是什么疗法。我们用了麦门冬汤，患者就说出话来了，又叙说她的痛苦，说她胆这块还疼，可能是有胆囊炎。我说："我知道了，你不用说了，你现在能说话，可以跟我聊聊天，但不一定有胆囊炎，可能是生病期间情绪不畅，肝气不舒。"然后我们对应地给她又开了点中药予以治疗，基本上善后处理了。

因此我们学习经方，首先要学习思路，其次要抓住每个方剂的辨证要点，辨证要点基本明确的方子我们都给大家讲了。我相信大家以后就会应用麦门冬汤。"上六味，以水一斗二升，煮取六升。温服一升，日三夜一服"。麦门冬汤的服用方法也很特殊，是服了四次，白天服了三次，到半夜或者在临睡前又服用了一次。

第四节　葶苈大枣泻肺汤、桔梗汤、三物白散、《千金》苇茎汤、越婢加半夏汤、小青龙加石膏汤、炙甘草汤

上一节课讲了肺痿、咳、上气的辨证施治和方药的应用，从这节课开始主要讲述肺痈、肺胀。标题里面没有写肺胀，但这篇内容里面明确地给出了肺胀的主治方法和方药，因此我们要讲一下。

首先来说，肺痈的表现有胸闷、咳痰，而且痰多，这种痰一般都有腥臭味。因为肺痈是肺部实热郁结导致肉腐成脓，肉腐烂的味儿是很腥臭的，这是主症，类似现在的肺脓肿和支气管扩张。

主症也分哪个症状更重一些，根据主症偏重区分类型，我们把肺痈分成三种情况，第一个类型就是肺痈，但是以喘为主，不能平卧、平躺，可见这个情况是比较重的。首先来看一下原文第十一节：**"肺痈喘不得卧，葶苈大枣泻肺汤主之。葶苈大枣泻肺汤方，葶苈（熬令色黄，捣丸如弹子大），大枣十二枚。上先以水三升煮枣，取二升，去枣，内葶苈，煮取一升，顿服。"**经方有一个特点，病越重药味越少，往往就是两味药。首先来看方子，"葶苈，熬令色黄"，这里的"熬"在汉代南阳地区就是炒，以火令五谷干谓之炒，又称焙。葶苈子是炒完了还要把它捣碎。一般子仁类的都要捣碎，不然它有个硬壳，有效成分无法被析

出。"上先以水三升煮枣取二升，去枣，内葶苈"，葶苈大枣泻肺汤煎煮法也非常特殊，先煮枣，把枣煮成类似枣粥的状态，把皮和核捞出来，然后放入捣碎的葶苈子。"煮取一升，顿服"，葶苈大枣泻肺汤不是一日三次而是顿服，为什么要顿服？一些急救药一般都是顿服，就像葶苈大枣泻肺汤，它也是一个救急的方子。人家喘得都躺不下，你还说一顿200mL，一天三次，慢慢吃能有效吗？不会有效的。

肺痈的第二种情况，原文第十二节："**咳而胸满，振寒脉数，咽干不渴，时出浊唾腥臭，久久吐脓如米粥者，为肺痈，桔梗汤主之。桔梗汤方，桔梗一两，甘草二两（生）。上二味，以水三升，煮取一升，去滓，分温再服，则唾脓血也。**"这种类型的肺痈主要表现一是胸闷，第二是浊唾腥臭如米粥，吐脓很多，用桔梗汤主之。这个桔梗汤又叫排脓汤。经方里有好几个排脓汤，这是其一。桔梗汤方原文的组成是桔梗一两、甘草二两，是生甘草。但是我个人觉得既然叫桔梗汤，习惯都是桔梗剂量应该大于甘草。如果真想排脓，那么桔梗应该是甘草剂量的一倍，排脓效果才能够好，这点有必要和大家提一下。桔梗的作用方向是从中焦到上焦，是往上提的力量。"上二味，以水三升，煮取一升，去滓，分温再服，则唾脓血也。"也就是说服用了桔梗汤，会吐出很多脓，甚至带血。不要因为服了药，哎呀吐脓吐得怎么还厉害了，然后就恐慌害怕，最后因病贻误战机。

再看看肺痈的另一种情况："**《外台》桔梗白散，治咳而胸满，振寒脉数，咽干不渴，时出浊唾腥臭，久久吐脓如米粥者，为肺痈。桔梗、贝母各三分，巴豆一分（去皮，熬研如脂）。上三味，为散，强人饮服半钱匕，羸者减之。病在膈上者，吐脓；在膈下者，泻出；若下多不止，饮冷水一杯则定。**"桔梗白散又叫三物白散，什么时候用呢？开始感受了寒邪或者风邪，由于体质比较强盛，寒郁化热导致了肺痈，这时候是热，这个阶段就可以用桔梗汤；如果痰多，喘得不行，不能平卧，可以用葶苈大枣泻肺汤；《千金方》有一个《千金》苇茎汤，在这个阶段也可以应用。如果急性期已经过了，正气已经慢慢地耗损，邪气又比较盛，这时候热势已退，这种肺痈是由热转寒，吐出的痰浊比较腥臭，但偏清稀一些，就像稀米粥一样，这时候才用桔梗白散。还有因寒引起的肺水肿、肝癌、肝硬化腹水，可以用桔梗白散。桔梗白散，桔梗、贝母各三分，这个贝母是浙贝母，而不能用川贝母。"巴豆一分，去皮，熬研如脂"，巴豆要去皮，另外也要去油。一般来说巴豆去油有两种方法，一种是用那种宣纸包起来放到热锅里炒，可以把油吸出来；还有一种方法是用黄土炒巴豆，能把它的油吸出来。巴豆不去油，力量大如牛，所以用巴豆一定要去油。我们可以直接进巴豆霜。药物的比例是３：３：１，一定要记住，不能用错。"若下多不止，饮冷水一杯则定"，和我们常规的思维正好相反。常规认为越喝凉的越泻，但是服用巴豆不是这样的。巴豆的特点性热、性急，觉得泻得不厉害，就可以喝一碗热汤、热水、热粥，泻得会更猛；如果觉得泻得猛了，喝一杯冷水或者冷粥，就不泻了。

下面把《千金方》另一种治疗肺痈的方法和处方说一下。原文："**治咳有微热，烦满，胸中甲错，是为肺痈。苇茎二升，薏苡仁半升，桃仁五十枚，瓜瓣半升。上四味，以水一斗，先煮苇茎得五升，去滓，内诸药，煮取二升，服一升，再服，当吐如脓。**"我始终不理解"胸中甲错"是什么概念，肌肤甲错能理解，"胸中甲错"这应该是个感觉。《千金》苇茎汤是一个著名的方剂，这个方子的用药治疗肺痈比较平和。

接着看一下肺胀，第十三节："**咳而上气，此为肺胀，其人喘，目如脱状，脉浮大者，越婢加半夏汤主之。越婢加半夏汤方，麻黄六两，石膏半斤，生姜三两，大枣十二枚，甘草二两，半夏半升。上六味，以水六升，先煮麻黄去上沫，内诸药，煮取三升，分温三服。**""咳而上气，此为肺胀"，上气我们说了是哮喘，因此又咳嗽又喘就叫肺胀。"其人喘，目如脱状"，这是一个典型的肺气肿的表现，憋得眼睛都凸出来了。有的人说这个是浮肿，目如脱是浮肿，也可能有道理，劲憋大了，眼泡也就是眼睑会浮肿。前提脉是浮大的，就用越婢加半夏汤。这个治疗肺气肿急性发作如神，我们在临床上经常会用到。我以前有个老邻居，是农村的老太太。她每次犯喘就找到我们，我们就开一剂越婢加半夏汤。吃了她不喘了，就停药，犯了再吃，所以治疗肺气肿的急性发作期如神。前面讲了，还有一个麻黄甘草汤也可以，但是如果有痰饮、吐涎沫，吐那种泡沫样痰。什么是泡沫痰？泡沫痰吐出来是一种白沫，过一会儿化成水，这种就是泡沫痰，还是越婢加半夏汤更好用。

我们看看越婢加半夏汤方，这里边有几个组合。麻黄配石膏就是宣散郁热以制水。这是一个典型的肺气郁闭，肺在里面想往外面宣发宣不了，外有风寒束着表，所以大量地用麻黄开鬼门，用石膏散郁热，麻黄从左路升，石膏从右路降，加快人体循环，就将水气化掉了。麻黄配甘草平喘如神。生姜、大枣、甘草补津液的不足，因为总是吐涎沫，津液就会不足。半夏能够将上焦头部和胸部的水饮给收回来，书上说是化痰。经方用药的特点开始听着好像没什么道理，我经常跟大家讲，你首先假设我是对的，听下去，听完了再批判。有的学员断章取义，刚听一点就开始批判，这样的学员学不好。这叫什么呢？这叫所知障，你把你现有的知识当成正确的，还怎么吸收别人的精华呢？学习最好的态度就是先认为自己不懂，然后虚心地学，把老师全部的观点接纳进来，转化成自己的，这才是最好的学习方法。

下面接着看原文，肺胀的第二个方证，第十四节：**"肺胀，咳而上气，烦躁而喘，脉浮者，心下有水，小青龙加石膏汤主之。小青龙加石膏汤方：麻黄三两，桂枝三两，芍药三两，细辛三两，干姜三两，甘草三两，五味子半升，半夏半升，石膏二两。上九味，以水一斗，先煮麻黄，去上沫，内诸药，煮取三升，去滓，强人服一升，羸者减之，日三服，小儿服四合。"** 首先来说这是个肺胀，病名定了。肺胀就有上气、哮、喘，脉也是浮的，但是没有目肿如脱，不像越婢加半夏汤憋得那么厉害，因此从方药的用量来看就有变化。越婢加半夏汤加的麻黄是六两，小青龙汤只用了一半，三两。小青龙汤"心下有水"，心下一般指的是胃，胃里边有水。小青龙加石膏汤方的组成：麻黄配桂枝解表散寒，细辛、干姜、五味子、半夏是涤除水饮的四味药；肺德在收，急食酸以收之，净散肺了是不行的，要用芍药和五味子收敛一下肺气，严防肺气的耗损；石膏二两主要为除烦而设。前面越婢加半夏汤的石膏剂量就比较大，要宣散肺里面的郁热。经方有个特点，只要有烦躁就会加石膏，还有一个药是知母，这两个药是除烦的，经方里少有的两个除烦的药。本来心下有水饮，用了小青龙汤逐水，然后还有烦躁而喘，除烦就加了个石膏。小青龙汤这张方子很好用，在鼻炎、哮喘里面应用得非常广泛，临床也有很多变化，可以小青龙加石膏汤、小青龙加杏子汤、小青龙加茯苓汤，还有小青龙加附子汤等，有很多变化。这就是根据临床出现什么情况，如何辨证施治。"强人服一升，羸者减之，日三服，小儿服四合"，原文中把大人、小孩的剂量都给分清楚了。治疗小儿，我也习惯这样，不怎么减药物的剂量，按大人的剂量开，让小孩按小孩的服量服，这样就可以。

到这里本篇的讲述基本结束，后面还有几个附方，我们略略地提一下，因为这些附方有的在其他章节讲过，有的临床上应用得相对少。首先看《外台秘要》的第一个附方，炙甘草汤，这和《伤寒论》的炙甘草汤是一样的。**"治肺痿，涎唾多，心中温温液液者"**，炙甘草汤治疗的是一种慢性期肺痿，就是感觉胃里边总也不舒服。有的患者提出来不是肺痿，胃里就是说不出来那种难受，我们可以用炙甘草汤。《千金方》里边还有一个甘草汤，就一味药治疗慢性肺痿，煮甘草水，频频地一点一点喝，也能够治疗。如果碰到贫穷的人，可以给他这个偏方，让他自己去试一试。

　　下面我们重点地看一下《千金方》的生姜甘草汤：**"治肺痿，咳唾痰涎不止，咽燥而渴。"** 肺痿都有痰涎不止，吐涎沫吐痰，普遍都有。重点在后面四个字"咽燥而渴"。肺痿过汗、过吐，或者过下、过于利小便，导致了津液不足，如果表现了咽燥而渴，津液更加不足，前面反复提到了，经方里面只要津液不足，就会用甘草、生姜、大枣，严重加人参。我们看看生姜甘草汤里是不是这样。生姜、人参、甘草、大枣，补津四味都用上了。我们讲每句话，不是乱说的，也不是拍脑袋的，我们讲的这种简洁记忆法就是应用于临床。因为我们是临床大夫，不是理论家，没必要去咬文嚼字，我们讲的药理就是用法，到临床就这么用。或者还有一种人开着开着方子，最后就划了一个炙甘草。有的有必要，有的就没必要，加了不是画龙点睛，而是画蛇添足。

　　后面还有两张方子，我们简单地讲一下。**"治肺痿吐涎沫，桂枝去芍药加皂角汤"**。这很简单，外有表寒又有痰饮，我们学会经方了一加减，直接就加上了，这个方子根本不需要讲。最后再讲一张方子：**"肺痈，胸满胀，一身面目浮肿，鼻塞清涕出，不闻香臭酸辛，咳逆上气，喘鸣迫塞，葶苈大枣泻肺汤主之。"** 后面还有一行小字注解：**"方见上，三日一剂，可至三四剂，此先服小青龙汤一剂乃进。小青龙方见咳嗽门中。"** 首先这个病是肺痈，胸闷还胀，一身面目浮肿，鼻塞，清涕出。抛开肺痈、肺脓肿、支气管扩张不说，我们看看像不像一个过敏性鼻炎，打喷嚏打得人脸都肿的。不闻香臭酸辛，咳逆上气，喘鸣迫塞，这当然很严重，过敏性鼻炎转成哮喘了。这属于什么？肺家实，先用小青龙汤一剂，把肺和胃里面的寒饮除掉，把表寒解除，就剩下肺里边的痰浊了，再用葶苈大枣泻肺汤。怎么服呢，3天才吃1副，吃三四剂，也就是说吃12天左右。这个病重点治疗什么呢？一个是治疗过敏性鼻炎；再一个由于过敏性鼻炎，鼻子闻不到味了，人家炒菜闻不出香了。这种情况下鼻子失敏很常见的。我们就用这个方法，小青龙汤服一下，然后用葶苈大枣泻肺汤缓慢地服，有效。

　　至此《肺痿肺痈咳嗽上气病》篇就全部讲完了。

第十六章
奔豚气病

第一节　气奔、血奔、水奔、厥阴奔

这节课开始，我们进入第八篇的学习，《奔豚气病脉证治第八》。这一篇章相对完整，但是是后世存在争议比较大的一篇。关于奔豚气的病因、病机，后世的尤在泾和其他医家都提出了不同的观点，看上去都有道理，但是经过临床摸索和对照病例进行分析后，我们觉得后世注家的观点只能借鉴，想充分理解并运用还是要尊重原文。这也是为什么我反复地提出阅读要阅读白文，因为它干净，别人注了就站在别人的立脚点来看待经方。每个人知识结构不同，立脚点不同，对经方这棵参天大树的认识也是不同的。

下面我们先看一段原文，第一节："**师曰：病有奔豚，有吐脓，有惊怖，有火邪，此四部病，皆从惊发得之。**"既然这篇的标题叫奔豚气病，这就是广义的奔豚，也就是说奔豚气病包括奔豚、吐脓、惊怖、火邪四种。不知道大家能不能理解这个。后边痰饮病篇就会提到痰饮病有痰饮、有溢饮、有支饮、有悬饮，包括了这么多。古人用词经常会这样用。而"病有奔豚"的奔豚就是狭义的奔豚。这段原文，仲师说了古代奔豚气病有四种病名，一个叫奔豚，一个叫吐脓，还有一个惊怖，还有火邪，四种独立的病名。这四种病都是从惊而得的病。后世的医家认为这个不正确，其中有代表性的就是尤在泾，他认为奔豚病、惊怖病这两个病是由惊引起来的；吐脓还有火邪是从伤寒得来的，大致就是这个意思。当然了，吐脓和火邪在本篇没有体现，等遇到相应的病症的时候再给大家讲解。

接下来看第二节，本篇没讲述吐脓、火邪，惊怖也没单列出来讲，我们尊重原文、尊重原貌，只讲奔豚。"**师曰：奔豚病从少腹起，上冲咽喉，发作欲死，复还止，皆从惊恐得之**"，再次强调了奔豚病是从惊恐得来的。奔豚病发病的主要表现是发作的时候感觉有一股气从小腹往上冲，顶到咽喉上不来气，过一会缓过来了，复还止。要想明明白白地理解这一篇原文，就要从人体的结构讲起。下面看一张图（图16-1　人体结构图），了解一下人体的结构。

人体的结构是这样的，上焦有肺，中间有个心脏；再往下右侧是肝胆，左侧是脾胃；胃上口叫贲门，下口叫幽门，幽门连着十二指肠，十二指肠球部这个地方有胆管、胰腺管；然后下面是小肠，在腹腔脐的周围盘旋，又叫九曲回肠；然后到右下腹进入了大肠，然后有一个小的退化部分的肠叫盲肠，俗称的阑尾炎就是在这个位置发作，然后往上行是升结肠，往左一走，这个横向的叫横结肠，横结肠往上又提了一个拐弯处，然后再往下是降结肠，再往下一走是乙状结肠，再往下是直肠、肛门。这是人体的一个基本结构，肾、膀胱、子宫放在后面的篇章再讲，因为本节课不涉及这个内容。腹为阴，胸为阳，阴阳都是相对的，胸为阳和腹为阴，是按位置决定的。前面讲过阴阳，阴是要升的，阳是要降的，这样才能阴平阳秘。

我们还是用自然法则来讲述人体，这样更加简单一些。以肚脐画一条平行线，肚脐以下曰地部，肚脐以上叫天部。《黄帝内经》说了，地气上升为云，从下面大肠、小肠里面蒸发上来的水气到了肺；肺相当于蓝天，蓝天积攒上了云，自然界中也是一样。地和海水本来属于阴，大地的水分、海洋的水分被蒸发了，上升到了天上。逐渐云越积越厚，天气下降为雨，开始往下下雨。这就形成了云雨之事，阴阳才能相交，才能够达到阴平阳秘。肺脏就像天空，心脏就像在天空中悬挂的一轮太阳，太阳的能量是非常大的，因此心脏又类丁火，丁是强壮的意思，心脏的火力是非常旺盛的。小肠也是主火的，小肠类丙火。心和小肠相表里，心火的正常走向是从上向下，心火供给小肠热量。大肠围绕着小肠一圈，这两个作用是什么的呢？是共赢的。首先来说，大肠在外面给小肠保暖，小肠不是丙火吗，不能病了，大肠给它包着保暖。西医又说大肠主吸收水分，把瘫软的大便变成成条的大便。大肠吸收水分，怎么吸收？《黄帝内经》里面早就记述了。《黄帝内经》是讲述生理、病理、人体最好的一本书。小肠是火在里面，大肠在左右和上面，小肠的火蒸化大肠里的水分，让水分变成水蒸气，通过三焦这个通道，进入天空也就是肺，进入肺变成云，云再变成雨，回归到四肢百骸、五脏六腑，就是这么一个过程。如果君火不能向下资助丙火，"丙"字就加了个病字旁，人体就要病了。一旦小肠的温度不够高，人会生出七七八八、各种各样的病。

小肠前下方是膀胱，女性还多个子宫。小肠寒冷了，不能够气化，水液代谢就会失常，膀胱的作用是"决渎出焉"，代谢废水。如果丙火不旺，对于女同胞来说，下面是子宫，就不能温暖子宫，子宫是孕育胎儿的。如果有的女同胞经常喝鲜奶、吃海鲜，好多年轻时髦的女孩子还爱穿个露脐装，下面再穿个乞丐服，三阴经又露出去了。三阴经是要上行的，行到上面都是寒凉的，子宫就变成了冷宫。受精卵如果被打入冷宫，它能够生长、能够存活吗？是不是？不孕、不育、流产就都来了。因此讲人体结构是非常重要的。脾胃相当于一个锅，这个锅下面要有火，这个火是谁？是丙火。饮入于胃，饮入的食物和水谷进到胃之后，经过胃的研磨，叫消的作用，然后进入小肠，通过小肠的化。胃的化的作用很小，脾胃相当于锅。化是转化，小肠是转化的地方，因为小肠有丙火，丙火在下面烧火才把水谷腐熟，才能把生米做成熟饭。有的人说是肾、命门火，不对的。命门之火相当于打火机，打火机是点这个燃气的，谁见过用打火机做饭的？不会吧。打火机点着了燃气，烧燃气来做饭。也就是说肾火、命门火又叫元气火，只是点火器的作用，小肠才是真正的丙火，用于"腐熟水谷"，这是专业名词，说白一点就是做饭。

我把奔豚分为四种，一种叫气奔，一种叫血奔，一种叫水奔，还有一种叫厥阴奔。我们反复地讲，人体是由气血水神组成的，受惊吓是神受伤了，然后引起的气受伤、水受伤、血受伤。后面都有相应的方子对应治疗。这样一分析，通篇奔豚病就很好理解了。人体胸腔有肋骨做支撑、保护，腹腔是柔软的，都是肌肉，有腹直肌、腹横肌、腹斜肌等。当人体受到惊吓，本能的反应是什么？是腹壁肌肉的收缩，这一收缩就导致一个后果，就会发生几种变化。第一，吃进的水谷、五谷精微在大肠里面经过发酵产生了很多的浊气，突然一惊吓一收缩，气沿着三焦的通路就上冲，冲到心上去了，人就开始心悸、心慌，这种属于气的上冲。还有一种情况，大肠和肝之间有一个通道，叫肝肠循环，这是血路，腹壁一收缩，大肠里的浊气沿着血路进入肝，肝属于木，心属于火，木生火，通过肝传到心，就会睡不着觉，一惊一乍，然后心慌，这是血奔。还有一种情况，大肠里面的水正常靠小肠的丙火一蒸化慢慢地变成水气上升到肺，通过肺变成云，再下降到下焦、四肢百骸，但是突然地一吓，浊水从肠管外沿着三焦的通路上冲到脐上，就会脐上悸、心下悸、心中悸，这是水奔。此外，还有一种奔豚叫厥阴奔，是因为外感的病经过太阳、阳明、少阳、太阴、少阴传到厥阴，有些慢性病直接就到了厥阴。这些引起的疾病，先师总结为奔豚气病，全都是由受惊引起来的。

第二节　奔豚病证治

上一节提到奔豚分为气奔、血奔、水奔、厥阴奔，并且讲述了发病的原理和人体结构之间的关系。本节开始讲述奔豚气病的各论。一个是气奔，奔豚汤主之；第二个血奔，用桂枝加桂汤；第三种奔豚叫水奔，方子里面选了苓桂枣甘汤来治疗；厥阴奔，《伤寒论》里边的主方就是乌梅丸。

我们首先来看看原文，第三节："**奔豚，气上冲胸，腹痛，往来寒热，奔豚汤主之。奔豚汤方，甘草、芎䓖、当归各二两，半夏四两，黄芩二两，生葛五**

两，芍药二两，生姜四两，甘李根白皮一升。上九味，以水二斗，煮取五升，温服一升，日三夜一服。"首先解释一下奔豚。豚是小猪的意思，小猪跑也是一纵一纵地往前跑。奔豚病发作的时候，就感觉有一股气从小腹往上冲，一顶一顶的，有的人顶到头顶能晕厥，因此古人很形象地给这个病起了个名字，叫奔豚，而且还有个主方叫奔豚汤。原文"奔豚，气上冲胸"，奔豚的主要症状是气从底下往上冲，冲到胸上。"腹痛"，奔豚汤证的特点是有个腹痛。"往来寒热"，往来寒热病位是哪儿？是少阳，是三焦。"奔豚汤主之"，下面看看奔豚汤的方。

这里边谁是君药呢？当然是甘李根白皮，它的剂量最大，为一升。《名医别录》里面讲了："李根白皮大寒无毒，治消渴，止心烦逆，奔豚气。"它主要的作用是"止心烦逆，奔豚气"，所以说甘李根白皮是主药。李根白皮就是李子树的根皮，李子树的根皮表面有一层黑皮，黑的粗皮，里面是白色的。药厂带着黑皮就给我们了，我们拿到了干品，再去掉这个黑皮很难，因此导致临床疗效就打折扣。像以前在药材公司进不到李根白皮，我们都告诉患者去刨，哪儿有李子树，上它的东南方把树根刨出来，扒点儿皮，用刀把那黑皮削掉，然后再入药。皮新鲜的时候，用刀一刮那黑皮就掉了，然后用药刀铡一下，铡短了直接入药了，这样效果非常好，此其一也。第二，李根白皮得是在李子树东南方向的才有效，其他方向的效果很差或者没效。现在人采药根本不注重这些，反正是这个根，就刨了，刨了切吧切吧就入药了，也不给去黑皮。因此在座的诸位，如果有搞药的，希望在收药的过程中要严谨一些；在炮制的过程中更应该细一点心，严格按照古书、古法来炮制，这样经方效果会更好。

接下来看第二个症状，"腹痛"。前面讲了，桂枝主胸，胸闷、胸痛、心悸都会用桂枝，咳嗽、咳痰也要用桂枝，甚至肺癌也要用桂枝。白芍的作用部位在哪儿？白芍的部位在腹，在少腹、在脐下。有腹痛，首先肯定要用白芍，这是经方的特点。小腹有病，不仅腹痛、腹泻可以用，少腹拘急可以用，妇科子宫的病、痛经可以用，流产可以用，膀胱炎、尿道炎，甚至前列腺炎都可以用。只要是小腹的疾病，必开白芍。还有当归、川芎，当归和川芎组合在一起叫佛手散，专治腹中气痛。又有白芍为主药治腹痛，又有佛手散，腹痛当然迎刃而解。包括后面提到的当归芍药散，也是治疗少腹部疾病的。

接着下来看下一个症状，"往来寒热"，往来寒热是少阳的主症。少阳第一方是什么？小柴胡汤。我们看看奔豚汤里面的组成，半夏、黄芩、生姜、甘草，大半个小柴胡汤都在里面，所以能够解除往来寒热。这里没用柴胡，解表用了葛根。葛根的药理作用是疏通经络，还有能从涌泉把水提到头顶、颈部。在所有中药里边，葛根是唯一能够起到这个作用的，属于提水。所以这里用了葛根，没有用柴胡。如果患者出现上面的症状，我们不知道是奔豚病，也不会背条文，就按照经方的思路，把方子能不能组出来？照常可以组出来。如果有气虚，可不可以加人参？当然可以。真有不想吃饭，你就可以加一点党参或者人参。因此我们要活学经方，活用经方。

我治疗过一个女性患者，48岁，她就得了这种气往上顶的病。瞧了很多医生。西医医生说她是神经性的心悸，给她安定、镇静、调神经，没有效果；很多中医医生平冲降逆、疏肝降逆，各种各样的方法、方子都用，也没有什么疗效。后来她来到我的门诊，跟我一说，我说我知道了，这是奔豚气病，是由惊吓引起的。她说宋老师这一说她就想起了，是有一次她在车里边坐着，结果这个车肇事了，别人受伤的都送医院去了，她没受伤但是就觉得吓了一跳。这个人心地又比较善良，说她这也没伤，不用住院了。然后回去不久，她就开始打嗝，过了一段时间，就觉得小肚子有气往上顶，顶到头顶，眼前一黑，有时还能摔倒。然后她就反复地治疗，到处治，治了两年多也没有什么疗效，然后找到我。那个时候我一看就知道，她是因惊而引起的，并且她有小腹痛，有痛经，往来寒热不是太明显。我就给开了奔豚汤，但是没有李根白皮。后来我带上我的爱人还有患者，我们3个就到地里找到李子树，费了好大劲刨了一捆李根白皮。当然了我会选，我肯定选东南方的。吃下去立竿见影，她说这个气一下就落到小肚子去了，服用一周的药就好了。当时这是我第一例用奔豚汤，印象特别深。近几年药商已经经营李根白皮了，大家可以随意应用，气奔就用奔豚汤，讲完了。

下面看关于血奔，第四节："**发汗后，烧针令其汗，针处被寒，核起而赤者，必发奔豚，气从少腹上至心，灸其核上各一壮，与桂枝加桂汤主之。桂枝加桂汤方，桂枝五两，芍药三两，甘草二两（炙），生姜三两，大枣十二枚。上五味，以水七升，微火煮取三升，去滓，温服一升。**""发汗后，烧针令其汗"是什么意思呢？有可能是患者受了风寒，然后用了发汗的方法，没好，然后又用烧针的方法让其再次发汗。在这里讲一讲烧针的方法。古代人用的针，大部分是银针或者银合金的针，针体比较软，而且一副针基本上要使一辈子，除非折了才会舍得扔。银针既然软，就要做得比较粗。我也用粗针，我们发现粗的针针感好、疼痛轻。如果用圆利针，我们就用圆利针治疗乳腺的病，在后背刺，这个针很难进针，但这种针轻易不出血，因为针头很圆，进去碰到血管，血管一收缩，针过去了，把血管挤到旁边。这个针疼痛和出血更少一些，针感更强烈，治疗效果也更好，引起出血的可能性更小。毫针细，针尖就特别锋利，刺入很容易，穿破血管也很容易。什么是烧针？把很粗的针放到火上烧得通红，往患者身上扎，患者一害怕就一身的冷汗。感冒期间，前面经过了发汗，身体就比较虚弱；再拿一个烧红的铁棍子要戳他，他这一吓、一紧张，这个时候患者受到的惊吓才是引发奔豚的主要原因。"针处被寒，核起而赤者"，这个寒不是说受凉，而是受了邪气，类似现在说的感染。什么原因导致的感染呢？烧火针一定要烧令通赤，烧得通红通红的再刺进去，对人体就没有伤害，也不会感染。如果这个针烧得不够白亮，而是烧得红了就刺，针孔就容易发红。往往针眼那块出了一圈红，这叫"核起而赤者"，还有一点硬。出现这种情况怎么办？就是在针眼上艾灸，这种情况要用米粒灸，把艾条捏成米粒一样，放到针眼上，一个针眼上灸上一壮。用香一点，不要等着艾绒烧尽了，而是患者说热了，就拿镊子把艾绒往下一捏，这样就可以了。另外我们觉得直接灸不好控制，可以悬灸，也有效。由这种情况引发的奔豚就用桂枝加桂汤主之。

我们看看桂枝加桂汤方。患者过汗了，就用桂枝汤解肌来治疗虚人感冒，加个桂枝就能治疗奔豚。桂枝汤里边，桂枝是三两，芍药也是三两，是等量的。桂枝加桂汤里的桂枝加到了五两。桂枝是将心火导入小肠的唯一的一个药，加大力量引心火下入小肠。汗血同源，这种由伤了血、伤了津液引发的奔豚就用桂枝加桂汤。桂枝加桂汤临床如何应用呢？有的老师主张把桂枝的剂量加大，按原方这个意思加以运用，我们也曾经尝试过，确实有效。更有效的办法是桂枝和芍药等量，然后加点肉桂粉，但肉桂一定要冲粉，一般用6g，匀三顿冲服就可以，这样效果要好于单纯将桂枝剂量加大。血奔到此就讲完了。

第五节是水奔："**发汗后，脐下悸者，欲作奔豚，茯苓桂枝甘草大枣汤主之。茯苓桂枝甘草大枣汤方，茯苓半斤，甘草二两（炙），大枣十五枚，桂枝四两。上四味，以甘澜水一斗，先煮茯苓，减二升，内诸药，煮取三升，去滓，温服一升，日三服。**"甘澜水的做法："**取水二斗，置大盆内，以杓扬之，水上有珠子五六千颗相逐，取用之。**""发汗后，脐下悸者，欲作奔豚"，发汗有几种情况，一种是吃了药或者用了火针，人体发汗了。发汗的过程中人都胆小，有可能妈妈感冒了在那发汗，小孩子突然到妈妈那嚷了一声，把妈妈吓了一跳，那么出来的汗液也就出来了，没出来的汗液到了汗腺又发不出来，转回三焦系统导致水液输布障碍，这个时候会心悸。发汗还有一种情况是什么呢？突然受到了惊吓，惊出一身冷汗，因而落下一个脐下悸的毛病，这种情况就叫欲发奔豚，还没到奔豚的程度，要发作奔豚了。我们用茯苓桂枝甘草大枣汤，简称苓桂枣甘汤。

下面讲一下甘澜水的做法，就是弄一个大盆，把水倒里面，用水舀子舀，看到表面有水珠子来回蹦这种程度，就叫甘澜水。这种水又叫活水。想利水就不能用死水，如果用到了死水，人的水饮就更加多了。一潭死水进到体内，不容易代谢，不容易参入人体的水液循环和气化。

再补充一个厥阴奔，也就是《伤寒论》厥阴病篇里面的：**"消渴，气上撞心，心中疼热，饥而不欲食，食则吐蛔，下之利不止。"**《伤寒论》里讲的厥阴病的主方就是乌梅丸。不管是外感还是内伤、情志、惊吓导致的气上撞心、心中疼热，还有烧心，就选用乌梅丸。乌梅丸有专讲，在十大专病里面也讲了它的具体用法，这里不再赘述。

第十七章

胸痹心痛短气病

第一节　栝楼薤白白酒汤

这一节课开始讲第九篇，《胸痹心痛短气病脉证治第九》。这节课主要内容是心血管系统疾病的辨证和治疗。心血管疾病是中医的一个长项，但是很多人得了心脏病，恐慌、害怕，跑到医院，要么做搭桥，要么放支架。尤其近几年支架盛行，基本县级以上的医院都能够开展，而且利润很高，因此促使着医院、医疗机构都乐此不疲地给患者放支架。当初的心脏支架引进者现在肠子都悔青了，他每年在长城心血管病急重症论坛上都反对乱放支架，但是他也无能为力。支架放上去简单，西医说不能取出来，既然不能取出来，就要终身服用抗排异反应药、抗血小板聚集药、降低血液黏稠度的药物来维持。而且放上支架两到三年还要放第二次，甚至放第三次，最后不得已还要搭桥。本来心脏支架的引入是用于急救，现在变成了普及，并且心脏支架手术不能够改善患者症状，往往手术支架之前有什么症状，放了支架之后依旧有什么症状，而且会增加一个焦虑症或者忧郁症。心主神明，心主神智，人心都是肉长的，如果给放个铁架子，那么铁的心是不柔软的。心脏一旦失去柔软的功能，它心主神志、主神明的功能就会受到影响，因此情绪就会变得波动，要么抑郁，要么焦虑。西医说了堵了50%用药物控制，堵了70%放支架。其实在临床上堵成这样的，我们也见过，患者依旧表现良好，没什么体征，只是做检查的时候发现的。心脏的血管再生能力是最强的，发现一个地方堵了，肯定相应的地方就会建立起侧支循环。不要看表面那点冠脉堵了，深层次的动脉早已经再生出来了。我们要消除症状，消除由瘀堵导致的症状或者引起瘀堵的原因，这是医学治疗的目的。

话归前言，五脏六腑中，心为君主之官，它本身不受病，由其他几脏代替它受邪，所以说心脏病在所有的疾病中属于最容易治疗而且见效最快的一种疾病。《金匮要略》的第九篇是最详细也是最完整的一篇，对心系疾病按照由浅到深、由轻到重的顺序进行讲解，而且急重症还会讲解处理方法。我们有必要好好地学习《胸痹心痛短气病脉证治第九》，这一篇章很重要。如果我们学会了，再见到心脏病就不用发愁了，也不用恐慌。因此学好本篇，心系疾病在我们这里就迎刃而解了。如果这一篇章能得到普及，那么中医治疗心脏病的制高点很快就能夺回来。

现在进入第九篇的第一节，原文：**"师曰：夫脉当取太过不及，阳微阴弦，即胸痹而痛，所以然者，责其极虚也。今阳虚知在上焦，所以胸痹心痛者，以其阴弦故也。"** 我们把原文简单地讲解一下。仲师说了，把脉首先应该把一下太过和不及，太过就是脉强于正常，一息四五至，但是它力量过强；不及是力量过弱，脉的力道不够。假设左手和右手的寸关尺寸部不及、尺部太过，寸为阳，尺为阴，这种情况就叫阳微阴弦。上焦阳虚了，下面的阴必乘之，这属于什么呢？心的阳虚了，下焦的阴就要向上冲逆，表现出来的症状就是胸痹而痛。痹是闭塞不通，痛是疼痛。为什么发生这样的事？"所以然者，责其极虚也"，上焦的阳虚得太厉害了。"今阳虚知在上焦，所以胸痹心痛者，以其阴弦故也"。正常人体心在上、为阳，肾在下、为阴。正常的循环是心火下行，温暖肾水；肾水向上济心火，不使心火过旺，以达到阴平阳秘，这是子午循环。本身以阴济阳是常态，如果出现异常的状况，假设上面的心火虚或者心火衰微，心火弱了导致阴上升的相对过多，就会胸痹而痛。

总体来看，这个病机主要是心阳不足，心阳不足则阴寒乘之和寒水乘之，这是主要的两种情况。为什么说主要？我们在临床中也见到过心火过旺引起的胸痹心痛。所以我们讲的每一句话都是有分寸的，没有绝对的事情。整体描述一下胸痹的脉象，如果把脉出现寸脉微或者弱的，尺脉是弦紧的，我们就要问一下患者是不是胸痛？患者会说："大夫你咋知道的，你真厉害！"我们读好原文，读好《伤寒》的脉法，很实用。《伤寒》的脉法很简单，是最贴合临床的。网上流传着很多种脉法，但都不及《伤寒》脉法直观有效。

原文第二节："**平人无寒热，短气不足以息者，实也。**"这里所说的"平人"和前面讲的"平人"是一样的，看上去像个平常无病的人，他没有寒热。风寒的感冒首先表现的症状是乏力和身重神疲，但是学习诊断学的时候教科书上认为神疲乏力就是气虚。为什么说热？热能够伤津，能够耗气，有好多有实热的病例，清掉实热不补气，人仍然很快就有力气了。因此我们一定要强调，看似平常的人没有受寒、没有伤热，却出现了"短气不足以息"，就是因为里面有经络阻塞了、不通了，才导致的乏力。我们从短短的 14 个字，就能总结出经验。如果患者出现短气、乏力、神疲，会有四种情况，第一个感受风寒，第二个体内有热，第三个是气虚，第四个是有痰湿或者瘀血阻滞。区区 14 个字，能读出这么多内容来。我们主要教大家读书的方法，也就是说我要求广大学员听完《金匮》课后，不要认为患者一出现乏力就是气虚，就用上人参、黄芪之类的乱补气，治病不要用笨办法。为什么要把《金匮要略》《伤寒论》《黄帝内经》《神农本草经》叫经典？这些经典文字的背后有很多深意，立脚点高了，就能悟出得多一点；如果立脚点低了，看不懂。原因是什么？是你自己的知识储备不够多。不够多不要紧，我们化繁为简，给大家尽可能地用通俗的方法讲解《金匮》；我们还可以驾简使繁，运化气机，调整人体。我们开小方是经方，开大方也是经方，为什么？因为我们是按人体气化规律用药。

现在进入各论部分，这一篇章的各论是有层次、有顺序的，是把心脏病由轻到重，一直到急重症的抢救来论述的，还有救急的药，可以做成散剂备用，来治疗急性心梗。中医在这方面远远要强于西医，而且远期疗效好，没有后遗症，不用终身吃药。

原文第三节：**"胸痹之病，喘息咳唾，胸背痛，短气，寸口脉沉而迟，关上小紧数，栝楼薤白白酒汤主之。栝楼薤白白酒汤方，栝楼实一枚（捣），薤白半升，白酒七升。上三味，同煮，取二升，分温再服。"**我们简单地讲解一下原文。"胸痹之病"，明确说了这个病已经诊断是胸痹，主要表现是喘息咳唾、胸背痛、短气，这些症状类似现在的什么？心衰、肺心病，还类似心梗。在这里再次强调一下，典型心梗还有间歇性的不典型的心梗在临床上可以表现出很多种情况，有的人是来看嗓子来了，说嗓子发堵；有的人来看左手来了，说左手疼，左胳膊疼；还有一部分人当胃病看了，尤其前间壁心梗的人，好多当胃病看了。一旦发生胃病，反复治不好，我们就要想一想是不是心系疾病。还有一部分人，当作胆病来治，有的当成胆囊炎，由于心脏放射的疼痛的部位不同，所以容易导致误诊。45 岁以上的人一定要注意，警惕心梗的发作。

脉象上是怎么分的？"寸口脉沉而迟"，这个寸口就指的寸部脉，沉脉主里，迟主寒，关上的脉小紧数是复合脉。为什么关上小紧数？左手的关候心，关上是哪儿？寸之下、关之上，正好是由胃到胸隔膜之间这一块，俗称叫心下。数脉，通常认为数脉主热，数脉还主实；如果紧数，寒实也会见到。尤其心脏病出现数脉，有一部分人不是热证，一定要通过其他的兼夹症加以鉴别。怎么鉴别呢？通常以小便，小便色黄者为热，这是一；第二，口干口渴者为热。如果患者口不渴，那一定是寒实或者饮。所以我们一定要综合地加以区分，不要见到数脉就说人家是实热。患者心脏病，倒不上气来，心嘣嘣跳，脉肯定是数的，结果你说是热，白虎汤、大承气汤用上去了，那不活要人命了吗！所以说我们不管学什么都不要胶柱鼓瑟。也许有的人问了，寸口脉沉迟，关上小紧还数会出现吗？临床真的会出现，原因是什么？我们讲过，脉气是由左手尺到关再到寸，然后到右手的尺关寸，是这样运行的。当关上不通，这是胸痹，仲景明确地讲不是心痹，而是胸痹，是胸这块痹阻住了。也就是说，寸脉这块痹阻住了气血，那么关脉向上冲，冲不上去又折回来，所以关脉这块小紧数，寸口脉反倒迟了。栝楼薤白白酒汤在临床上是一张很常用的方子，是治疗心这个脏器受了寒邪，寒邪收引，导致心血管的痉挛。严格来划分一下，这属于气分的病变，所以要温阳化气、扩血管。

心脏怎么能受寒呢？两种原因，一种是外寒，比如老年人心阳本身不足，到了冬天又早起锻炼，早晨空气寒冷，冷气吸了进来，导致寒邪直中，心包就会受寒。我们不建议老年人冬天过早地起床锻炼。《黄帝内经》讲了，冬天的养生是必待日光，等太阳升起来的时候再去锻炼，这时候阳气已经升起来了，借着阳气的升腾来升一下人体的阳气，这叫顺天行事。所以我们要法依四时，顺之则生，逆之则亡。还有一种心脏受寒就是因为胃，吃的过于寒凉。夏天经常看到心梗的人，吃了一碗冰淇淋后心梗发作，进去抢救。听过我们十大病种的课都知道，心包是与胃相别通的，胃消耗的是君火，这是生理学，我们一定要记住。大家暂且抛开以前讲的内容，像《中医内科学》《中医基础理论》学的内容，完完全全地接受我们这套理论，学起中医来就能驾轻就熟。这种情况，就是"栝楼薤白白酒汤主之"，很明确，这是一个"主之"方，不是模棱两可。有的同学就说这个方子味数太少，没法应用。仲景在遣方用药时，往往很重的病都用很轻的药味，两三味药。本篇主要讲述的是心系疾病，包含一部分肺系疾病和胃的疾病，因此处方都相对简单。

栝楼薤白白酒汤方子的组成中，栝楼实用完整的一枚。现在进药有一个缺陷，为了方便，栝楼切成片了，那它是不是一个完整的栝楼？不是的，假如抓了30g，也许是10枚栝楼身上的东西，也可能是100枚身上的东西，取得的效果能一样吗？指定不一样。同一枚栝楼，它的顶、它的中间、它的把味道是不一样的，它里面的瓤子味道也是不一样的。为什么要用一枚完整的栝楼？完整的栝楼，把朝上，吊着一枚小瓜，我们想象一下，长得好的像心脏，长得歪的像胃，它正好能够沟通和疏通胃和心脏之间的气机，效果非常好，要远远快于现在的栝楼丝。我们前几年进的栝楼都是整个的，但是现在进不到了。这没办法，只能凑合着这么用。

薤白是什么作用？薤白属于小蒜，辛辣又有一点臭味。老百姓有句俗话：葱辣嘴，蒜辣心，辣椒辣嘴唇。薤白就是小蒜，它辣的就是心，这个心包括胃。它辛辣走窜，又有腐浊之气，所以能降。因此配合栝楼开心下、胃脘或者说心脏和胃之间的气机。佐了一味白酒，在这里它是辛辣走窜，让药力迅速到达指定的病所。三味药的配伍是个绝配。这个白酒，指的是汉代的白酒。为什么叫白酒？是相对于黄酒来区分的，这个白酒又叫清酒。不知道现在还有没有这个习惯，在过去南方喜欢酿这种酒，人们用糯米酿，酿完了第一拎，很清的酒拎出来就叫白酒，又叫清酒；第二拎做出来颜色偏黄，叫黄酒。如果两拎酒都过完了，剩下的混浊的叫醪糟。所以这里的白酒是清酒，不要回去开两瓶白酒就熬药，一枚栝楼，半升薤白，哗哗一煮一喝，一会儿人醉了，这很麻烦。

这个方子，我不知道在座的诸位用没用过，我用过。有的诊断为心梗，有的诊断不出来，有的诊断为肺心病，有的就是没有明确诊断的胸痛，还有的人是心脏肥大，我们只讲几个案例，这样增强大家的记忆。首先讲一个心痛，一个刘姓患者，五十多岁，他就是心口痛。西医检查心脏也多少有点问题，没什么大毛病。检查胃，胃也没毛病。核磁、CT 做了查不出来，但他就是心口痛，隐隐的痛，很难受。西医用了各种扩冠治疗，像口服硝酸甘油，没有效。吃着奥美拉唑，吃着西咪替丁、法莫替丁、复方陈香胃片等，没有效。然后又多方寻求中医治疗。到我这的时候，他说他治了 8 年，没有什么效果。一把脉，他的脉很有特点，寸脉几乎取不到，很沉；关上的脉微数的，还真的是偏紧的这种脉象。我一看脉象很典型，前面的医生什么招都使了，我们就回归经方，采取大道至简的方法，直接开的栝楼薤白白酒汤。栝楼我一般用 30g、薤白 30g、黄酒 200mL，这是 1 副的剂量。开了 7 副，回去吃完，一周以后患者来复诊，说从吃完第一副药以后，心口再就没疼过，一直到现在都非常好。所以经方用对了，效如桴鼓。

再讲另外一个患者，青海那边的患者，患者由于莫名的原因心脏突然肥大了，导致二尖瓣和三尖瓣都关闭不全，血液反流。他主要是一活动就气喘，咳嗽、喘憋、胸痛，但还达不到胸痛彻背的程度。后来找到我，把了把脉，特别符合栝楼薤白白酒汤的脉，因此果断地处方栝楼薤白白酒汤。方子开了 20 天，患者吃完一检查，心脏回归到原来的大小，恢复正常，喘、憋、痛全部消失。后来我又给巩固了一次，患者至此彻底痊愈。现在我不怎么留西医的一些片子、检查结果。我们以前很累，讲个课得拿片子，要不然西医不信，治好了，还得拿着片子给讲，要不然西医还不信。现在的中医人应该学会自信，治好就治好了，西医爱信不信，患者信就行。所以我们该看病就看病，别人爱信不信。谈到心脏瓣膜关闭不全，我还想讲一个病例，有一个患者二尖瓣关闭不全，西医给他做了个手术，换了个瓣膜。原因是心脏扩大了，瓣膜显得小了。后来经过中药治疗，二尖瓣又关闭不全了。原因是换的这个瓣膜宽了，在心脏里面打了个褶子。没办法，又做了个手术，重新又给换了个瓣膜。现在电脑很先进，病例片子保存得很好，换上这个瓣膜，我们奇怪地发现，跟最早心脏原来取下那个瓣膜是一模一样的。如果不治病，只换瓣膜，有意思吗？

下面我们用简单的方法讲解一下栝楼薤白白酒汤治疗心脏肥大的病机。我们在十大病种中反复地讲，肺是主气的，胃是行气的，大肠是降气的。心在上，心的气要向下走，走到小肠去，中间要路过胃的，结果胃上或者胃里的气机阻塞着，那么心之气就下不来，被憋回去了。这时候心脏有一个倒着的压力，因此心脏就被憋得肥大了。知道这个原理了之后，就用栝楼去理心胃之间的气机，这是非常好的一味药，而且是唯一的。薤白降一下这个气，让心气一下就能通过胃，把胃气一开，心气经过胃，然后就到小肠了。心气只要到小肠，只要丁火到了丙火，它就是正向的火，对人就有益处，就帮助消化吸收食物，帮助大肠气化水液，帮助膀胱决渎，然后帮助子宫、温暖子宫来孕育胞胎。因此心气只要能降下去，气行则血行，气行则水行，气行则病消。所以我们治病要明白原理。大道至简，学习经方就是要简化。先师没告诉你怎么复杂，就是让你简简单单地思考，简简单单地治病。

第二节　治疗胸痹心痛病：由轻到重，由缓到急

上一节课讲了"胸痹之病，喘息咳唾，胸背痛，短气，寸口脉沉而迟，关上

小紧数，栝楼薤白白酒汤主之"。我们说了，《金匮要略》第九篇里面讲的病是由轻到重。下面看下一个证型，原文第四节："**胸痹，不得卧，心痛彻背者，栝楼薤白半夏汤主之。栝楼薤白半夏汤方，栝楼实一枚（捣），薤白三两，半夏半升，白酒一斗。上四味，同煮，取四升，温服一升，日三服。**"前面栝楼薤白白酒汤只是胸痛，它还没有胸痛彻背、背痛彻心，还没有到这种程度。什么原因导致的胸痛彻背、背痛彻心呢？当人体感受寒邪，引起水液代谢障碍，这个时候痰饮就滋生了。痰性黏滞，痰性重浊，痰性趋下。胸腔的下位在哪儿？是横隔膜，因此痰饮就停留在横隔膜上。痰饮变动不拘，随着行走坐卧等体位的改变，这些痰饮在体内的隔膜上波动，这一波动就导致疼痛，牵拉性疼痛，痰饮到后部的时候就牵拉胸部疼痛，痰饮流到前面的时候就牵拉后背疼痛。因此会出现心痛彻背、背痛彻心，不能平卧。为什么不能平卧？一平卧就拉着前胸痛，一趴着拉就着后背心痛；他只有站立的时候好受一些，或者坐起来会好受一些，但是疼痛依旧。这种情况下，就用栝楼薤白半夏汤。

我们看一下栝楼薤白半夏汤方，半夏的作用是荡涤胸部隔膜之上包括头部的痰饮。生半夏效果会更好，但是大家一定要注意安全，生半夏如果抓药不戴口罩，用手一和弄，你一会儿就能晕。也许有的同学说他抓生半夏什么事没有，那么他的生半夏的质量就应该打个问号了。这几个药物没有什么可讲的，刚刚都讲过。只要有胸痛彻背、背痛彻心的，就要用栝楼薤白半夏汤。

原文第五节："**胸痹，心中痞气，气结在胸，胸满，胁下逆抢心，枳实薤白桂枝汤主之，人参汤亦主之。枳实薤白桂枝汤方，枳实四枚，厚朴四两，薤白半斤，桂枝一两，栝楼实一枚（捣）。上五味，以水五升，先煮枳实、厚朴，取三升，去滓，内诸药，煮数沸，分温三服。人参汤方，人参三两，甘草三两，干姜三两，白术三两。上四味，以水八升，煮取二升，去滓，温服一升，日三服。**"一般都给一张方子，怎么给了两张方子呢？这个胸痹怎么出现了两种情况呢？胸痹这个病，有胸骨、心前区或者整个胸都痛，或者带着左肩臂、左手指疼痛，或者带着咽喉疼痛，有的放射到胃，胃底疼痛。首先是有疼痛，这个疼痛中医认为有两种情况，一个是不通则痛，一个是不荣则痛。如果是因为寒邪导致的气滞、气闭，就用枳实薤白桂枝汤；如果是平时素体阳气不足、阳气偏虚的人，又感受了寒邪，那么这是以虚为主，就用人参汤。这是相对的两个证型，但表现都是胸痛、心中痞气。痞是不通、堵塞的意思，气结在胸。"胸满，胁下逆抢心"，胸部还满，两胁还往上顶。这种情况，如果是实的，脉是沉迟有力；如果是虚的，脉是沉而无力。因此胸痹分虚实，要从脉上去分，这是一种分法。还有从体型、体貌分，望诊一看这些人进来，比较强壮，别说了，肯定是寒实，一般的邪气达不到的；如果这个人一进来就哼哼，体格很弱，面色苍白，语声低微，别说了，这是虚，就人参汤主之了。

我们看看枳实薤白桂枝汤方。假设事先没看到这个方子，先看到了症状，能不能开出这个方子？首先胸痹，心中痞气、气结在胸，胸满，胁下逆抢心，开胸之气用栝楼配薤白。治气结，前面讲了，枳实从上到下、通天彻地，厚朴扩充空间，从中间向两边往宽了扩，枳实是打通上下通道，厚朴是打通左右的通道。胸痹位置在哪儿？在胸，用桂枝。假设不懂得或者不会背枳实薤白桂枝汤，或者是见到患者，年轻的大夫一着急忘了，但是如果记住了《金匮》的原理，能不能开出这张方子来呢？照样可以。因此学习经方也好，跟老师也好，一定要明白其中的原理，不要照搬照抄。

枳实薤白桂枝汤这张方子是治疗心脏病、胸痹用得最多的一张方。前一段时间有一个女性患者，因为心脏病犯了，西医强烈建议安放4个支架。她有我的微信，就在微信上咨询我，我告诉她不要放。这个患者还真是听了，出了院之后找我来给她治疗。我给她讲这个原理，假设放了支架花了十万八万，这倒不要紧，前期的费用咬咬牙借点也就付上了，一旦安上支架，这个支架是取不出来的，这是第一；第二，还要吃抗排异反应、抗血小板聚集的药物，会吃很多；而且一旦放上支架，还有性格改变，人都变得焦虑或者抑郁。尤其普通的工薪阶层，口服这些抗排异反应、抗血小板聚集之类的西药，1个月就要3000块钱，怎么能吃得起？这些药物就会拖垮一个家庭。她丈夫在钢厂上班，1个月两千多块钱，她在一个化妆品店打工，1个月也是两千多块钱，还要背负着房贷，一个闺女上学。如果她真的放了支架，她的家庭一下就陷入了贫困。好在我喊刀下留人，把这个人留了下来。她本身还有糖尿病，还有高血压。我说这次如果她下定决心，我就一块给她调调，钱就按成本价计算。首先来说她是胸痹，心中痞气、气结在胸，这些症状都有。"胸满，胁下逆抢心"，她不只是抢心，而是都抢到头了，她总感觉气往上走，顶着头、头胀。按照五大藏象的理论，心、头都属于上，都属于南方，属于火，大家知道我开的什么方子吗？我们选的方子就是三黄泻心汤合上枳实薤白桂枝汤。一周吃完，胸痛再也没有发作，而且血糖持续地下降，都很稳定。配伍要灵活掌握，枳实薤白桂枝汤有很多加减方法。寒邪偏重的时候会合四逆汤；热邪偏重会合三黄泻心汤；如果是由气虚引起，可以合上理中汤，也就是人参汤；如果气阴都不足，就合上炙甘草汤，这个合法也很常见。所以说学习经方就一定要灵活运用经方。

我们看看人参汤的组成，前面讲了人参汤是治疗虚性的胸痹，阳气不足，津液也亏。人体的血管里边流的是血，是津液，血液想运行，还需要阳气的推动，阳的温化，气的推动。补津液的有人参、甘草，白术补气健脾，还有干姜能升肝之气。所以这是一个阳气不足、津液也亏损的证型。如果人参汤加减，其实更好的应该是桂枝人参汤，胸部有病用桂枝。

第六节，："**胸痹，胸中气塞，短气，茯苓杏仁甘草汤主之，橘枳姜汤亦主之。茯苓杏仁甘草汤方，茯苓三两，杏仁五十个，甘草一两。上三味，以水一斗，煮取五升，温服一升，日三服；不差，更服。橘枳姜汤方，橘皮一斤，枳实三两，生姜半斤。上三味，以水五升，煮取二升，分温再服。**"可见茯苓杏仁甘草汤是要服几天的，不是一剂已。我们看一下橘枳姜汤的方组成：橘皮一斤，枳实三两，生姜半斤。这张方子剂量非常大，橘皮就是陈皮一斤，按汉代的克数折算是240g，剂量很大；枳实三两，45g；生姜半斤，120g。药味少，药量大，力量专。我们临床上可以采取三分之一剂量，就已经很有效了。但是最好按照这个比例开，效果才好。即便量很大，这个药也不是太贵，而且这属于心脏有问题，救急的话还是要应用一下。这段条文讲的胸痹主要是由水饮停滞导致的气塞，或者是气停水停。有水饮的人很多都会短气。我们可以观察一下，有心包积液、胸腔积液的人都会短气。这种短气不要认为是气虚，上手就人参、黄芪，我经常批评这种观点，也可能别人说我有点愤青，其实真不是这样的。气短、乏力不一定是气虚，考试可以那么答，但是临床归临床。有水饮的短气也好判断，这个人主要症状是胸痹，伸出舌头来水汪汪的，一把脉一般右脉偏弦一些，再看看脸浮肿貌，或者下肢有水肿，得了吧，茯苓杏仁甘草汤。假设这个人也有胸痹，也短气、胸中塞，看看舌头不怎么水润，舌是淡的，这个脉偏弦紧一些，这是单纯的气滞导致的短气，而不是气虚，就用橘枳姜汤。

第七节，第七节，心脏病的部分越来越重了："**胸痹，缓急者，薏苡附子散主之。薏苡附子散方，薏苡仁十五两，大附子十枚（炮）。上二味，杵为散，服方寸匕，日三服。**"原文很明确，定位很简单，胸痹。患者犯病了，心绞痛或者急性心梗，要想缓急用什么方？薏苡附子散。药也很简单，前面说了，病越重药味越少，药力越专。这个药在我们药房就把它做成散剂，放在那儿备用。如果真有患者发病了，薏苡附子散用下去效如桴鼓，比速效救心丸要快得多，作用也持久得多。抢救心梗我都用过，心绞痛急性发作我们也用过，效果非常好，大家可以适当地做一点备用，不一定非得做十五两、十枚，可以少量做一点。毕竟现在门诊遇到急性心梗、急性心绞痛的人少了，一旦患者出现这种急症，都被120拉到西医院去了。如果在偏远的山区，这样的患者还是能够见到一些，因此要做一点备用的，有备无恐。

接下来看看第八节："**心中痞，诸逆心悬痛，桂枝生姜枳实汤主之。桂枝生姜枳实汤方，桂枝、生姜各三两，枳实五枚。上三味，以水六升，煮取三升，分温三服。**"先来解读一下原文，患者出现心中痞塞不通，还有一种情况，心脏就像有一个人在揪着的感觉。有的患者会形容说他心脏不落实，在这儿提溜着，还很疼。我们在临床上偶然会见到这种症状，有的人是因为少量的心包积液，有的人查不出什么症状。中医认为就是胸膈或者心包里有痰饮，患者才产生这种症状。如果不看桂枝生姜枳实汤，自己组方可不可以？当然可以。首先说胸部的病，就要用桂枝，这是常法。桂枝的作用用理论上的话说叫平冲降逆，实际它的作用是将心火导入小肠，是起这个作用。刚说了，这个病的病因是心包或者胸膈有痰饮，痰饮属于阴邪，当以温药和之，因此加生姜降逆止呕、除痰饮。要想使生姜降逆除饮的功能发挥到极致，首先要给这两味药，开辟一个通道，开辟这个通道的是谁？是枳实。在理气药里，只有枳实能够通天彻地，同时还能祛除比如心包到肠的一些水饮。枳实一方面能开辟通道，另一方面也能荡涤水饮，所以经方里面直接开了桂枝生姜枳实汤。可以原方原量，也可以用三分之一或三分之二剂量，临床效果都不错。

下一个重症的方子，第九节："**心痛彻背，背痛彻心，乌头赤石脂丸主之。乌头赤石脂丸方，乌头一分（炮），赤石脂一两（一法二分），干姜一两（一法一分），附子半两（炮，一法一分），蜀椒一两（一法二分）。上五味，末之，蜜丸**

如梧子大，先食服一丸，日三丸，不知，稍加服。"单纯看"心痛彻背，背痛彻心"，好像跟前面的栝楼薤白半夏汤有相似之处，但是又有不同。原文没有写其他的杂症，直接就写"心痛彻背，背痛彻心"，可见乌头赤石脂丸这个症状就重了。仲师特意地强调，疼痛发作之严重，恐怕还有冷汗淋漓。这是一个急症，就用"乌头赤石脂丸主之"。乌头赤石脂丸，跟前面的剂量不太一致，乌头一分，干姜一两，乌头那点剂量起不到救急的作用。我在临床是这样配伍的，乌头一分、赤石脂二分、干姜一分、附子（炮）一分，蜀椒一分，按照这个比例去做。乌头赤石脂丸也不做成丸，为什么？炼蜜为丸没有问题，但是一做成丸，保存时间就短了，容易坏掉，因此在临床也是做成散剂，装瓶，那种密闭的瓶子，磨砂口的瓶子，不让它跑气儿，保存作为急救药。一般临床服用 3g 左右效果就很好。也有的老师认为，乌头赤石脂丸应该是乌梅赤石脂丸，据说这么应用也有效。在这里提出来，供大家参考。

我们已经知道了，急性心脏病发作有两张处方，这里主要指的是心梗和心绞痛，一个急救药是乌头赤石脂丸，另一个急救药是薏苡附子散。实际临床我们做一种就可以。有的患者到你门诊，本来看别的病，突然心梗发作，我们不能束手无策，要有成药，这是一；再一个如果亲属家人有病，我们可以拿过来随时救急。但是在这里也要强调一点，我们要注意保护个人的安全，该打 120 打 120，该让西医接走接走，不要大包大揽。万一在你门诊出个问题，你无法承担这个责任。

如果遇到紧急情况，用散剂、汤剂好像还慢一些，有没有更快的办法？当然有，可以用针灸。选穴位一定要准确，效果才能立竿见影。首先知道胸痹是由于胸部的气或者血不通引起的，那么要想扎针，大家说选哪个穴位呢？在这里简单地提一下，首先针的第一针应该是厉兑，为什么要针厉兑？厉兑是足阳明胃经的井穴，井治满，胸满、胸闷当然扎井穴。有的人说了，老师，这应该上手少阴心经去扎去，为什么扎胃经？肺主气，胃是行气，大肠是降气。心脏的气机闭阻住了，要想行气扎谁，当然是扎足阳明胃经的井穴，井又治满，胸满、胸闷。厉兑穴在足次趾的外爪甲旁开 0.1 寸这个地方，只要用一个小毫针扎到厉兑穴，贴着骨膜刺，刺到这个位置，心梗的患者他就会有一个表达，说像有一个老鼠在血管里盗洞，很舒服，一点一点地就把血管打通了。第二个穴位要选的是什么？公孙、内关，还有一个天突穴，然后巨阙、关元，选这些穴位就足够了。天突刺一下不留针。针灸的具体原理，就不再讲了，因为这里开的是《金匮》课，等讲针灸的时候再详细讲。针药并施、双管齐下，这样心梗的患者抢救成功的几率会非常大。只要用针得当，药物再及时地应用上，治疗心脏病会是中医最强的一项。所以说这一篇章讲得也非常详细，今后我们遇到心脏病就不再困惑了。

后面还有个九痛丸，这个附方在这里就不再讲了，原因是用到巴豆和生狼牙，药力比较迅猛是一回事；再者前面有足够的药物来治疗心梗、心绞痛急性发作，就没有必要再多此一举。这个附方有时间可以看一看，我们在这里就不再讲了。

第十八章

腹满寒疝宿食病

第一节 总 论

本节开始讲第十篇——《腹满寒疝宿食病脉证治》。这一篇讲述了三个主要疾病，一个是腹满，一个是寒疝，还有一个是食积，也就是腑实证。由于这一篇内容繁杂，方药甚多，读起来漫无头绪，我反复地思考这一篇究竟该如何给大家讲解，为此颇费心思。为了让大家能更清楚地理解这一篇，我们先把仲景在这一篇中要阐述的观点提炼出来，然后再去看原文，只有这样才能把原文阅读清晰。让大家能够听得懂、记得住、用得好，这才是我们教学的目的。

我们总结一下仲景在这一篇里讲述了哪些内容。首先他讲述了腹满病。腹满病分为虚满和实满，如何区分虚和实呢？有的同学说这个好分，会背条文就会分。结果到临床上，寒热辨不清，虚实更无从下手，开的方子补中有泻、泻中有补、寒中有热、热中有寒，还美其名曰阴阳同调。有的病确实是那样，像乌梅丸确实那样，厥阴病就是寒热错杂，就要这么组方。但往往大多数的病机不是那么复杂的，无需把处方搞得那么复杂，最后用的药也文不对题。如果患者走到你的诊室，叙述腹或者胃胀满，怎么区分虚实呢？我告诉大家3个方法，一个是切诊，又叫按诊。让患者躺在诊床上，把双腿蜷起来，自然地把手放在两边，不要闭气，然后用手去给患者做腹部的按诊。当然了，如果是冬天，大夫一定要把手焐暖。我们要好好地练功，手就都是温热的。如果大夫两手冰凉，患者干脆离他而去，别让他看了。大夫自己的经络都不通，怎么给患者看病？如果一按，患者说胀满减轻了，也舒服了，证明这个就是虚证。如果按了一下，患者很难受，不让你按，更胀了，那么这就是实证。问诊能不能区分？也可以。问问患者，这个胀是时轻时重，或者是一到下午和晚上就胀、早晨不胀，那么这就是虚证，时轻时重属于虚。如果胀满没有减轻的时候，总是胀，那么这种就是实证。"腹满不减，减不足言，当下之，宜大承气汤"。再加上脉诊，实性的脉一般都是偏弦的，虚性的脉浮虚而涩。因此有3个方法辨别，一个是按诊，按之减轻的是虚，按之加重的是实；问诊，时轻时重的属于虚，腹胀不减的属于实；脉诊，浮虚而涩的属于虚，脉弦紧的都属于实。

第二个病叫寒疝，很明确，疝无阳证，所以说又叫寒疝。过去的疝气病和现在说的狭义的疝气不同。现在的疝气一般都指的是小肠疝气、腹股沟斜疝、腹股沟直疝，这些属于狭义的疝。广义的疝还包括肠套叠。肠套叠是什么意思呢？因小肠受了寒，一段突然地收缩，缩进到另一段没有来得及收缩的肠子里面去，结果就把这段肠子嵌顿住了，然后患者就会出现剧烈的腹痛，这种也属于中医的寒疝的范围。后面有治疗寒疝的处方，大乌头煎，很好用，等我们讲到各论的时候再给大家阐述。经方治疗疝的方法，绝对比后世的橘核茴香丸、三层茴香丸之类的要好使得多。有的人一见到疝气，橘核、荔枝核就干上去了，其实这还是西医的思路。用经方的方子，药少、力专、效宏。

宿食病，首先来说分两大类，分为寒和热。饮食进到胃里的水谷经过消化，有一部分变成了糟粕，如果受了寒了，宿食就聚结在体内；还有一种，糟粕聚集，郁久化热，这是两个方向。那么如何区分是寒实还是热实呢？寒实的表现有几个特点，一个是痛，伴有呕吐不能食。如果是实热，就应该便秘，还能吃，不影响饮食。还有一个办法区分是寒是热，就是问一下患者口渴不渴。一般寒实就不口渴，但是现在的人口渴的症状不太好问了，因为很多人每天都喝八杯水，他渴不渴也咣咣地喝，就问不清他到底渴不渴。问他口渴不？不渴，一天没事就喝水。所以说我们要加以鉴别。还有没有办法来区分？寒性的疼痛是间断的，往往热性的疼痛都是持续的。再一个，可以按一下天枢穴，如果是寒性的，一按天枢穴他反倒会舒服一些；如果一按天枢穴会疼痛剧烈，这一般都是热实。通过脉象上来显示，寒实的往往脉沉迟；实热的脉象是沉滑偏数。通过以上几点，我们就能分清宿食病的证型是寒实还是热实。

我们先看原文中的总论，是不是思路就清晰多了。在讲各论之前，我们再把六腑的气机运行给大家讲解一下。

首先来看原文第一节：**"趺阳脉微弦，法当腹满，不满者必便难，两胠疼痛，此虚寒从下上也，以温药服之。"**这里说的趺阳脉是足阳明胃经上的脉，在脚背。现在把脉很少把趺阳脉了，很不方便，患者也不容易接受。因此这里就是讲一下趺阳脉微弦指的是阳明。"法当腹满，不满者必便难"，如果摸到了趺阳脉是微弦的，这个患者就应该出现腹满或者便难，也有的患者既满又便难。"两胠疼痛，此虚寒从下上也"是什么意思？寒气从下面沿着两胁上冲，两胁是肝经、胆经所过。这个人又有腹满，这是一个什么症状呢？这是肝气犯脾，又叫肝气乘脾所引起的，因此应该用温药。温药用什么这里没有说。关于处方用药，我们放到各论里进行讨论，在这里暂且不讲。

第二节：**"病者腹满，按之不痛者为虚，痛者为实，可下之。舌黄未下者，下之黄自去。"**患者出现腹满，按一下不疼的就是为虚，痛的就是实，实的当然用下法。如果舌苔黄，证明有热，用大承气汤或小承气汤；如果兼有表证，用厚朴七物汤，各论很快就会讲到。

第三节："**腹满时减，复如故，此为寒，当与温药。**"腹满一会儿减轻，一会儿又跟原来一样，这样就是寒。用药应该采取温的方法，不应该用寒凉的药攻之。

第四节："**病者萎黄，躁而不渴，胸中寒实而利不止者，死。**"正常人的面色是红黄，隐隐黄里微透着红。如果出现枯萎的那种黄，就是脾胃之气将绝，这时候会出现躁，躁是躁扰不宁。躁不是烦，烦是一个心理反应。躁是肢体的躁动。还有"不渴"，为什么不渴？因为脾胃之气将绝，无法运化水液。"胸中寒实而利不止者"，人体气的正常运行，是心阳向下运行，经过胃直达小肠。小肠的丙火给大肠加热，大肠里的津液像水蒸气一样蒸腾，上升到的天空也就是肺部。如果胸中变得寒实，下面的津液就上不去，上不去就被迫下行，这时候就会出现因胸中的寒实导致的下利不止，所以胸中实的时候出现下利很危险。如果见到这种下利就固肠止泻、涩肠止泻，有用吗？肯定没用。本来胸中实，一涩肠腹中也实了。仲景先师所说的"死"，不是说必然死亡，而是难治的意思。经过有效治疗是有转机的。

我们在前面讲了五大藏象气血运行图，五脏是左升右降，六腑的气机是如何运行的呢？六腑的气机正好和五脏相反，是右升左降。六腑气机以大肠为主导，只有大肠能主导这个气机。五脏六腑，它们的气机整体运行是什么样的呢？整体的运行情况，是以一个八字来运行。我们还要借助图来讲。正常的、生理的气机是这样运行的，如环无端，昼夜不止，周而复始地运行。这样人体才能够正常地完成生长壮老已的功能。大家一定要记住这张五大藏象气血运行图的走向，这和我们用药息息相关。

接着看第五节："**寸口脉弦者，即胁下拘急而痛，其人啬啬恶寒也。**"寸口是什么？寸口主阳脉，寸口也主表。寸口脉要是弦，那么就是阴加于阳，就有寒邪加到体表。这个时候就会出现胁下拘急疼痛，这个胁下偏于少阳。"其人啬啬恶寒也"，证明这个寒是由表来的，是由表入里，可以考虑用柴胡桂枝干姜汤。这个寒邪和第一节的不同。第一节所说的"两胠疼痛，此虚寒从下上也"，便难也好，腹满也好，"当以温药服之"，可用大黄附子细辛汤。

我们接着看第六节："**夫中寒家，喜欠，其人清涕出，发热色和者，善嚏。**""中寒"，伤了寒了，伤到里面了，这才能叫中寒。"喜欠"，寒邪主收引，感觉身上紧巴，人老是想伸懒腰。"其人清涕出"，往往还爱流一些稀鼻涕，这也是中寒的表现。假设患者出现"发热色和者"，面色从表面上看不出来什么，和正常人大致相近，那么这个人一定"善嚏"。这就相当于现在的过敏性鼻炎，所以说过敏性鼻炎有一部分证型就是寒邪引起的，可以以小青龙汤为基础方治疗这类型的鼻炎，这里就不再展开。

第七节："中寒，其人下利，以里虚也，欲嚏不能，此人肚中寒。"有的版本说是肚中痛，我个人认为痛比寒更通顺一些。因为前面已经说中寒了，后面再说肚中寒没有意思。中寒了，这个人的表现是下利，下利一定是下利清谷或下利清水，主要病因是里虚。这个人"欲嚏不能"，为什么？因为肚子疼，想打喷嚏，肚子使不上劲。打喷嚏是一个复杂的过程，腹肌、肋间肌、膈肌放松，然后吸足了气，一闭气，声门突然地打开，把气放出去，这样才能打成喷嚏。假设肚子疼，腹腔就不能放松，不能吸足了气，想打喷嚏也打不上来。大家有没有这种感觉，想打喷嚏打不上来，那感觉更加难受。

判断寒热，我们把前面和后面的总结一下。如果这人是寒证，从外面望诊就可以看到，这人爱伸懒腰，流清鼻涕，还爱打喷嚏，这都告诉你是寒。热性的鼻炎很少打喷嚏，往往是鼻子干、鼻子痒，但很难打喷嚏。所以说嚏主寒。寒热辨证又多了一个方法。有些中医学院毕业的学生认为我们讲课有点玄，和他原来学的知识不一样，有点接受不了。其实我行医 30 年，更玄的事都见过。为了让大家能够接受，很玄的东西我都不讲，只是一带而过。如果我讲医话，遇到的玄事更多，你可以不相信，但是它就存在，用科学是无法解释的。

回归到原文，我们看第八节："夫瘦人，绕脐痛，必有风冷，谷气不行，而反下之，其气必冲，不冲者，心下则痞。""夫瘦人"指看着体型比较瘦的人，出现了绕脐痛，我们就知道这个人必有风冷。大家说瘦人绕脐痛，有没有热的？有。我们经常看到瘦小枯干、70 多斤的小姑娘的腹痛、痛经是热证，我们都遇到过。这里讲的是由风冷引起来的。"谷气不行，而反下之"，吃了食物不往下走，医生就用了下法。这个时候如果正气足，这个人就会发奔豚，气往上冲。如果气上冲了，这种情况就应该用桂枝加桂汤。如果不冲，就会结在心下，就会出现心下痞。心下痞满按下去是软的，用半夏泻心汤来治疗就可以了。

第二节 热性急腹症

下面我们进入各论的学习，原文第九节："**病腹满，发热十日，脉浮而数，饮食如故，厚朴七物汤主之。厚朴七物汤方，厚朴半斤，甘草三两，大黄三两，桂枝二两，枳实五枚，生姜五两，大枣十枚。上七味，以水一斗，煮取四升，去滓，温服八合，日三服。呕者加半夏五合。下利去大黄。寒多者加生姜至半斤。**"条文首先说这个患者是腹满，"发热十日，脉浮"这是有表证。"数"是因为有里热、里实。"饮食如故"，前面说了如果能吃属于热。我们可能遇到外有表证、内有腑实，可以用厚朴七物汤。厚朴七物汤，就是小承气汤加上大半个桂枝汤，桂枝、甘草、生姜、大枣，就差一个白芍，所以能治疗表证。比如小孩子或者成年人，发热十来天，西医怎么治热也不退，一伸舌头，舌苔比较厚，问问大便，好几天没解了，这时候厚朴七物汤就非常好用，退热非常好使。看看厚朴七物汤，甘草三两，桂枝二两，生姜五两，大枣十枚，半个桂枝汤，解肌就不用说了；厚朴半斤，大黄三两，枳实五枚。大黄、厚朴、枳实实际是小承气汤，但是我们在临床上应用经常加上芒硝，为什么？肠道里有粪块，如果不加芒硝，开上去患者就会腹痛，因为前面堵着，大黄一推，这个人就会腹痛；加上芒硝，就能免去这个弊端。所以在开厚朴七物汤的时候，我经常加上芒硝，这是我个人还有我父亲用药的经验总结。

这个方子的剂量，厚朴半斤，剂量很大；枳实五枚，剂量也很大，为什么？为了降气。"满"就是气滞，如果想从上到下理气，打个通道必定用枳实；如果想把这个通道拓宽，还能止痛，必用厚朴；大黄三两往下一推导，力量就很大了。厚朴七物汤应用特别广泛，只要是由气机不通引起的病，都可以应用，可以用它来治疗便秘，也可以用它来治疗痛经，还可以用来治疗乳腺胀痛，还有闭经。由于气滞导致的闭经，如果用理气活血的方法，很难奏效；用厚朴七物汤，效如桴鼓，两副药下去必定有效，大家在临床上可以试一试。厚朴七物汤要按原方比例应用，厚朴60g，大黄60g，量用得很大，没有关系，不要用小了，小量单纯通大便，就会腹泻，没什么意义。用法"呕者加半夏五合"，呕者加半夏这是定法，《伤寒论》中有呕的话一般加两味药，一个是加半夏，一个是加生姜。"下利去大黄"，我们在临床上发现不用去，即便有人腹泻或者是大便稀，用了厚朴七物汤后大便反倒不稀了，因为把气机打通了，水液就能够正常输布。"寒多者加生姜至半斤"，这个在临床相机行事。

第十节："**腹中寒气，雷鸣切痛，胸邪逆满，呕吐，附子粳米汤主之。**""腹中寒气"，原文很明确，定义为寒。"雷鸣切痛"，腹部疼痛伴随着肠鸣。"胸胁逆满"，寒气还上逆，同时又呕吐，用附子粳米汤。这个原文看着好像很熟悉，和生姜泻心汤的方证非常相似。但是附子粳米汤的症状要比生姜泻心汤的重。从症状上来看这是寒，肯定要用温药。有呕用半夏，呕吐了津液就会损伤，所以用上补津液、护胃气的甘草、大枣、粳米。如果呕吐得久或者呕吐得多了，同时可以加人参，没有问题，补津液四味就可以加上去。

原文第十一节："**痛而闭者，厚朴三物汤主之。厚朴三物汤方，厚朴八两，大黄四两，枳实五枚。**"这三味药似曾相识，和小承气汤药物组成是一模一样的，只是剂量上有区别。仲景又把它独立为一张处方，肯定是有必要的。既然药物都相同，那么它们的证候应该很相近。这样我们有必要就把大承气汤、小承气汤、厚朴三物汤还有调胃承气汤联系起来区分一下。调胃承气汤由大黄、芒硝、甘草三味药组成，它主治太阳表实证失治转属阳明，外感的风寒已经到阳明，就会化热，热与糟粕刚结合，还不到腑实证。初起人们会感觉心烦，会有发热，因此这时候用调胃承气汤。也就是说，调胃承气汤的主要方向是泻热。临床上有些外感的发热，小儿便秘，三四天不大便，发热不退，就用调胃承气汤。调胃承气汤这个方子非常好喝，不要认为有大黄、芒硝就不好喝。我们给小儿开，小儿非常愿意喝，小儿食积引起的发热就可以用到它。

再看一下小承气汤，小承气汤的病位在哪儿？也就是说它的腑实实在哪儿？它主要实在小肠，小肠里面堵了，这个时候大肠里面是空的，在小肠末端里面堵着粪块，由于人体内微生物的作用，发酵会产生沼气，这个沼气会从大肠排出肛门，会有排气，这种情况就用小承气汤。小承气汤的腹痛很轻微，一般来说没有腹痛，只是不排便或者轻微的腹胀，然后会有排气，这就是小承气汤。大承气汤是"腹满不减、减不足言"，是什么意思？堵在大肠，这个时候的阳明腑实证就要用大承气汤。大承气汤和小承气汤的区别就是小承气汤堵在小肠，大承气汤堵在大肠。厚朴三物汤和小承气汤如何区别呢？刚讲了，小承气汤主要是不大便、有排气，而厚朴三物汤不仅不大便，还有肚子疼、绕脐痛。也就是说，小承气汤是闭而不痛，厚朴三物汤是痛并且闭。因此把小承气汤的剂量做一下改动，就是厚朴三物汤。小承气汤的药物的剂量配伍是厚朴二两、枳实三枚、大黄四两。厚朴三物汤的厚朴是八两，厚朴由二两变成了八两，枳实是五枚，由三枚变成五枚，剂量都增大了，大黄依旧是四两，没有变。厚朴的作用是什么呢？让肠管变宽，把气道变宽。在小小方里面，厚朴是一个止疼要药，在这里也是一样，把肠管变宽了，大黄再往下推的时候，疼痛就会减轻。换句话说，厚朴就有止疼的作用。枳实剂量也加大了，因为这个时候又疼又闭，枳实通天彻地的力量也要加大。因此很容易区分开厚朴三物汤和小承气汤。

第十二节："**按之心下满痛者，此为实也，当下之，宜大柴胡汤。大柴胡汤方，柴胡半斤，黄芩二两，芍药三两，半夏半升，枳实四枚（炙），大黄二两，大枣十二枚，生姜五两。上八味，以水一斗二升，煮取六升，去滓，再煎，温服一升，日三服。**"反观这段原文，按之心下满痛者，或者说兼有胁下痛，这个时候用大柴胡汤更贴切一些。这些症状类似现在的胆囊炎、胆囊息肉、胆结石，这种主病应用大柴胡汤的机会比较多。大柴胡汤的病位主要是在两胁下。因此我们建议，这个条文应该这样理解。《伤寒论》在太阳篇也讲过："伤寒十余日，热结在里，复往来寒热者，与大柴胡汤。"如果把两个条文结合在一起，可以互参。也就是说如果心下满痛，应该有往来寒热，这个时候用大柴胡汤更合适；如果没有往来寒热，有两胁满痛应用大柴胡汤更确切一些。如果说单纯心下满痛，按之加重的，首选应该是什么方子？小陷胸汤是很好用的方子。不管什么病，不管是胃炎、胃溃疡、胃癌或者什么样的病，只要心口下面满，一按很痛，直接开小陷胸汤，这是小陷胸汤病变的定位。处方都有定位的，药物也有定位。在临床上，大柴胡汤是应用颇为广泛的一张方子。人体体表、毛孔外面属于太阳，肠管里面属于阳明，剩下这一块都是少阳。因此如果有少阳实证或者少阳阳明合病，大柴胡汤应用颇为广泛。哮喘、胆囊炎、胆结石，有一部分肠梗阻、肾结石，还有一部分胃癌、肠癌、肠道息肉等，应用人柴胡汤疗效确切。

下面继续看原文第十三节："**腹满不减，减不足言，当须下之，宜大承气汤。**"大承气汤证是因为大肠由燥屎阻截了。阻截有几种情况。一种情况是大便彻底不通了，燥屎把大肠彻底地封死了，肚子胀得很满，甚至西医诊断为肠梗阻，就用大承气汤。还有一种情况是什么呢？假设粪块把大部分肠管都阻塞了，旁边有缝隙，这个时候会下利清水，这个清水臭秽不堪，也是大承气汤的指征。还有一种情况，粪块和肠道、肠道管壁都已经粘连了，肠道管壁都是粪块，中间有一个小孔，这个时候患者表现还能排出大便，但是这个大便很细，像笔管一样排出来。如果他有腹胀、胀满不减、腹痛，下面还拉，照常用大承气汤。有很多指征，我们一定要问问患者大便的臭味重不重，小便的骚气重不重。如果大夫鼻子好使，患者进来一闻就闻到，大承气汤也同样能开出去。或者我们看看舌苔，舌很干、舌苔黄厚，就可以应用大承气汤。

现在有一种观点很是糟糕，使中医不能发挥它的特长。有两味药，一个是麻黄，一个是大黄，在中医学术界令人胆寒。一说用麻黄发汗，就要中病即止，一说用大黄，也要中病即止，绝不敢再吃。我们发现临床不是这样的，用麻黄汤、大青龙汤发汗，我曾经发过 21 天，一些重症和恶性疾病只有这样发下去，患者的病才会好。我们也用大承气汤泻过 1 个月，患者很舒服，也很安全，极限的我们泻过 2 个月。为什么？体内阻塞的浊气、囤积的宿食、粪块，远远超乎现在物理学的想象。我们不是说刚一泻了立刻就停，那病又回去了。既然宋老师这样说了，那么如果要泻，泻到什么时候为度呢？当然有标准，一定要泻到患者的小便变得清亮了，人也感觉清爽了，再停止应用。不要那种中病即止，刚泻了一次赶紧停了，相当于捅马蜂窝，扎一棍子就跑，马蜂一反扑，把你蜇一脑袋包，还不如不动它。因此我们临床的经验是这样，一定要泻，不怕。除非开错了，患者是虚寒体质，给大承气汤他受不了。何况现在的人普遍吃得好喝得好，大部分人都是强人，而不是赢人。所以说应用经方也要与时俱进、因人而异。

第三节 寒性急腹症

我们继续讲《腹满寒疝宿食病脉证并治》篇。上一讲讲的都是热导致的急腹症，再讲讲因寒导致的急腹症。寒证一般都有呕，还有不能食。前面讲过如何区分寒和热，热的一定能食，大承气汤证照常能吃，比平时吃得可能还会多。

原文："**心胸中大寒痛，呕不能饮食，腹中寒，上冲皮起出见有头足，上下痛而不可触近，大建中汤主之。大建中汤方，蜀椒二合（炒去汗），干姜四两，人参二两。上三味，以水四升，煮取二升，去滓，内胶饴一升，微火煎取一升半，分温再服。如一炊顷可饮粥二升，后更服，当一日食糜，温覆之。**"我们先把原文解读一下，"心胸中大寒痛"直接定义为寒，而且"呕不能饮食"，这也是寒，"腹中寒"又是寒，也就是说胸腹都是寒的。"上冲皮起出见有头足"，什么意思？就是说由于患者受寒，比较严重的情况下，大夫让患者撩起衣服来，能看到胃肠在收缩，咕噜一个包就能起来，真是有头有足的，只要见过，就能过目不忘。相当于西医说的胃型、肠型，尤其体格偏瘦的人，在他的肚子上就能看见肠子的形状和胃的形状，因此这就是西医说的胃型肠型和蠕动波。"上下痛而不可触近"，也就是胸上也痛、腹下也痛，一派大寒之象。处方叫大建中汤，因为寒气太大，用方子也大。《伤寒论》的方子往往都是对偶的，一个大一个小，像大建中汤和小建中汤，大柴胡汤和小柴胡汤，大青龙汤和小青龙汤，苓桂术甘汤、苓芍术甘汤、苓桂姜甘汤，还有苓桂枣甘汤。大家学会对仗，去找它们之间的区别，就很容易记忆。

大建中汤治疗心胸中大寒痛，没用附子，而是选了蜀椒。蜀椒，一它能温中，第二它有下气的作用，出现肠套叠就要用蜀椒，而不是用附子。干姜暖胃，另外还能够升肝之阳。我们认为痛往往都是因为肝气乘脾、肝气犯胃，因此选用干姜。人参是补津液之不足，因为有呕吐，又不能饮食，加点人参补津液。临床上我用过这个方子，过去应用得比较多，现在用得比较少。现在人穿得暖、吃得饱，但也能遇到这种情况，一般是比较瘦的孩子或者偶见成年人会用到这张方。我见过一小孩，他在外地上学，动不动就肚子痛，去各个医院检查，彩超、化验也查不出原因来，后来找我看。那小孩很瘦，12 岁，往诊床上一躺，就能看到他的肚子咕噜咕噜地响，一个肠子的形状就收缩起来了，然后他就喊痛，我一看就知道了。先扎一针，大家扎针选哪儿？我们扎关元、中脘，因为关元是小肠的募穴，中脘为腑之会，两针足矣，次序也要对，次序不对也不管事。如果实在想加，也可以加阳池，温一下阳。我们就两针下去，孩子很快就不痛了。但为了长远疗效，开了七剂大建中汤，吃了小孩就再也不喊腹痛了。"如一炊顷可饮粥二升"，"一炊"就是一顿饭，一顿饭的功夫可以再喝一碗粥。"后更服，当一日食糜，温覆之"，也就是说用了大建中汤，病好了以后，要吃点流食来养养胃。因为胃肠刚受了大寒，不宜吃大酒大肉等不好消化的食物。

接下来看第十五节："**胁下偏痛，发热，其脉紧弦，此寒也，以温药下之，宜大黄附子汤。大黄附子汤方，大黄三两，附子三枚（炮），细辛二两。上三味，以水五升，煮取二升，分温三服；若强人，煮取二升半，分温三服；服后如人行四五里，进一服。**""胁下偏痛"是在两胁下有疼痛。有"发热"，临床上也有不发热的，但是脉是紧弦，一定要是这样的脉。"此为寒也，当以温药下之"，可见这个病还是个实证，用大黄附子汤。前面讲过了，大黄不具有寒热之性，它是中性的，直接荡涤肠胃、推陈致新，是攻下的作用。如果胁下是偏痛的，就用大黄附子汤。临床上只要看不是正中间痛，是两侧痛的，像阑尾炎、胆囊炎和胆石症等，见到这种证型，定性为寒，就可以用大黄附子汤。"如人行四五里"是时间概念，走四五里地的时间，大约 40 分钟左右，再服一次。

原文第十六节："**寒气厥逆，赤丸主之。赤丸方，茯苓四两，半夏四两（洗，一方用桂），乌头二两（炮），细辛一两（《千金》作人参）。上四味，末之，内真朱为色，炼蜜丸如麻子大，先食酒饮下三丸，日再夜一服，不知，稍增之，以知为度。**"这个真朱就是朱砂。我们先把原文解读一下，区区 8 个字，这个方子还是"主之"方。从这里很难读懂，因此读《金匮》要学会对比，找出方证之间的差异。首先赤丸的主症是"寒"，寒当然指的寒邪了，感受大的寒邪。第二个字是"气"，这个气在赤丸里是什么气？这里指的水气。赤丸里面茯苓和半夏的剂量非常之大，茯苓祛三焦之水饮，半夏涤上半身和头面部的水饮。厥逆大家都知道，这个症状是四肢厥冷。临床中常见到四肢厥冷的都有哪些方证呢？我带着大家回顾一下，首先这里讲到一个赤丸，这是四肢厥逆；以前还学过四逆汤的厥逆、四逆散的厥逆，还有当归四逆汤的厥逆。也有的人说了，大承气汤也有四肢厥，那种情况毕竟属于少数；阳明腑实证也会出现四肢厥冷，那种情况是阳气被郁闭在里面导致的，不在这里做讲解了。我们就举常见的，讲课也一样，讲的内容就是抛砖引玉，大家要学会举一反三。

这些关于厥逆的方证各有什么不同？了解了赤丸的组成，我们就知道赤丸主治了四肢厥逆，兼有水肿，这是它的主要方证。有人四肢水肿或下肢水肿，或者头面部有水肿，兼有四肢厥冷，甚至四肢厥冷而疼，就开赤丸。我们用这张方子也治过牙疼，他四肢厥冷，只要出现这个症状，就可以用。患者的主诉不一定是主要方证，但是只要辨证时抓住有决定性意义的证候，就能开出处方。四逆汤也有四肢厥冷，但脉是沉微的、沉弱的。四逆散的方证是什么呢？也有四肢厥冷，脉是弦脉，往往女孩子在青春期最容易出现经前乳胀、容易生气、手脚冰凉，用四逆散就比较多。不要见到四肢厥冷就一味地开四逆汤，不是这样的，而是有差别的。当归四逆汤是因为血虚肝寒，脉一定是微细的，这张方子非常好用，我们在这里补充一下，它治疗痛经和不孕症有很广泛的应用。这样一来，我们就把治疗四肢厥冷的四大主方区分开来了。

"不知，稍增之，以知为度"，为什么说要"以知为度"？因为这里有乌头，服下去达到像醉酒的状态是最好的，这样又有效又没有副作用。应用这些药典记载有毒的药物，还是要慎重，安全为第一要务。

接下来看第十七节："**腹痛，脉弦而紧，弦则卫气不行，即恶寒，紧则不欲食，邪正相搏，即为寒疝。寒疝绕脐痛，发则白津出，手足厥冷，其脉沉弦者，大乌头煎主之。大乌头煎方，乌头大者五枚（熬，去皮，不㕮咀）。上以水三升，**

煮取一升，去滓，内蜜二升，煎令水气尽，取二升；强人服七合，弱人服五合；不差，明日更服，不可一日再服。"首先来解读一下原文，患者腹痛，而且疼得还很重，脉一摸是弦而紧。我们说了弦是纵向的体现，紧是横向的表现，有时候弦和紧也互用。"弦则卫气不行，即恶寒"，卫气是阳气，卫外而为固，如果被寒邪束缚了，就会出现恶寒。"紧则不欲食"，这个紧是指里寒，寒气不能消谷，只有热能消谷化食，所以说紧则不欲饮食。"邪正相搏，即为寒疝，寒疝绕脐痛"，围绕着肚脐疼，很可能是小肠套叠或者肠扭转。这就是一个实寒，寒邪比较重，中了六腑，所以表现的疼痛比较严重。"发则白津出"，疼起来白毛汗往外出。"手足厥冷，其脉沉弦者，大乌头煎主之"。这个大乌头煎我们经常用来治疗疝气，很好用，遇到疝气西医就是手术了。大乌头煎做好了之后让患者服下去，眼瞅着掉进阴囊里面的小肠就缩回去，而且这个药效很快，时间主要用在煎药。所以我们要先给患者行针或者回纳，回纳之后行上针，等着药煎出来服上，即便疝气掉出来了，服上药眼看着它自己就收回去了，而且一般不再往下掉。"强人服七合，弱人服五合；不差，明日更服，不可一日再服"。大乌头煎是急救用药，所以一天就服了一次，如果不好用，第二天再服，再服的时候加一点量就可以。

前面讲了赤丸可以治疗由寒还有水饮导致的四肢厥冷，或者是感受了寒邪，并且影响了水液代谢的失常，就用赤丸。大乌头煎这个方子主要是治寒邪过盛、直侵六腑，而且是急腹症。这种寒疝都是急腹症，肠套叠、肠扭转或者疝气就用大乌头煎，比后世的方子三层茴香丸、橘核茴香丸等好使得多。我看很多老师一治疗疝气橘核、荔枝核就上了，没什么疗效。只要把大乌头煎开上去，瞬间起效。

痛，中医分两种，一种是不通则痛。前面讲了赤丸、大乌头煎，是由寒邪和水饮导致的脏腑经络的不通引起的疼痛。下面一张方子，当归生姜羊肉汤，就是因为血虚感寒导致的不荣则痛。如果考试出一道题，以下哪张方子治疗不通则痛，哪张方子治疗不荣则痛？一个是大乌头煎，一个是当归生姜羊肉汤。

原文第十八节："寒疝，腹中痛及胁痛里急者，当归生姜羊肉汤主之。当归生姜羊肉汤方，当归三两，生姜五两，羊肉一斤。上三味，以水八升，煮取三升，温服七合，日三服。若寒多者，加生姜成一斤。痛多而呕者，加橘皮二两、白术一两。加生姜者，亦加水五升，煮取三升二合，服之。"首先这个病定为是寒疝，有腹中痛，这个腹中痛要波及两胁，因为两胁是肝经所过。肝主藏血，如果血虚，肝的经脉失养，导致腹壁的拘急疼痛，这时候要用当归生姜羊肉汤。当归生姜羊肉汤在产后病中应用的机会比较多，或者平人血虚，以及体格比较弱的人出现剧烈的腹痛，可以考虑用这张方子。同样一个寒疝，有实寒、有虚寒。赤丸、大乌头煎，后面还有个乌头桂枝汤，都是用于实寒证；虚寒一定要想到当归生姜羊肉汤。虚寒的方子就讲到这里，临床上会遇到，但不是太多见。在产后病中会遇到一些，大家要掌握它，心中有数，一旦遇到这种病，我们心中不慌。一看体格比较弱，气血是比较弱的人，然后又有剧烈的腹痛，另外把一下脉，脉一定是微细的，沉也好、微也好，就选用当归生姜羊肉汤。

第四节　抵当乌头桂枝汤、《外台》乌头汤、柴胡桂枝汤、大承气汤、瓜蒂散

我们继续讲《腹满寒疝宿食病脉证并治》篇。原文第十九节：**"寒疝，腹中痛，逆冷，手足不仁，若身疼痛，灸刺、诸药不能治，抵当乌头桂枝汤主之。"** 首先确定这个病是寒疝，主要症状表现是腹中痛。"逆冷，手足不仁"指的是手足逆冷还不仁，"不仁"相当于现在的麻木。如果再加上身疼痛这种表证，用了灸法、针刺的方法，用了很多中药，也不能治疗。"抵当"在这里不具什么实在的意义，后面明确是"主之"，是主方，就得用乌头桂枝汤，实际就是"乌头桂枝汤主之"。

乌头桂枝汤方的组成和服法："**乌头。上一味，以蜜二斤，煎减半，去滓，以桂枝汤五合解之，令得一升后，初服二合；不知，即服三合；又不知，复加至五合；其知者如醉状，得吐者为中病。桂枝汤方，桂枝三两（去皮），芍药三两，甘草二两（炙），生姜三两，大枣十二枚。上五味，锉，以水七升，微火煮取三升，去滓。**"这里说的"上一味，以蜜二斤，煎减半，去滓"，这个煎法是有问题的，不信可以试试。弄两斤蜂蜜，百十克乌头，放着煎，一会儿就成坨了，乌头去渣去不了，拿不出来，黏成一个坨了。我们在前面讲过它的煎服法，还是先用水煎，去滓，再放入蜜，再脱去水，用这种方法制乌头蜜最可靠、安全、还有效。在我们门诊，乌头蜜是现成的。只要患者有这样的病，比如有疝气、急腹症，拿过来直接就吃了，这叫大乌头煎。"以桂枝汤五合解之"，很简单，开乌头蜜加上桂枝汤，桂枝汤随时可以煎。"令得一升后，初服二合；不知，即服三合；又不知，复加至五合；其知者如醉状，得吐者为中病。"这是描述一种恰好达到中毒还没中毒、恰好最有效的剂量，量是一点一点加上的。中医治疗急腹症是相

当有效的，而且没有副作用，远期疗效又好。

　　我们继续看原文："**其脉数而紧，乃弦，状如弓弦，按之不移；脉数弦者，当下其寒；脉紧大而迟者，必心下坚；脉大而紧者，阳中有阴，可下之。**"有的人主张这个条文是错简，有争议。我们通过对比上下文，认为还不是错简，只是辨可下的证候，什么样的证候可以用下法。出现弦脉、紧脉、迟脉、沉紧或者滑脉，都是可以用下法的。如果有浮脉，在《伤寒论》中是不能用下法的，浮要想下也得按之是涩的，寸脉涩尺脉亦涩，这种情况下才证明体内有燥屎郁结，因为有郁结了，脉来才不流利，才涩，才能用下法。

　　后面有几个附方，一个是《外台》的乌头汤："**治寒疝腹中绞痛，贼风入攻，五脏拘急，不得转侧，发作有时，使人阴缩，手足厥逆。**"这个阴缩男女都有得的。我们治过几例，女患者就感觉外阴往回缩，很冷，她自己说是打骨头的冷。男性的阴茎往回缩，能缩得看不见，睾丸也往腹腔里面缩。其实我们看到的症状就是寒，寒主收引，所以选用乌头汤，就是《金匮》里的乌头桂枝汤。这样的案例也不少见，我们就不一一列举了。大家临床见到这种症状，直接想到这个方子就可以了，想不到，知道是寒了，也可以用乌头、附子类的。那么知道是小腹部，就要用白芍；如果津液不足，加上甘草、生姜、大枣；如果为了通阳，加上桂枝，乌头桂枝汤也开出来了。

　　附方里面还有两张处方，一个是柴胡桂枝汤，原文是"**治心腹卒中痛者**"，这样不通顺，我们把顺序给调一下，是"治心腹中，卒痛者"，这样就通顺了，就是指肚子突然地痛。在《伤寒论》里面，柴胡桂枝汤治心下支结，还治疗更年期综合征、神经症都会有用。更年期的妇女身体随便一个部位一摁，然后她就打嗝，就是这张方子的主症。

　　《外台》还有一张走马汤。过去马帮在路上风餐露宿，往往饥一顿饱一顿，又露宿风寒，马帮的成员容易出现急性的腹痛、腹胀，大便不通畅。因为胃阳被伤了之后，食物消化不了。马帮里就带了这么一个散剂，叫走马汤，实际是散剂。马帮兄弟们一路运送货物，不可能带百十斤的中药预防路上有什么病，所以他带的药有一个走马汤，还有一些金疮、外伤的药物，带的量都非常小而精，疗效要确切。在古代，医生大概分为这么三类，一类是给皇亲贵族看病的，太医院里边的御医；还有一部分，在药店里坐堂的叫堂医；另外有一部分游走的郎中叫串医，串医又叫铃医，手里拿个铃，沿着村行医，在30年之前还有这种现象。串医有一本书叫《串雅全书》，里面用药都比较简单，金石类的药物运用得很多，常用的剧性药和烈性药在里边都会用到。为什么？这些串村的郎中背个药箱，带的往往都是很少的药物，很精致的，所用的药物都可以治疗一些疑难杂症、陈年老病，往往都有奇效。我亲眼见过的串医可以拔牙、镶牙，非常快。

我的一个亲戚有颗牙老是疼，然后就去这种类似早市的地方，问拔牙多少钱，串医说拔牙免费，号称还是无痛拔牙。我亲戚去了，就是往那一坐，说拔吧，这牙挺疼的。串医拿个牙签似的一根小棍，蘸点他那个药粉，往这颗牙牙龈的周围这么一划，然后让他一嘬，再一吐，那个牙砟就掉了，直接就像吐个花生米一样，就把这牙吐出去了，就这么快。拔牙是免费的，镶牙是要钱的。过去的牙医都这样，镶牙是 5 块，保这个牙 15 年。牙医就顺他那药箱里掏出一个面面来，加了点儿不知道是水还是药剂，和一和，捏一捏，捏完类似个牙齿的形状，往患者牙槽里这么一粘一捏，牙镶完了。因为我们都是邻居，他这个牙真使了 10 年。

现在腹满和寒疝部分就讲完了，下面接着讲宿食病篇。宿食从脉象上分，大概有三种脉，第一种脉就是寸口脉浮而大，按之反涩，尺中亦微而涩，这样的脉是有宿食。第二十一节：**"问曰：人病有宿食，何以别之？师曰：寸口脉浮而大，按之反涩，尺中亦微而涩，故知有宿食，大承气汤主之。"**这是标准的脉象。我们前面讲了，浮脉主表、主热、主虚，如果是主表的，一按脉是有力的，但是主宿食的脉按下去就是涩的。尺脉也是涩的，涩脉如轻刀刮竹，脉来不流利，就是涩脉，我们就知道在肠道里边有燥屎截住了。

第二种脉象是什么呢？是脉数而滑者，第二十二节：**"脉数而滑者，实也，此有宿食，下之愈，宜大承气汤。"**就是说滑数的脉也主食积。还有一种脉就是紧，紧如转索就是宿食，"脉紧如转索无常者，有宿食也。""脉紧，头痛，风寒，腹中有宿食不化也"，那么这个紧是沉的，这个紧就像绳子打了结一样。"头痛风寒"，体内有宿食，表也容易感受风寒。这个头痛一定是前额痛。中药用下法，可以用厚朴七物汤。如果是针刺，直接刺中脘，这个头疼立刻就痊愈。所以说从脉象上分，这三种脉都是主宿食的。宿食如果在上脘，当用吐法；在中脘和腹部的，就要用下法。《黄帝内经》说了："其高者，因而越之，其下者，引而竭之。"

先讲一下吐法：**"宿食在上脘，当吐之，宜瓜蒂散。瓜蒂散方，瓜蒂一分（熬黄），赤小豆二分（煮）。上二味，杵为散，以香豉七合煮取汁，和散一钱匕，温服之；不吐者，少加之，以快吐为度而止。亡血及虚者，不可与之。"**瓜蒂散这个药可苦了。瓜蒂是香瓜的果梗，香瓜很甜，果梗却很苦。大自然就是这样，一阴一阳，一甜一苦，配伍得特别好。瓜蒂打成粉，赤小豆也是打成粉，用豆豉煮水，服用这个散一钱匕。一钱匕就是 1.5g 左右，我们常用的就是这个剂量。"亡血及虚者，不可与之"，虚人一定不要给瓜蒂散，他吐完出一身汗，容易虚脱。如果遇到虚脱怎么办，一是针灸，二是给他点浓糖水、热水，让他喝掉，平躺，不要枕枕头，低枕位，很快就会恢复。但是现在吐法人们都不接受，因为一吐完鼻涕眼泪的都出来了，这个气机得顺一会儿，所以吐法应用得就少了，但是我们可以了解一下。

下面看一下宿食所用的下法。宿食或者说食积，现在有很多种方子可以治疗，比如五积散、保和丸、越鞠丸、保和丸等，但是这些对于轻度的宿食好使一些。如果是宿食比较严重，最快的方法就是承气辈，三个承气汤治宿食都有效，加上厚朴三物汤、厚朴七物汤。只要是在中下焦的食积，都会用到大承气汤，为什么？吃一副好了，取效快。要吃后世或者现在化积的方子，就得一个礼拜、两个礼拜地吃，但是后世的方子更加平和。继续看原文："**下利不欲食者，有宿食也，当下之，宜大承气汤。**"这个好像是不太好理解，我们把病机阐述一下。这样的患者出现下利还吃不下去，肯定是在肠道里有东西，没有东西他拉什么。这就证明在小肠或者大肠的上段会有宿食。"当下之，宜大承气汤"，大承气汤现在的应用很广泛，尤其我经常用。因为现在的人吃得多、喝得多，代谢不出去，我们就给他泻泻，他会很舒服。当然了，大承气汤证也有表现为能吃的，因为一伤食他就更想吃，就像伤水更想饮一样。伤了水更想喝的，用猪苓汤；伤了食了更想吃的，用大承气汤。尤其有一些糖尿病患者，那种中消消谷善饥的，就要用到大承气汤。

第十九章

五脏风寒积聚病脉证并治

第一节　肺脏病、心脏病、肝脏病

本节开始讲《五脏风寒积聚病脉证并治第十一》篇。我们先简单地把这篇所讲的内容梳理一下，大家的头脑就会很清晰。这一篇是缺文最多的一篇，因此读起来就有许多的困惑。我们能不能把这缺失的补起来呢？可以补，可以借鉴其他的版本，但是补起来又失去了原貌的特征。因为我们的讲课传播得比较广泛，所以在这里不能乱加东西，还是要尊重原文、尊重原貌。

首先简单地梳理一下这篇的构架。五脏从肺经讲起，肺中风、肺中寒还有肺死脏，严格地来说，还应该有一篇"肺着"，在这篇里，肺中风寒缺了肺着；到肝中风、肝中寒还有肝死脏，紧接着就有肝着之病；心病篇里面讲心中风、心中寒，还有一个心伤者，还有心死脏，又没有心着之病；脾病篇讲了脾中风，直接就是脾死脏，所以说脾病缺了脾中寒、脾着之病；肾病篇直接就是肾着，然后肾死脏，又缺了肾中风、肾中寒。因此缺文缺了很多。这篇内容不仅讲了五脏风寒，还讲了三焦病。《金匮要略》里已经明确地提出了上焦病、中焦病和下焦病，讲了三焦竭，上焦竭、中焦竭还有下焦竭，而且还讲了热在上焦、热在中焦、热在下焦。这种温热病在《金匮》里面早就有了体现，可见三焦辨证不是清代吴鞠通首创的。很多的医家还有教科书都认为吴鞠通创立了三焦辨证，这个说法是不准确的，应该把它提到汉代，是由医圣张仲景提出来的。最后一段"积聚病"篇，讲了积、聚和谷气，给出了明确的概念，什么是积、什么是聚、什么是谷气。我们在讲具体原文的时候，再详细地给大家讲解。

首先来看原文第一节："**肺中风者，口燥而喘，身运而重，冒而肿胀。**"第二节："**肺中寒，吐浊涕。**"第三节："**肺死脏，浮之虚，按之弱如葱叶，下无根者，死。**""肺中风者，口燥而喘"，这里说的肺中风，从后面的条文来看，还兼夹了湿。喘就不用说了，喘是肺系疾病的一个主要症状，几乎所有的肺病都会有咳嗽或者喘。为什么肺中风的人会口燥？口燥有两种原因，第一，风为阳邪，其性开泄，耗伤津液会口燥；另一个原因，这个中风还兼夹着湿气，风邪侵害的是肺之津，湿邪侵害的是肺之脏，肺里面有湿邪、有风邪，这时候肺是实的，津液就不能上承，也会口燥。津液不能上承，肺主通调水道的功能就会被弱化，人体的水道不能通畅，就会"身运而重"，身体想动一动，感觉着很沉重。"冒而肿胀"，"冒"是什么？可以理解为头晕。如果湿气重了，人就会像戴个帽子一样，就会头重如裹、四肢肿胀。肿胀一般以下肢为主，上肢有肿的吗？有，但是少。因此本段原文"肺中风"应该是风夹湿。

第二节，"肺中寒，吐浊涕"，如果肺寒了，会吐痰，痰一般是清稀的，如果化一点热了会黏稠一些。接着看第三节"肺死脏，浮之虚"，肺脏病如果到病危，这个时候脉是浮的，浮脉一定能摸得到，又浮还是虚的，稍稍一按就没了，尤其肺癌晚期的患者。"按之弱如葱叶，下无根者"，往下按就像那种葱叶，按下去就是空的，再按没有了，这种情况就叫"死"，这是一种病危的表现。

第四节，肝中风。首先来看一下原文：**"肝中风者，头目瞤，两胁痛，行常伛，令人嗜甘。"**第五节：**"肝中寒者，两臂不举，舌本燥，喜太息，胸中痛，不得转侧，食则吐而汗出也。"**肝中风，人们会出现头目瞤动。中医认为的风有动的和不动的。比如半身不遂，半身肢体痿废可以叫中风。如果是帕金森病，肢体抖动、头摇动，或者有些癫痫抽风的人眼睛往上翻，也叫中风，也归于风。"诸风掉眩，皆属于肝"，因此这些都归为肝之病，也归为"肝之中风"。"两胁痛"，肝经、胆经就布在两胁。"行常伛"，"伛"就是弯着腰走，因为肝主筋，所以这样的人走路经常是勾着身子弯着腰。"令人嗜甘"是什么意思？肝中风的人喜欢吃甜食，为什么？因为"肝苦急，急食甘以缓之"，吃甜食能缓解一下肝风导致的筋急。

第五节"肝中寒者，两臂不举"，寒主收引，肝又主筋，一旦肝伤了寒了，筋一收引那么两臂就会不举。"舌本燥"是什么意思？肝有毛病，怎么会牵扯到舌呢？我们就简单地讲一下经络所过于舌的地方，这也是中医舌诊的一个原理。为什么看病要看看舌头，要把把脉？舌为心之苗，手少阴心经之经别系于舌本；足厥阴肝经络于舌本；足太阴脾经连舌本、散舌下；足少阴肾经夹舌本；五藏里边还剩一个手太阴肺，它没有经络所系，但是肺上通于咽喉，连于舌本。藏腑相连，气血相贯，出于经络而上通于舌，所以中医通过望舌态、舌色、舌苔、舌下就能够判断人体气血的盛衰，以及气血运行的状况。因此舌诊很重要，脉诊有的人感觉不是太好，把脉难度很大，但是舌诊比较直观。

第六节：**"肝死脏，浮之弱，按之如索不来，或曲如蛇行者，死。"**第七节：**"肝着，其人常欲蹈其胸上，先未苦时，但欲饮热，旋覆花汤主之。"**"肝死脏，浮之弱，按之如索不来，或曲如蛇形者，死"，这些脉只能在一些绝症和疾病晚期会摸到。摸起脉来就像毛脉，肺经的脉是这样的，但是在肝经上出现，这就叫金克木，也是个死症。仲景描述的"浮之弱"就是这个意思。往下一按"如索不来",什么叫如索?按着像绳索一样,它是良久再来。"或者曲如蛇行者",这个是晚期的脉,气血已经不行了,直线就走不了了,只能迂曲着往前行,因此这样的脉也是一种绝脉。所以说肝病遇到这样的脉象,我们一定要加小心或者通知家属下病危通知书。《黄帝内经》中也记载了肝脏的死脉,一个是"但弦无胃",就是脉变成枯燥的弦,没有胃气了,没有生机的弦也属于死脏。《素问·平人气象论》里又说:"死肝脉,来急益劲,如新张弓弦。"什么意思呢?脉就像新弓拉弓,摸它的弦很刺手。弓如果使久了,它虽然有张力,但弓弦是有一定柔韧性的,就像木器、桌子,年头久了会有老包浆的,而新桌子就很有棱角,摸着就不一样,看着也不一样。这里描述的就是这个意思。

继续往下看原文第七节的肝着,肺脏篇却没有肺着。**"其人常欲蹈其胸上,先未苦时,但欲饮热,旋覆花汤主之"**。旋覆花汤是由旋覆花和新绛组成。旋覆花长在河边,尤其盐碱地的水边效果是最好的,因为咸能软坚,咸能散结。新绛大部分人认为是茜草,在临床中应用茜草也确实有效。有一少部分人认为降香也有作用。但是我们临床还是用茜草,为什么?茜草能深入肝脏清除深层次的瘀血、血块,只有这个药有这个作用。茜草在民间还有个俗名叫血见愁,可见见到茜草瘀血就发愁了。所以说肝里面如果有瘀血、死血,茜草的作用是当仁不让的,因此我们要学会用旋覆花汤。

旋覆花汤在临床上应用得很广泛。前一段时间我治一个老太太,她一进门说话声音就很小,不像前面讲的患者说不出话来,这位老太太能说出来,边说话边拿拳头捶胸。我告诉她我知道了这病怎么治。开旋覆花汤,很有效,下去就有效。如果我们的广大学员用了会有效吗?很可能没效。因为他看见旋覆花汤药味太少,就怕没有把握,对自己的药物没有信心,就要加,加上桃仁、红花,加上柴胡、枳壳,加来加去就十五六味了,这回一看方子也写满了,再不放心也没地儿写了,就这样了。其实这样疗效反倒差了。大家思考一下,为什么?因为瘀血在胸的上部,用了那么一大堆的药物,剂量又开得蛮大,这些药就奔中焦、下焦去了,无法清除上面的瘀血。如果要清上面,第一药味要少,第二药量要轻,才能清到胸中的瘀血。很多学员药味掌握不好,药量掌握不好,这是一个大问题。大家不必不放心,首先得相信仲景先师,第二得相信我,这样听课收获才会大。有的人为什么收获不大?他不相信,他怀疑,听个课他抱着肩膀听,内心是闭塞的,那么他永远也达不到好的效果。老师讲课其实现场教学能传达的能量更大一些,但是现在做不到,怎么办?听课的人一定要凝神定气地听,听课之前最好整装，然后抱着一个虔诚的心，打开医圣的书，聆听老师的讲课。你这样试一试，收获比一边玩手机一边听课大得多。世上无难事，只怕有心人，任何的困难就怕认真二字。

继续讲原文第八节："**心中风者，翕翕发热，不能起，心中饥，食即呕吐。**"第九节："**心中寒者，其人苦病心如啖蒜状，剧者心痛彻背，背痛彻心，譬如蛊注。其脉浮者，自吐乃愈。**""心中风者，翕翕发热"，中风就会表现出翕翕发热，这种热不会太高。"不能起"，可见身体的症状还是比较重的。"心中饥"，心中是指的胃，也就是说胃里知道饿，但是一吃就吐，为什么？有风邪干忤着经络，因此吃了还会吐。第九节，"心中寒者"，心中风、中寒的症状主要表现在胃。"心中寒者，其人苦病心如啖蒜状"，什么意思呢？是一种辣心的感觉。葱辣嘴，蒜辣心，辣椒辣嘴唇。不知道大家有没有空腹吃过生蒜，大家要不明白这个意思，不知道"心如啖蒜状"这个滋味，就是哪天饿急了，找一头大蒜，最好是紫皮独头蒜，嚼完咽下去，一下就体会到了"心如啖蒜状"这个滋味。它是一种辣心的感觉，严重的会"心痛彻背，背痛彻心"。"譬如蛊注"，就像虫子来回钻一样。如果这时候脉是浮的，也就是说病在上焦，那么一吐就好了。

心病篇又多出一个条文，心伤者。第十节："**心伤者，其人劳倦，即头面赤而下重，心中痛而自烦，发热，当脐跳，其脉弦，此为心脏伤所致也。**"心脏受伤的人稍微一劳动就感觉疲劳，就叫劳倦。脸上表现的是面赤，下边还有一个里急下重的感觉，这指的是肠道的功能。"心中痛而自烦"，又疼又烦，有时候还会发热，这种发热不一定在体温上表现出来，我经常说中医说的发热不一定是体温高。"当脐跳"，脐部还会跳动，脉是弦的，是为心脏所伤。这个心伤者和前面的心中寒其实正好是对应的，下面这个心伤者是伤于热，还有夹湿；心中寒是伤于寒，那么在临床中怎么区分心伤于寒还是伤于热呢？就问一下口渴不渴？口不渴的就属于寒，口渴的就属于热。

第十一节："**心死脏，浮之实如丸豆，按之益躁疾者，死。**"第十二节："**邪哭使魂魄不安者，血气少也；血气少者属于心，心气虚者，其人则畏，合目欲眠，梦远行而精神离散，魂魄妄行，阴气衰者为癫，阳气衰者为狂。**""浮之实如丸豆，按之益躁疾者，死"，这是心脏病病危的脉。这样的脉象我摸到过。在20年以前，我摸到过一个20多岁的女性出现这种脉。它是什么感觉？手指下在左关上，她的脉相当短，两侧的脉都没有，就像一个小球，一个小滚珠一下一下地顶着，转得特别快，然后我就告诉家属，这个人已经不行了，我救不了。果不其然，她到晚上就死掉了。这种情况很危险，尤其现在大夫要把不出这种脉来很麻烦，我们要学会保护自己，治不了的病尽可能不治。

"邪哭使魂魄不安者，血气少也，血气少者属于心"，首先说什么是"邪哭使魂魄不安"。邪气导致人哭泣、魂魄不安、惊慌失措，这"哭"当"苦"讲，是这个意思。这个原因是什么？因为心的气血不足，不能养心。"心气虚者，其人则畏"，就是害怕，心气虚则恐，实则笑不休。"合目欲眠"，眠是闭眼，睡觉是寐，闭上眼睛想要睡又睡不着，这叫"合目欲眠"。"梦远行而精神离散，魂魄妄行"，做梦老梦着走远道，出远门，然后早上起来精神涣散，精神恍惚，这是什么原因呢？是因为魂魄不安，才会出现这种情况，肝藏魂，肺藏魄，心不能主神明了。

最后两句争议最大，也令人费解，"阴气衰者为癫，阳气衰者为狂"，后世医家注解这句话都很牵强。我们结合《黄帝内经》原文来看："重阳者狂，重阴者癫。"也就是阳气盛的人才狂，阴气盛的人会癫。反观这段原文，阴气衰阳气就亢，阳气亢怎么会癫？阳气衰阴气就盛，怎么会狂呢？其实这很简单，抄书的人在抄的过程中很可能会大意，把古体字"阴"字和"阳"字抄颠倒了。《伤寒论》的传承很多都通过手抄本，最后经过官方校正印书局来整理，这两个字其实就是颠倒了，调整过来就完了，没必要在这个条文上纠结。我们又不是训诂派，生要研究它。如果我们把大部分的精力，都纠结在这个文字上，最后看病还是不会。文字是什么？文字叫象，叫形，如果太纠结于形和象了，就抓不到神了。讲学的目的是为了传神，读书的目的是为了得神。纠结于老师读错一个字，纠正老师这个地方不对，然后查经典、查古籍、查别的注家，最后浪费了几天的精力，什么都得不到。因此我们要学会读书读神。仲景的意思也是告诉你神，而不是非在这里纠结。

第二节　脾脏病、肾脏病

我们接着看脾脏病，第十三节："**脾中风者，翕翕发热，形如醉人，腹中烦重，皮目瞤瞤而短气。**"第十四节："**脾死脏，浮之大坚，按之如复杯，洁洁状如摇者，死。**""脾中风者，翕翕发热"，中风都会出现翕翕发热，这个就不要纠结了，这是中风的一个表现。"形如醉人"，脾中风了，人好像喝醉了一样。"腹中烦重"，脾主湿，中了风，出现的症状是腹中烦还沉重。按说风能胜湿，但能胜湿的风指的是正风，这里中的风是邪风，邪风是不能胜湿的。"皮目瞤瞤而短气"，眼睛经常瞤动，肉皮也一跳一跳的；"短气"，这是脾病，脾主运化、主升清，升清的功能不行了就会短气。遇到这样的人，应该怎么治疗呢？升阳益胃汤就是治疗这个病的。"脾死脏，浮之大坚"，脾脏的脉正常是有胃气、有根，是不快不慢、柔和有力；如果脉按着"浮大而坚"，这样的脉就不行，往下一摁又像扣了个杯子，底下是空了的。"洁洁状如摇者，死"，这个脉用力一按，还来回摆动，那么就是死脏脉。简单地讲就是有胃气则生、无胃气则亡，摸到没有胃气的脉就是危重症。

第十五节："**跌阳脉浮而涩，浮则胃气强，涩则小便数，浮涩相搏，大便则坚，其脾为约，麻子仁丸主之。麻子仁丸方，麻子仁二升，芍药半斤，枳实一斤，大黄一斤，厚朴一尺，杏仁一升。上六味，末之，炼蜜和丸，梧子大，饮服十丸，日三服，以知为度。**""跌阳脉浮而涩"，现在摸跌阳脉，一是不方便，二是现在也很少有人摸了。但是我们得知道"跌阳脉浮而涩"，浮就是胃气强，涩是小便数。"浮涩相搏，大便则坚，其脾为约"，它的主要病机就是胃强脾弱，胃强就是特别能吃，相当于中消。脾是管什么？是管运化的，脾又运化不了，所以这个人大便干。"麻子仁丸主之"，治疗就用麻子仁丸。这个情况用其他的药治疗起来很难，西医更没什么办法，西医一些润肠、洗肠、通便的办法都不好使。这种情况小孩多见。

我治过一个小孩，3岁多，很能吃，身体也不瘦，整天便秘，拉的像球一样。他就因为便秘这个事，各大医院地跑，花了十来万块钱也没解决。家长抱着孩子过来，就惊慌失措。我看了看，这就是一个胃强脾弱的人，也很简单。我说用不着这么惶恐，也不用吃中药，去买一盒麻子仁丸吃就行。当时他家人还挺疑惑，我说我这儿没有，到药店随便买一盒就行。他说吃了要不管事还来找我。我说行，找吧。然后过些天来了特别高兴，说太神了，吃了两丸，这孩子大便从此就顺畅了，他们花了十来万块钱，都没解决这个问题。所以药对了证，不在用药多少。小孩家长现在经常推荐患者上我这儿来。因为他是开出租车的，他到处嚷嚷，每次开车拉见患者他就嚷嚷。我们门诊从打我行医到现在没印过名片，完全是口碑宣传，这样来的患者依从性好。如果是宣传来的患者，面对他们就要费很多口舌，最后搞得很累。麻子仁丸现在有成药，老年人和小孩便秘经常会用到。读到这就有很多同学说老师，剂量太大没法用。人家那是丸药，如果我们开汤药，汤药也有效，按比例进行缩减就可以。

继续看原文第十六节：**"肾著之病，其人身体重，腰中冷，如坐水中，形如水状，反不渴，小便自利，饮食如故，病属下焦，身劳汗出，衣里冷湿，久久得之，腰以下冷痛，腹重如带五千钱，甘姜苓术汤主之。"**"肾著之病，其人身体重"，什么是"著"呢？脏器的负担过重，脏器所在的水湿偏重，就谓之"著"。肾著之病是肾的水湿太多了，湿性黏滞、重浊，所以表现为身体沉重。"腰中冷"为什么？阳气伤了，当然腰中会冷。"如坐水中"，这里说的"如坐水中"就是如坐冷水中，有的人就感觉到像在凉水里坐着一样。曾经讲过一个患者，她夏天都做了一个棉裤衩穿上，这个听着好像很可笑，但是她屁股凉得不行。"形如水状"，这个外形就像有水饮的表现，有浮肿的情况。"反不渴"为什么？这个寒在下焦，水饮也在下焦，不干涉什么上焦的问题，所以不会口渴。

下一句话就有意思了，"小便自利"，我听过很多人都说小便是正常的。纵观《伤寒论》，小便正常都说是"小便利"，那"小便自利"什么意思？小便不受控制，自己就尿了，这叫"小便自利"。"饮食如故"，刚才说了这个病不干涉中上二焦的问题，或者说主要疾病不在中上二焦，所以还是能够吃饭的，因为胃消耗的是君火。病属下焦，仲景直接告诉你这个病在下焦，无犯中上二焦。"身劳汗出，衣里冷湿"，有的版本里说"表里冷湿"，但是我个人觉得"衣里冷湿"更贴合原文之意。这句话是什么意思呢？有的人做劳务，然后出了很多汗，里面的衣服又湿又冷，"久久得之"。过去不像现在，一天换 10 套衣服都换得起，汉代的人是没那么多衣服的。就像我们小的时候，我们穿衣服都需要拿布票来买，那个时候两层布叫夹袄，冬天穿是棉袄，到了春天把棉花拽出去，到了夏天穿一层是单褂，就是这样。长期这样劳作的人，在外面干活出了汗，衣服又少，衣服里边再湿再冷也得忍着。

当然了，现在物质生活很丰富，一般不会这样了，这因"衣里冷湿"得的肾著就少了。当时在汉代，这样得肾著的人很多，要不然仲景这样惜墨如金的人不会写在这里。既然伤了冷湿，腰以下冷痛，腰为肾之府，往往这种患者会有腰痛。现在人虽然不会衣里冷湿了，但是穿露脐装、穿乞丐装也照常会受寒凉，有的中年人也这么穿，足经长，能统手经，寒气顺着这些经络就上来了，导致痛经、不孕不育、子宫肌瘤、卵巢囊肿等各种各样的疾病。"腹重如带五千钱"，湿性黏滞，湿性重浊，脐以下、带脉这个地方以下会表现得沉重。包括好多中年女同胞，过食寒凉，小肚子、屁股就容易长肉。用什么方子？甘姜苓术汤主之。甘草干姜茯苓白术汤方：**"甘草、白术各二两，干姜、茯苓各四两。上四味，以水**

五升，煮取三升，分温三服，腰中即温。" 甘草、白术各二两，按标准折法，也就是各 30g，剂量不大，干姜、茯苓各四两，也就是各 60g。用经方应尽可能地少动歪脑筋乱加减，单纯开这四味药，如果按照这个剂量用下去，很好用。病在下焦，用小剂量就上去了，所以说用大剂量没有问题的，很正常，我们可以照这个正常开。

　　临床上怎么应用？首先说一部分肥胖的人，尤其是小肚子和臀部肥胖的人。人体为什么会肥胖？人体是相当聪明的，如果贪凉、嗜食冷饮，导致人体脏器偏寒偏凉，就会自动地让脂肪层变厚，相当于给小肚子盖了层被子，给内脏保暖，因此这是肥胖的根本原因。现在市场上有很多减肥的产品，大部分都有甲状腺素之类的成分，它让人体代谢增高，促进燃脂，但是停掉减肥产品之后迅速反弹，而且它的副作用很大。无论保健品还是药品，很多速瘦的产品都有这类成分。因此广大爱美的女同胞，时刻要提起注意，不要相信一些速效瘦的方法。还有一些减肥方法，说不让吃饭，晚上就吃两根黄瓜、一个西红柿，开始好像管点事，后来发现越来越胖了，为什么？西红柿、黄瓜都是寒凉的，加重了内脏的寒凉，当时不吃饭、饿着，会瘦一点。人总要吃饭的，所以一定会反弹，而且比原来会更胖。因为脏器比原来更寒凉了，所以说这种减肥方法是要不得的。要想减肥，就得保持内脏的温度。因此前面讲的防己黄芪汤和这里讲的肾着汤，都能够有减肥的功效。前提是得对证治疗，不要说我一说有减肥的方子了，立刻使用这张方子，全方位的减肥都用它，那是不对的。再一个痛经，还有遗尿，前面说了"小便自利"，所以甘姜苓术汤可以用于下元不固，对下焦湿冷导致的下元不固的遗尿就会有效。临床还用到它治疗下肢肌肉萎缩，萎缩的原因是寒饮阻塞了经脉，导致经脉失养，营养供不过去，就可以考虑用上这张方子。

　　接下来看第十七节："**肾死脏，浮之坚，按之乱如转丸，益下入尺中者死。**""浮之坚"，肾脏病的死证，尺脉是浮的，这个"坚"是表面很坚硬，按下去就跟葱管似的。"按之乱如转丸"，如果"下入尺中者，死"。"乱如转丸"在关上也是死脉，但是这属于脾脏病；在尺中这属于肾脏病，所以这是个死证。

第三节　三焦竭、积聚

　　我们接着讲第十八节："**问曰：三焦竭部，上焦竭善噫，何谓也？师曰：上焦受中焦，气未和，不能消谷，故能噫耳；下焦竭，即遗溺失便，其气不和，不**

能自禁制，不须治，久则愈。" 这段原文，后世注家注解的争议很大。一些医家把这个"竭"字当成枯竭、虚竭，当成竭泽而渔的竭来解释，因此越解释越不通。我们先看看《医宗金鉴》还有尤在泾、程林的解释，看完之后再讲我们的解释，看看大家更容易接受哪个观点，对哪个更认可，大家自辨。首先看看《医宗金鉴》："三焦竭部者，谓三焦因虚竭，而不各归其部，不相为用也。"这证明是三焦全都虚竭了。三焦都虚竭了，这个人还能活吗，这应该是个死证。但是反观原文，这并不是个死证，后面还说了"下焦竭……不须治，久则愈"。如果是三焦虚竭还不治，这个人能自愈吗？接着看尤在泾的解释，他说"下焦在膀胱上口，其治在脐下，故其气乏竭，即遗溺失便"，尤在泾说下焦竭就是大小便失禁。"遗溺失便，其气不和，不能自禁制，不须治，久则愈"，大小便失禁了，不需要治疗，时间长了它就好了，有这种可能吗？如果大小便都失禁了，还不治疗，这个人会亡阳，这符合仲景的原意吗？我们看看程林的解释，他引用《黄帝内经》："膀胱不约为遗尿，＜下经＞曰：'虚则遗尿，其气不和，则溲便不约。'故遗失而不能自禁制，不须治之，久则正气复而自愈。"还是认为下焦虚竭了，气都虚得不行了，大小便都不能自制了，那么也不用管它，然后长时间就气复自愈。也就是说，我们遇到大小便失禁的人不许管，拉尿到一定程度他就好了，有这个可能吗？可能性不大。

　　那么"三焦竭"的这个"竭"字，究竟是什么意思呢？这个"竭"当时是个病名，它的本意是"喝令止"。如果按照"竭"的本意来解释，这一下就都通了。"喝令不止"就是因为邪气盛。比如我们遇到一个小偷，如果那小偷个又小又很赖，你说："别动，不许偷。"小偷吓得就跑了。我们也曾经见过这样的小偷，我们老家的人坐着班车去市里办事，结果小偷偷他媳妇钱，他站出来说别动，不让偷，小偷比他还横，结果干起架来。这就是"喝令不止"，邪气盛，正气不能喝止它。我们按照问答的方式写："问曰：三焦竭部，上焦竭，善噫，何谓也？"上焦竭不能喝止邪气，邪气在上面就会往上走。"善噫"就会噫气，噫气就是嗳气，从胃里返上来很长的一股气，和打嗝不一样。呃逆是很短促的、很频繁的。"师曰：上焦受中焦气未和，不能消谷，故能噫耳"，上焦秉承的是中焦的气，中焦的气也不和，不能消谷，这个气就会往上返。还是一样，这是一个胃寒的表现。为什么说是胃寒？我常给大家讲，胃有热则消谷善饥，反复强调的这种话非常重要。既然不能消谷，那这就是寒气，就是邪气，而且邪气还很盛，所以他要嗳气。"下焦竭，即遗溺失便"，如果下焦的寒气盛，也就是说下焦竭就会出现遗溺失便，就是遗尿，大便拉的次数多或者有失禁。"其气不和，不能自禁制"，什么原因？ "不能自禁制"看到了吗！紧接着仲景就解释了，令行禁止做不到，就是邪气太盛，正气不能喝令禁止。"不须治，久则愈"，这种情况下，如果是在下焦，治疗也是依据"其高者，因而越之，其下者，引而竭之"，要治疗也是因势利导，不能病在下焦往上推一推，这个做不到。寒气盛用补法，用补中益气行不行？ 或者用禹余粮丸、赤石脂之类的塞行不行？ 邪气盛的塞不住，这种邪气太盛了，怎么办？ 我们可以不管它，只有邪气盛、正气不虚的情况，才可以不需要治疗，只要邪气排净了，自然而然就好了。而不像几个医家注释的那样，这个人很虚了，连大小便都控制不住了，不用管，慢慢自己就好了。这是我个人的观点，在这里给大家阐述出来，大家看看，兼听则明。

原文第十九节："**师曰：热在上焦者，因咳为肺痿；热在中焦者，则为坚；热在下焦者，则尿血，亦令淋秘不通；大肠有寒者，多鹜溏；有热者，便肠垢；小肠有寒者，其人下重便血；有热者必痔。**"我们看看热在三焦的情况。原文"师曰：热在上焦者，因咳为肺痿"，上焦主要是心肺，肺为娇脏，最怕热了，上焦有热，常常导致肺痿。前面讲肺痿的专方、主方是甘草干姜汤。这里说的肺痿又是热在上焦导致的，有的同学就迷惑了，似乎用甘草干姜汤不是太对。这就是后世医家和伤寒家看病不同的地方。伤寒家都是固护阳气，阳气足了，津液通过饮食自生，这就是伤寒家治病最主要的特点。

"热在中焦者，则为坚"，中焦属于阳明的定位。阳明病的特点是阳明腑实，就是痞、满、燥、实、坚，热在中焦就会坚，就用承气类的方子来治疗。轻的用调胃承气汤，稍微重一点的用小承气汤，再严重的就用大承气汤。"热在下焦者，则尿血，亦令淋秘不通"，下焦重点指的是膀胱有热。我们说过寒伤营、热伤络，热容易伤了血络，就会出现血尿。尿血类似现在的淋病，这个淋病不是西医的淋，是中医的淋病，会出现典型的尿道刺激征，如尿频、尿急、尿痛、小便不通畅，所以"亦令淋秘不通"。下面在三焦有热的基础上，又把大肠、小肠，有寒、有热加以区分。"大肠有寒者多鹜溏"，这里的"鹜溏"又叫鸭溏。鹜是一种鸟，这种水鸟和鸭子一样，大小便同时从肠道排出，因此它排出的大便都是稀溏便。如果大肠有热，就会出现"便肠垢"，便肠垢就是便秘的意思，肠道挂了很多垢，大便就秘塞不通了。

"小肠有寒者，其人下重便血"，像现在的什么？ 类似结肠炎之类的。西医说的结肠炎是在大肠，但是中医认证里面归到小肠，这叫"小肠有寒，其人下重便血"。用什么方子治疗呢？这个就用黄土汤。如果小肠有热，必有痔，痔就是痔疮。很多人到医院做肛肠科手术，一花就几千块钱，最后还是不好。其实痔疮的疼痛很简单，它就是静脉血回流受阻。为什么痛？不通则痛，只要让患者趴在床上，然后把痔核消好毒，多消几遍，用那种尖的铍针或者手术刀，然后猛地戳破，用个气罐对着痔核一吸，这个患者瞬间就好。然后再开治疗小肠有热的方子，小承气汤加上槐花或者是槐角，都可以，不要加太多，疼得厉害可以加白芍。我们说过治下面的病就用白芍，白芍能增加静脉血的回流。讲到这还有静脉曲张，就可以加大白芍的剂量，静脉血一下就回来了。

下面我们讲本篇最后一个病种，就是积聚。先看看原文第二十节："**问曰：病有积，有聚，有谷气，何谓也？师曰：积者，脏病也，终不移。聚者，腑病也，发作有时，展转痛移，为可治。谷气者，胁下痛，按之则愈，复发为谷气。诸积大法，脉来细而附骨者，乃积也。寸口积在胸中；微出寸口，积在喉中；关上，积在脐旁；上关上，积在心下；微下关，积在少腹；尺中，积在气冲；脉出左，积在左；脉出右，积在右；脉两出，积在中央；各以其部处之。**"这段原文实际它划分为两段，到复发为谷气，以这划分个自然段。前面是讲述积、聚和谷气的概念和发病特点；后一段原文讲述了积病的脉和在寸关尺三部脉上的定位。

下面我们先来看一下原文："病有积，有聚，有谷气，何谓也？"这句话就是说有三种病，一个病叫积，一个病叫聚，还有一个病叫谷气，是怎么回事呢。然后老师回答了说："积者，脏病也，终不移。""积"一般是脏器的肿块，是不移动的；"聚者，腑病也，发作有时，展转痛移，为可治"，"聚"一般是腑病，人体腑都是空腔的，这个病会时轻时重，时发时止，这叫发作有时。"展转痛移"，这个疼痛还会移动。"为可治"，也就是说聚病相对好治，脏病就叫积病，是难治的。临床上也是这样，一般大肠、小肠、膀胱这些腑如果是有了肿瘤，相对好治；如果是肺、脾、肾还有胰腺这些脏有了肿瘤，就相对难治，因为它属于脏、属于积。"谷气者，胁下痛，按之则愈，复发为谷气"，什么是谷气呢？谷气为病，胁下痛，按按就减轻了，拿起手来，很快又复发了，这个就叫谷气。

下面看看脉象，"诸积大法，脉来细而附骨者，乃积也"，就是说积病的脉法是这样的，脉是沉细附骨，类似伏脉，这种就是积。积在哪个部位？"寸口积在胸中；微出寸口，积在喉中；关上，积在脐旁；上关上，积在心下；微下关，积在少腹；尺中，积在气冲。"如果单看这段文字，就有点模糊不清，我们配属一张图来看一下（图19-1　脉诊配属躯体病位图）。这张脉诊图，不仅说的是积病，其他的病也是按这个方位配属躯体的病位，这张图比较贴合临床。正常的寸关尺对应人体的部位，寸是胸部，关是脐附近，尺是小腹，寸上就是喉，寸下就是心下，关下少腹，尺主小腹，这是这张图的顺序。临床上要记住这张图，逐渐地摸索一下脉诊。其实真正临床也没那么复杂，我们先把脉位记住就好。"脉出左，积在左；脉出右，积在右；脉两出，积在中央；各以其部处之"，左手的脉主左半身，右手的脉主右半身；如果左右两手同时把出这样的脉象，那么积就在中央，在人体的正中部位或正中线附近。

第二十章

痰饮咳嗽病

第一节　痰饮的分类和病机

本节开始讲述《痰饮咳嗽病脉证并治第十二》篇。本篇的内容比较繁杂，大家学习和记忆起来比较困难。教学的目的就是让大家明了，因此我们把这篇进行了系统的总结，然后再看原文就简单多了。为了能够区分疾病的性质，我们讲了气血水神辨证，人体就是由这四大因素组成的，水饮病占的篇幅是很大的，因此这篇复杂一点也情有可原。现在要把病在水分详细地加以阐述。

先回顾一下，水饮入头则眩；水饮入心（凌心）则悸；水饮入肺则咳；水饮入胃则呕；水走肠间，沥沥有声；饮在膀胱，小便不利；饮在大肠则腹泻。归纳起来，有哪些表现能归为水饮病？先看一下症状。患者来把脉，脉首先是偏弦，一般右手的脉会弦；水饮病还有一种脉，就是浮细而滑。我们看看舌，舌质往往是淡的，有齿痕，苔是水滑的，有的患者一伸舌头，那真往下流水、流哈喇子。这一看就是水饮证，我们就要在水饮病篇的方子里面来选，如果选的方不精准，大致方向选对了，临床上也会取得疗效。何况我们还讲了水饮病通治方神效五苓散，如果不会开，开这个就可以了。我们把完脉了，看完舌了，再问问患者身上沉不沉，后背有没有巴掌那么大块凉；有没有头晕目眩，会不会短气，有没有咳嗽，咳嗽往往都是呛咳；有没有心悸、心慌，还有心悬痛，患者经常这样叙述，心像在半截提溜着；有没有呕吐，有没有肠鸣；再问问二便的情况，小便是过多还是过少，还是不痛快、不顺畅，这都是小便不利的范畴；再问问大便是不是稀溏的。

通过以上的症状，基本上就能确定是否为水饮病。我们具体地把症状归纳一下，首先来说脉是偏弦的，或者是浮细而滑，舌大，有齿痕，苔白滑。从头上到脚下的症状就会出现头晕、目眩、呕吐，咳嗽以呛咳为主，短气、身重、背冷，有的时候是背痛，心有悬痛，心悸，肠鸣腹泻，小便不利，这就是水饮病的几大症状，具备以上十二大症状的 2～3 个，再结合脉象和舌苔就可以确诊。这样就很容易能区分气血水神之水液病变。如果经过四诊合参，确定患者为水饮病了，那么治疗水饮病的法则是什么呢？《金匮要略》里面有原文："病痰饮者，当以温药和之。"这就是总的治疗法则。因为水饮为寒邪，寒者热之，用偏温性的、味偏淡的、渗利的药物来治疗，常用的就是苓桂剂。还有一个治疗法则是"水饮在上者，发其汗；水饮在下者，利小便"，也就是腰脐以下的水肿利小便，上半身的水肿采取发汗的办法解决。既然水饮病诊断出来了，治疗法则也有了，就要进入细节部分，看具体的原文。

原文水饮病分为四饮：痰饮、悬饮、溢饮和支饮，每一饮各有偏重；紧接着又把水饮病分为五脏饮，分述了水在心、水在肺、水在脾、水在肝和水在肾的不同；后面几段原文阐述饮证的表现特点。

首先来看一下原文第一节："**问曰：夫饮有四，何谓也？师曰：有痰饮，有悬饮，有溢饮，有支饮。**"也就是说，饮邪分为四种，第一种叫痰饮，第二种叫悬饮，第三种叫溢饮，第四种叫支饮。而且很清晰，各有各的概念，各有各的病位和病性。教科书上的痰饮是广义的，包括狭义的痰饮、悬饮、溢饮和支饮。翻看《金匮》原文，这里没有说广义的痰饮，"夫饮邪有四"，只说了饮邪有四种，用文很简练。

何为痰饮、悬饮、溢饮和支饮呢？下面的原文紧接着就回答了。原文第二节："**问曰：四饮何以为异？师曰：其人素盛今瘦，水走肠间，沥沥有声，谓之痰饮。饮后水流在胁下，咳唾引痛，谓之悬饮。饮水流行，归于四肢，当汗出而不汗出，身体疼重，谓之溢饮。咳逆倚息，短气不得卧，其形如肿，谓之支饮。**"简单地阐述一下，这段原文写得非常明了，为什么说"素盛今瘦"？没有痰饮之前胃肠功能很好，能够吸收水谷精微里面的养分来充盈四肢肌肉。当病了水饮之后，肠道是寒的，里面的水饮变不成津液，吃进去的水谷也转化不了人体的精微，因此病水饮的人就容易消瘦。至于"水走肠间，沥沥有声"，这是水饮在胃肠的一个典型症状。因为痰饮主要在消化道、在胃肠之间，所以能听到肠鸣音，肠子咕噜咕噜叫，我们就认为这是个痰饮病。如果考《金匮》原文"痰饮"是什么，怎么回答？就答"其人素盛今瘦，水走肠间，沥沥有声，谓之痰饮"，这样是满分。痰饮病有几大鉴别要点或者说诊断的几大要点：一个是会有眩晕，第二个肠鸣，第三口渴，第四小便不利，第五舌苔水滑，第六脉偏弦，一般是右手脉弦一些。这种痰饮病其实神效五苓散就完全能够解决，无需辨证，恰好十二味，开出处方来既美观也实效。当然了，本篇后面还有相应的处方，都可以选用，效果都不错。

那么什么是悬饮？"饮后水流在胁下，咳唾引痛，谓之悬饮"。我们看到患者一咳嗽，引得两胁疼痛，就知道这个水饮在胸膈膜，会有东西悬着一样疼痛。至于"饮后水流在胁下"，这是病机分析。这个怎么治？这是典型的十枣汤证。

什么是溢饮呢？"饮水流行，归于四肢，当汗出而不汗出，身体疼重，谓之溢饮"，溢饮就是水饮溢于四肢。现在提倡的多喝水，输液、输水，给小孩拼命吃水果，这样就会病水饮。还有一种情况是什么？这里说当汗出而不汗出，本来到了夏天要出汗了，或者出了一身汗一进空调房，嘲，毛孔就给关上了。这些汗液本来已经从汗腺出来了，但是毛孔关了，又出不来，那么就停在皮下，人体就会表现沉重，这种情况就谓之溢饮。溢饮用麻黄加术汤就可以。后面的原文中和我们提到的方子有些是不一致的，不要紧，我们要相机行事。病溢饮者，后面原文中用的是大青龙汤。但是据我观察，现在用麻黄加术汤的机会反倒更多一些，因为现在处的环境和汉代不一样，现在人过多地吹空调，寒气更重一些。还要看个人体质，有大青龙汤证的，没有问题，照常可以应用。

什么是支饮呢？支饮就是"咳逆倚息，短气不得卧，其形如肿，谓之支饮"，病位是在哪儿？是在肺部，在胸膜之间。这个人就会"如肿"，"如肿"是就像肿了，又不一定有真的肿。关于支饮，书上用了木防己汤，还有木防己去石膏加茯苓芒硝汤。后面在讲具体章节的时候会讲到。

我们把饮邪根据症状学分成四种，这段话希望大家背下来。不一定所有的条文都要背，关键的条文还是要背下来的，一是利于考试，第二是便于临床区分。

原文第三节："**水在心，心下坚筑短气，恶水不欲饮。**"有的同学会有疑问，前面说"水在心"，为什么说"心下坚筑短气"？因为水为阴邪，其性重浊，"水在心"它会往下坠，所以表现的部位会在心下。"心下坚筑"，心下往往会硬，这个时候气机不能上下通畅。子午周天就是心火向下走、肾水向上行，中间有水饮阻隔，心火下不去，肾水上不来。我们常用的方子是茯苓杏仁甘草汤，也可以用苓桂术甘汤，没有问题。

第四节："**水在肺，吐涎沫，欲饮水。**""吐涎沫"，在肺痿的甘草干姜汤证里面有这个吐涎沫。"欲饮水"是什么意思呢？既然有水饮，怎么还要饮水？因为水饮是邪水，不是正水，它不能使人滋润，就像五苓散主要的表现就是口渴，因为邪水不是津液，不能起到滋润作用，反倒妨碍正水上行，因此患者往往表现还会想喝水，喝下水化为水饮，不能转化成津液，这时候更口渴。水在肺，用的方子以小青龙剂或是苓甘五味汤加姜辛夏为主，充分体现了"病痰饮者，当以温药和之"。我习惯用麻黄加术汤，因为开鬼门、洁净府更快。

第五节："**水在脾，少气身重。**"但是这个少气不一定是脾虚，也不一定非得用党参之类的健脾，可能用到白术就够了。我们说过，只要身重就用白术，甚至可以苍术、白术同时应用，这是身重必须用的。

第六节：**"水在肝，胁下支满，嚏而痛"**，肝经分布在两胁，"胁下支满"，这肯定属于肝经的部位。那么"嚏而痛"是什么意思呢？就是一打喷嚏，两胁就痛。我不知道大家是否见过咳嗽过三五天、一个礼拜以后，很多人都说，不敢咳嗽了，一咳嗽肋部就疼。怎么办？确定是水饮就好办，用神效五苓散；疼得严重的、都不能侧身的，上十枣汤了。

第七节：**"水在肾，心下悸"**，水在肾怎么会心下悸呢？因为肾里有水邪，正水不能向上以滋润心脏，心火又不能下行，因此会有心下悸，方子是真武汤，典型的真武汤证。真武汤在治疗心脏病时应用很广泛，不要认为它是治肾的就不能治心。《黄帝内经》说了"病在上者下取之，病在下者高取之"，病在心治肾，就是这个道理。

后面几段原文，阐述了一下饮证的表现特点。第八节：**"夫心下有留饮，其人背寒冷如掌大。"**也就是说后背有一块冷或者是疼，就像巴掌那么大一块。这个病在临床上活血止痛、理气止痛都不行，也不用非得干姜、附子，只有利水，五苓散，散剂，给他一两包，立马就见效，当然汤剂效果会更快。我在门诊见到过一个老太太，她就感觉后背有巴掌大一块疼，还冷，怎么捂也捂不热。前面的医生用了很多种方法，有大量的四逆汤，没有效；也有的按风湿治，也有的按心脏病治，都没有什么效果。我们一看舌，一把脉，知道她是水饮病，直接开的五苓散。而且这个老太太我还给的是散剂，没给汤剂，拿了三包，吃完就好了。

第九节：**"留饮者，胁下痛引缺盆，咳嗽则辄已。"** "留饮者，胁下痛引缺盆"，留饮是留在胸膈，所以一咳嗽会牵引胸膈疼痛。后半句不好理解，"咳嗽则辄已"，这是一个版本；有的版本说"咳嗽则转甚"。有悬饮的人，有留饮的人，一咳嗽胸隔膜就收缩，会有牵拉性疼痛。所以我们从临床上推断，"咳嗽则转甚"应该是正确的。

第十节：**"胸中有留饮，其人短气而渴，四肢历节痛，脉沉者，有留饮。"** 留饮脉就是沉的，这个饮邪比较久，至于短气、渴，我们在前面讲过水饮的表现。这种留饮后面会有处方，到各论的时候再给大家讲解。多了个留饮，还有伏饮的概念。

第十一节说的就是伏饮：**"膈上病痰，满喘咳吐，发则寒热，背痛，腰疼，目泣自出，其人振振身瞤剧，必有伏饮。"** "膈上病痰，满喘咳吐"，这就不用说了，典型的痰饮。主要是有一种，很可能会发热。背痛、腰痛的，不要认为就是风湿。只要我们看见舌头水滑的，脉是偏弦的，就可以按水饮治。见到这个症状，大胆地运用方子，就会很快缓解。我们临床上常见，这里不做过多解释。"目泣自出，其人振振身𥧌剧"，这是一个典型的表现，就像帕金森的表现。帕金森有一种类型就属于水饮病，用这些方子也会取效。但是这个病我发现越来越难治，尤其长期应用西药的患者，让他停掉西药特别困难。他症状好了也不干，过几天还要把西药捡起来再吃上。他好像有一种心理依赖，加上精神上的依赖，真的很难。我们治疗帕金森病，只要患者没用过西药治，中医上去很快就见效，也很容易治断根。

第十二节："**夫病人饮水多，必暴喘满。凡食少饮多，水停心下，甚者则悸，微者短气，脉双弦者寒也，皆大下后喜虚，脉偏弦者饮也。**"简单解释一下原文。"病人饮水多"，现在饮水都普遍多。我有一个朋友就是这样，他每天喝水，那种大茶缸子沏的浓茶，抱着缸子猛饮，一气儿喝一缸子，就那么喝。吃饭吃得很少，然后他脸水肿，得了过敏性鼻炎，到处治，治不好，还往鼻子里打那种长效激素，也不管用。后来找到我，我给他看。他就是专门喝水，他说不让他喝水不行，不吃饭可以，但是不喝水不行，伤水的人见水就更亲。用什么方子？前面讲的，猪苓汤，"随其所喜而攻之"。我们要学会前后连贯，不要见着短气就补虚。"脉双弦者寒也，脉偏弦者饮也"，这两句话我们要背下来，临床上具有指导意义。后面有一句话"皆大下后喜虚"，是多余出来的，是个错简，把它去掉就可以。

第十三节："**肺饮不弦，但苦喘短气。**"肺饮的脉在两寸，会在肺这块出现一个很短的脉，往往弦脉不多。但是患者会出现喘和短气。

第十四节："**支饮亦喘而不能卧，加短气，其脉平也。**"前面说了支饮是"咳逆倚息，气短不得卧，其形如肿，谓之支饮"。支饮主要在哪儿？主要在肺，它的脉我们前面说了"脉不弦"，这里说"其脉平"，这个"平"不是说正常，就是和其他的水饮病相比，不那么典型。

第十五节："**病痰饮者，当以温药和之。**"痰饮大部分是用温药，有一少部分可以用凉药的，比如大青龙剂，比如越婢加术汤，还有越婢加半夏汤，这些方子都是偏寒一些的或者偏中性一些。但是总体是以温药和之。

第十九节："**脉浮而细滑，伤饮。**"这是饮邪的一个脉象。饮邪的脉象一般以偏弦为多，这里边还有一个脉象就是浮而细滑。

第二十节："**脉弦数，有寒饮，冬夏难治。**"这是一个难治的证型，为什么这样说？如果出现有寒饮，"寒"脉应该是迟或者紧，有饮是弦，合起来应该是弦迟的脉象。患者的症状表现明确是有寒饮，脉象却出现了相反的弦数，而不是弦迟或者弦紧，这个病无论是冬天、夏天都是难治的，就是在春天、秋天也难治。这里的冬夏难治就是指一年四季都比较难治。任何一个疾病，出现相反的脉象，要么是病危，要么是病难治，我们一定要区分开。正常的脉象，春弦、夏浮，也有说夏洪的，秋毛、冬石，这是正常的脉象。如果我们在春天摸到了秋天的脉，这样的病就难治，因为春为木，秋为金，正好是相克的脉象，一般来说患者的病情就较危重。

总论部分就基本讲完了，下一节开始讲各论，痰饮、悬饮、溢饮、支饮，按照这个顺序进行讲解。每个饮还分了很多证型，各论里会逐一讲解。

第二节　痰饮、悬饮、溢饮证治

下面进入各论的学习，首先来归纳一下，这样大家头脑中就有个模型。本篇通篇归到气血水神辨证之水液病变，我们后面还会提到水液病变。

在痰饮病篇中，第一个是痰饮，给了一个主方苓桂术甘汤；第二个是悬饮，给了一个主方是十枣汤；第三种是溢饮，溢饮有两个方，大青龙汤和小青龙汤；支饮给了六个方，一个是木防己汤，还有木防己去石膏加茯苓芒硝汤，这也可以算一个加减方，还有泽泻汤、厚朴大黄汤、葶苈大枣泻肺汤、小半夏汤。全篇里除了这四种饮，还有一种饮叫留饮，用甘遂半夏汤。什么是留饮？就是这种水去了又来，来了再去，反反复复。我们讲到甘遂半夏汤的时候，会给大家讲原理。除了以上五种饮证，还按部位分了两种饮，一种在肠间的，用己椒苈黄丸；另一种饮在膈间，用小半夏加茯苓汤。最后仲景先师还给了一张治水饮的通治方五苓散。实在分不清了可以用五苓散。为了大家更能应用于临床实战，我们还创立了神效五苓散，可以通治饮证。这就是痰饮病篇的全貌。下面进入各论学习。

原文第十六节："**心下有痰饮，胸胁支满，目眩，苓桂术甘汤主之。**"方药组成："**茯苓四两，桂枝，白术各三两，甘草二两。上四味，以水六升，煮取三升，分温三服，小便则利。**"这个部位定在心下，我们讲过了胸以上的用桂枝。白术、茯苓、甘草利水。假设在胸以下、腹部的水饮，会用什么方子？按照我们前面给的思路，一定是苓芍术甘汤。苓芍术甘汤还能治疗柔痉，就是有一种特殊的颈椎病，怎么治都没有效。问问患者小便利不利，如果小便不利，就选择苓芍术甘汤；或者看舌和脉，一看是水饮证的，就选用苓芍术甘汤，一剂知，下去就有效。中医不注重病名，不是用病名对应药物来治疗；而是注重症状和体征，看到体征就用这个药。如果对病名用药，这个是抗肿瘤的，那个是消炎的，西医那么多综合征，帕金森综合征，更年期综合征等，怎么对去？3万多个病名，对得过来吗？中药才有多少种。有些东西看似简单，实际一一对应后很复杂。我们讲原理看似复杂，实际掌握了原理，掌握了神，反倒能驾繁使简，这才是捷径。我们不要招手就走捷径，这样肯定是走弯路。

苓桂术甘汤方的组成："茯苓四两，桂枝、白术各三两，甘草二两。"茯苓为君药，量最大，选取了四两。白术健脾燥湿，在这里它也通腰脐之气，脾健则水湿除，起的是这个功效。我们用过这个方子治疗心脏肥大，心悸、头晕、耳聋等都治过。只要判断是水饮证，用这个方子就很好使。

原文第十七节："**夫短气有微饮，当从小便去之，苓桂术甘汤主之，肾气丸亦主之。**"患者出现短气，考试可以答气虚。临床这个不一定，我们一定要看舌脉。如果舌苔水滑，脉是弦的，这个就是水饮造成的短气，就应该利水饮。为什么仲景给了两个方子？这种短气有微饮，一个实证，一个虚证。苓桂术甘汤治疗的是单纯的水邪阻滞，没有肾气虚。而肾气丸主治的短气，是因为肾气不足导致水饮不化。肾气丸的脉往往是右尺偏浮，尺脉一浮出来，就是虚证了。

我们继续看悬饮，原文第二十一节："**脉沉而弦者，悬饮内痛。**"第二十二节："**病悬饮者，十枣汤主之。十枣汤方，芫花（熬），甘遂，大戟各等分。上三味，捣筛，以水一升五合，先煮肥大枣十枚，取八合，去滓，内药末。强人服一钱匕，羸人服半钱匕，平旦温服之；不下者，明日更加半钱匕，得快下后糜粥自养。**""脉沉而弦者，悬饮内痛"，说了悬饮的脉象和症状。"内痛"就是内里的疼痛。因为有水，这种水要么在心包，要么在横隔膜，水往下牵拉着疼痛。还有的悬饮是在胸膜，他不能朝健侧躺，一朝健侧躺，水往健侧一流，一牵拉胸膜，就会疼痛，我们就用十枣汤。十枣汤还可以治疗久咳，有的咳嗽几个月不好，就给十枣汤，给一点点，速度很快，立竿见影就好了。

我治疗过一个姓安的女性，三十多岁。她咳嗽，不能躺，躺下就咳嗽得特别剧烈，还有高热，热也不退。西医怀疑胸膜炎，查也查不出来，然后输液，越输越严重，咳嗽昼夜不止。她那种咳嗽很剧烈，有水声，我们一听就能听出这个声音来。来到我门诊，我们果断地应用十枣汤，然后再开上神效五苓散利水。十枣汤往往一剂下去就会有效，但是不一定一剂就中病即止，我反复地强调不要这样。我不知道什么人提出来的，用麻黄中病即止，用大黄中病即止，这个很容易误事。我在临床应用麻黄发汗，发过1个月；用大承气汤，前面讲了要泻，泻到什么程度？泻到小便清了为止。不要见好就收，否则疾病肯定会反复。十枣汤也曾经泻过1个月，但是不要连续给，严重的最好隔一两天。如果病情减轻了，可以一个礼拜给患者泻一次。十枣汤方的组成：芫花（熬），熬就是炒的意思；甘遂、大戟各等分，就是说每个等分。我们在做的时候用量少，一样就搁10～30g，放在那备用，也没有多少钱。

"上三味，捣筛，以水一升五合，先煮肥大枣十枚，取八合，去滓，内药末"，这个药的要点是一定要空腹吃，第二多喝一点枣水，把药末冲到胃里。如果这个药末粘到食道上，人就会呕吐，人一呕吐就很难受。"强人服一钱匕，羸人服半钱匕"，做成散之后我个人的常规用量是用1g就可以；如果这个人体格又比较强壮，极限量我一次用到过3g。这个强壮不一定指长得五大三粗，摸患者的脉象，脉象是强壮的，水饮就比较盛，就可以用大的剂量。

"平旦温服之；不下者，明日更加半钱匕，得快下后，糜粥自养"，这是标准的护理方法。我们一般都让患者早晨5点吃，吃完之后就不要吃东西，等着腹泻，大部分患者在1个小时以后就开始腹泻了。一般来说5点吃的，到10点左右，无论他泻与不泻，都可以喝粥了。有的人喝完粥之后会泻，开始会泻有大便，以后泻的全是黄水，那样的效果才会好。反正这么多年应用下来，个别的患者会有虚的表现，大部分泻完都很舒服，尤其第一次泻。泻完之后就喝一碗小米粥，中午以后就可以正常吃药，其他饮食正常。有的时候小孩我们也给，但是给的剂量一定要小。但是诸位学员们，我还是不建议给小孩应用，毕竟药典记载说有毒的。其实这几个药物人体并不吸收，它在肠道里起的只是把肠管里的水脱出来的作用。但是为了安全起见，别出事儿。

在这里特殊地提示，学员们一定要稳妥，在自己有把握的情况下再加以应用。不然的话你给一些患者药，搞得你心惊肉跳，睡不好吃不好，这样的日子我们都熬过。给下药去就等着患者的反应，等着腹泻，那种情况心里很难受的，我这都是熬出来的，我希望大家不要熬。因为那时候我是在基层，老百姓穷，只要快、有效，所以各种药我们都尝试应用。现在不是那个情况了，现在稍一不合适，吃个药患者刚起点皮疹，他就找你闹事，这样的情况都有。希望广大的患者听到我的课，也要给大夫一个空间。

下面看溢饮，第二十三节："**病溢饮者，当发其汗，大青龙汤主之，小青龙汤亦主之。**"溢饮表现为水饮溢于四肢，原因是什么？就是我们正出着汗，突然受了寒，汗从汗腺出来了，但没从皮肤出来，结果被憋在里面，人体表现很沉重。热性体质的特点是热、赤、稠、燥、动，如果患者体质是阳性的、热性的，化了热了，就用大青龙汤；寒性体质的特点是冷、白、息、润、静，如果患者体质平时偏于虚寒，寒化了，就用小青龙汤治疗。像我这个身体就是用大青龙汤，如果像身体比较虚弱的就是小青龙汤，很好区分。

大青龙汤方："**麻黄六两（去节），桂枝二两（去皮），甘草二两（炙），杏仁四十个（去皮尖），生姜三两，大枣十二枚，石膏如鸡子大（碎）。上七味，以水九升，先煮麻黄，减二升，去上沫，内诸药，煮取三升，去滓；温服一升，取微似汗；汗多者，温粉粉之。**"大青龙汤麻黄的剂量很大，六两相当于现在90g，我没有用过这么大的剂量，45g、30g很常用，极限我用过60g。但是我个人主张，15g左右效果就很好。"汗多者，温粉粉之"，如果这个人体质过虚，出汗过多了，怎么办？用米粉炒热了往身上一敷，汗就下去了。如果用药解决，就再用桂枝汤给他熬一副，汗也就止住了，严重的用桂枝加附子汤。一些鼻炎也经常会用到大青龙汤治疗，还有一些皮肤病，牛皮癣、湿疹之类，可以用大青龙汤加白术。

接着看小青龙汤方："**麻黄三两（去节），芍药三两，五味子半升，干姜三两，甘草三两（炙），细辛三两，桂枝三两（去皮），半夏半升（洗）。上八味，以水一斗，先煮麻黄，减二升，去上沫，内诸药，煮取三升，去滓，温服一升。**"小青龙汤是治疗寒化的过敏性鼻炎、哮喘、哮喘发作期一个特效的方。但是按原方原量用显然有点大，药典不允许，患者不接受，稍稍出现心慌，我们就不好处理。我们一般把它剂量缩小，麻黄常规可以用到10g，还是安全的，南方或者北京可以用到6g。在这里细辛用3～6g就可以，不要再加量了。其他的用常规剂量。我把我常用的剂量给大家开一下，我常规的是麻黄10g，芍药10g，五味子6g，干姜10g，炙甘草10g，细辛3～6g，桂枝10g，半夏15g，我一般是这么开的，效果就很好了。南方的可以减量，麻黄用到6g，也可以有效。

第三节　支饮证治

前面讲了痰饮、悬饮、溢饮，这节课开始讲饮邪最复杂的一个证型，叫支饮。为什么说它最复杂？医圣先师用了最长的篇幅，也给出了最多的方证来治疗。可见古人已经认识到，这是一个最复杂的证型。为了让大家能够清晰地理解本篇，我们有必要再次讲解人体。支饮篇重点讲了两大类疾病，类似西医学的肾衰、心衰，以及它们所引起的浮肿。中医治疗这两项疾病能取到很好的效果，因此我们也要重点地讲解本篇。正常人体心在上，属于君火，就像太阳，就要向大地照射。阴要升、阳要降，君火沿着正中线向下移，首先是到胃，胃消耗的是君火，然后经过胃到小肠，小肠消耗的也是心之热、心之能量。小肠后面有两个肾，有的人说左为肾、右为命门，其实不然，两肾之间才是命门，一阴一阳谓之道。前面已经讲过，命门火就相当于火柴和打火机，它起点燃作用。食物在小肠里进行消化，在这个转化中就需要热量。如果两肾之间的命门火很微弱，点燃不了小肠的丙火，就会出现下焦温度不够；阳不够了，阴就亢盛，阴一盛了，下焦就变成阴实；当下焦变得阴实，水液变不成津液，不能经过脾上输到肺，肺就不能通调水道、把津液宣发肃降到周身的组织。这时候人体代谢的毒素出不去，返回进到血液，这个时候西医化验血液，尿素氮、肌酐就高了，西医说是肾衰。既然水液变化不成津液，存在体内人开始就浮肿。西医学治疗就是应用激素加利尿剂，再不行了就透析。

可以这样理解，胃是个锅，里面有摄入的水，小肠在底下生火；如果下焦变成了阴实，再给胃加热，底下没有火，这些水就是冷水；心阳要想下降，遇到冷水降不下去，再和冷水激烈地一碰撞，人就要呕吐。这时候的表现是人体上面似乎还有一些火热，貌似过剩。那么这个时候要想治疗，该怎么做呢？那么假设肾衰的患者来治疗，我们脑袋里要知道人体火和水运行的方向和规律，遣方用药就很容易了。首先肾衰是下焦的阴实，"病痰饮者，当以温药和之"，肯定得用温药、利水的药，那么温药用什么呢？干姜、附子、肉桂，这是温药，严重的还用到生硫黄，硫黄是火中精。再加上什么？再加上利水的就可以了，茯苓利三焦的水，泽泻利四肢的水，猪苓是利下焦的水，防己是利淋巴系统的水，现在用的防己都是木防己。上焦的水饮要想脱出来，必用生半夏。这样一来，治疗水饮的总方就开出来了。

再来讲讲上焦的心，西医说的心衰的表现，左心衰和肺水肿相关，右心衰和全身性的水肿相关。原理是什么呢？一是心火不足，无法向下输送足够的能量。可能胃和小肠都没有问题，但是心阳向下输送的热量不足，这时候也能产生水肿。相应的治法用桂枝，桂枝降的是虚火。另一种情况是相对偏实的火，心脏本身没什么问题，但是心阳降不下去，这时候患者呕吐、浮肿，表现出心阳、心火相对亢盛，要把心火降下去，该用什么药呢？三黄泻心汤或者黄连解毒汤。那么难道心火就被黄芩、黄连之类的泻没了吗，中和掉了吗？不是的。药理学上讲苦能泄、能坚，我们说的苦能泄是把心火降到小肠，黄连、黄芩就有这个作用。黄芩主要清的是胃、胆和肺的火，黄连主要降的是心火。只有火下得去，水液才能变成津液。肾衰、心衰的人，水肿严重了，都会出现呕吐。这种呕吐应该用什么呢？肯定用到半夏。我们讲了内生水饮的来源，水饮还有其他的来源吗？有，饮水和输液，过食寒凉也会导致体内水液过多，产生水肿。这个时候就要用苓桂剂来利水，这属于实证。除此之外，还有没有其他情况？还有，夏天出了一身汗后吹空调，再就是出了汗了用冷水淋浴，或者大夏天的出了一身汗，遭遇暴雨袭击，淋了雨了，这个时候也会出现水肿。前面讲了，这种就用大青龙汤、小青龙汤来治疗。下面进入原文的学习。

支饮有六张处方、五个证型，首先来看看原文：**"膈间支饮，其人喘满，心下痞坚，面色黧黑，其脉沉紧，得之数十日，医吐下之不愈，木防己汤主之，虚者即愈，实者三日复发，复与不愈者，宜木防己汤去石膏加茯苓芒硝汤主之。"**这段原文阐述的是什么意思呢？首先是膈间支饮，病位定在膈。膈间的支饮有实证和虚证之分。如果是虚证，就用木防己汤；如果是实证，就用木防己汤去石膏加茯苓芒硝汤。仲景在这段话里说了，不知道虚证实证，先按虚证治，用木防己汤。"其人喘满，心下痞坚，面色黧黑"，这种水饮临床上见得到，面色很黑，黑得真像烧炭的，拉煤的那种黑。然后这人水肿，稍一活动就喘气，心下痞坚。我们常说，《伤寒论》和《金匮》里面提到的心下都是胃。摁胃，胃还胀，不摁患者也说心下胃脘这块是胀满的。"医吐下之不愈，木防己汤主之"，往往这种患者都经过很多大夫治疗，吐法不一定用得到，下法肯定用得到，攻邪、攻水肯定用了，包括西医的利尿剂肯定在用。这种状态，我们就可以开木防己汤。现在开药习惯性地都是开7天。开了之后，患者如果是虚证，吃完药好了，他有可能就不来。如果是实证，患者说开始吃了管事，后来这水肿又回去了，也没换方，怎么吃着前面管事，后面不管事？当然了，有的时候是患者饮食起居没做好，也会有这种情况，要排除一下。如果不是那种情况，我们就应该换方，换成木防己汤去石膏加茯苓芒硝汤。

来看看木防己汤方：**"木防己三两，石膏十二枚（鸡子大），桂枝二两，人参四两。上四味，以水六升，煮取二升，分温再服。木防己去石膏加茯苓芒硝汤方，木防己、桂枝各二两，人参、茯苓各四两，芒硝三合。上五味，以水六升，煮取二升，去滓，内芒硝，再微煎，分温再服，微利则愈。"**木防己这味药可以脱淋巴系统的水。石膏这么大剂量是什么作用呢？石膏的作用是生津，将水液变成津液。石膏色白入肺，属于白虎，另外金能生水，它起到这个作用，而且也是逐水很好用的一个药。桂枝将心脏的浮火、虚火或者说给心脏加加火然后导入小肠，它是这个作用。人参补气、补津液，也就是把止水给补足。

　　下面再看看木防己去石膏加茯苓芒硝汤，好些人对去石膏就讲不明白，为什么要去它？石膏是生津的，这里面是实证，用不着它了，就把石膏去掉了。加上个茯苓利三焦之水，芒硝荡涤肠胃，它能够把肠胃里的积滞推掉。这个方子是连大肠带小肠，加上前面的泌尿系统同时逐水，是治疗实证的水。

　　支饮的第二个证型，第二十五节：**"心下有支饮，其人苦冒眩，泽泻汤主之。泽泻汤方，泽泻五两，白术二两，上二味，以水二升，煮取一升，分温再服。"**病位又很明确，在心下。这个就是什么呢？下面是实的，阴实，心火又下不去，到胃里边一激荡，人就会眩冒。冒者，蒙而前也，戴上帽子把眼睛遮上了让你走，这种感觉就会晕。然后这个人还会有呕吐，就用泽泻汤。这个方子要连续吃的，尤其在肾衰的过程中出现头晕、目眩、呕吐，这个方子要连续地吃一段时间。在这里见到了白术，要重点讲一下。白术主冒眩，有眩晕都会用到白术，比如后世的方子半夏白术天麻汤，这里的泽泻汤，还有猪肤汤、五苓散、苓桂术甘汤、真武汤都有白术。原因是什么？这些都有眩晕。我们也可以按照传统药理学来解释，白术健脾燥湿，能除水湿，能够让脾气健运，清阳上升，浊阴下降，也可以这么解释。按照我们的理论体系，白术就能健脾燥湿，主眩冒。

　　原文第二十六节：**"支饮胸满者，厚朴大黄汤主之。厚朴大黄汤方，厚朴一尺，大黄六两，枳实四枚。上三味，以水五升，煮取二升，分温再服。"**有的学员就提出来了说，老师这不是小承气汤吗？确实如此，小承气汤也是由厚朴、大黄、枳实三味药组成的。小承气汤证是在小肠里有粪便堵住的时候往往基本没有腹痛，会有频繁的矢气，就是排气。那么什么情况要用厚朴大黄汤？厚朴大黄汤治饮证，这里明确说了支饮。支饮在胸膈会有向下牵拉的疼痛，也就是说这个支饮会有胸痛、胸闷。小承气汤往往没有什么腹痛，但是厚朴大黄汤腹痛就很严重。厚朴的作用是什么？是横向的，或者叫宽胸理气，让纵向的通道变得更宽，具有止痛作用。

　　这里不同的就是剂量，小承气汤里面的厚朴是二两，厚朴大黄汤的厚朴是一尺，剂量也要大。厚朴用一尺和二两有什么区别呢？我们在临床上也进行了大量的研究，发现现在药厂进回来的厚朴都是卷卷的，像花卷一样的，但是一般都是 1cm 长左右截了一段；我们发现这种用上去有效果，但如果是胸闷或者腹胀严重的，再用这个效果就不好。要用什么样的厚朴更好呢？我们门诊有整根的厚朴，它是个卷筒状的东西，它一根是多长？是 60cm 长，截成一半，一半大约是一尺，这样应用的厚朴理气宽胸的效果远远好于切好片的，为什么？这是同一个树干上的厚朴。一尺是从剑突到耻骨联合、腹腔的距离，我们用纵向的一尺，来宽这一尺的地方，正好宽胸，所以用一尺的效果要好于一堆横向切完了的，也可能横向切完的是分属不同树的，它们的气道相通就难。

支饮的第四个证型，第二十七节："支饮不得息，葶苈大枣泻肺汤主之。"这个支饮、"胸胁支满"是在哪儿？它主要是在肺，肺里边就有水。"不得息"，息是什么，这个不是休息，人一呼一吸谓之息，也就是说支饮影响呼吸，导致人呼吸不畅，甚至喘促很厉害。我们一把脉又确实是饮停在肺。治标的方法是先除掉肺的饮邪，就用葶苈大枣泻肺汤。葶苈子这个药是苦味的，苦能泄能坚，所以单纯用葶苈子。加了大枣来固护脾胃，中医开方有一特点，一攻肯定有一收，一散也一收，这样应用药物效果更好。就像打拳一样，只有把拳收回来，再打出去才会有力量。

支饮的第五个证型，也是最后一个，第二十八节："呕家本渴，渴者为欲解，今反不渴，心下有支饮故也，小半夏汤主之。小半夏汤方，半夏一升，生姜半斤。上二味，以水七升，煮取一升半，分温再服。"我们看看"呕家"，《伤寒论》中有很多这种写法，有疮家、呕家还有喘家，后面还有咳家，什么意思呢？我们发现"家"这个字就是指慢性病。"呕家本渴"，这个人经常地呕吐，长期呕就会有渴，渴者为欲解，因为尿不出，把水饮吐出去了，水饮散了，正水还未回来，人就会渴。一渴本来这个病就应该解了。"今反不渴"，就说老是吐还不渴，为什么？因为心下有支饮，这时候用小半夏汤。我们看看小半夏汤方的组成。既然说呕家了，《伤寒论》止呕的两味药，一个是半夏，一个是生姜，两个同时应用上了，这就是小半夏汤。生姜半斤，很大的剂量。半夏一升，一升应该是 120 ~ 130g。而且这个半夏还没说生和制，要是用生半夏力量会更好。因为生姜本身就能解半夏毒，再用姜半夏显然重复了，生的效果会更好，力量还要大。只是久煎一下就没有毒了，半夏不久煎会让人晕。药房的人筛生半夏，筛一会儿他就头晕了，跟喝醉了的感觉一样。后面还有肠间和膈间水饮，

先讲一下膈间水饮，第三十节："卒呕吐，心下痞，膈间有水，眩悸者，小半夏加茯苓汤主之。小半夏加茯苓汤方，半夏一升，生姜半斤，茯苓三两。"有

的书说是四两，**"上三味，以水七升，煮取一升五合，分温再服。"** 这里有呕吐，半夏、生姜同时用了，小半夏汤的原方原量。半夏能祛上焦的水；生姜能止呕暖胃，同时能化水饮，病水饮者当以温药和之。茯苓我个人感觉应该是四两，因为四为泻之数，要泻水，伏苓泻三焦之水，正好三味药。

肠间的水饮，第二十九节：**"腹满，口舌干燥，此肠间有水气，己椒苈黄丸主之。己椒苈黄丸方：防己、椒目、葶苈（熬）、大黄各一两。上四味，末之，蜜丸如梧子大，先食饮服一丸，日三服；稍增，口中有津液，渴者加芒硝半两。"** 在一些慢性病中，如慢性肾病、肝硬化腹水、脾肿大等疾病中，会见到这个证型。患者出现腹满，口舌还干燥的，肚子里面还稀里哗啦地响，有肠鸣。有的时候听不到肠鸣，但是做腹诊的时候，一按压腹部就咕噜咕噜响，这种情况也是有水饮的表现，就要用己椒苈黄丸。另外大承气汤证和己椒苈黄丸证在按压天枢穴会痛，这也是一个鉴别的要点。己椒苈黄丸我用过，必须做丸，用汤剂没效。一般觉得汤剂力量大，但是这个药物做汤剂没效。如果用丸剂，它顺着小肠能走下去。如果用汤剂，靠胃里的阳气，也就是君火下来，一下就把它蒸化了，蒸化了再往下肠道走，药力又弱了。因此己椒苈黄丸治肠间的水一定要用丸剂。这里边有一句话不好理解，"口中有津液，渴者加芒硝半两"，这个芒硝怎么还能止渴了呢？因为芒硝能软坚散结，能去热，所以也能止渴。"口中有津液"，这个津液应该不是津液，应该是水饮。有的患者一伸出舌头稀里哗啦地流水，一问他他还说口渴，这也是一个芒硝应用的指征。

饮邪的最后一个证型，留饮。原文第十八节：**"病者脉伏，其人欲自利；利反快，虽利，心下续坚满，此为留饮欲去故也，甘遂半夏汤主之。甘遂半夏汤方，甘遂大者三枚，半夏十二枚（以水一升，煮取半升，去滓），芍药五枚，甘草如指大一枚（炙）。上四味，以水二升，煮取半升，去滓，以蜜半升，和药汁煎取八合，顿服之。"** 有的版本没有甘草。我们治肝癌、肝硬化腹水的时候，如果用十枣汤或者三物白散来利水，很快就发现有的人水利下去了又出来了，怎么办？这时候就叫留饮，用甘遂半夏汤。我们看看这个方子组成。甘遂现在说是不溶于水，其实它也能微溶于水。用甘遂攻逐水饮，它还能够散结消瘀。半夏不用说了，祛水饮的要药，还能止呕，两味祛水饮的王牌药都用上了。

用芍药和甘草是什么目的呢？有的版本没有甘草，后世说是"藻戟遂芫俱战草"，从十八反得来的，就把甘草去掉。但是这个方子一定要有甘草，利了多少次了，津液肯定受伤了，一定要加炙甘草。甘遂和半夏相当于脱水的作用。但是我们发现，比如洗衣服的人把衣服洗完了，要把衣服弄干，去摁去拍，摁下去水出去了，一松手水又回来了，怎样避免水回来呢？芍药甘草汤起的就是这个作用，就相当于两个人用手这么一拧，水就出去了，再也不回来了。芍药甘草就是酸收，把人体组织往回一收，两个利水的药把水往出一利，这样一拧，身体组织变得紧实了，水邪出去了，再就回不来了。这样理解最简单。

　　最后看一个饮邪的通治方，在原文的第三十一节："**假令瘦人脐下有悸，吐涎沫而癫眩，此水也，五苓散主之。五苓散方，茯苓、猪苓、白术各三分，泽泻一两一分，桂枝二分（去皮），上五味，为末，白饮服方寸匕，日三服；多饮暖水，汗出愈。**"有水饮的人，就会影响食物营养的吸收，所以人都会逐渐地变瘦。脐下有悸，我们说了脐下悸肯定要用茯苓的。"吐涎沫而癫眩"，吐那种水饮，然后会有头晕，用五苓散。这个方子做散服效果更好，比汤剂好。但是人们嫌做散麻烦，吃着也麻烦。尤其"白饮"，白饮这里指的是米汤，煮点米汤，他更觉得费事，因此都做汤剂用了。服一段时间，还要喝暖水出汗，汗一出来，津液流通，水饮也出去了。五苓散这个方子很好喝，没什么味道，因此在儿科也很常用。比如小儿漾奶，小孩子吃奶吃不合适就呕吐，可以用五苓散，还可以治疗尿床、口水多、鞘膜积液等，五苓散能治很多种病症，如后背疼、头晕，或是偏头痛、厌食、恶心、呕吐、肠鸣、肿瘤等，都可以治疗。我们还用五苓散治疗过癫痫。这个癫痫有个特点，只要看见水或者有的人一倒水就抽，因为水饮同气相求，产生了共振，就又发作了。我们如何来抓住主症应用五苓散？五苓散的主症是什么？口渴，下边是小便不利。不管患者得的什么病，直接用五苓散，其效如神。

　　后面有附方《外台》茯苓饮，我们不做讲解，这是《外台》的方子，也有效，

　　下一节讲咳，其实咳这个症状也反复出现，它是常见病种。

第四节　咳嗽证治

　　从本节开始，我们讲述咳嗽的治疗。咳嗽在很多篇章都会提到，因为它是一个常见的症状。"肺痿肺痈咳嗽病"篇就提到了咳嗽，现在在"痰饮咳嗽病"篇又提出了，但是咳嗽的病因是不一样的。本篇讲述的咳嗽主要是由痰饮阻滞所引起来的，因此不要说《金匮要略》写重复了，是不是仲景糊涂了，没水平？错！

人家头脑很灵活，条理清晰，而且每句话都切中要领。

第三十二节。"**咳家其脉弦，为有水，十枣汤主之。**""咳家"两个字，就告诉我们这个人是久咳，长期咳嗽，都咳嗽成专家了，所以叫咳家。再摸摸他的脉，"其脉弦"，这种脉往往都是偏弦。下一句很明确就说"此为有水"，是水饮所作。两个症状，一个是咳嗽时间很长，另外脉偏弦，就定为水饮病，直接用"十枣汤主之"，绝不含糊。短短的13个字，就把一个典型的久咳之人的形象展现在眼前。十枣汤治疗久咳非常有效，但是这种咳嗽声音是振水音。这里简单地讲一下五音，角对应的是肝，徵对应的是心，宫对应的是脾，商对应的是肺，羽是对应的肾，角徵宫商羽，对应的就是肝心脾肺肾。羽音就是水的声音，肺有积饮的人咳嗽都"咔咔"地发出那种振水的声音，这个是羽音，我们也很容易听到，只要耳朵不是太背，都能听得出来。咳嗽时间又很长，各种抗生素用上没有效果，西医检查往往都有慢性炎症，用中药效果就很好，就用十枣汤。我最近就遇到一例，患者就是咳嗽，检查肺上有阴影，反反复复地动用各种抗生素，加上激素有一点效，过一段时间又不行，尤其输液没有效，我们就知道这个是有水饮，可以考虑用十枣汤来治疗。

第三十三节。"**夫有支饮家，咳烦，胸中痛者，不卒死，至一百日或一岁，宜十枣汤。**"这里又有一个专家——支饮家，有支饮，而且都成了专家了。这个支饮在哪儿？在胸胁，咳嗽还烦躁，证明有火；胸中还有痛，支饮牵拉胸胁、胸膜或者是横膈膜，会有疼痛的。这种毛病往往不会猝死，咳嗽了100天或者一年，都可以用十枣汤，是这个意思。这个咳嗽一百天不是必要的条件，百日咳用到十枣汤没有问题，治疗百日咳还有一个现成的药，叫鹭鸶咯丸。但是十枣汤比鹭鸶咯丸用的机会要更多一些。现在人们都恐慌大戟、甘遂、芫花有毒，教科书明确标着有毒，所以临床大夫都畏之如虎，不敢应用。

原文第三十四节："**久咳数岁，其脉弱者，可治；实大数者，死；其脉虚者，必苦冒，其人本有支饮在胸中故也，治属饮家。**"这段原文叙述的是久咳数岁，还是一个咳家。为什么说"脉弱者，可治，实大数者死"？这个脉象不仅是咳嗽这样，普通病、慢性病也是这样。老年人得了慢性病几年，一把脉，脉很虚弱、很微弱，没问题，这个病还有救。如果脉一把，洪大数，如果给患者说："好，这脉挺有劲，好治。"结果开上药去，虽然开的可能是补中益气汤、四君子汤这种补药，患者喝完严重了，找后账，你会很麻烦。前几天，我门诊来个老太太，84岁，她的孙女领她来看病。大家要注意这个年龄，这是人的生命、生理的阶梯，这个节点人容易猝死。而且这个老太太鼻子颜色都变青了，表现就是躁烦，各个医院治都治不好。我一把脉，就是这种脉，实大数、洪数。当时我就跟那孩子讲："你怎么不叫你家大人来？"她说爸爸妈妈都没空。我说："没空你来也不行，我咋给你开药？回去告诉你的父母，你的奶奶已经病危了，赶紧预备后事。你实在要开药，等你父母来，我再给开一点。"后来她父母来了说："宋老师，知道你看病好，也知道老太太这种情况，您就开一点，让她少受点罪，因为倒不上气来，很难受。"我说："这行，但严格来说，我是不能给你开了。"后来我给开了一个平和的方子，老太太的憋闷很快就缓解了，但是活了只两周多就去世了，家属还很感激我。这是我们正向的看病。如果脉象不好，望诊又不好，胡乱地给人开药，比如这人憋气、心脏不好、肺不好，啪啪药开上去了，结果那么大岁数也禁不住虎狼之药猛地一推，人立刻就没了。患者家属找大夫打官司，一场官司下来，大夫再行医就胆怯了，什么都不敢干了，前途也就葬送了。大家一定要切记，任何疾病都是久病脉弱的可治，脉实大数者死，这是一种死脉。"其脉虚者必冒"，为什么？因为有支饮在胸中，饮为阴邪，蒙蔽人的清阳，冒就是头晕的意思。"治属饮家"，还按饮邪治，选用十枣汤就可以。

后面几段原文是具有连贯性的，小青龙汤治疗表寒里有支饮。如果患者属于虚家、虚人，误用了小青龙汤、误用了麻黄会导致什么后果呢？误用了麻黄伤其阳气，会导致虚阳上冲，这时候应该用苓桂味甘汤来处理。用了一剂或者两剂苓桂味甘汤，患者冲气就已经平了，冲气下去了，反倒更加咳嗽、胸闷，就用苓桂味甘汤去桂枝加干姜、细辛，也就是常说的苓甘五味姜辛汤。如果出现呕的表现，常规的加法是加半夏，也就是苓甘五味姜辛汤加半夏。如果呕停止了，但是人身上肿，比如上身或者下肢出现浮肿，加杏仁。我们在讲述麻黄汤的时候曾经陈述过，麻黄是打开腠理、开鬼门，杏仁是向外推，把气和水向外散布。我们经常说水和气是一回事，有人就不理解，他们对中医的气尤其敌视，说不存在，说中医说的气都是骗人的，看不见，摸不着。我说怎么就看不见、摸不着，张开嘴对着镜子哈一口气，镜子上立刻就出现水，这不就看得见嘛；气也是水，水也是气，水是液化了的气，气是气化了的水，它们是一回事儿，同一个物体处于不同的状态而已。桂枝解肌，让绷紧的肌肉变得松弛；炙甘草的作用是补足津液，因此出现形肿就用了杏仁。这样茯苓甘草五味姜辛汤就出来了。如果患者出现面色如醉、胃热上冲、上熏于面部的时候，就加大黄，它推陈致新，从上到下行的是胃肠之气。

纵观整个疾病演化过程，这是一个活生生的病例，可见医圣仲景在当时是亲临整个的治疗过程。当今的大夫到临床上会遇到这么一个活生生的过程吗？会，但是少见。我们见到大部分疾病是经过前医治疗的，或者是西医，或者是中医，碰到的患者都是当下某一个疾病发展的阶段。因此把这一篇学透，遇到哪个阶段就用哪张处方。我们先串讲一遍，然后再讲条文，这样大家头脑就清晰了。其实老师每次讲课，都要做充足的准备，生怕大家听不明白，想办法怎么让大家一遍就能听懂，这样才达到我们教学的目的。

我希望大家都能提高一个档次，我们重点是教大家方法，读书的方法、听课的方法和治病的方法。下面把原文串讲一遍。

原文第三十五节：**"咳逆倚息不得卧，小青龙汤主之。"** 咳嗽气逆，证明咳得很厉害，还会有喘。"倚息"是半卧位，靠着床头不能平卧。这里边应该有一句隐语，还有表寒证，方可用小青龙汤主之。

原文第三十六节：**"青龙汤下已，多唾，口燥，寸脉沉，尺脉微，手足厥逆，气从小腹上冲胸咽，手足痹，其面翕热如醉状，因复下流阴股，小便难，时复冒者，与茯苓桂枝五味甘草汤治其气冲。桂苓甘草五味汤方，茯苓四两，桂枝四两（去皮），甘草三两（炙），五味子半升。上四味，以水八升，煮取三升，去滓，分温三服。"** 这段原文写的是什么呢？误用了小青龙汤，给虚人服了下去，患者会出现多唾，这种唾是什么样？是白沫状的唾液。口中还干燥，脉象"寸脉沉，尺脉微"，也就是说阴阳两虚。会出现"手足厥逆"，手足冷，气从小腹上冲胸咽。后面有一个手足痹，和前面的手足厥逆是一个意思。"面翕热如醉状"，虚阳上越到脸上，阴气又下流阴股，下面小便难。而"时复冒者"，时时还感觉头晕，是虚阳上冲导致的，就用苓桂味甘汤"治其气冲"。茯苓祛三焦之水饮，桂枝把心的浮阳向下引，引回小肠；五味子是收，光利水了不行，光把浮阳引下去不行，五味子还要收住；炙甘草补一下津液，因为阴阳两虚。临床上用这张方子治疗什么最多？患者描述，头上有戴个帽子的感觉，这张方子效果就很好，脉是寸脉沉、尺脉微，阴阳俱微。还有一种情况，患者也有说戴个帽子，但是头昏昏的，眼睛看不出去，脉是浮的，就用麻黄加术汤，应该用苍术，这个有明显的区别，一定是拿脉象区别。

第三十七节：**"冲气即低，而反更咳，胸满者，用桂苓五味甘草汤，去桂，加干姜、细辛，以治其咳满。"** 我们先把苓甘五味姜辛汤方读一遍："茯苓四两，甘草、细辛、干姜各三两，五味子半升，上五味，以水八升，煮取三升，去滓，温服半升，日三服。"这时候，用了苓桂味甘汤冲气就平了，冲气平了患者咳嗽更加厉害，胸闷的就用苓甘五味姜辛汤。临床上我们经常遇到，比如大叶性肺炎，无论西医和中医，治疗的过程中往往就不咳嗽了，但是患者突然剧咳，咳嗽很厉害了，要咳嗽两天，然后逐渐逐渐就好了；有的时候中间出现咳嗽厉害，我们不要恐慌，不要认为药开得不对。这里说了，冲气已经平了，就要去掉桂枝。茯苓、甘草祛饮不用说了，干姜、细辛、五味子这是医圣祛饮止咳的要药。因此苓甘五味姜辛汤治疗咳嗽非常好用。小青龙汤治外寒内饮也是用的这几味药，外寒是用麻黄、桂枝，内饮就要用干姜、细辛、半夏、五味子。这里为什么没用半夏？因为没有呕。紧接着下面就会用到半夏。

第三十八节："**咳满即止，而更复渴，冲气复发者，以细辛、干姜为热药也，服之当遂渴，而渴反止者，有支饮也；支饮者，法当冒，冒者必呕，呕者复内半夏以去其水。**"我们看看书上的方名，写得很长，茯苓五味甘草去桂加姜辛夏汤方，我们直接记苓甘五味姜辛夏就完了。"**茯苓四两，甘草，细辛，干姜各二两，五味子，半夏各半升。上六味，以水八升，煮取三升，去滓，温服半升，日三服**"。前面用了苓甘五味姜辛汤方，咳嗽和胸满已经止了，而"更复渴，冲气复发"，这里面有一个"冲气复发"，解释起来稍有难度。后面就回答了，为什么复发？是因为细辛、干姜为热药，细辛、干姜太热了导致饮去而渴，有的时候会诱发冲气。但是患者反而表现不渴了，原因是什么？原因是有支饮，饮为阴邪，导致人不渴。"支饮法当冒"，按说应该有头晕，冒的原意是蒙而前也。"冒者必呕，呕者复内半夏"，见到呕加半夏，这是正治法，无需过多解释。"以去其水"，半夏去上半身和头面部的水。

第三十九节："**水去呕止，其人形肿者，加杏仁主之，其证应内麻黄，以其人遂痹，故不内之；若逆而内之者，必厥。所以然者，以其人血虚，麻黄发其阳故也。苓甘五味加姜辛半夏杏仁汤方，茯苓四两，甘草、干姜、细辛各三两，五味、半夏、杏仁各半升。上七味，以水一斗，煮取三升，去滓，温服半升，日三服。**"现在看见了吧，把前面误用小青龙汤的病机给说出来了。按实说，人有浮肿应该用麻黄的，麻黄能开鬼门。"其人遂痹"，这个痹就是手足厥冷的意思，以其人手足都厥"故不内之"。如果强行地放了麻黄，这个人一定会出现手足厥冷。"所以然者"，为什么呢？因为这个人本来就血虚，麻黄又"发其阳故也"，这是仲景自注的病机。茯苓甘草五味姜辛汤方，写"日三服"或者"日二服"的，一般这个病都需要连续服一段时间；不像有的方子后面就直接写"顿服之"，这样服的时间一定要短了。

第四十节："**若面热如醉，此为胃热上冲熏其面，加大黄以利之。苓甘五味加姜辛半夏大黄汤方，茯苓四两，甘草三两，五味半升，干姜三两，细辛三两，半夏半升，杏仁半升，大黄三两。上八味，以水一斗，煮取三升，去滓，温服半升，日三服。**"前面已经讲过了，由于胃热向上攻，人们就会面色如醉，在这里就用茯苓甘草五味姜辛汤加上大黄。这里有个"面色如醉"，前面苓桂味甘汤也有个"面色如醉"，怎么区分呢？苓桂味甘汤的脉象是寸脉沉、尺脉微。苓甘五味姜辛夏杏加大黄汤方的脉是什么样的呢？右关应该是有力的，因为胃是实热，这个热和食物的糟粕已经相结，但未形成燥屎，只加一味大黄来因势利导、通行胃肠之气就可以了。

最后一张方子，在前面已经讲过了。第四十一节："**先渴后呕，为水停心下，此属饮家，小半夏加茯苓汤主之。**"又有渴又有呕，渴不是真正的胃热，而是水饮阻滞了气机，水不化津；呕是水饮停在胃脘，所以用小半夏加茯苓汤，这也是一个正治之法。学员见到这些症状就会开了。茯苓在这里要拿出来讲一讲。茯苓一方面能利邪水，另一方面又能升正水，所以茯苓一味药既能利水又能止渴，有同样功效的还有白术，大家要特殊记一下。

最后我们把四饮加以区别，痰饮是"其人素盛今瘦，水走肠间，沥沥有声"；悬引是"饮后水流在胁下，咳唾引痛"；溢饮是"饮水流行，归于四肢，当汗出而不汗出，身体痛重"；支饮是"咳逆倚息不得卧，其形如肿"。痰饮咳嗽病篇彻底讲完了。

第二十一章

消渴小便利淋病

不知不觉，《金匮要略》课程已经过半。本节开始学习第十三篇，《消渴小便利淋病脉证并治第十三》。首先来解读一下第十三篇的标题，其他篇都没谈到这个问题，但是这篇的标题存在问题，所以我们要更正一下。消渴是个病，淋病也是个病，泌尿系统的问题。小便利是个病吗？小便利是正常的，在这一点我们通过考证和反复地思考，认为这里少了一个"不"字。也就是说，本篇的标题应该改为《消渴小便不利淋病脉证并治第十三》。

首先来看消渴。我们在有些书上曾经看过，消渴分为上消、中消、下消。上消以肺阴不足为主，用麦门冬汤；中消是以胃阴不足为主，用玉女煎；下消用六味地黄汤、金匮肾气丸等。《古今录验》里面分的三消也简单地给大家提一下，《古今录验》说"消渴病有三，一渴而饮水多，小便数，有脂似麸片甘者，皆是消渴也"；又说"吃食多，不甚渴，小便少，似有油而数者，消中病也"；又说了一条"渴饮水不能多，但腿肿，脚先瘦小，阴痿弱，数小便者，此是肾消病也"。这种分法和现在的临床有差距，临床上不需要这么分。我们把消渴定为胃强、脾弱还有胃强脾弱互见，这三个证型是最多的。其他的证型也有，有阳虚的证型，如果是阳虚，往往都是糖尿病后期，会用到四逆加人参汤，我们在分型的时候没把它放进去；也有寒热错杂的乌梅丸证型，但都不是太多见；还比如我们用五苓散也治过糖尿病，效果也很好，但这是特殊证型，我们在十大病种中也没列入；还比如柴胡桂枝干姜汤也能治疗消渴病，但都不是最常见的证型。我们在十大病种中分的证型，就是临床上最常见的证型。

原文第一节：**"厥阴之为病，消渴，气上冲心，心中疼热，饥而不欲食，食即吐蛔，下之不肯止。"**这段话很熟悉，和《伤寒论》中厥阴病篇厥阴病的总纲非常相似。六经辨证里面到了厥阴，往往属于寒热错杂证，真阴还不足，因此会出现消渴。"气上冲心"是什么？是一种虚阳之气向上冲，因此要把它降下去，这张方子里肯定会用到桂枝降虚阳。"心中疼热"，心中指的是胃，胃上还有热，因此还用黄连、黄柏之类的来降。"饥而不欲食"，教科书上讲是胃阴不足，厥阴病的主方是乌梅丸，里边以大量的乌梅为君药，它能够滋补胃阴，没有问题。但是更主要的是阳气的不足，所以说胃里面既有热，阳气还不足，强行吃还可能会吐蛔；如果一发现有热，用了泻下的办法，就会出现虚寒性的下利，而且下利不止。病到了厥阴就非常复杂，阳气不足，阴液不足，还有浮火，是属于这种病机。因此治疗厥阴病，既要滋阴又要降火，还要温阳，所以用了乌梅丸。乌梅丸是五味杂陈的，辛甘酸苦都有，这个药很难吃。如果不对证，开下去患者吃会很痛苦；如果药物对证了，患者说挺好，没什么味道。这就是中药的特点，当机体需要它的时候，开黄连他也觉得不苦。

第二节：**"寸口脉浮而迟，浮即为虚，迟即为劳，虚则卫气不足，劳则荣气竭。"**本条文说的是什么意思呢？寸口脉既浮又迟，迟是指着脉的次数，浮是指脉的位。脉浮代表卫气虚，迟则为劳，劳则荣气不足。人体分为营和卫，也就是说营和卫都不足。

我们把第九节的顺序调到第三节前面：**"趺阳脉数，胃中有热，即消谷引食，大便必坚，小便则数。"**趺阳脉现在很少摸了，它是足阳明胃经的脉。趺阳脉要是浮数或者数，代表胃有热。胃有热则消谷善饥，这是正常的，因为它属于实热，所以会消谷，还消烁津液。那么胃里的食物传导到大肠的时候，里边的水液就缺失，大便必坚，排出就困难。同时小便又数，为什么呢？因为胃强了，脾弱了，脾运化水谷精微的能力就被削弱了，水液就会出现偏渗，又叫胃强脾弱。我们有治疗脾约的方，麻子仁丸，也是治疗这个证型的。下面一个条文是讲述消渴的脉和深层次的病机。

第三节：**"趺阳脉浮而数，浮即为气，数即为消谷而大坚，气盛则溲数，溲数即坚，坚数相搏，即为消渴。"**趺阳脉如果是浮的呢，就是气；如果脉是数的，数为热，这是足阳明胃经上有热，热则消谷善饥。因此如果气偏盛了，就会小便数，小便数了大便就坚硬，这也就是"溲数即坚"，坚是指大便。"坚数相搏，即为消渴"，也就是前面小便尿得挺多，后边大便还干燥，在汉代的时候就定为消渴了。

第四节：**"男子消渴，小便反多，以饮一斗，小便一斗，肾气丸主之。"**这段原文说了哪些问题呢？首先来说是男子，男子以肾为本，女子以血为本，这是男女先天体质差异所决定的。如果男子得了消渴，这个人小便多。"以饮一斗，小便一斗"，也就是喝多少尿多少，甚至尿的比喝的多。这种情况是因为下元不固，下元的命门火衰或者是小肠的丙火不够，不能把水液气化成津液输布于全身。肾为前后二阴之关，它是把这关口的，如果肾气不足，它就无法守护这两个关口，因此小便就会漏出去，就用肾气丸。丸剂也挺好用的，但是我对中成药应用经验不足，，所以我们还是把丸改汤给患者服用，疗效很好。

第五节:**"脉浮,小便不利,微热消渴者,宜利小便,发汗,五苓散主之。"** 脉偏浮一些,绝对的浮脉在临床上也少见。为什么脉要偏浮一些?因为五苓散的病位在太阳,五苓散是典型的太阳腑证,所以它的脉会偏浮一些。外感风寒导致内停水饮,就用五苓散。临床上用五苓散退热的机会也很多,治疗感冒发热不退。尤其输液发热不退的小儿,问问小便痛快不痛快,如果说不痛快或者小便少,看看舌头水汪汪的,五苓散下去热就退。治水饮,我们讲了用五苓散有几大症状,这里不再重复讲了。如何抓住五苓散的主症?它最大的主症就是小便不利,还有消渴。谈到了五苓散能治消渴,我们临床上也遇到过。得了这种糖尿病,患者天天吃西药,打胰岛素,我们发现如果是水饮证,直接用五苓散,效果特别好。

第六节:**"渴欲饮水,水入即吐者,名曰水逆,五苓散主之。"** 不用说,这是五苓散的典型症状。也就是说,五苓散症状还有一个特点,"饮水即吐",这个特点是喝粥就不吐,喝水就吐,喝奶更吐。尤其胃肠型感冒,给孩子喝水他就吐。我们要求吃五苓散或者神效五苓散的时候,喝小米粥3天,吃咸菜,可以吃馒头,但奶类的要坚决禁止。

第七节:**"渴欲饮水不止者,文蛤散主之。文蛤散方,文蛤五两。上一味,杵为散,以沸汤五合,和服方寸匕。"** 这个人最典型的特点就是经常地喝水,喝水还不解渴,老想喝,就用文蛤散。文蛤为什么能够止渴呢?文蛤是一种贝壳,作用和牡蛎近似。五大藏象气血运行图里面讲过,色白入肺,五行属金,金能生水,它就是这个作用。所以文蛤、牡蛎都能止渴。别看文蛤用五两,一次喝得不多,喝"方寸匕",用一块钱的钢镚铲一铲,没有多少。

我们把第十三节的顺序也往前提,也提到消渴病篇,这样次序会好一些。第十三节:**"渴欲饮水,口干舌燥者,白虎加人参汤主之。"** 白虎汤是清阳明热的一个主方,有津液不足的时候加上人参,这正是中消的一个主要用方,比玉女煎要好用。但是临床遇到的患者往往是错综复杂的,我们可以合方进行施治。下面正式开始进入淋病的学习。

原文第八节:**"淋之为病,小便如粟状,小腹弦急,痛引脐中。"**《伤寒论》和《金匮要略》中所说的淋病,和现在性病的淋病不相同,《伤寒论》中所说的淋病涵盖了现在性病的淋病。古时这个"淋"指小便淋沥涩痛的一个症状,中医的淋病在古时是个病名。就像中医说的伤寒,和西医说的由伤寒杆菌引起的伤寒病是不一样的。"小便如粟状"是什么意思?粟是粟米,就是小便中有物,如粟米之状。"少腹弦急"，因为小便细，排尿就很不顺畅，就会疼痛，尿道疼痛这种症状会放射到脐部。

第十节："**淋家不可发汗，发汗则必便血。**"反复地犯尿道炎的人，一般来说不要用汗法，即便是得了感冒也要慎用汗法。尤其男的有前列腺炎，小便淋沥不畅或者有尿急、尿等待这种症状的时候，就不要用麻黄。一用他小便更细，别说如粟状了，比粟还要细，甚至尿不出来了，患者会很着急、很恐惧。当然了，遇到这种情况，停掉药很快就恢复。如果有淋病的人或者长期患尿道炎的人，一用发汗的方法，患者就容易出现尿血。

原文第十一节："**小便不利者，有水气，其人苦渴，栝楼瞿麦丸主之。栝楼瞿麦丸方，栝楼根二两，茯苓三两，薯蓣三两，附子一枚，瞿麦一两。上五味，末之，炼蜜丸如梧子大，饮服三丸，日三服；不知，增至七八丸；以小便利，腹中温为知。**"无论患者是有尿道炎、前列腺炎还是前列腺癌，只要患者出现小便不利，或者还有轻微的浮肿，再一个主要症状就是有口渴，就会用到栝楼瞿麦丸，这是淋病篇的一个主方。先看一下栝楼瞿麦丸的组成，既然叫栝楼瞿麦丸，栝楼根、瞿麦肯定是君药。栝楼根滋阴止渴，补足正水。茯苓利三焦之水，山药补肺、脾、肾三脏之真阴。这里边用了附子一枚，用量很小，在这里的作用主要是散结，为什么说附子有散结的作用？因为肿块、肿物形成都叫阴实，阴病当然用阳药，用阳药来温下焦之阳，进行气化，把有形的、阴实的病灶给气化掉。所以附子在这里用量比较小，主要作用是祛实。一派阴药是不能让阳化气的，所以用了一味附子，起到画龙点睛的作用，栝楼瞿麦丸就活了，没有附子这是一潭死水。瞿麦祛热，祛哪儿的热？去小肠的热或者说膀胱的热。去膀胱的热有这么几味药比较好用，一个是黄柏，一个是瞿麦，再一个就是土茯苓。

第十二节："**小便不利，蒲灰散主之，滑石白鱼散、茯苓戎盐汤并主之。蒲灰散方，蒲灰七分，滑石三分。上二味，杵为散，饮服方寸匕，日三服。滑石白鱼散，滑石二分，乱发二分（烧），白鱼二分。上三味，杵为散，饮服半钱匕，日三服。茯苓戎盐汤方，茯苓半斤，白术二两，戎盐弹丸大一枚。上三味，先将茯苓、白术煎成，入戎盐再煎，分温三服。**"出现小便不利，可以用蒲灰散，也可以用滑石白鱼散或者茯苓戎盐汤，三个方子都能治疗小便不利。这里面所说的蒲灰就是蒲黄，蒲黄、滑石，7∶3的比例，杵为散，可以治疗小便不利。如果有前列腺炎的人，误开了麻黄出现小便不利，可以用蒲灰散来给他解。其实不解，停药很快也恢复了。另外蒲灰散外涂全身，还有消水肿的作用。"滑石白鱼散，滑石二分，乱发二分（烧）"，乱发一烧也就成了血余炭，血余炭有利尿的作用。白鱼，有的人说是白色的鱼，其实不是，白鱼是一种小虫子，在北方的墙上爬，是银灰色的。现在白鱼不好捉了，白鱼也是利尿的。滑石白鱼散也是个利尿的方子，现在用得很少。茯苓戎盐汤，茯苓不用说了，祛三焦之水，白术健脾祛湿。戎盐指的是大青盐，一种矿盐，不是海盐。盐水就能利尿，我们输盐水尿尿就多。这几味药放在一起，没什么可说的。如果有小便不利的，可以用这三个方法。还可以用紫苏叶一味泡水，效果也很好。

原文第十四节："**脉浮发热，渴欲饮水，小便不利者，猪苓汤主之。猪苓汤方，猪苓（去皮）、茯苓、泽泻、滑石、阿胶各一两。上五味，以水四升，先煮四味，取二升，去滓，内胶烊消，温服七合，日三服。**"猪苓汤能治发热。

我们回过头来看一下，栝楼瞿麦丸有口干口渴，白虎加人参汤也是口渴欲饮水、口干舌燥，猪苓汤还是渴欲饮水。这三个方证如何鉴别呢？要点是这样的，栝楼瞿麦丸病程比较长，脉是沉涩的，往往具有有形的病灶，慢性的前列腺肥大会用到它。猪苓汤，渴欲饮水，小便不利，但猪苓汤脉一定是浮的或者浮滑，而且有的人还有发热，不一定都发热，肾结石、泌尿系结石会用到猪苓汤。白虎加人参汤没有小便的症状，没有小便不利或者小便短少，它只是渴欲饮水，饮不解渴，而且往往还有多汗、脉浮细数。从上述几个鉴别症状上，就能把这三个方子很好地区分开来。

第二十二章

水气病

第一节　水气病分类

　　从本节开始，正式进入《水气病脉证并治第十四》篇。我们在总论里面曾经讲到，人体是由气血水神组成的，水液占人体的比重非常大，因此在《金匮要略》这么薄薄一个小书里面反复出现。我们刚刚讲完"痰饮咳嗽"篇，讲完了"消渴小便不利"篇，紧接着有"水气病脉证并治"篇。后面还会出现"下利呕"等篇章，都会见到水液代谢失常的疾病，包括肿瘤、结节、囊肿。有形的东西，要么是水结，要么就是血结。人体很多病都和血液、水液运行代谢失常有关，而且水液病出现的次数和用的笔墨要远远高于血病。所以说不要管什么病，无非就是水凝聚为痰，堵塞了经络，影响人体的气化运行。如果会治水，就是大半个中医了，这也是金匮区区 25 篇反复出现水液病的主要原因。因此大家在学习水液病的时候，也要格外地用心。

　　我刚讲完的痰饮和现在要讲的水气有什么不同呢？痰饮是内伤的，原因是饮水不当；还有输液，冰凉的水滴进恒温的人体里面，导致的水饮内生。今天遇到个有水肿的老太太，本来她自己有风湿病，听说一个邻居在某医院开的激素药很有效，然后她就买，吃了就管事，不吃就疼。吃了两年，每天早晨起来还要饮两大杯水，说是为了把身体的毒素冲出去。天天这么喝，结果喝得脸也浮肿，腿也浮肿。人体的肾脏一生中能够代谢的水是有定数的，过多地饮水加重了肾脏的负担，只能造成肾功能过早地衰减。本篇所讲的水气是由太阳病失治、误治引起的。比如太阳伤寒表证，如果真正的伤寒家就用麻黄汤、桂枝汤，后世的医家会用九味羌活汤、羌活胜湿汤等，发汗解表、除湿就完事了，而且好得很快。按照我们的理论体系，把人体分为气血水神，水病的比例是四分之一，实际水病占的比例应该是三分之一左右。因此在座的诸位医务工作者，有必要好好地学习水气病篇。

　　下面正式进入《水气病脉证并治第十四》篇的第一章节。仲师把水病或者说水气病分为了五种，分为风水、皮水、正水、石水和黄汗五种，并且都给出了概念还有脉证。因此也不难鉴别。

　　原文第一节："**师曰：病有风水，有皮水，有正水，有石水，有黄汗。风水，其脉自浮，外证骨节疼痛，恶风；皮水其脉亦浮，外证胕肿，按之没指，不恶风，其腹如鼓，不渴，当发其汗；正水其脉沉迟，外证自喘；石水其脉自沉，外**

证腹满不喘；黄汗其脉沉迟，身发热，胸满，四肢头面肿，久不愈，必致痈脓。"
先简单解读一下原文，仲师把水气病分为五种，风水、皮水、正水、石水和黄汗。其中风水和皮水脉都是浮的，因为水气在体表。风水和皮水的区别在于什么呢？风水具有受风寒的表证，而皮水没有；风水除了四肢或者皮肤、头面肿之外，还伴有骨节疼痛、恶风；皮水只有浮肿，按之没指，别的就没有，严重的还会出现腹水、腹大如鼓、不渴。如果不渴，就可以发汗。风水、皮水病位在表，正水、石水属于里。正水，脉是沉迟，石水也是脉自沉，它们两个如何区别呢？正水多了一个喘，石水单纯是肿，没有喘。剩下的就是黄汗了，黄汗的脉是沉迟，还会有发热、胸闷、四肢头面肿，如果长时间不能够痊愈，还会生疮。

　　第二节："**脉浮而洪，浮则为风，洪则为气，风气相搏，风强则为瘾疹，身体为痒，痒为泄风，久为痂癞；气强则为水，难以俯仰。风气相击，身体洪肿，汗出乃愈。恶风则虚，此为风水；不恶风者，小便通利，上焦有寒，其口多涎，此为黄汗。**"解读一下原文，"脉浮而洪，浮则为风"，这句不用解释。"洪则为气"，气比较强。"风气相搏"，又有风，气又足。"风强则为瘾疹"，人身体就会起一些风疙瘩，出现瘙痒的症状，痒的目的是为了泄风。但是现在很多治疗用脱敏的药进行压制，或者用激素压制着不让痒，不让人体泄风，久了之后就会长疮，这是轻的；如果持续压制，还会得肾病。很多肾病是由皮肤病导致的。如果"气强则为水"，很多人不理解说气就是气，水就是水。我们对着镜子哈一口气，再看看镜子上是不是都是水？猛哈一口气，气很强，镜子上就是水。"气强则为水"怎么解释呢？气是水的气化状态，水是气的液化状态，如果气强了，就化成水了，人就会出现浮肿，导致"难以俯仰"。如果风强，气也强，这叫风气相击，身体会出现洪肿，洪肿就是肿得很厉害。这种情况用什么办法治疗？"汗出乃愈"，也就是发汗就解决了，打开毛孔，给风以出路，给气以出路。如果患者表现出恶风，那么就是虚证，此为风水，用什么治疗呢？用防己黄芪汤来治疗。"不恶风者，小便通利，上焦有寒，口里多涎，此为黄汗"，再次解释了一下黄汗。黄汗后面有专门的方子，芪芍桂酒汤来治疗。

　　原文第三节："**寸口脉沉滑者，中有水气，面目肿大有热，名曰风水；视人之目裹上微拥，如蚕新卧起状，其颈脉动，时时咳，按其手足上，陷而不起者，风水。**"这段原文阐述了同样的两个病名，都是风水，在古代看来是两个不同的病，当今好像分不太清，没有这个病名了。首先来看一下第一个风水。"寸口脉沉滑者"，书上言寸口就指的阳脉；说跗阳脉怎么样就是指的胃脉，也是右关；

如果说太溪脉如何，就是指肾脉或者尺脉。由于把脉不方便，现在独取寸口，用寸口来代替人迎、趺阳、太溪等。"中有水气，面目肿大有热"，首先体内是有水气，面部肿大，不是说单纯眼睑下如卧蚕，而是整个脸、面目都肿大，这是有热，定性也定是热，名曰风水。

我们在 2020 年之前，治过一位范女士。春节之前，她就得了一个病，头面肿、高热，达到了 40℃。因为她痴迷中医，愿意用中医的方法。中医用什么方法？越婢加术汤，3 剂。这个药吃上很快热就退了，脸肿也渐渐消了。当时我们考虑她是一个弱女子，身体禁不住麻黄的发越，尤其又是北京的人，长得白白净净的，就换了柔和的方法，结果很快再次高热，脸肿，淋巴结肿大。再把脉一看，还是越婢加术汤的脉，我们用越婢加术汤前后发了 3 周 21 天的汗，麻黄的剂量用到了 30g。每天让她发汗，一直到痊愈为止，淋巴结肿大消失，恢复到正常的面容。可见畏麻黄如虎、畏大黄如虎是不对的。我们一定要除邪务尽，一定要把邪气彻底地从体内赶出去，正气自然而然会恢复。因此用麻黄也不要中病即止，我认为发它几天没有问题，一定要除邪务尽。既然邪气感人了，其实就是寒邪壅蔽了毛孔，体内的营气要出又出不来，汗水到了三焦系统，想出又出不来，堵塞三焦经络，闷在里面，很难受的，肯定会发热。我们就要给邪气以通道，开鬼门最有效的是麻黄，把毛孔打开。石膏辛甘微寒，辛能发散，通过打开的毛孔把邪气散出去。用了白术是为了除湿、消肿，方子很简单，疗效很好。如果这个病选择西医治疗，西医会上抗生素和大量的激素，处理完之后，肿很可能下不去。我们见过 8 年脸肿都没消的，然后中医治疗，经过几个月把肿给消下去。所以患者生病之后，选择很重要。这一个证型，风水是有热和水。

那么第二个风水是什么呢？"视人之目裹上微拥"，也就是眼睑浮肿。"如蚕新卧起状"，就像卧蚕一样。"其颈脉动"，有水的人，颈动脉都会嘣嘣地跳，我们能看到跳动，尤其在心脏病中经常看到。这种心脏病也是按水气病治疗就可以。肺主通调水道，有水气往往会水道不畅，会引起肺的宣发肃降功能失调，所以会咳嗽。"按其手足上，陷而不起者"，这个就是按手和脚，一摁一个坑，不回弹。但是临床发现手肿的人少，少不是没有，会有。大多数人都是膝以下水肿。如果是危重患者，腿肿如果过膝，一般来说就很难处理了。这段原文就区分一下两个风水，第一个风水是不仅有水，而且还有热；第二个风水只有水，兼有点风。

原文第四节："**太阳病脉浮而紧，法当骨节疼痛，反不疼，身体反重而酸，**

其人不渴，汗出即愈，此为风水。恶寒者，此为极虚，发汗得之。渴而不恶寒者，此为皮水。身肿而冷，状如周痹，胸中窒不能食，反聚痛，暮躁不得眠，此为黄汗，痛在骨节。咳而喘，不渴者，此为脾胀，其状如肿，发汗即愈。然诸病此者，渴而下利，小便数者，皆不可发汗。"这段原文阐述了风水、皮水，还有黄汗和脾胀。最后一句话阐述了不可发汗的情况。我们现在逐条来解读一下原文。首先阐述风水，"太阳病脉浮而紧，法当骨节疼痛"，脉浮而紧是明显的太阳伤寒，法当出现骨节疼痛；现在患者反而不疼，身体出现重而酸，这是湿的表现。患者描述身体很重，关节酸痛，两个腿很沉，拉不动。提到湿，我们率先想到用什么药？是白术、苍术、防己。"其人不渴，汗出即愈，此为风水"，这是在解释原理。开始是表湿的时候，不会渴的。这样的病用发汗的办法就能够解决，因此把治法在这里写了。如果出现恶寒者，此为极虚，因为发汗导致的。如果发汗发过了，就会出现恶寒的表现。

下面看看什么是皮水，"渴而不恶寒者，此为皮水"，这个时候水已经布散到三焦，全身的皮肤都会有。人的水液代谢失常，津液不能输布，因而出现口渴。如果患者出现下面的情况就会是黄汗，"身肿而冷，状如周痹，胸中窒不能食，反聚痛，暮躁不得眠"，这就为黄汗。"胸中窒"，胸中是堵塞的；"反聚痛"，应该是髃痛；"暮躁不得眠"，到了晚上反倒烦躁，不能好好地入睡。黄汗后面还会讲到，有专门的芪芍桂酒汤来治疗，现在暂时不讲。黄汗都是汗出入水中导致的，这种痛会痛在骨节。下面看看什么是脾胀，"咳而喘，不渴者，此为脾胀"，这个字我们修改一下，这是"肺胀"，把"脾"改成"肺"就可以。毕竟我们不是原始作者，我们传抄下来，为了尊重原文，在这里还是读"脾胀"；实际理解的时候，把它改成肺胀。

从症状来推测，患者是咳嗽、喘、不渴，这明显的是肺胀。"其状如肿，发汗即愈"，身体还会浮肿，用发汗的办法就能够治愈。没有热的，我们可以选用麻黄加术汤；如果有热呢，可以选用越婢加术汤。什么情况是禁止发汗的呢？出现了水液病，如果有口渴、下利，还有小便频数，就不能发汗。如果发汗，患者就会出现亡津液的表现。又浮肿，又渴，又下利，小便还频数，想发汗怎么办呢？有三种方法解决，一个是先给他一些养阴的药，也可以用食疗，比如吃点水果，吃点梨、甘蔗之类汁液多的，把津液补足了然后再发汗，这是一种方法；再一种方法，在发汗剂中加足补津液的，也可以；还有一种方法，就用蒲灰散，前面讲的，外涂全身，既消肿也不伤津液。我们就给出了三种办法。

第二节　水气病病机

下面我们看原文第五节：**"里水者，一身面目黄肿，其脉沉，小便不利，故令病水。假如小便自利，此亡津液，故令渴也，越婢加术汤主之。"** 这种叙述方式，在《金匮》和《伤寒》里面很常见，都把什么方证"主之"放在最后，中间很可能穿插着病机解释。首先来看里水的症状，"一身面目黄肿"，脉是沉的，下边小便不利，这就叫里水，里水和风水、皮水的区别是什么呢？和风水的区别，主要是没有表证；和皮水的区别，就是脉是沉的；皮水脉是浮的，因为水在表嘛。里水病还有一个症状，会出现口渴，这种情况就会用到越婢加术汤。

下面一段话是讲为什么会出现口渴，"假如小便自利，此亡津液，故令渴也"，什么意思呢？一种情况，患者本来命门的火不足，或者说小肠的火不足，不能气化下焦的水液，因此会出现小便多、小便自利，这样也会亡津液。还有一种情况，患者长期地用利尿剂。古代人很可能熬丝瓜络、益母草，或者冬瓜皮之类的，用这种偏方熬水喝，长期利尿。现在人更有甚者，口服氢氯噻嗪、呋塞米或者螺内酯，居然长期服用。我遇到过很多这样的患者，早晨起来喝一杯白开水说是美容养颜的，就咣咣往肚子里灌水，结果灌得浮肿，眼泡子肿，到了下午腿肿。腿肿了怎么办，到医院开利尿剂吃。我见过一个老头，居然吃呋塞米吃了7年，导致蛋白尿，引起了肾的损害。

越婢加术汤方在前面讲过，就不再讲了。我们看看越婢加术汤应用的方证。这种方证往往出现有汗、浮肿、口渴、喘促、脉是沉的。我们抓住这几个主症，出现3个，就可以用越婢加术汤。有的人就觉得奇怪，说老师麻黄发汗，开鬼门、洁净府之类的，这有汗还用麻黄？我告诉大家，麻黄不得桂枝它不发汗，麻黄遇到桂枝才发汗。因为越婢汤里没有桂枝，所以麻黄没有发汗的作用。麻黄遇到石膏，一能泻热，第二个能除水。麻黄是青龙，青龙能治水；石膏是白虎，金能生水，一个治邪水，一个生正水，配伍配得多好。

第六节：**"趺阳脉当伏，今反紧，本自有寒，疝瘕，腹中痛，医反下之，下之即胸满短气。趺阳脉当伏，今反数，本自有热，消谷，小便数，今反不利，此欲作水。"** 趺阳脉指的就是足阳明胃，表现的应该是伏的、沉的，才是正常的。如果出现紧，紧是什么？迟风、数热、紧寒、虚拘，紧是寒。摸到紧脉了，应该断定为寒证。如果患者表现有疝，疝就是疝气，瘕是癥瘕，或者有腹中痛，这些症状可以见于妇科的子宫肌瘤、卵巢囊肿，还有疝气等。怎么判断寒热呢，尤其女同胞们？如果月经准，一般来说，她的体内就没什么寒；手足寒冷，月经迟的，这是指定有寒。这里谈到的疝瘕，一指的是疝气，第二是腹部肿块类的疾病。我们经常说阳化气、阴成形，这个病就是阴实，就是寒性的。形成肿块有两大主要因素，一个是水停，一个是血停或者叫血瘀。气滞是前提条件或者说是诱发因素。这样一来我们就很明确了，腹部的肿块首先定性为寒；第二，要么水停，要么血瘀。水停凝聚为痰，往往都是比较胶着的，所以清起来也不会太快。大家不要都说一剂知、二剂已，有的病行，有的病就不能做到这一点，这也是中医的常态。我们治疗西医能治疗的疾病，可能会快一些；治西医治不了的病，有时候很慢的，真的需要几个月，一年的治疗也很正常。因此知道这个肿块是什么东西、什么性质，解决它的办法就有了。一个是行气利水消痰，另一个行气活血化瘀。如果是个寒证，医生反用了下法，这种下法指的是寒凉的下法，胸中的阳气一下就跟着下来了，那么会有患者出现胸闷短气。"趺阳脉当伏"，原文又重复一遍，趺阳脉就应该是伏的，"今反数"，"数"是什么？紧是寒，数是热。"本自有热"，趺阳脉是胃脉，胃有热则消谷善饥，容易把津液都消耗了，小便应该是数的。消谷善饥，大便硬、小便数，用什么？用麻子仁丸，丸剂就很有效，开汤剂也有效。如果这个时候，有热，消谷善饥，反而小便不利了，我们用什么方子？直接用猪苓汤就完了。

原文第七节："**寸口脉浮而迟，浮脉则热，迟脉则潜，热潜相搏，名曰沉；趺阳脉浮而数，浮脉即热，数脉即止，热止相搏，名曰伏；沉伏相搏，名曰水；沈则络脉虚，伏则小便难，虚难相搏，水走皮肤，即为水矣。**"这段原文，看上去很复杂，读起来很拗口。它究竟说了什么样的问题呢？其实这段原文，就是解释水气病出现沉伏脉的生理基础和病理基础，讲的是原理。水气病篇是最复杂的，条文多还凌乱。因此我这几天反复地推敲如何讲解这一篇。原文第一段说了什么是沉脉，第二段说的是伏脉。如果脉既沉又伏，就是病水。《濒湖脉学》里也说了"沉潜水蓄阴经病"，也是相一致的。

首先看第一段原文，什么是沉脉。"寸口脉浮而迟"，因为后面提的是趺阳脉，所以这里的寸口脉指的是手的寸关尺三部脉。如果寸口脉出现浮而迟了，浮脉主热、主表，还主虚；这里说浮脉是主热的。迟脉则潜，按说迟脉是主寒的，但是迟脉肯定是沉潜的，潜是深的意思。"热潜相搏名曰沉"，说这个脉有热，但是又不浮了，和潜脉相结合变得沉，变得很深，因此把这种脉叫沉。

　　我们看看下一段原文如何解释伏脉。"趺阳脉浮而数"，浮脉主热，没有可说的。"数脉即止"，这段就有点含糊，不知道什么意思。这段意思就是说，有热了，但是脉又是沉伏的，或者叫潜伏，如果热和潜伏的脉相结合，这种脉就叫伏脉。所以说伏脉主的是热。"沉伏相博名曰水"，寸口脉是沉的，趺阳脉又是伏的，摸到这个脉象就确定患者患了水气病。

　　下面讲一下原理，"沉则络脉空虚"，表部的络脉都是虚的，气都在里面，所以说脉是沉的。伏，我们在学基础的时候讲"推筋着骨始得"，就是潜伏得更加厉害。出现这样的脉，人体不能气化，小便困难，络脉又虚，小便又难，那么水到哪儿去？只能到皮肤，即为水饮。在这里要讲一下水液代谢的三大途径，又叫三大通道。人体饮食入胃，那么饮进去的水通过哪些途径来代谢？一是汗液，第二大便，第三小便，三者各占三分之一。我们总觉得好像尿多似的，其实不然，正常气温的情况下，三者应该是近似，每个都是三分之一。如果天热了，人喝了很多水，就会出汗，小便不会增加；如果天很冷，今天阴天了，就不停地一趟一趟上厕所去小便，为什么？因为天冷通过皮肤、毛孔蒸发的水液变少了，所以都走到小便了；除非大便也稀溏的人，小便也会少。大便排的水相对恒定。因此解决水气病，一定要重视三大通道。这段原文就是这个意思。

　　第八节："**寸口脉弦而紧，弦则卫气不行，即恶寒，水不沾流，走于肠间。**""寸口脉弦而紧"，弦是纵向的一个表现，紧是横向的。弦脉卫气又不行，卫为阳，阳气被水所阻碍了；紧是主寒。所以说，水液通过汗孔排泄这条途径不畅了，那么它到哪儿去？它要到肠间，或者到小便去。小便不利，水只能走于肠间。这段原文说的是这个意思。有些时候我们读条文，一定要懂生理，懂人体，懂饮食水谷，还有气化代谢的路径。如果不懂，就不知道医圣在说什么。很多人解读来解读去，最后闹得大家更糊涂，这是要不得的。因此我们的课，力求给大家讲明白。

　　第九节："**少阴脉紧而沉，紧则为痛，沉则为水，小便即难，脉得诸沉，当责有水，身体肿重，水病脉出者死。**"这段原文说了三个意思，这里的少阴脉指的是尺脉，尺脉紧而沉，紧则为寒，寒主痛。沉脉，沉潜水蓄，沉就是有水。这时候表现小便即难，这里没说小便不利，而说小便难，就是难排的意思。后面又补了一个条文"脉得诸沉，当责有水"，只要是沉脉，首先怀疑患者病了水。水气病的表现是身体肿重，按着会有凹陷性浮肿，一般以小腿表现为主。按小腿，要按胫骨前廉、前廉的外方，这个地方骨头露得比较多，有一层表皮包着，摁水肿摁这，就容易判断是否有水肿。第三个问题说什么呢？一句话，区区六个字，"水病脉出者死"，这是怎么回事呢？水病，原来是沉伏的脉，难道不沉伏了就死吗？这显然不可能，其实这段原文是漏了一个字，"水病脉暴出者死"，不仅是水病，临床很多疾病都一样，包括肿瘤也是。因为本来脉很沉，也很小，因为气血很弱，如果突然出现洪脉，那么这是真气、真阳外露的表现，这属于除中，属于死症，所以把这个字加上，"脉暴出者死"。

我们前段时间治疗一个肝癌的患者，小伙子三十来岁。在治疗肝癌的时候，做过介入治疗，我们是不愿意接的。介入打的是一种栓剂，不知道用的什么。但是这个小伙子，他始终说没做任何治疗，就是西医不给他治了。我说这倒好办，西医要不给治我们治。我们给治疗了一个半月，不到 2 个月，非常好，生活得也很好，吃喝拉撒睡都很正常，各方面状态越来越好。突然有一天，一下子表现得很差，我一把脉，那个脉就是脉暴出，突然地出现这种洪脉。我就再三追问，追问他媳妇，这是怎么个情况，让她实话实说。她这回吞吞吐吐地告诉我说做了介入，栓了三根血管。我说那完了，估计是没什么希望了，趁着他能走能跳，赶紧回去准备后事。小伙子还能走，能背着包，也不是太疼，吃饭还都行，就是有点胀、有点疼，但是已经出现了脉暴出，因此我果断地让他回去。回去之后，7天后就死掉了，很可惜，很痛心。我们在临床上一接了患者，就会反复地问，有的患者就不告诉实情。后来他爱人问为什么不告诉我，他说怕告诉了当初就不接了。好歹在这儿多活了 2 个月，而且还很幸福。但是对于我们来说打击就比较大，我费劲费力地治，最后效果不好。患者花不花钱是一回事，患者跟医生处时间长了，就产生感情了。哪个患者要治不好，我们很伤心、很难过。

接下来原文第十节。第十节说的是水病的表现。前面谈完脉了，该谈症状了。"**夫水病人，目下有卧蚕，面目鲜泽，脉伏，其人消渴，病水腹大，小便不利，其脉沉绝者，有水，可下之。**"水病患者第一个症状，眼睑大，像卧蚕一样；第二个症状，是面色比较鲜明，里面有水拱着，一脸褶子都被水气给拱起来了，显得很鲜泽；第三个症状是脉伏；第四个症状会有口渴，喝水也不解渴，因为水液阻滞，气化不利；第五个症状会有腹水、腹大；第六个症状小便不利。其实水气病还有症状和痰饮病相似，还会有头晕。因此见到以上的症状，就判断这个人有水气内停。治疗方法"可下之"，那么这个"下"是什么？是大承气、小承气、调胃承气汤、厚朴七物汤攻下吗？显然不是，这个下法是利尿，也就是猪苓汤、五苓散等苓桂剂来攻下，这个指攻下小便。

第三节　五脏水

我们继续讲水气病篇。原文第十一节：**"问曰：病下利后，渴饮水，小便不利，腹满因肿者，何也？答曰：此法当病水，若小便自利及汗出者，自当愈。"** 如果我们前面在总论里不讲水液代谢三大通道，这段原文就很难理解，因此总论所讲的内容句句有用。再重复一下水液代谢三大途径，一个是皮肤、汗孔的代谢，再一个小便，再一个就是大便，这是主要的三大途径。当然了，呼气也能带出去少部分水液，这只是一少部分。再看原文就好理解了，学生问老师，患者患了下利的病，然后又渴欲饮水，小便又不利，腹满还浮肿，这是为什么？老师回答说，这就是有水病，如果患者出现了小便自利或者汗出，这个病不用管它，当自然而然而愈。前面说的"病下利"是指水液偏渗，水液都走到大肠去了，从谷道走出去了；患者出现小便不利，应该没有什么汗。如果患者逐渐地出现小便比较顺畅，或者微微地汗出或者是大汗，医生看到这种情况就说，这个病过几天能好，可以不用吃药。为什么？水液回到正常的渠道来了，谷道里的水液减少，大便自然而然就会成形，小便顺畅又能汗出，身漐然汗出者愈，当然也就痊愈了。如果我们能给患者预言这些，患者按照我们说的方法不药而愈，患者会很佩服我们，这是一种情况；再者，看到这种情况，可以因势利导地给患者发一点汗，给点利小便的药，就像麻黄加术汤一样，患者一吃就好了，他也会很感激。

下面五段原文是讲五脏水气病的表现，按照心水、肝水、肺水、脾水和肾水的顺序来讲的。我们在临床中看到一些症状，就按五脏的水简单地划分一下，这在临床上也具有一定的指导意义。

第十二节：**"心水者，其身重而少气，不得卧，烦而躁，其人阴肿。"** 这是心水，有水都会出现身重、少气，一般胸膈间有水会出现少气或者气短，尤其一活动气就会短。《伤寒论》还有临床中，经常看到少气乏力；如果考试，我们一定要答这是气虚；但是在临床上不一定，少气有可能是病水、病饮，还有火盛，都会出现。"不得卧"是不能平卧；"烦而躁"，一般来说都会心烦，这是病了心水。"其人阴肿"，见到男子的睾丸、女子的大阴唇肿，都是属于心水的范畴。当然也有的与火毒合病或者与沉寒合病，都会有，遇到具体的患者，再具体地辨证，这里只谈心水。而且心水没谈小便的情况，那么可见小便还是有的。前面讲了心水有几个方子可以治疗，可以用苓桂剂，也可以用木防己汤；如果是实的，可以用木防己去石膏加茯苓芒硝汤。

原文第十三节：**"肝水者，其腹大不能自转侧，胁下腹痛，时时津液微生，小便续通。"**这里说的肝水有定位，是胁下腹痛，也就是少腹这个地方痛；时时还有点津液，小便还能够微微地通，这是肝水。肝水在临床中一定要注意少用甘草，可以不用，不得已而用的话要减小应用剂量。如果甘草用量过大，肝本来就没有能力疏发了，再用甘缓之药，肝气更加不能升发条达，浮肿会严重。治疗肝水最好的方子还是茯苓四逆汤，还有分消汤。

第十四节：**"肺水者，其身肿，小便难，时时鸭溏。"**到肺水了，"小便难"，有小便了，但很少、很艰难，我们讲新冠的时候已经讲到了。这种情况的肺水肿就用麻黄加术汤，不再赘述。有的人说了，可不可以用茯苓五味甘草去桂加姜辛夏汤？如果症状对，也可以。如果外有表证，可以用小青龙汤，还有大青龙汤也是治疗肺水的，看哪个更对证。

第十五节：**"脾水者，其腹大，四肢苦重，津液不生，但苦少气，小便难。"**脾主运化，又主小腹，所以脾水会有腹大；脾主四肢肌肉，所以四肢苦重；脾气不能运化，津液不生。这个时候，还"但苦少气"，少气一是脾虚，二是有水。小便已经很难排出了，应该比前面的肺水还要难一些。脾水治疗，应用哪个更好呢？五苓散加人参，时方还会有实脾饮。

第十六节：**"肾水者，其腹大脐肿，腰痛不能溺，阴下湿，如牛鼻上汗，其足逆冷，面反瘦。"**肚脐都肿出来了，看着像肝硬化腹水，但是中医定的是肾水，这里边主要是有腰痛，所以就定位在肾。这时候小便的情况已经到了"不能溺"，没有小便，就像尿毒症的患者到了肾衰竭期，就没有小便了。"阴下湿"，阴囊、外阴会潮湿。"如牛鼻上汗"，就像夏天的牛鼻子，什么时候都潮乎乎的，总是有汗珠似的；如果牛鼻子一干了，就知道这头牛有病了。男人的睾丸、女人的阴部应该是干爽的，至少是清爽的；如果感觉潮湿，就是漏精了，肾精就在往外漏。如果再出现"足逆冷"，证明阳也不足。"面反瘦"为什么？水都往下去了，脸部是脱水的表现；但有一点，眼睑会浮肿。治疗肾水的方子很多，最常用的还是真武汤，像前面讲的泽泻汤、小半夏汤等也都能在肾水中发挥作用。但是治疗肾水必用的一味药就是生硫黄，硫黄原是火中精，是非常热的一味药，是金石类的药，它能直入下焦，促进肾的气化，将水液代谢掉。

第四节　水分、血分、气分

原文第十七节："**师曰：诸有水者，腰以下肿，当利小便；腰以上肿，当发汗乃愈。**"腰以上水肿就发汗，腰以下的水肿就利小便，这是治疗水气病的总则。

第十八节："**师曰：寸口脉沉而迟，沉则为水，迟则为寒，寒水相搏，趺阳脉伏，水谷不化，脾气衰则鹜溏，胃气衰则身肿；少阳脉卑，少阴脉细，男子则小便不利，妇人则经水不通。经为血，血不利则为水，名曰血分。**"这断原文标点加的位置要更改。首先讲"寒水相博"，后面的逗号换成分号，这样断句就容易理解了，不然读不懂。本段原文描述的是太阳腑证，阳明、太阴、少阳和少阴也都有问题，就是说六经中的五经都有问题。那么责之什么？要么责之水，要么责之血。我们在总论里面讲到了寸口脉，如果后面不提趺阳、不提人迎，就指的是寸脉；如果后面跟着趺阳脉，那么寸口脉就指着寸关尺三部脉。解读一下原文，"寸口脉沉而迟"，沉在这里主水，沉也主里，就是里水；迟则为寒。寒和水相搏，寸口脉指的是太阳，也就是太阳的腑证，太阳腑有寒水，才会出现沉而迟的脉象。我们在这里放个分号。

下面提的是什么？提的是趺阳脉。趺阳指的是足阳明胃，广义的就指脾和胃。"趺阳脉伏，水谷不化"，趺阳代表的是胃气和脾气，一旦脉沉伏了，证明胃气就衰了，这个时候就会水谷不化；脾气衰则会鹜溏，胃气衰则会出现身肿。其实这里的脾气和胃气是个互词，可以互相取代的。中医是以脏同腑，如果前面写脾气衰则鹜溏，后面再写脾气衰则身肿，显然这种排比句是重复的，古人是不习惯这样写的，往往都用一个互词来代替。这样在文学上和审美上都好看，读起来也朗朗上口。

这里的病机是什么呢？主要原因就是脾胃之气虚衰，才会出现水谷不化。脾的升清功能如果衰减了，那么就会出现腹泻，就是鹜溏。另外，脾主四肢肌肉，如果脾气的运化功能衰减了，不能运化水湿，就会出现身肿。这一段条文讲了足太阴脾和足阳明胃。经过分号以后，看下面"少阳脉卑，少阴脉细"，少阳的脉"卑"是什么？卑是衰，也是微，就是说少阳的脉不弦了，而变成了微或者衰，证明三焦系统出现了问题；"少阴脉细"，少阴脉应该是沉而有力，变成细了、沉细了。如果患者是男子，就会出现小便不利，这显然是水分；如果是妇人，就会出现经水不通。"经为血"，这是连贯的，前面讲经水不通，就认为月经就是血。

"血不利则为水"，如果血脉不利，也会引起水肿病变，但这个叫血分。讲到这里，血分和水分大家好像脑袋里还一片糊涂，我们在总论里边曾经讲过气血水神辨证，本篇就涉及了水分和血分。由于本篇原文有错简，我们会把失落的竹简找回来给大家补上，这样才能够读懂本篇。我们补充上条文，接着往下讲，大家就会明白。

先补一段原文，和上面这段原文结构非常相似。**"师曰：寸口脉沉而数，数则为出，沉则为入，出则为阳实，入则为阴结。趺阳脉微而弦，微则无胃气，弦则不得息。少阴脉沉而滑，沉则为在里，滑则为实，沉滑相搏，血结胞门，其瘕不泻，经络不通，名曰血分。"** 前一段条文讲了寸口脉沉而迟，这段条文讲的寸口脉沉而数。"数则为出"则为表，阳气出于外，阳气卫外而为固，阴在内，阳之守也，阳在外，阴之使也；"沉则为入"，入就是里。"出则为阳实"，如果脉是浮数的，那么这个病就是阳实。"入则为阴结"，如果脉是沉实的，那么这个病就是阴结。前面用词叫"阳实"，后面叫"阴结"，结和实是一样的。

前一段条文讲完寸口脉，紧接着讲趺阳脉；这段条文也是一样。"趺阳脉微而弦，微则无胃气"，趺阳脉代表胃经，正常应该是浮的，如果它微了，那么胃气就衰了。什么叫"弦则不得息"呢？弦一个是主水，再一个主肝气郁结。在水气病篇里，这个弦应该是主水，因为脾胃之气不能运化，导致水饮内生。下面又谈到"少阴脉沉而滑，沉则为在里，滑则为实"，六经的少阴经的脉一般是指尺脉，"沉而滑"，沉是在里，滑是实，那就是里实。里是血实还是水实呢？"沉滑相搏。血结胞门，其瘕不泻"，已经形成了癥瘕，而且不能够自行消失。癥瘕阻塞经络，导致经络不通，"名曰血分"。

讲到这里还是糊涂，究竟什么是水分，什么是血分呢？我们还有必要再补充一个条文。**"问曰：病有血分、水分，何也？师曰：经水前断，后病水，名曰血分，此病难治。先病水，后经水断，名曰水分，此病易治。何以故？去水，其经自下。"** 我们阐述一下条文，学生问老师，病有血分有水分，怎么区分呢？老师回答了："经水前断，后病水，"什么意思呢？就是月经先闭经了，然后病了水肿病。"名曰血分，此病难治"，如果先有水肿病，然后月经没了，这个叫水分，这样的病容易治。"何以故"，为什么？"去水，经自下"，只要把水利掉了，月经就会通了。也就是说五苓散、神效五苓散、当归芍药散为什么能治闭经？因为这种情况是由水病导致月经闭止的，只要利水，月经就能够通了。这段条文就把血分、水分分得一清二楚。当然这只是女子，男子主要病是病水分，病血分的少。

　　我讲一下 2005 年治过的一个病例。这个人浮肿、闭经，然后精神障碍。去西医的大医院检查，定了一个病名，叫库欣综合征，主要表现的就是水肿，面色虚浮很厉害。这种库欣综合征，一看脸就知道，不用把脉就知道是这个病。那个脸色极其特殊，眼神各方面都很特殊。她走到哪儿都是躺着，不动弹。每次到我门诊她就躺着，问什么话她也不说，目光又呆滞。这个人病到什么程度呢，她来我门诊的时候，往床上一躺，不起来，导致她要么就把床尿了，要不然就憋到一定程度，嗖起来了，一边尿一边往卫生间跑，一多半是尿裤子里和地上，一少半能尿到卫生间去。我问这个患者，是月经先没的还是先浮肿的？她自己不知道，想不起来。辗转反侧治了这么久，我们认为她还是病在血分。因此我们得攻她的血，虽然难，也要治。这个病我们用下瘀血汤和五苓散合方，前后调整了 3 个月左右，痊愈了，和正常人一样。

　　还有一个患者，最早西医说精神分裂了，就是魔怔了，家也找不着了，不认人了。后来领到我那儿，我给她看了一下，看好了。大概又过了两三年又来了，她姐姐说她又犯病了，还和以前一样，还是得找我看。她一进门，我一看脸色和眼神，我说我知道了，这是什么病我知道，怎么治我也知道。然后我们就用中药给她治疗。这个靠问就能够明白，月经先没的，然后病了水肿。西医怎么查也查不出问题来。然后继续用我们的方法，攻逐瘀血兼利水气。很快这个人也治愈了，不久她又怀孕，生了个二胎，生了个小男孩。因此我们要分清水分和血分；如果不补充条文，单看原文这一段是分不清的。

　　我们再回顾一下，先病水肿，月经后停的，叫水分，这个病好治，只要利水就可以了；如果是月经先断，后病的水肿，叫血分，就要攻逐瘀血兼利水饮，这样就能治愈了。

　　前面讲了水分和血分，我们看看气分。第二十八节：**"师曰：寸口脉迟而涩，迟则为寒，涩为血不足；趺阳脉微而迟，微则为气，迟则为寒。寒气不足，则手足逆冷，手足逆冷，则荣卫不利，荣卫不利，则腹满胁鸣相逐；气转膀胱，荣卫俱劳；阳气不通即身冷，阴气不通即骨疼；阳前通则恶寒，阴前通则痹不仁；阴阳相得，其气乃行，大气一转，其气乃散，实则失气，虚则遗溺，名曰气分。"** 我们解读一下原文，"寸口脉迟而涩"，迟为寒，涩为血不足，不需要多说。"趺阳脉微而迟"，微是气不足，迟为寒。"寒气不足"，则手足会出现逆冷，手足逆冷了，荣气和卫气俱不流畅，又会出现肠鸣腹满。如果荣卫都不足，气转到膀胱，长期下去，荣气和卫气俱已虚劳或者是俱已耗散。阳气就是卫气，如果阳气不通，人们就会出现身冷；阴气不通，荣气要是不通，就会出现骨痛。

"阳前通，则恶寒"，假如出现阳气先通了，阴不通，阴在内，阳之守也，那点阳气守不住，就会恶寒；"阴前通则痹不仁"，假设阴通了，阳没有通，那么阴液就会耗散，"痹不仁"就是麻木的意思，狭义地讲就是木的意思。"阴阳相得，其气乃行，大气一转，其气乃散"，健康人只要阴阳相得，气一运行，大气一转，什么样的病都会散掉。其实治病就是找一个扳机点，只要找到卡住人体气机循环的齿轮，只要把它的障碍清除，身体就像一个钟表的齿轮一样，会自动地运转，把疾病代谢掉。但是找到这个扳机点真的很难。"实则失气"，如果阳明是实的，这里指的是大肠，就会出现矢气，频转矢气，用大承气汤一泻就行。如果是虚的，那么在小肠这边就是虚的，就会出现遗溺、小便失禁。这两种情况都叫气分。

原文第二十九节："**气分，心下坚大如盘，边如旋杯，水饮所作，桂枝去芍药加麻辛附子汤主之。**""心下坚，大如盘"，这像个什么病？像不像胃部的肿瘤、肝部的肿瘤，还有脾大。"边如旋杯，水饮所作，桂枝去芍药加麻辛附子汤主之"，临床上肝硬化腹水也好，肝癌腹水也好，晚期会用到这张方子。这个方子是桂枝汤把芍药去掉，它就是一个温阳化气的方子。麻黄附子细辛汤是少阴表证的一个方子，兼能主里水。到了少阴肾经，已经属于里了，但是里面的脏腑也有它的表证，因此麻黄附子细辛汤是少阴表证的一个方子，也是温阳化气、治疗伤寒传入少阴或者直中少阴的一个主方。因为肾主水，主纳气，因此少阴病的主方就能够逐水饮，增强肾的气化，这个方子是个祛水方。

第五节　桂枝去芍药加麻黄附子细辛汤与枳术汤

我们接着把第三十节讲完："**心下坚大如盘，边如旋盘，水饮所作，枳术汤主之。枳术汤方，枳实七枚，白术二两。上二味，以水五升，煮取三升，分温三服，腹中软即当散也。**"前面刚讲了桂枝去芍药加麻黄附子细辛汤治疗气分"心下坚大如盘，边如旋杯"，紧接着又用枳术汤也能治疗类似的病，那么这两个方子有什么区别呢？枳术汤和桂枝去芍药加麻黄附子细辛汤的区别，主要是看有没有四肢浮肿。如果有四肢浮肿的，肯定要用桂枝去芍药加麻黄附子细辛汤；如果是单纯的腹部肿大，没有四肢肿，肝硬化或者脾大会遇到这种情况，单纯肚子肿，四肢没有肿，就可以用选用枳术汤的两味药，吃到患者肚子软了，就结束。

我们如何区分气分、血分、水分？气分一般是指六腑的疾病，六腑的寒实；血分是指的五脏，五脏的阴实；水分就是气化不利导致的水气内停，一般来说水分是以经络为主，可以连带脏与腑。

原文第十九节："**问曰：病者苦水，面目身体四肢皆肿，小便不利，脉之，不言水，反言胸中痛，气上冲咽，状如炙肉，当微咳喘，审如师言，其脉何类？师曰：寸口脉沉而紧，沉为水，紧为寒，沉紧相搏，结在关元，始时当微；年盛不觉，阳衰之后，荣卫相干，阳损阴盛，结寒微动，肾气上冲，喉咽塞噎，胁下急痛。医以为留饮而大下之，气击不去，其病不除；后重吐之。胃家虚烦，咽燥欲饮水，小便不利，水谷不化，面目手足浮肿；又与葶苈丸下水，当时如小差，食饮过度，肿复如前，胸胁苦痛，象若奔豚，其水扬溢，则浮咳喘逆。当先攻击冲气，令止，乃治咳，咳止，其喘自差。先治新病，病当在后。**"

这节条文比较长，好像看不太明白。其实它是写了老病、新病的治法，第二，还写一个详细的病例。这个病是怎么回事呢？是年轻时得了水饮，年壮的时候没事，到了老年犯病了，才来找你治，那么他的脉证是怎么样的。简单地解释一下原文。学生问老师说，患者苦于水气，表现的是面目、身体、四肢全都肿了，小便又不利，典型的一个水肿病。患者不说自己病水肿，只说自己胸中痛，感觉有一股气上冲咽喉，就像一块烤肉塞住了喉咙，当有微微的咳喘。果真如老师所说的这样，那么他的脉象、症状和病机是什么呢？老师回答说，寸口脉沉而紧，沉就主水，紧是为寒，"沉紧相搏，邪在关元"，那也就是邪在下，在太阳寒水。"始时当微"，开始的时候，这个病不是很重，患者又没积极治疗，到了中年身体强盛的时候，又没有察觉，到了老年阳气衰了之后，"荣卫相干"，荣卫就不和谐了，这时候阳气损了，那么阴气就盛了。我们刚讲了，这个病是小的时候伤了太阳寒水，到老年阳气衰了，这寒水表现就盛了，又叫阴盛，因为寒为阴，水也为阴。"结寒微动"，这时候的病气就开始蠢蠢欲动。病气一动，逼迫着肾气向上冲，肾脉是夹咽喉上来的，所以说"喉咽塞噎"，老是有一种气往上顶，这样胁下还有攻窜的疼痛。医生看到这人浮肿，就认为是有留饮，"大下之"。

前面讲了泻留饮应该用己椒苈黄丸，下了，之后冲气并没有去，"其病不除"。发现用了下法不管事，紧接着又用了吐法，以为是病在上，一吐胃气又伤了，"胃家虚烦，咽燥欲饮水，小便不利，水谷不化，面目手足浮肿"。又发现有可能是水的问题，因此用葶苈子丸攻水。当时这个病确实跟水有关系，因为少年伤水，用了葶苈子丸，当时"小瘥"，会减轻，吃了饭以后或者多吃一点饭，浮肿又跟以前一样了，而且胸胁攻窜着疼痛，像极了一个奔豚病。"其水扬溢，则浮咳喘逆"，就是水也跟着往上走，水饮凌肺了，就会出现喘咳，怎么治疗？"先攻其冲气，令止，乃治咳，咳止其喘自差"，先治疗肾气上冲，可以选用奔豚汤或者桂枝加桂汤；治完上冲再治水，这样就能够治疗痊愈。后面给出了治疗原则，如果患者有个新病，又有老病，要先治新病；还有一种可能，治疗老病兼顾新病，把新病治了老病也会减轻。我们不能说这个人多少年的慢性支气管炎了，今天感冒了，先治慢支，不管外感，那是不行的；或者这个人多少年的老慢支，突然吃坏东西了，得了个急性胃肠炎，医生先治慢支不管胃肠炎，这是不行的。我们要先治他的新病。比如夏天这个季节，很多患者需要长期服药的，就会出现中暑、呕吐、腹泻，很多患者埋怨大夫开的药有问题。其实到了夏季，尤其是伏天、阴天，就容易得暑湿，胃肠受到侵害。出现新的时令病，就治新的，没有问题。

到这为止，水气病篇的总论就讲完了。从下一讲开始，进入各论的学习。

第六节　风水证治

这一讲进入水气病篇的各论，首先看一下风水。原文第二十节：**"风水脉浮，身重，汗出恶风者，防己黄芪汤主之，腹痛加芍药。"** 下面详细地解读一下原文，首先病定了，是风水，脉是浮的，浮主表。"身重"前面讲了，有身重就用白术。"汗出恶风"属于表证，用黄芪。防己能祛除淋巴系统的水，炙甘草补津液。患者汗出，出了这么久，津液应该是不足的，所以加炙甘草补胃气、补津液。腹痛者加芍药，这是经方的一贯用法。

第二十一节："**风水恶风，一身悉肿，脉浮不渴，续自汗出，无大热，越婢汤主之。越婢汤方，麻黄六两，石膏半两，生姜三两，甘草二两，大枣十五枚，上五味，以水六升，先煮麻黄，去上沫，内诸药，煮取三升，分温三服。恶风者，加附子一枚（炮），风水，加术四两。**"这段原文我们要做一个修正，这里边的"脉浮不渴"，"不"字和方证不对应，要把它改成"脉浮而渴"，这应该是在传抄过程中的一个笔误。原文病就是风水，表现出现恶风，一身肿，脉是浮的，这都是风水的表现。后面又说"续自汗出"，也就是有汗出。防己黄芪汤和越婢汤脉都是浮的，身上都有肿，都有汗出，这是它们的共同特点。这两个方证的区别点就是有没有口渴，有口渴用越婢汤，无口渴用防己黄芪汤。"无大热"，这个不一定，有的真有高热，由于水气阻滞经气的运行会有低热，甚至下午会出现身热不扬，就会用到越婢汤。医圣在这里是"越婢汤主之"，不是含含糊糊。条文里说了"续自汗出，无大热，越婢汤主之"，越婢汤方有些人就不理解，为什么有汗还用麻黄？其实单用麻黄没有发汗作用，麻黄只是把汗孔打开，不一定能够出汗；麻黄只有遇到桂枝的时候，桂枝将气往皮肤上运输，把阳气往上通，那么水液被带着就出去了，这就叫桂枝通阳。那么麻黄遇到谁会止汗呢？麻黄遇到附子就会止汗。因为阳气卫外而为固，经方治疗止汗，用附子补阳气、固阳来止汗。如果身体有热，或者说有水，水瘀也会化热，就会用麻黄配石膏，它既是逐水的，驱逐水液，又能够清热，让热发泄出去。麻黄把汗孔打开，石膏辛、甘、寒，把热往外一透，石膏是寒性药物中唯一一个辛味的药，所以它能透。

我们刚讲完麻黄配附子的原理，越婢汤方后注里面就有加附子。怕风厉害的，再加附子一枚。这时候又有人疑问了，说老师，这个有热用了石膏，怎么又加了个附子，一个寒一个热，两个药放在一起会不会中和了？首先明确一点，中药不是这样中和的，石膏配附子是一个经典的配法。这是用于急救或者危重患者，尤其上火下寒的人；还有一些肿瘤病，到了生命最后阶段的时候，我们都会用这样的配伍。为什么？人要快不行了，是因为阳不入阴，阳气入不进去，我们就用石膏配上附子。石膏是寒的，这个时候人体一喝，认为正好来清热了，其实跟着又一个附子，石膏清上，附子温里，这样就把阳气引入阴，这样的配伍应用才能够挽救患者于顷刻。后面还有一句话"风水加术四两"，这是《古今录验》的加法。其实只要有水湿都可以加白术。

我们回顾一下《伤寒论》里治疗有汗、脉浮的方子，如果有身痛、头痛，会用桂枝汤；如果患者本来是桂枝汤证，误用了麻黄汤之类的方子，导致患者汗出不止或者漏汗，可以用桂枝加附子汤来止汗；如果患者表现出气虚，可以考虑用后世的时方玉屏风散。玉屏风散也可以称为经方，因为配伍非常精良，黄芪一能够助气化，益气固表，同时还能治皮肤里面的水，它对在表的水像风水和皮水都有效；白术能够健脾燥湿，祛除肌肉里面的湿非白术莫属；防风祛风除湿。防风是往外散的，黄芪是往里收的，白术从中间一清。你看这方子组得多好，这就是用经方的思路组成的方子。如果患者脉浮汗出，身不疼，身上是重的，选防己黄芪汤；如果患者出现脉浮恶风，一身悉肿，全身都肿了，那么脉浮又渴的，而且还有发热，就可以选用越婢汤。我们串讲一下，如果没有水肿的，在桂枝汤、桂枝加附子汤、玉屏风散里面选方；如果患者肢体表现出浮肿，在防己黄芪汤和越婢汤里面选择。

第二十二节："**皮水为病，四肢肿，水气在皮肤中，四肢聂聂动者，防己茯苓汤主之。防己茯苓汤方，防己三两，黄芪三两，桂枝三两，茯苓六两，甘草二两。上五味，以水六升，煮取二升，分温三服。**"这里是皮水了，就不再是风水。风水会有汗，因为风为阳邪，其性开泄，所以会有汗出。到了皮水，就没有汗出，会出现四肢肿。皮水的原理，水气在皮肤中。"四肢聂聂动"，我们看症状像什么，像帕金森病。所以防己茯苓汤在治疗帕金森的时候有用武之地。帕金森我们通过多年总结之后，归纳出来，像承德很多人得了这种病，尤其农村人不知道这是什么病，就是忍着扛着，我们用中药很快就能治好了。相反，大城市的人都耐药，一些大城市的人得了病了，医疗条件好，就去大的医院，过早地应用了西医多巴胺类的药物，这些制剂都是针对大脑皮层用药，再停药很困难。很多患者通过我们的中药调理，把西药给停掉了，回到家又捡起来，导致前功尽弃。

风水用了防己黄芪汤，到了皮水用了防己茯苓汤。防己茯苓汤和防己黄芪汤有些什么区别呢？防己茯苓汤是把防己黄芪汤里面的白术换成了桂枝和茯苓。白术的作用是健脾燥湿，祛除肢体里面的湿气，主要治疗身重。换成桂枝和茯苓是何用意？桂枝主要起到气化的作用，茯苓除三焦的水；皮是三焦系统最大的一个腔，因此重用了茯苓除三焦的水，加桂枝来气化。因此两个方子就很容易区别开来。

接着讲皮水、里水和黄汗。原文第二十三节："**里水，越婢加术汤主之，甘草麻黄汤亦主之。甘草麻黄汤方，甘草二两，麻黄四两。上二味，以水五升，先煮麻黄，去上沫，内甘草，煮取三升，温服一升，重复汗出，不汗再服，慎风寒。**"病名定在里水，在总论里边并没有谈到"里水"这个名词，只讲了风水、皮水、正水、石水和黄汗。如果分表里，风水、皮水和黄汗应该算表水，里水应该是正水和石水。但是我们以方测证，二十三节里面说"里水"用越婢加术汤，甘草麻黄汤亦主之。这两个方子的组成显然不是治疗里水。因此《医宗金鉴》也提出了异议，认为这是传写之讹，这个"里"字当为"皮"，"皮水"。在《外台秘要》里面也曾经说，这个"里水"是"皮水"。可见从引文、各家的学说来看，大多倾向于皮水。我们结合临床，这个倒不明确，里水确实也可以用越婢加术汤，比如肾小球肾炎，这按西医理解确实是里了，但中医理解还是表。这个怎么分，显然有些难度，我们留给后世医家进行分辨。在这里为了简化、明化，我们就把"里"字改为"皮"，"皮水，越婢加术汤主之，甘草麻黄汤亦主之"。

　　什么时候用越婢加术汤，什么时候用甘草麻黄汤呢？如果有四肢沉重、口渴的，也就是说有热，就用越婢加术汤；里没有热，就用甘草麻黄汤。《伤寒论》里面经常有两味药的加减方，这叫君医、臣医，这种小方药少力专。我们在临床上碰见一些大病、重病，就要用这种小方，就像狙击枪一样，目标单一准确，直中要害。常见的有桔梗甘草汤，两味小药泡水，治疗急性咽喉性的疾病，疗效非常好，远比吃抗生素、打吊针来得快；大黄甘草汤治疗呕吐，桂枝甘草汤治疗心悸等；还有栀子豉汤，心中懊恼，心里头乱七八糟的，栀子豉汤就两味药开下去，效果很明显，吃完患者就会腹泻，腹完泻，心里乱七八糟的感觉就没了。这种两味药的方子很多很多，应用起来疗效非常确切。相反，当病治疗一段时间后，即便病势已退，脏腑之间显现出虚态和疲态，反倒方子很大，因为要制衡、要调节脏腑之间的平衡，所以方子相对会较大一些。

　　原文第二十四节：**"水之为病，其脉沉小，属少阴，浮者为风，无水虚胀者为气。水发其汗即已。脉沉者宜麻黄附子汤，浮者宜杏子汤。麻黄附子汤方，麻黄三两，甘草二两，附子一枚（炮）。上三味，以水七升，先煮麻黄，去上沫，内诸药，煮取二升半，温服八分，日三服。杏子汤方未见，恐是麻黄杏仁甘草石膏汤。"** 首先定病名为水气病，如果出现水气的病证，水性趋下，脉就应该是沉的，沉小。这样的脉和少阴的脉是相似的，属少阴。如果出现浮脉，前面讲了，风水就是浮的。假设没有水，而出现肢体虚浮，这种胀一般来说是气胀，气胀就用理气的方法进行治疗。如果是水气病，"发其汗即已"。脉沉的，用麻黄附子汤。麻黄附子汤就三味药，麻黄、附子、甘草。这个方子是治疗里面有寒还有水的里水。脉浮的用了杏子汤，这样脉浮的又多了一张方子。前面讲了脉浮的有防己黄芪汤、越婢汤，现在有一个杏子汤。杏子汤原书中没见到，有的人说应该是麻杏石甘汤，这说法作为一种答案值得商榷。因为我们治水很少用麻杏石甘汤，一般都用越婢汤、越婢加术汤。《伤寒论》和《金匮》一般都是对偶的写法，比如有苓桂术甘汤，也有苓芍术甘汤；大柴胡汤，小柴胡汤；大青龙汤，小青龙汤；都是对偶的。我们推测，前面"脉沉者，宜麻黄附子汤"；后面应该是"脉浮者，宜麻黄杏子汤"，这样就工整了。由此推之，杏子汤的方应该就是麻黄、杏仁、甘草。麻黄开鬼门，打开汗孔；杏仁从里向外推，它的力量前面已经讲过了，是由内及外；加上甘草，正好把水推出来。

　　原文第二十五节：**"厥而皮水者，蒲灰散主之。方见消渴中。"** 厥是四肢厥冷，又有全身性的水肿，用蒲灰散，蒲灰散外涂效果更好。

下面我们把水气病证对比一下，病位分为表水和里水；表水又分为风水和皮水；里水分为正水和石水。表水，风水其脉自浮，皮水其脉亦浮，两个都是浮脉。风水的外症有浮肿、骨节疼痛、恶风；皮水外症也有浮肿，按之没指、其腹如鼓、不恶风。皮水和风水的区别，是风水有表证，骨节疼痛，恶风；皮水腹大、不恶风。里水分为正水和石水。正水其脉沉迟，外症有喘；石水其脉自沉，外证腹满不喘。正水和石水的区别就是正水有喘；石水没有喘，单纯是肿。这是从理论上加以区分。

第七节　黄汗证治

下面进入黄汗病的学习。"黄汗"，前面反复出现过这个词都没讲，因为本篇章专门讲黄汗。首先看原文第二十六节："**问曰：黄汗之为病，身体肿，发热，汗出而渴，状如风水，汗沾衣，色正黄如蘖汁，脉自沉，何从得之？师曰：以汗出入水中浴，水从汗孔入得之，宜芪芍桂酒汤主之。黄芪芍药桂枝苦酒汤方，黄芪五两，芍药三两，桂枝三两。上三味，以苦酒一升，水七升，相和，煮取三升，温服一升，当心烦服，至六七日乃解，若心烦不止者，以苦酒阻故也。**"黄汗这个病的症状有身体肿，有的版本说身体重，会发热，汗出，还有口渴。这个症状有点像风水，但是它的汗有个特点，汗特别黄，像黄柏的汁一样，脉是沉的。后面还有一个症状，黄汗还会有胫中冷，就是小腿是凉的。仲师也把病因讲得非常清楚，"以汗出入水中浴，水从汗孔入得之"。过去这个病应该很多，人们干农活，突然被大雨浇了，那个时候没地方避雨，就容易得这种病；还有一些年轻人，夏天很热，跳到河里洗澡，会出现这种病；还有人出了一身汗，淋冷水浴，也会导致这种病的发生。"宜芪芍桂酒汤主之"，就用芪芍桂酒汤这张方子。

黄汗病的原理是什么呢？是人体遇到天热的时候，阳气蒸化津液，体表会出汗，结果突然外部冷水一激，汗出不来了，这些汗液从汗腺里面出来了又在皮肤受阻了，汗到哪里去了？到皮下闷着了，时间长了再出来就变成黄色的了。芪芍桂酒汤药物组成很简单，其实就是四味药黄芪、芍药、桂枝、苦酒。既然有汗，明确就是桂枝汤的办法，用了桂枝、芍药，但是为什么没用甘草、生姜、大枣？因为津液尚且是足的，只是汗水出不透，汗液发到皮下去了，所以只用了桂枝、芍药，一开一收，相得益彰。苦酒是什么呢？苦酒其实就是醋，在南方江苏镇江一带都有这种说法。这里有一味药黄芪，黄芪能够补气，后世说能够健脾，其实它能够气化，还能利水。黄芪利哪儿的水，这个很重要。黄芪首先是利皮下之水；第二化气，化下焦之气，把下焦的水化成气；这是黄芪化气利水的功能。现在讲一下芪芍桂酒汤的方后注："上三味，以苦酒一升，水七升，相和，煮取三升，温服一升。"这是煎服法，服用芪芍桂酒汤会出现什么样的药物反应呢？会出现心烦，六七天才解；如果服用了六七天还会有心烦，是苦酒阻碍气化导致的，因此就把苦酒去掉，只用芪芍桂加水熬，心烦就会没有了。按照这种思路，后面的处方就都好理解了。桂枝、白芍调和一下营卫，黄芪把皮下的水化成气，通过毛孔排出体外，又不能让正气耗散得过多，所以又加了一点苦酒来收一下。古人组方很少是单一的，都是缩回来再打出去，都是这种组合式的，在实战中才有力量。

第二十七节："**黄汗之病，两胫自冷；假令发热，此属历节；食已汗出，又身常暮卧盗汗出者，此劳气也；若汗出已，反发热者，久久其身必甲错，发热不止者，必生恶疮；若身重，汗出已辄轻者，久久必身瞤，瞤即胸中痛，又从腰以上，必汗出，下无汗，腰髋弛痛，如有物在皮中状，剧者不能食，身疼重，烦躁，小便不利，此为黄汗，桂枝加黄芪汤主之。桂枝加黄芪汤方，桂枝、芍药各二两，甘草二两，生姜三两，大枣十二枚，黄芪二两。**"

这段文字很长，其实它是讲黄汗之病的失治、误治变化的过程，我们解读一下原文。黄汗这个病，"两胫自冷"就是小腿应该是冷的。如果小腿是热的，那么这个病应该是历节，就不是黄汗了。

下一段原文说的是什么呢？有的人"食已汗出"，一吃饭就满头大汗，喝凉水都满头大汗。"又身常暮卧盗汗出"，到了晚上又会盗汗，那么这是什么病呢？这属于劳气，这是古代的一个病名。曾经我的一个朋友就是这样，大米饭泡凉水，他也吃得满头大汗，冬夏都出汗，晚上还盗汗。虽然是大小伙子，但是体格特别虚。我们小的时候经常一起玩，河里发大水了，别人都往家跑，而我带着一帮孩子就往河边跑，当时他也要和我们去，我说："你行不行？"他说："行，没问题。"我说："那你就试试，不行你就夹在两个水性好的人中间。"他说："不用，过吧。"然后我带领十几个小伙伴，脱光了衣服就冲过去了，当我回头一看，结果这个人甩得很远很远，我们又去下游把他接回来。过了河，衣服都在对岸，我们还要回来的，这回就知道他体力不行，身体也不行。我说："你干脆夹在两个水性好的中间，我在后面断后，把你拖过去。"他说："不用。"我说："不行，必须得这样，否则会出人命的。"我就让两个水性好的带他，结果一过河，几步他要落得很远。没办法，我拼命地把他拖到岸边，岸上的小伙伴把他带到岸上来。上了岸，他就趴到石板上吐黄水。像这样的人就属于劳气，属于虚劳的一种病。本来是可以治的，但那时候家都比较穷，不治疗，现在年龄很大了也很虚。

　　"若汗出已，反发热者，久久其身必甲错"，正常情况下，人汗出了，热就应该解，结果汗出了热不解，那么汗出就会伤营，也伤阳，营气伤了，经脉就会不通，就会出现瘀血阻滞，瘀血一出现就会表现为肌肤甲错。"发热不止者，必生恶疮"，假设经脉不通，又发热不止，那么肉腐就会成脓，就会生恶疮。如果有水气，身上表现沉重，出了汗，轻了，接着不管什么原因，冲澡、冲凉，又身重了，又有水气，再出汗再清，长期这样反反复复下去，就会出现身瞤动、肌肉瞤动。这是什么？是阳气不足的表现，"瞤即胸中痛"，肌肉瞤动还胸中痛，这是一个真武汤的症状。"又从腰以上必汗出，下无汗"，上半身汗出，下半身没汗。"腰髋弛痛"，下半身表现的是腰髋弛痛，就是腰和髋部和腹部这块是坠着疼，这个"弛"是松弛、坠胀、疼痛，"有物在皮中状"，就像塑料口袋装满水一样，有个病名叫肾着。如果阳气虚得严重，就不能食了，会出现身体疼痛，还会出现烦躁，气化不利了，就会出现小便不利。

　　"此为黄汗，桂枝加黄芪汤主之"。临床上可以把防己黄芪汤、桂枝加黄芪汤还有肾着汤合方，也可以治这个病。为什么要选用桂枝加黄芪汤呢？因为首先这是个汗证，反复出汗人就会虚，桂枝、芍药两味药治疗有汗的表虚证，甘草、生姜、大枣是补津液的，长期汗出人津液是不足的，所以这三味药要加上。又加上小剂量的黄芪来气化，为什么用这么小的剂量？小则通，大则补，我们的目的不是补，而是通阳化气。黄芪的运动方向是由外向内、由下向上，把下部的水变成气。因此开经方，就是这三个方子可以选。后面有个附方，防己黄芪汤，这是《外台秘要》的，我们就不再讲了。大家课后自己想一想，桂枝加黄芪汤与黄芪桂枝五物汤有什么区别，这个留给大家自己思考。

第二十三章

黄疸病

第一节　黄疸病的病名和分类

本节课开始讲述《黄疸病脉证并治第十五》。首先综述一下，本篇都讲了哪些内容。本篇阐述了黄疸病的病名和分类，以及黄疸形成的病因、病机、脉证。黄疸的病因是什么呢？基本病因是湿热阻碍脾胃气机的运化，用现在的名词说叫湿热蕴脾，这是整个黄疸病的基本病机。在本篇黄疸病又分为哪几个类型呢？原文中分为谷疸、女劳疸、酒疸以及黑疸。不仅把黄疸病分了类型，后面同样给出了方证和对应的治疗方法。先了解了本章的全貌，再进入条文学习，大家思路就能更清晰一些。下面我们进入原文学习。

先来看什么是黄疸。**"寸口脉浮而缓，浮则为风，缓则为痹，痹非中风，四肢苦烦，脾色必黄，瘀热以行"**，其实后面漏了几个字"故曰黄疸"。第一段是讲述黄疸的脉、证以及病机。先来解一下原文，"寸口脉浮而缓"，跟的下一段就讲到趺阳脉，因此这里的寸口脉当指寸关尺三部脉。"浮则为风，缓则为痹"，这两句后世争议很大。浮脉不单纯主风，我们说了"浮则为风、浮则主热、浮则主虚"，结合本篇的条文，这里的浮应该是主热更为贴切。"缓则为痹"，这个痹究竟是什么？后面紧接着解释"痹非中风"，不是风寒湿三气杂合以痹，不是关节疼痛的痹证，这个痹是指经络不通，湿热困阻了气机，导致经脉的闭阻。这里的"缓"，缓则主湿，湿气阻滞，导致经脉闭阻。脾主四肢肌肉，在五行中属土，土色为黄。这里出现症状"四肢苦烦"，四肢因为烦而痛苦。"脾色必黄"，也就是脾的本色出来了。什么原因导致的？是瘀热导致了脾色必黄。"故曰黄疸"，也就是说这样的病就叫黄疸。

在这里，我们要讲一下五色。中医学认为肝之色谓之青，心之色谓之赤，脾之色谓之黄，肺之色谓之白，肾之色谓之黑。这些颜色是怎么来的呢？什么是绿，什么是黄，什么是黑，什么是白，什么是赤？我相信回答会千差万别。我可以肯定地说，同样一个黄色，每个人看到的都不一致，因为每个人的视觉是有差异的。人看到的黄色是怎么来的呢？是因为人体内的五脏对应显现出的颜色，才是人看到的五脏的本色。本色是不能够露出来的，有句话说露出了本色，本色要露出来就是真脏病。谈到了本色，又有一个概念要引入，叫初之色。初之色，中国人应该是红黄隐隐，比较鲜明、明亮的黄，这是人的初之色。所以这里的"脾色必黄"，指的是初之色消失、本色显现，那么这个颜色就是病态的黄色。人的五色来源于五脏，每个人的五脏六腑有强有弱，有薄有厚，所以每个人看到的色彩、看到的世界各不相同的。这段条文主要给出了黄疸的概念。《伤寒论》中有云："伤寒脉浮而缓，手足自温者，是为系在太阴，太阴者，身当发黄。"也就是说黄疸如果按六经分，当属太阴病。太阴病和这里定位为脾胃的湿热不矛盾，重点是脾，同时以五脏统六腑。

原文第二节："**跌阳脉紧而数，数则为热，热则消谷；紧则为寒，食即为满。尺脉浮为伤肾，跌阳脉紧为伤脾。风寒相搏，食谷即眩，谷气不消，胃中苦浊，浊气下流，小便不通，阴被其寒，热流膀胱，身体尽黄，名曰谷疸。额上黑，微汗出，手足中热，薄暮即发，膀胱急，小便自利，名曰女劳疸，腹如水状不治。心中懊憹而热，不能食，时欲吐，名曰酒疸。**"跌阳脉指的是胃脉，同时也代表脾。跌阳脉紧而数，这个很矛盾，紧则为寒，数则为热，这两个脉象怎么会同时出现？数，内有瘀热，热则消谷，脾胃要是有热，则消谷善饥，就会能吃能食。"紧则为寒，食即为满"，如果脉是以紧为主的，是为中寒，这个情况下，吃了就会腹满、腹胀，因为阳气不足，不能消谷。"尺脉浮为伤肾"，所有的病都这样，不仅单纯在黄疸病是这样。两个尺脉应该是沉而有力，一旦摸到尺脉浮出来了，这个人要么肾虚，要么前列腺有问题，这是必然的，所以说浮为伤肾。"跌阳脉紧为伤脾"，如果跌阳脉摸出来的是紧脉，那么就是寒邪困阻了脾。

"风寒相搏，食谷即眩"，因为伤到的是寒气，寒气伤了脾胃之阳，就不能消谷了，这时候人吃了饭就会头晕。"谷气不消，胃中苦浊"，如果吃进去的五谷，不能够进行消磨粉碎，在胃中就会发酵，产生浊气。"浊气下流，小便不通"，浊气往下走，引起小肠泌别清浊的功能不能够正常地运行，因此清浊不分，会导致小便不通。"阴被其寒，热流膀胱，身体尽黄，名曰谷疸"，这里的寒指的邪气。《伤寒论》中经常会遇到这种写法。"阴部被寒"指下部被邪气阻滞，导致湿热流注膀胱，身体出现黄疸，这个病叫谷疸。"额上黑，微汗出，手足中热，薄暮即发，膀胱急，小便自利，名曰女劳疸，腹如水状不治"。如果出现额头上黑，额头本来是胃经所过之处，黑色为肾经，伤了肾了，因此这个病是房劳过度导致的疸病。微微汗出，手足心是热的。"薄暮即发"，到了傍晚会加重；"膀胱急"是指小腹部有拘急；"小便自利"，小便还能通畅，这种叫女劳疸。女劳疸如果有腹水，就比较难治。"心中懊憹而热，不能食，时欲吐，名曰酒疸"，如果出现心里边很烦乱，有热的，反倒不能食，一吃就吐，这叫酒疸，是因为平时饮酒过度酿湿成热。有这种热为什么不能食呢？因为它是邪气，不是正常的胃阳，邪热是不能消谷的，所以常常就要呕吐或者一吃饭就要呕吐，这种情况叫酒疸。患者往往说一吃肉就容易呕吐，也可以按酒疸来处理。原文给出了谷疸、女劳疸和酒疸这三个疸病的概念和症状。

下面讲一下黑疸。黑疸是指的什么呢？谷疸、女劳疸、酒疸误治、失治或者没治，病拖的时间长了，然后转为黑疸。黑疸的表现是什么呢？在酒疸误治后有这样一段论述："目青面黑，心中如啖蒜齑状，大便正黑，皮肤爪之不仁。"女劳疸的后面也论述了黑疸的症状："膀胱急，少腹满，身尽黄，额上黑，足下热，因作黑疸，其腹胀如水状，大便必黑。"这是黑疸的表现。

纵观全文，黄疸病分为了四种。临床上，要加以鉴别，辨证施治。

第二节　黄疸的病机和预后

原文第三节："**阳明病，脉迟者，食难用饱，饱则发烦，头眩，小便必难，此欲作谷疸，虽下之，腹满如故，所以然者，脉迟故也。**"这个病按六经辨证，病在阳明。阳明经证，脉是滑的、滑数的或者浮滑数；阳明腑证，大承气汤证的脉就是迟的，但是大承气汤证的脉是沉迟有力，这里所说的脉迟不是这样的。纵观全文，这里的脉迟指的是虚寒性的，为什么？如果胃有实热，就会消谷善饥，很能吃，还容易饿。但是看看整个条文，"食难用饱"，不是消谷善饥的意思，不是说怎么吃也很难吃饱，而是一吃饱了很难受。后面紧跟的条文讲了怎么难受，吃饱了则发烦，为什么？因为胃是寒的，寒瘀久了才能化热，才能病疸。这个还没到那种程度，所以感受的还是寒，一吃饱了头还会眩。"小便必难"，这是中焦虚寒导致了清阳不升、头目失养，就会头晕目眩。浊阴不降，下面小便排得还困难。"此欲作谷疸"，这是形成谷疸的前兆。总论里面讲了疸病的病因、病机，就是湿热蕴阻脾胃。这个病伤了寒湿，还没化成热，还没到谷疸的地步。如果医生判断说这是湿热型的谷疸，用了下法，下了之后感觉轻松一点，但是药用了之后很快继续"腹满如故"，为什么会这样？因为脉是迟的，这个病机是寒性的，所以用下法是不行的。也就是说这段条文讲述的是"欲作谷疸"，还没到谷疸的程度；如果到了谷疸，用下法是没有问题的。谷疸的主方是茵陈蒿汤。

原文第四节："**夫病酒黄疸，必小便不利，其候心中热，足下热，是其证也。**"这个条文我们做了一个修改，把"其候心中热"改成"候其心中热"，这样就通顺了。当人病了酒黄疸，会出现小便不利。因为是湿热，长期饮酒，酿湿生热，湿热困阻气机，浊阴不降，就会小便不利。再检查一下，他会出现心中热，这是酒黄疸的一个代表性症状，其他的黄疸里可能不出现，但酒黄疸一定会有心中热，"足下热，是其证也"。酒黄疸有没有心中不热的？也有，下一个条文里面会加以陈述。这段条文就是重复补充酒黄疸的主症，第一小便不利，第二心中热，足下热，还有全身发黄，这是酒黄疸的三大主症。

第五节条文讲述了黄疸病的治法，我们看看原文："**酒黄疸者，或无热，靖言了了，腹满欲吐，鼻燥；其脉浮者，先吐之；脉沉者（沉弦者），先下之。**"上一个条文讲了酒黄疸的三大主症，其中心中热是主要症状。第五节条文讲了一个特殊情况，个别的患者会没有热。"靖言了了"什么意思？条文上这个字是"靖"，在古代是个通假字。"靖"和"清"还有青草的"青"可以通假。"了了"就是明了，因为心中没有热，人们的神就不烦躁，就不会胡言乱语，这就是"靖言了了"。"腹满欲吐，鼻燥"，其脉浮的就用吐法，脉沉的就用下法。这也是和前面讲的病在上焦用吐法，病在下焦用下法是一致的。治病就是取最近的道路给邪以出路，在表的就用汗法，把它发出去。

我们前天接了一个2周岁的小孩，他是老患者，发热。本来是夏季伤了寒兼有暑湿的一个感冒，我们给开了方子，就开了一剂，吃了热就退了。热退的第二天早晨，小孩的母亲带着他到肯德基里边待着去，说那里边凉快。肯德基、麦当劳，包括现在开会的酒店、会议室，空调都开得极低，可能会开到20℃以下，这对于我们的身体伤害是很大的。小孩子内有暑湿，外有伤寒。我们开的方子也很简单，就是藿香、佩兰，加上一个薄荷，还有一个苏叶，四味药，很简单的方子也很有效。本来夏季人的毛孔就应该张开，多出一点汗，人就不会中暑，不会有湿气。但是这个小孩子，正好用药打开毛孔，就进了麦当劳的餐厅，在里边纳凉。结果孩子下午又开始高热，高热40.2℃，我说本来这个方子没有问题的，病怎么会反复呢？把把脉，又是个伤寒，没办法，我们还没有换方子，又开了一副。等到了晚上，这小孩的母亲说了这个情况，我说我找着原因了。感冒之后要做护理，尤其夏季伤了寒的感冒，一定要避免二次中寒，这叫反复；还有一个要避免，小孩一感冒家属就着急，说孩子不吃饭了。谁感冒爱吃饭？这很正常的。但是家属着急就给吃的，西医也说感冒了得赶紧给补补营养，吃鸡吃鱼吃虾，结果孩子会食积反复，这叫食复。还有的孩子刚一好，就带着到游乐场去玩，结果孩子累着了，这叫劳复。几种反复在这里给大家讲一下。

第六节："**酒疸，心中热，欲吐者，吐之愈。**"这个很简单，也很好解释。

"酒疸"，长期饮酒的酒客有病了，他是湿热熏蒸。如果这个患者欲呕吐，证明正气要驱赶邪气，从上边吐出来，那么就用吐法，这叫因势利导。本篇对于酒疸阐述得最多，可见汉代人嗜酒这个习惯也很常见。

原文第七节："**酒疸下之，久久为黑疸，目青面黑，心中如啖蒜齑状，大便正黑，皮肤爪之不仁，其脉浮弱，虽黑微黄，故知之。**"酒疸正确的治法就是用泻法。为什么说酒疸下之，久久又变成了黑疸呢？治疗酒疸，正确的就是栀子大黄汤下之，可见当时也有一种流行的说法叫中病即止。刚碰到病了就停药了，过两天再泻一下又停了，结果这个病长时间没被泻净，就变成了黑疸，这属于失治。表现就是"目青面黑，心中如啖蒜齑状"，"心中"一般是指的胃，"啖"是吃的意思；"齑"是泥，是通假字，通齑粉的"齑"；胃里边就像吃了一头生蒜的感觉，尤其独头蒜。如果大家不知道"心中如啖蒜齑状"是什么感觉，就在空腹的时候找一头独头蒜，把它咽下去，就这个感觉，老百姓俗称辣心了。大便是黑色的，皮肤用手抓，感觉到是麻木的。这个"爪"通假字，通"抓"。脉是浮弱的，身上的颜色虽然黑，仔细看看还是微黄的，也就是黑黄的，属于阴证。"故知之"，这样我们就知道了，这已经不是酒疸，变成了黑疸了。

第八节讲述的是什么内容呢？原文："**师曰：病黄疸，发热，烦喘，胸满，口燥者，以病发时，火劫其汗，两热所得，然黄家所得，从湿得之，一身尽发热而黄，肚热，热在里，当下之。**"前面讲了黄疸病的基本病机是湿热蕴阻中焦。这节讲述这个人得了黄疸，医生当时看到有发热，可见还有个表证，用了什么方法呢？"用火劫其汗"，用火热的办法，或者用火针，或者用热性的药物发其汗。两个热加一起，导致了黄疸加重。"一身尽黄"，还有肚子热。"热在里"，当用下法，可以用茵陈蒿汤下之。

第九节："**脉沉，渴欲饮水，小便不利者，皆发黄。**"如果患者的脉是沉的，这个人口渴还喝水，喝水后还不排小便，即便排点小便也是很黄的。仔细看患者的皮肤，这个人脸色和身上的颜色要比平时更黄一些。临床上我们经常会观察到这种现象，这种情况下清热利湿就可以。

第十节："**腹满，舌痿黄，躁不得睡，属黄家。**"这个人肚子很大，舌头都是痿黄了。"躁"是里边有热，睡眠又不好。长时间这样，才能称为"黄家"。

原文第十一节："**黄疸之病，当以十八日为期，治之十日以上瘥，反剧为难治。**"这句涉及术数。"黄疸之病"，主要是脾和胃，也就是中焦的湿热。脾气旺于四季之末，也就是说春、夏、秋、冬四个季节的最后十八天为脾主时。到了脾经主时，加上药物治疗，如果正气来复，就把病邪抗出去了。为什么说"治之十日以上瘥"？治疗了十天，就应该减轻，如果不减轻，这个就是难治的。为什么是"十"？十是土之数，还是脾胃之数，治疗五天应该减轻，十天更应该大减轻，证明就治对了，或者这个病相对好治，处方又适宜；如果治了十天这个病重了，那么就叫难治。

原文第十二节："**疸而渴者，其疸难治；疸而不渴者，其疸可治；发于阴部，其人必呕；阳部，其人振寒而发热也。**"黄疸病，如果这人口渴，就比较难治，为什么？黄疸的病因是湿热熏蒸，本来有湿，人就应该不口渴，如果出现口渴了，就证明真阴已经不足，这叫邪胜正虚，这个疸就难治了。如果有黄疸病，这个人还不口渴，这样的黄疸相对就容易治疗。"发于阴部，其人必呕"，这个阴部是哪儿？后世众说纷纭，其实这个阴部指的是里，发于脾胃，人容易呕，这个时候可以因势利导。发于阳部，"其人振寒而发热"，这是什么意思？发于表，患者就表现出恶寒、发热。这就是一个活生生的病例，展现在眼前。

第三节　谷疸、酒疸、黑疸

从本节开始讲黄疸病的各论，首先讲谷疸。原文第十三节："**谷疸之为病，寒热不食，食即头眩，心胸不安，久久发黄为谷疸，茵陈蒿汤主之。茵陈蒿汤方，茵陈六两，栀子十四枚，大黄二两。上三味，以水一斗，先煮茵陈减六升，内二味，煮取三升，去滓，分温三服，小便当利，尿如皂角汁状，色正赤，一宿腹减，黄从小便去也。**"黄疸病的主要病机是脾胃的湿热，尤其谷疸。反过来说，就是湿热蕴结着脾胃。湿热蕴结导致营卫不和，因此会出现恶寒发热。也有的人说这是由外感引起脾胃不和，导致的恶寒发热。我个人理解，既然病名已经定为谷疸，那么病机应该是湿热熏蒸，湿热遏阻营卫引起的寒热更加贴切。"不食"，有寒热不想吃饭。"食即头眩"，如果强行吃了点东西，人就会头晕。我们临床上常见到这种症状，患者说吃完饭就头晕，当然还达不到黄疸的程度，这是湿热蕴结脾胃导致的，因为中焦被困阻之后，如果再进食，它的负担加重，导致清阳升不上去，人就会头眩。"心胸不安"，因为脾胃之阳不能消化食物，食物进去成了负担，导致人的心胸也就是胃脘部烦乱不安，时间长了就会发黄，变为谷疸。谷疸的主要方子是茵陈蒿汤，这张方子是治黄的第一方，也是名方。现在药厂已经把茵陈蒿汤做成了茵栀黄口服液，临床上轻症就可以应用，很方便；如果重症，我们还建议做汤方。茵陈蒿汤的组成就是茵陈六两，茵陈的剂量非常之大，是治黄的第一要药；配伍栀子来清利三焦的湿热；大黄推陈致新，荡涤肠胃，也能清热利湿。因此这个方子组成相当得简练和精当。

讲完谷疸，按说应该讲女劳疸，但是这里有一个条文是讲黑疸的，连续跳出两个"女劳得之"，因此编书的人就把它放在这里了。实际硝石矾石散是治疗黑疸的。那么女劳疸的方子在哪儿？在后面，我们把它调到前面来讲。原文第二十二节："**男子黄，小便自利，当与虚劳小建中汤。**"方子很简单，小建中汤就是治疗虚劳的。我们特意在这里列出来，"男子黄"，因为沾染女色过多，导致虚劳引起的这种黄，它的特点是下元不固，小便自利，还有少腹拘急，会选用小建中汤。就是前面的小建中汤，并不是什么单一个方子。如果自己组方，还可以找一个，治黄的第一要药是什么？茵陈。治虚劳的第一方是什么？桂枝加龙骨牡蛎汤，加上茵陈，这个可以治女劳疸，应该比小建中汤更常见。《金匮》已经学习过半，大家如果学会思维，自己就可以组方了。看到条文，看到患者，我们脑袋里面就会自己组方，不需要背方子了。

原文第十五节："**酒黄疸，心中懊侬，或热痛，栀子大黄汤主之。栀子大黄汤，栀子十四枚，大黄一两，枳实五枚，豉一升。上四味，以水六升，煮取二升，分温三服。**"《金匮》和《伤寒》里面，所有的病证都有主方、有这种对应关系，方证一派就容易利用这种方法，很简单、很直观。首先定了这个黄疸是酒黄疸，由于湿热熏蒸，长期饮酒，酿湿生热，导致"心中"懊侬嘈杂这种感觉，心中就是胃脘，或者心中热痛，就可以开栀子大黄汤。现在酒黄疸不是太多见，但是这种证候我们经常见到，因此栀子大黄汤在临床应用的机会非常多。一到了夏季，人们贪凉进空调房，导致体内生湿，或者冷饮生湿，然后又吃辣椒，想要除湿，其实正好一热一湿，变成了湿热，胃里边很难受，患者描述，就是心里边乱七八糟的，说不上来的难受，就可以考虑这张方子。

下面再来看看黑疸。第十四节："**黄家，日晡所发热，而反恶寒，此为女劳得之；膀胱急，少腹满，身尽黄，额上黑，足下热，因作黑疸；其腹胀如水状，大便必黑，时溏，此女劳之病，非水也，腹满者难治，用消矾散主之。**"黑疸是由谷疸、酒疸、女劳疸久久未能治愈，或者失治或者误治拖成的黑疸，因此就要用硝石矾石散。这里第一句就给出了"黄家"，什么意思？浑身的熏黄日久，黄是由湿热熏蒸导致的。"日晡"，晡时是什么时候？是下午3～5点，为阳明大肠主时，这个时候本经就会出来抗邪，所以就会出现发热；如果出现不发热，反倒恶寒，证明身体已经虚了。"此为女劳得之"，过度的房劳导致的。症状出现"膀胱急，少腹满，身尽黄"，额头上是黑的，脚底心还是热的。"因作黑疸"。假设患者出现了腹胀，好像有水的样子，大便是黑的，还便溏，在这里强调了，这种病是沾染女色过多引起的，不是水肿病。如果出现腹胀满，比较难治，用硝石矾石散。硝石矾石散的组成："**硝石，矾石（烧），等分，上二味，为散，以大麦粥汁和服方寸匕，日三服，病随大小便去，小便正黄，大便正黑，是候也。**"服用硝石矾石散，应该小便是黄的，大便是黑的，出现这种症状，不用恐慌，是正常的。硝石矾石散我们做过，很难吃，服用起来相当困难。我们用大麦熬粥，让患者吞服硝石矾石散，但是这个口感确实很差，患者很难坚持。有没有替代的方法？当然有，如果轻的，可以考虑用茵陈加桂枝加龙骨牡蛎汤；如果严重的，可以考虑用茵陈四逆汤。这里面有的同学可能有疑问，黄疸不是湿热引起的吗？原文日晡应该发热，而不发热了反恶寒了，为什么？因为病程太久，阳气已虚，原来的湿热转变为了寒湿，后面还有一个支持这个证型的，就是腹胀，腹胀也是有寒，大便时溏，因此可以考虑茵陈四逆汤来治疗。如果按现在的分法，分为阳黄和阴黄，那么到了黑疸的程度，一般都属于阴黄了，就考虑茵陈四逆汤了。

下面讲治黄的一些特殊案例和通治法。原文第十六节："**诸病黄家，但利其小便，假令脉浮，当以汗解之，宜桂枝加黄芪汤主之。**"黄疸病病机主要是湿热内蕴，因此患者的脉大部分都应该是沉的，这里边有没有个例？有。脉有可能是浮的，但是这种浮脉一定不是浮数有力的。如果是，那就不是表虚证。浮脉主热，主虚，主表，我们一定要排除是热和虚。这种是主表的才能够运用桂枝加黄芪汤。如果出现脉浮，就不能用下法，茵陈蒿汤和栀子大黄汤都用不上。黄芪是主气化，把下焦的水变成气，作用力的方向是从外向内，同时将皮下的水也变成气。桂枝加黄芪汤在前面的水气病刚刚讲过，这里就不再讲了，这只是个个案。

第十七节："**诸黄，猪膏发煎主之。猪膏发煎方，猪膏半斤，乱发如鸡子大三枚，上二味，和膏中煎之，发消药成，分再服，病从小便出。**"猪膏发煎在《伤寒论》里面也出现过，在这里就一句话，可见它的作用是退黄。猪膏就是猪油，猪的荤油；"乱发如鸡子大三枚"，是松松的、松散的三团。这个做法我们做过，就是用猪油搁到勺里边烧滚了，趁着那滚的油，把头发往进一放，唰头发就看不见了，然后把这个油晾一晾，适口了，让人喝。很难喝，喝着很恶心。"分再服"什么意思？就是两次的用量。"病从小便出"，这个黄就从小便退出来。这个方子现在用的都少了，为什么？现在找到点好头发很困难。现在焗油、染发、烫发蔚然成风，现在想找点原始的、干净的头发，真的很难。所以这张方子，我们用的机会也很少了。鉴于它的适口性、服用的耐受性和用药的安全性来考虑，我们不主张再用。

原文第十八节："**黄疸病，茵陈五苓散主之。茵陈五苓散方，茵陈蒿末十分，五苓散五分。上二味和，先食饮方寸匕，日三服。**"这个方子是最常用的，一个是有黄，第二患者往往有浮肿，就选用这张方子。这张方子要重点地讲一下，现在治疗新生儿黄疸这也是个主方。现在生小孩都必须到医院生，不到医院不给开准生证。到医院生小孩有两种生法，现在最流行的就是剖宫产，很少一部分人能够顺产。我的孙子和孙女都是顺产，我们顶着巨大的压力，还得跟医院搞好关系，才顺产。我们亲历的过程是什么呢？小孩生出来，护士就过去告诉了育儿知识，不让给孩子盖被子，盖一个纱布就行，然后过几天小孩就得黄疸了，为什么？小孩子在妈妈肚子里是多少温度，38℃多；小孩子突然来到产房，产房的温度多高，25～26℃，这是夏天；要是冬天，18～20℃左右。给孩子盖那么一点点东西，一生下来就十几度的温差，那么小儿的毛孔、汗孔瞬间都关闭了。毛孔一关闭，毛孔和外界换气功能就会变差，郁在皮肤里面，然后慢慢地就变成了黄疸。新生儿黄疸主要都是因为孩子生下来受凉引起来的。然后医院的护士就告诉你，赶紧烤蓝光，上保温箱，慢慢地给孩子加温，那黄疸又治下去了。因此我们两个孩子在出生的时候，不管护士怎么说，我们坚决给孩子盖上，就这样才保证孩子的健康。如果出现新生儿黄疸，茵陈五苓散是主方，是第一方。我们也不必大惊小怪是不是胆道闭锁，是不是什么，不用考虑；即便是胆道闭锁，用上这张方子胆道也会打开。茵陈五苓散方组成是"茵陈蒿末十分，五苓散五分"，这是什么？这是都做好的药，放在一起做散。方后注"上二味，先食饮方寸匕，日三服"，这很简单，就是拿个小钢锛铲那么一点，一天服三顿，这是成人的剂量。小儿很好办，煮一煮，拿那小勺给那么三两勺，或者兑到奶瓶里喝都可以，黄疸很快就能消退。

第十九节："**黄疸腹满，小便不利而赤，自汗出，此为表和里实，当下之，宜大黄硝石汤。大黄硝石汤方，大黄、黄柏、硝石各四两，栀子十五枚，上四味，以水六升，煮取二升，去滓，内硝，更煮取一升，顿服。**"首先这个病是黄疸，脉是沉的，而且还有腹满、小便黄，又小便不利。这和前面讲的桂枝加黄芪汤有什么区别呢？桂枝加黄芪汤也有汗出，但是脉是浮的。如果是脉浮无汗的黄疸，还可以选用麻黄连翘赤小豆汤，这张方子也是治疗黄疸的。因此也很好区分。"小大不利治其标"，即便有表证，这时候也要通利二便，因此用大黄硝石汤。

下面有一个特殊情况。第二十节："**黄疸病，小便色不变，欲自利，腹满而喘，不可除热，热除必哕，哕者，小半夏汤主之。**"这是治疗一个失治引起的呕吐或者说呕。这个黄疸是什么原因呢？"黄疸病，小便色不变"，小便的颜色是正常的，身上有黄疸，还有欲自利，还要腹泻，肚子还满，还喘。这是个虚寒证，原文告诉了千万不可除热，不能当热证治。"除热必哕"，一旦攻热，损伤了胃气，就会出现干哕。解决这种哕就用小半夏汤。解决这种黄疸，茵陈四逆汤就是针对这个证候。

第二十一节："**诸黄，腹痛而呕者，宜柴胡汤。**"首先说了这是个黄疸病，出现腹痛，又有呕，用柴胡汤。究竟用小柴胡汤，还是用大柴胡汤呢？我个人认为，应该用大柴胡汤。为什么？我们说腹痛加什么，腹痛用白芍。小柴胡汤如果有腹痛，也是去黄芩加芍药；那你何苦的呢，直接用大柴胡汤不就完了吗！大柴胡汤治疗呕不止嘛，白芍又能治腹痛。大柴胡汤够不够？我个人认为不够，应该还要加上茵陈，因为这个病主要是黄疸，除黄第一要药茵陈是必然要加上去的。后面还有两个附方，一个是瓜蒂汤治诸黄，还有一个麻黄醇酒汤，我们就不再讲了。

第二十四章

惊悸、吐衄、下血胸满瘀血病

第一节　惊悸、吐衄、下血病机

本节开始学习《金匮要略》第十六篇,《惊悸吐衄下血胸满瘀血病脉证治第十六》。这篇原文的题目比较长,究竟讲了哪些内容?其实通篇的内容就讲了一个,由瘀血导致的疾病。这里讲了因惊悸产生的瘀血,还有吐血、衄血、下血,还有和胸闷有关的瘀血。总体而言,通篇阐述了瘀血病的病机、脉象、治法和方药。大家头脑中先有这样一个思路,再看本篇就简单明了多了。本篇的次序比较清晰,我们就不再调整。

原文第一节:"寸口脉动而弱,动即为惊,弱则为悸。"书中第一段貌似讲的不是瘀血,是因惊悸所致的血分病。其实仔细看来,还是由惊导致的气乱,气乱血亦乱,其实讲的还是血分病。这篇原文从脉象上判断为惊悸病。"寸口脉"其实重点指的是关脉,"寸口脉动而弱",动是什么样的脉呢?这种脉在手下,感觉有个珠子似的在抖动,又叫摆脉,摆动的摆。如果出现这种摆脉,就是因惊吓导致脉一闪就过了。脉弱是代表悸动,"心悸"悸动不安,因此这个病名也可以定为惊悸。后面有专门的处方,桂枝去芍药加蜀漆龙骨牡蛎救逆汤。

原文第二节:"师曰:尺脉浮,目睛晕黄,衄未止;晕黄去,目睛慧了,知衄今止。"本条文是说,把了脉是浮的。浮脉主表,浮脉主虚,浮脉主热。这个浮脉应该是浮数的,因为它主的是热。我们说寒伤营、热伤络,只有热性病才会导致出血。"目睛晕黄",什么意思呢?就是白眼球发红、发黄,把到这样的脉,又看眼睛是这样的,就判断这个人的衄血会停止。当然了,牙龈衄血好说;肌衄,皮肤上衄血能看见,有的深部的衄血是看不见的。我们就可以从外症上来判断,如果脉不浮数了,眼睛的晕黄就变得"目睛慧了",就是黑眼球是黑眼球,白眼球是白眼球,那么就知道衄血止了,这是个重点。如果按气血水神辨证就更好辨了,就是血分有热。因为肝为血库,肝能藏血,如果血热了,肝是开窍于目的,在眼睛上就能看得明显。从中医基础的角度来理解,就比较顺畅了。

原文第三节:"又曰,从春至夏衄者太阳;从秋至冬衄者阳明。"这段条文后世医家争论很大。有的认为季节写错了,前面应该是从冬至春,后面是从夏至秋;有的人说春夏多外感,就爱得太阳病;秋冬多内伤,就得阳明病。好像怎么解释也不太顺畅。我们怎么思考这段原文?实际从春至夏,人体的阳气是走表的,阳气是在外的,和大自然相呼应,在外为太阳,太阳为开,这时候的衄血,容易衄在肌表，衄血衄在外面。"秋至冬，衄者阳明"什么意思呢？从秋到冬阳气入里，和大自然相应，这时候发生衄血，一般多属于内热，也就是阳明有热。太阳为开，阳明为阖；太阳主表，阳明主里，是这个意思。

第四节："**衄家不可汗，汗出必额上陷，脉紧急，直视不能眴，不得眠。**"《伤寒论》里面明确地讲过，衄家是不可发汗的，因为它属于失血、亡血。血为阴，本来人的阴就不足了，再强发其汗，那么"必额上陷"，额头上的血管就会塌陷，脉表现为急紧。正常的脉阴阳相得，脉是柔和的；如果人的阴液不足，就剩虚阳浮在外，脉表现得比较急促，血管又比较硬。发了汗，既伤了阴，又伤了阳，人表现出一种失神的状态，这个失神不是死亡的失神，只是眼睛发直，不能闭眼睛。我们见到过这样的患者，因为失血过多了，血不藏神了，不能闭眼睛，不能睡觉。

第五节："**病人面无血色，无寒热，脉沉弦者，衄；浮弱，手按之绝者，下血；烦咳者，必吐血。**""病人面无血色"，那么面无血色会有几种情况？一个是受寒，受了寒凉了，人面色就会白，好像没有血色；另一个就是失血，又叫亡血，衄血、吐血或者便血导致的亡血都会出现面无血色。如果患者出现了面无血色，问了一下，没有恶寒发热，这就排除了表证，脉也是沉的，也不是表证，就排除了感受风寒。如果脉沉又弦者，就认为是衄血；如果脉浮像个表证，但是按下去是弱的，这就不是表证。"按之欲绝"或者是芤脉，这就说明脉管里的血伤得很多，这样一般是下血，下血就是便血，包括小便下血和大便下血。如果患者表现是心烦、咳嗽，烦是指心经有热，咳嗽是肺经又有热。前面讲了寒伤营，热伤络，咳嗽久了，必然会吐血。

第六节："**夫吐血，咳逆上气，其脉数，而有热，不得卧者，死。**"这段原文是说，若患者出现了"吐血，咳逆上气"，咳得很厉害，脉又是数的，脉数就是有热，如果咳嗽得都不能平卧，证明邪热很盛，这样很难处理。这是个死证，就是难治的证。这种情况就会出现阴阳要离决的一种状态。

原文第七节："**夫酒客咳者，必致吐血，此因极饮过度所致也。**"酒客就是长期饮酒的人，相当于"酒家"一样，酒客体内往往湿热蕴结，如果他长期咳嗽，血络就容易被咳嗽给震伤，就容易出现唾血。原因就是饮酒过度。

原文第八节："**寸口脉弦而大，弦则为减，大则为芤，减则为寒，芤则为虚，寒虚相击，此名曰革，妇人则半产漏下，男子则亡血。**"其实还有一个"伤精"。《伤寒论》中经常用这种排比句，写得很精彩，它是循序渐进地解释脉象，解释病机的过程。"寸口的脉弦而大"，其实这个弦是说的紧的意思。"减则为寒"，紧脉主寒；"大则为芤"，脉还表现得虚大，如按葱管一样，里面是空的；"芤则为虚"，中医诊断里面也讲了芤脉如按葱管，主血虚。如果又有寒，又有血虚，这样的脉就是革脉。这个代表什么呢？代表妇人半产或者漏下，就是妇人经常小产、崩漏；男子就会出现亡血、伤精的表现。一个房劳过度的人，或者因某些疾病，如便血、尿血或者外伤出血，会出现这样的脉。

第九节："**亡血不可发其表，汗出则寒栗而振。**"和《伤寒论》里面讲的是一样的。亡血家是不可发汗的，人体血本身就不足，摄纳不住阳气，汗一出，把阳气伤了，必然出现亡阳的症状，叫"寒栗而振"。

第十节："**病人胸满，唇痿，舌青，口燥，但欲漱水，不欲咽，无寒热，脉微大来迟，腹不满，其人言我满，为有瘀血。**"患者的主诉是胸闷，那我们就要知道胸闷有哪些病因。首先第一个病因，表实无汗、风寒束表会引起胸闷；第二个，内有实热也会引起胸闷；第三个原因，水饮内停也会出现胸闷；第四个原因，气滞、气机不畅也会引起胸闷；除此之外，还有一个病因就是瘀血。因此在临床上，见到了患者叙述胸闷，我们脑子里就要想出这五大病因，也就是胸闷的五个模型。患者除了主诉胸闷以外，还有一个"唇痿"，就是口唇干；"舌青"，这是瘀血；"口燥"，这种口燥往往是但欲漱水不欲咽，这在中医诊断里面学过，是瘀血的典型的表现。下面说了，"无寒热"，排除了表证。《伤寒论》经常用这样的排除法，比如说"不呕不渴"，不呕就排除了少阳，不渴就排除了阳明，大家要逐渐地适应这种表述。"脉微大来迟"，除去了里有实热，也除去了表证，同时"脉微大"，也除去了水饮，水饮是沉潜的。"腹不满"，如果是有水或者有气滞，一按上去肚子就是满的；这个腹不满是指医生检查患者的肚子不是胀满的，但是患者说很胀满、很难受。"腹不满"排除了气滞，也排除了水停，因此就剩一个瘀血。这样的瘀血，后面没给出方子治疗，可以考虑用经方旋覆花汤；用后世的时方，王清任的血府逐瘀汤也可以。

原文第十一节："**病者如热状，烦满，口干燥而渴，其脉反无热，此为阴伏，是瘀血也，当下之。**""病者如热状"，好像有发热，实际测体温没有，一摸也没有，为什么？因为瘀血阻碍了气机，气机运行不畅，这是因瘀而发热。"烦闷"，烦是有火，感到烦躁，闷是因瘀血引起的气机不畅。"口干燥而渴"，但是这种渴是但欲漱水不欲咽，或者说有渴但是患者喝得很少。摸脉象，没有热的表现，就是不数，反倒迟或者涩。"此为阴伏"，这是阴血运行不畅导致的疾病，这样就是瘀血证，"当下之"。下瘀血有很多方子，在《伤寒论》太阳病蓄血病篇，可以用下瘀血汤、桃核承气汤、抵当汤、抵当丸等，相应地选一张处方就可以。

第二节 血证六方

从本节开始，进入血证篇的各论。原文第十二节："**火邪者，桂枝去芍药加蜀漆牡蛎龙骨救逆汤主之。桂枝去芍药加蜀漆牡蛎龙骨救逆汤方，桂枝三两，甘草二两，生姜三两，大枣十二枚，蜀漆三两（去腥），牡蛎五两（熬），龙骨四两。上为末，以水一斗二升，先煮蜀漆，减二升，内诸药，煮取三升，去滓，温服一升。**"条文非常简单，"火邪者"，然后就出了方子。这里似乎缺失了方证，其实不然，根本就没缺。为什么？过去的《金匮》和《伤寒》是一本书，那时候是往竹片上刻字，古人会惜墨如金，前面写了后面一定不再重复，只写个提示，然后直接出的方子。因此我们读《金匮》和《伤寒》要互参，略于《金匮》的就详于《伤寒》，像这样的条文，我们就去《伤寒》里找原文。

那么就有必要回顾一下《伤寒论》原文。"伤寒脉浮，医以火迫劫之，亡阳必惊狂，卧起不安者，桂枝去芍药加蜀漆牡蛎龙骨救逆汤主之"。可见《金匮》里说的"火邪"，是患者因为得了伤寒，医生用火针来给患者治疗。古人用的针，比现在用的粗很多，因为古代制针一般都是银或者银合金，如果做细了，针很软，会刺不进去，所以古人使的针就像二八自行车的辐条那么粗，看着确实很恐怖。如果再烧红了，往患者身上刺，会不会害怕？患者一恐惧，因为惊吓而发生了类似狂证的症状，加上火针去治，又会伤人的阳气，也能伤人的津液。可见本节的火邪病就包括阳虚了，神智又受到了伤害，患者表现卧起不安、如狂，所以才用桂枝去芍药加蜀漆牡蛎龙骨救逆汤。桂枝能够通阳，同时它能够把心火导入小肠，胸部有疾病用桂枝。龙骨和牡蛎在前面桂枝加龙骨牡蛎汤里面已经讲了，它们是补肾的作用，龙骨在左路，让人的阳气少上去一些，牡蛎在右路，让心的火尽快地和肾水相交；也就是说由火邪引起的心火亢盛，上面这个火是有余了，用龙骨让它少上去一点，牡蛎让它降下快一点，心就变得清静了。

什么气有余都是邪气，阳气有余是邪气，阴气有余也是邪气，不让它有余，心里的邪气就少了。蜀漆是什么前面也讲过，是产于蜀地的一种漆树，所以要洗去腥，现在都用常山来代替。常山不等于蜀漆，但是可以代替它。因受到惊吓，气机逆乱，水液就变为痰饮，蜀漆在这里是涤痰的作用，同时龙骨、牡蛎也有涤痰的作用。因为已经发生了惊狂，扰乱了神志，可以理解龙骨、牡蛎也有镇静安神的作用。

第十三节："**心下悸者，半夏麻黄丸主之。半夏麻黄丸方，半夏，麻黄各等分。上二味，末之，炼蜜和丸，小豆大，饮服三丸，日三服。**""心下"一般指胃脘，如果悸动，常用的方子一般都是苓桂术甘汤，甚至用到五苓散或者苓桂枣甘汤，这里却用了半夏麻黄丸，好多人不理解或者说根本就想不起来它。《医宗金鉴》认为，此方是寒水引起的心下悸，与首条的脉弱的病机不合，认为是错简。《脉经》里面没有这个条文。综合一下来看这个方子，治疗心下悸有没有效？有效的。半夏是祛水的，消除上半身水饮，麻黄是通调水道的。半夏麻黄丸就是两味药，药少力还专。药力虽猛，做的是丸剂。临床上我们尝试过有效，作用要好于苓桂术甘汤。半夏麻黄丸可以治喘且呕，如果发现患者总是喘，又有呕，就可以用半夏麻黄丸。当然了，小青龙汤也可以治疗。小青龙汤里就包括了半夏麻黄丸。看到半夏，我们再重复一下，半夏是止呕的，止胃里有水导致的呕；吴茱萸也是止呕的，吴茱萸止的是胃和肝有寒引起的呕。如果又有寒又有水，怎么用？有人说了，半夏合吴茱萸。不是，是吴茱萸合上生姜就可以治这种呕，这是偏寒的呕，偏热引起的呕用竹茹治疗。

第十四节："**吐血不止者，柏叶汤主之。柏叶汤方，柏叶、干姜各三两，艾三把，上三味，以水五升，取马通汁一升，合煮，取一升，分温再服。**"吐血不止其实有两种情况，一个病至少分为寒和热两个病因，柏叶汤主治的吐血不止，是寒性的出血。柏叶汤治吐血，把下脉，脉一定不是滑数的，往往是沉或者有点浮，脉率是不快的，才能用柏叶汤。如果是因热邪引起的吐血，用大黄黄连泻心汤，不能用柏叶汤。柏叶主吐血，干姜也是止吐血，艾叶还能止吐血，因此这三味药都是能够止呕的。

这里还有一味药是马通汁，马通汁是什么？是白色马的大便，加一点水绞取出的汁，放在这里一起煮。我们不要一听粪便，就觉得有多大的味，马是食草动物，它的粪便没有多大的味道。马通汁就是马通，《证类本草》里面说马屎名马通，止崩冲、吐下、金疮，止血；《备急千金要方》里面又说，治吐血内崩、上气、面色如土。如果不好找马通，尤其找白马的粪便，可以用童子便来代替，就是 8 岁以下的小孩的尿。我们不要小瞧童子便，刘渡舟老师曾经说这是最好的生理盐水，其实它比生理盐水还要好，它既能补充人体的津液，又能够化瘀止痛消肿，祛瘀而不伤正。柏叶、干姜、艾叶、马通都能够止吐血，这张方子在临床上疗效很好。有的同学会有疑问，吐血本身血就走得很快，如果再用温性的药，是不是会加重吐血。大家会有这个担心。我们一定要辨证、把脉、看舌，如果不是热性的，没有问题，它止血绝对是快的。我们辨证准确，放胆地应用，用上温通法，瘀住的血就能被散掉，血得温则行，然后血液能够归经运行，它是这个道理。下面还有一张温性的方子黄土汤，也是这个道理。

第十五节："**下血，先便后血，此远血也，黄土汤主之。黄土汤方，甘草、干地黄、白术、附子、阿胶、黄芩各三两，灶中黄土半斤，上七味，以水八升，煮取三升，分温二服。下血，先血后便，此近血也，赤小豆当归散主之。**"先说说远血，"先便后血，此远血也"，人的肠道里有大便排出来，大便后面的血往往是黑色的，属上消化道出血，包括食管、胃和肠的上半部、前半部出血，叫远血。这种远血一般都是偏寒性的，用黄土汤。黄土汤是比较常用的一张方子，它治疗溃疡性结肠炎、便脓血也比较好用。生地黄、阿胶能够凉血、除血痹，还能够止血；黄芩清胃经的湿热；白术健脾燥湿，同时它有增加腹腔的压力的作用，出血的血管一给加压就能止住。这里边关键的一味药是灶中的黄土，又叫伏龙肝，它是过去烧柴的灶正对着底下的那些黄土。灶中黄土现在不好找了，因为农村的老房子拆的拆、改烧煤的烧煤，改烧煤气的烧煤气，这种土灶已经很少了。进的灶心土大部分都是药厂拿点黄土拢点火熏黄了，就卖给我们，没什么疗效。因此我们用灶心土都是到农村去找，用其他的黄土没有效。既然这样说了，在城市里没地方弄灶心土怎么办？也有办法，可以用赤石脂代替。假设开了15g赤石脂放在锅里熬，余外要开6g的赤石脂冲服，这样才有效；否则单纯熬赤石脂照常没效。

"先血后便，此近血也"，一去大便，先嘀嗒点血才有大便，这就是近血，近血常见于痔疮。痔疮分为内痔、外痔和混合痔，怎么区别外痔、内痔？外痔主要表现是疼，从外面能看到，患者也能摸到，它是一个肿大的静脉，一般外痔大便完一擦会有血。其实外痔治疗最简单，我们不需要各种神秘的手术，直接用7号的针头一刺，或者是用火针照痔核上一刺，刺完用小罐轻轻地一吸，把瘀血吸出来，疼痛立刻就止，而且再犯的可能性也很小，成本也极低。内痔一般不疼，一大便先喷出一股血来，比女性来月经还厉害。男人容易得痔疮，女人不爱得；因为女的一个月有一次月经，血液里有热了、有毒了，她会排出去，所以说女的得痔疮的少，并不是说没有。混合痔就可能两种状况都有，又疼又会喷血。那么先血后便，用赤小豆当归散。如果单纯地用赤小豆当归散，会不会有效？有效，但疗效会弱，因此我们有必要做一些加减。一般来说痔疮都是因为大肠有热，导致大便不通，患者努着劲儿用力排便，导致局部血管压力过大，痔疮就产生了，因此用赤小豆当归散再加上大黄、芒硝，根据个人体质来加。再要加上一味药是什么？槐花，这样就组成了一个治疗痔疮的小专方。常用剂量赤小豆15g，当归20～30g，大黄看患者便秘的情况，我习惯20g，芒硝10g，槐花10g。如果患者便秘得厉害，大黄可以用到30g，芒硝20g；如果这个人体格弱一些，可以用大黄10g，芒硝6g，其他的药味不要变。

原文第十六节："**心气不足，吐血衄血，泻心汤主之。泻心汤方，大黄二两，黄连、黄芩各一两，上三味，以水三升，煮取一升，顿服之。**"这一段原文，后世争议也很大。有的人认为，心气不足是心中阴气不足；也有的人说，既然心气不足了，就应该补气，而不应该用大黄、黄连。陆渊雷拿出了《备急千金要方》说，心气不足应该是不定，这个有道理吗？我个人认为都是一家之言，为什么？如果心气不定，前面有桂枝去芍药加蜀漆牡蛎龙骨救逆汤，还可以用桂枝甘草汤。这里原文的"心气不足"是没有问题的，我给大家讲完，大家就明白了，这几个字也不容易出错。"心气不足"，首先这是定性的，什么原因导致的心气不足？《黄帝内经》上说"热则耗气"，就是因为心经热太盛了，才导致气不足，这里的心是个广义的心，包括了胃，又包括心脏。如果心和胃的火盛了，导致了吐血和衄血，就用泻心汤，没什么不妥。而且用泻心汤撤掉火，心气就足了。有的人说走路都喘，但是用泻心汤一撤，人立刻就有力量，心脏也有力量了。因此在《伤寒》的体系里，泻心汤、黄连、黄芩都是能够补心血的，也能补心气，因为撤掉了心火，心气就足了。我们临床上治疗糖尿病、痛经、月经过多、血小板减少性紫癜和过敏性紫癜等，经常用泻心汤这张处方。

到这里血证篇就彻底地讲完了。下一节课，讲述《呕吐哕下利病脉证治第十七》。

第二十五章

呕吐哕下利病

第一节　呕病的分型与治疗

本节开始讲述《呕吐哕下利病脉证治第十七》。本篇所讲的内容，包括呕、吐、哕、下利四种病的辨证、治疗和方药。首先来区分一下呕、吐、哕。在座的诸位，有中医专业人士，也有中医爱好者，因此我们把这个基本概念先给大家厘清一下。首先说什么是呕，呕是有声无物，称为干呕。那么什么是吐呢？吐是有声有物，人能吐出东西去，吐出宿食，吐出痰涎，吐血，这都是叫吐。那么什么是哕呢？哕相当于现在的呃逆，老百姓俗称的打嗝。本篇内容比较复杂，涉及消化道系统几乎所有的病症，因此在学习的时候大家要跟上节奏。下面我们正式进入条文学习。

第一节："**夫呕家，有痈脓，不可治呕，脓尽自愈。**""呕家"就是长期呕的人，都成了专家了。如果这个呕家体内有脓疡，比如胃里有脓疡或者肝里有脓疡，那么不可治呕，一定要治疗他的脓疡，等脓尽了病自愈。人体内消化系统如果有脓疡，人体反射性地就要呕，给胃肠加压，把这脓排出来，或者脏器里有脓疡，人也会干呕，一呕，脏器的压力就会加大，就会把脓排出来。因此如果处方，就应该用很多的排脓散，这种情况下不能治呕，止呕也止不住，要治脓。

原文第二节："**先呕却渴者，此为欲解；先渴却呕者，为水停心下，此属饮家；呕家本渴，今反不渴者，以心下有支饮故也，此属支饮。**"呕家本身就会渴，先呕后渴的，病就"欲解"了，也就是快好了。如果患者先渴后呕，往往是水停心下，这是个水饮病。长期呕的人本应该渴，"今反不渴了"，这样的就应该属于支饮。

原文第三节："**问曰：病人脉数，数为热，当消谷引食，而反吐者，何也？师曰：以发其汗，令阳微，膈气虚，脉乃数，数为客热，不能消谷，胃中虚冷故也。脉弦者虚也。胃气无余，朝食暮吐，变为胃反，寒在于上，医反下之，今脉反弦，故名曰虚。**"我们解读一下原文，"病人脉数"，数为热，又主虚、主表；按说患者脉是数的，应该是热。如果是热，"当消谷饮食"，也就是消谷善饥，为什么反而吐了呢？老师就回答了，可能是患者有了表证，发了汗，"令阳微，膈气虚，脉乃数"，也就是说这个数脉不是主热，而是主虚。数如果定为热，那么这个热是什么？是客热，或者是浮热。这个假热是不能够消谷的，真正的原因是胃中虚冷。紧接着有一个"脉弦者，虚也"，这个弦主的是虚。为什么弦呢？胃气无余，肝气就乘胃了，胃气虚，木来克土，所以胃脉、右手的关脉，会表现出弦。这样的情况就会出现"朝食暮吐，暮食朝吐"，这个病名叫"胃反"。"寒在于上，医反下之"，这个寒不是单指的寒邪，是指的邪气。《伤寒论》中经常用寒来代表邪气，因为书名都叫《伤寒论》，所以寒指的是邪气。也就是说邪气在于上，正常应该用吐法，而医生反倒用了下法。"今脉反弦"，所以这个弦是主虚，是因为胃气虚，肝木来克之，这个弦脉是这样的，不是正常的弦脉。这段原文说了什么内容呢？其实说的是一个意思，如果是正常的胃有火了，它会消谷善饥；如果我们把出脉是数的，但却不能食，一吃反倒吐，是什么呢？因为这时候胃是虚的，所以不能食，胃虚的人没有胃阳来消化食物，吃进去食物"朝食暮吐"，早晨吃的食物晚上吐出来，还是早晨吃的，"暮食朝吐"，晚上吃的大米饭到早晨吐出来还是大米饭，这种情况是属于胃里的火不足，不能把食物消化掉。这样的病有一个专门的病名，叫胃反，后面有专门的处方治疗。

原文第四节："**寸口脉微而数，微则无气，无气则荣虚，荣虚则血不足，血不足则胸中冷。**"这块就好像不接续，其实这是一个省略句，我们只要用连贯的思维就知道仲景先师所要表达的含义。"寸口脉微而数"，这里的数也是虚，不是主的表，也不是主的热。"微则无气"，这里说了微就是气虚，主阳气不足，气虚久了就会引起营虚，这里的荣是营，营分的不足引起了血的不足。"血不足则胸中冷"，其实胸中冷是阳气不足，胸中才冷，血不足导致阳气不能固敛，阳气虚损，因此胸中冷。这是个省略句，《伤寒论》中经常有省略句，大家一定要注意，只有这样阅读才能够读懂。

原文第五节："**跌阳脉浮而涩，浮则为虚，涩则伤脾，脾伤则不磨，朝食暮吐，暮食朝吐，宿谷不化，名曰胃反。脉紧而涩，其病难治。**"一提到跌阳脉，就指的脾和胃，更多的代表胃气。"跌阳脉浮而涩"，浮就是虚了，这个浮主虚；"涩"，那么脾阴也受伤了。"脾伤则不磨"，其实是"脾伤则不运"，脾不能运化。"朝食暮吐，暮食朝吐，宿谷不化，名曰胃反"，胃反在古代是个专门的病名。"脉紧而涩"，涩是营不足，脾阴受伤了；紧是胃有寒。如果脉出现紧和涩，"其病难治"。

第六节是个治疗的原则："**病人欲吐者，不可下之。**"这是必然的。如果患者想要吐，证明胃气来抵抗邪气，病又在高位，我们要因势利导，肯定用吐法，是不能用下法的。这和前面讲的一个失治的条文是一样的："寒在于上，医反下之，今脉反弦，故名曰虚。"和这个是一样的。病邪在上，是不能用下法的，因为离出口太远。就像我们通一个水沟一样，离进口近的，肯定从上口把它掏出来；如果离出口近的，才用下法、通法，把它通下去。

第七节还是讲一个大的治疗原则：**"哕而腹满，视其前后，知何部不利，利之即愈。"** 哕是指的呃逆，这种呃逆往往是顽固性的，不仅呃逆，还有腹部的胀满，怎么治呢？我们看看"前后"，前指的小便，后指的是大便。如果是小便不通，这是水路，用苓桂剂一利小便就可以了，哕就止了；大便不通，这是谷道，又腹胀又呃逆，用承气类的通大便就可以。可选的方子，一般以调胃承气汤为主。

原文第八节："**呕而胸满者，茱萸汤主之，茱萸汤方，吴茱萸一升，人参三两，生姜六两，大枣十二枚。上四味，以水五升，煮取三升，温服七合，日三服。**"那么这个病是呕，胸闷是什么原因？胸闷是胸阳不展、浊阴上逆导致的。吴茱萸汤就有暖肝、暖胃、降逆的功能。前面讲了，我们把呕病分为寒呕和热呕，寒性的呕兼有头疼的、吐涎沫，一般的选吴茱萸汤，没有头疼的选半夏泻心汤；如果寒甚的，有四肢厥冷的，还可以用四逆汤。热性的呕用橘皮竹茹汤，热甚的可以加黄芩，书上有黄芩汤加半夏，也是很好的一个组方方法。还有一种呕是由水饮引起来的，就要按照水饮病或者水气病来辨证论治，五苓散、神效五苓散、猪苓汤、猪苓散等都是治疗由水饮引起的呕的。

下面看看吴茱萸汤，中药里面的吴茱萸又苦又辣，如果不是吴茱萸汤证，开了吴茱萸，患者胃很难受；但是确实有胃寒、肝寒的，开吴茱萸，患者吃了就没什么反应，有时候用到 45g，也没什么反应。这里的吴茱萸用了一升，汉代的一升相当于现在 200mL，200mL 是 100g 左右，可见这个剂量之大。生姜六两，两味治呕的药，吴茱萸和生姜剂量是最大的，可见是要降逆止呕。人参三两，人参、大枣和生姜合起来，是补胃之津液、人体之津液。在这里简单地谈一下经方的剂量。经方的剂量按原方的比例应用效果是最好的；另外，也要考虑患者体质的强弱，体质强的用药强一些，体质弱的用药剂量要小一些，不必胶柱鼓瑟，非得要原方原量应用，如果用 15g 有效，就没必要用 45g。

原文第九节："**干呕，吐涎沫，头痛者，茱萸汤主之。**"吴茱萸汤主治的两个条文，我们把它归纳一下。吴茱萸汤的主治首先有呕，第二有胸闷，第三吐涎沫，第四还有一个头痛，应该还是头冷痛。见到这些症状，就用吴茱萸汤。

原文第十节："**呕而肠鸣，心下痞者，半夏泻心汤主之，半夏泻心汤方，半夏半斤（洗），黄芩、干姜、人参各三两，黄连一两，大枣十二枚，甘草三两**

（炙）。上七味，以水一斗，煮取六升，去滓，再煮取三升，温服一升，日三服。"

这里边有个肠鸣，就是腹中雷鸣彻痛，肠子咕噜咕噜地响，然后还呕。心下痞这个症状是什么？感觉心下发堵，用手一按是软的，这个叫痞。这种情况，就用半夏泻心汤。如果心下感觉满，用手一按是痛的，比如食道的病，还有胃的病，就应该用小陷胸汤。半夏泻心汤方中半夏用了半斤，剂量是最大的，它的性味是苦温，温能通，苦能泻，所以半夏能够降逆气。黄芩主要是泻胃和胆之火，胃是主行气的，胆以疏泄为用，要降气。黄连、黄芩两味是苦寒之药，苦能泻，要把胃、胆、心的浊气降下去。干姜性温，能通，能够让胃动起来。人参、大枣、甘草来补一下胃的津液，因为这个病是呕，会伤人的津液。

　　这里的煎服法有一个"去滓，再煮取三升"，泻心汤还有小柴胡汤需要去滓再煎，这样让药性更加柔和，因为用了辛温又用了苦寒，要让药力达到一种柔和的状态，才能够调中焦。补充一下半夏泻心汤的临床应用方证及其要领。半夏泻心汤是调理中焦的一个主方，主要作用是协调胃肠之间的运动。正常胃从贲门上口向下一点一点收缩，收缩到幽门，胃一收缩，肠子就舒张，简单说人体是这样的一个运动功能。当中焦受阻，胃肠的功能不协调之后，胃收缩，结果肠管不舒张，肠管不舒张，胃这边给了一个压力传达不到肠管内部去，这个压力借着腹腔的压力传到肠管外面，所以一挤压肠子，肠子咕噜叫一下，结果还不通气，因此患者就表现胃脘部痞闷、痞塞、难受。半夏泻心汤主要协调胃肠之间的运动功能。以前有的人解释为增加胃肠动力，这是不对的，不准确。

　　半夏泻心汤如何应用呢？先来看看《伤寒论》第149条："伤寒五六日，呕而发热者，柴胡汤证具，而以他药下之，柴胡证仍在者，复与柴胡汤，此虽已下之，不为逆，必蒸蒸而振，却发热汗出而解。若心下满而硬痛者，此为结胸也，大陷胸汤主之。但满而不痛者，此为痞，柴胡不中与之，宜半夏泻心汤。"书上缺了"主之"两个字，这是要补上的。"但满而不痛者，此为痞"，痞是不能用柴胡汤的，而是应该用半夏泻心汤。我们首先知道半夏泻心汤有一个症是痞，再看看《金匮要略》对半夏泻心汤的描述："呕而肠鸣，心下痞者，半夏泻心汤主之。"有了几个症状？心下痞，这是它的主症，第二个有呕，第三个有肠鸣。临床根据这三个症状能不能很好地应用半夏泻心汤？我个人认为是不可以的，这样就缩小了半夏泻心汤应用的范围，因此我们有必要将半夏泻心汤的临床应用要点给大家阐释出来。

　　半夏泻心汤应用的要点是什么呢？首先是呕、心下痞，这是它的主症；肠鸣可有可无，肠鸣是生姜泻心汤的主症；还有一个主症，就是吃了就上厕所，有的人说他像直肠子一样，吃了就想拉；还有一个症状是什么？口臭。口臭这病机是什么呢？因为胃一收缩，肠子不舒张，胃里面有腐熟的食物的气味，就会反馈到口腔里面，因此患者表现为口气不清新、口臭，正符合半夏泻心汤的病机。半夏泻心汤的脉是什么样的呢？脉往往是沉滞的，不畅。好了，我们总结一下半夏心汤的主症，第一个是心下痞；第二个是呕而且有口臭，浊气上逆了就口臭，从呕也能判断口臭；第三个腹泻，一般是吃了就拉。这样一来半夏泻心汤在临床上的应用范围就加以扩大了。

原文第十一节："**干呕而利者，黄芩加半夏生姜汤主之。黄芩加半夏生姜汤方，黄芩三两，甘草二两（炙），芍药一两，半夏半升，生姜三两，大枣十二枚。上六味，以水一斗，煮取三升，去滓，温服一升，日再夜一服。**"一个是干呕，一个是下利，我们从方测证，这个呕和利应该是由湿热导致的，才会用黄芩汤加上半夏。黄芩、甘草、芍药、生姜、大枣，这里边就是桂枝汤里的桂枝换成黄芩，就是黄芩汤，加了个半夏止呕。如果有呕的，就可以加上半夏，这是定法，不管寒和热都可以加。如果热，配上寒凉的药物；如果是寒，配上温热的药物。那么这个药服用的方法有个特点，"日再夜一服"就是白天服2次，夜间服1次，也就是说每隔8小时服一次。可见古人已经观察到，这个药力的持续时间是8个小时。这种呕、利相对来说是比较严重的，如果不及时处理，人会丧失津液，使人由轻病变成重病，因此服用方法也特殊。这个药的煎煮方法没有什么特别的，和正常的煎药方法是一样的。

第二节　呕哕证治

原文第十二节："**诸呕吐，谷不得下者，小半夏汤主之。**"这个呕吐是比较严重的，谷物不能下，不能吃饭。后面还有不能喝水，又叫水逆证。如果是胃肠型感冒，小孩喝水，越喝水越吐，大人得了也一样；只有喝米汤不吐，喝粥不吐，所以让孩子只吃粥，吃咸菜吃3天，服上神效五苓散就好了。现在第十二节说的是"诸呕吐，谷不得下"，是不能吃五谷，就用小半夏汤。小半夏汤在痰饮篇已经讲了，就两味药，一个半夏，一个生姜。半夏降逆止呕，主要降上半身的痰和水，或者是浊水；生姜又能降逆，也能消胃中的水饮；两个药两强联合，镇逆的作用非常强大。但是这种方子开出去患者往往嫌药少。其实医生就开一味药半夏，生姜让患者自己准备，结果患者就不信任医生，总在认为医生糊弄他。

第十三节："**呕吐而病在膈上，后思水者，解，急与之。思水者猪苓散主之。猪苓散方，猪苓，茯苓，白术各等分。上三味，杵为散，饮服方寸匕，日三服。**""呕吐而病在膈上"，病位很明确告诉了是在膈上的病。如果患者呕吐了，呕吐完了想喝水，证明患者的水饮已经除了。患者想喝水了，怎么喝就很关键了。第一应该让患者少量频服，第二一定要喝温水、喝热水，病就会逐渐地好了，"解"就是愈的意思。患者觉得渴了，立刻就来个冷饮，或者是饮料，或者是凉水，迅速喝这个水，那么这个时候就会越喝越渴。患者还想喝水，还呕，呕又回来了，那么怎么办？这种情况就用猪苓散。像我们门诊里边，猪苓散、五苓散、神效五苓散、白术散、当归散，这些散剂我们都备了一点，有些不时之需，我们拿过来就给患者用上了，往往也都不怎么收费。

第十四节："**呕而脉弱，小便复利，身有微热，见厥者，难治，四逆汤主之。四逆汤方，附子一枚（生用），干姜一两半，甘草二两（炙）。上三味，以水三升，煮取一升二合，去滓，分温再服。强人可大附子一枚，干姜三两。**"呕应该脉偏浮的，结果脉是弱的，脉弱了证明阳气已衰，不能使下焦的水气化，所以说下面小便还有。按说呕了就会伤津液，小便就应该少，但小便反倒多了，这叫"小便复利"。"身有微热"，这个微热往往不是表证，而是阳不入阴，阳气虚了阴气就实了，阴气实了，阳要回到阴却回不去，所以身有微热。"见厥者"，见厥就是手足厥冷，这样的就难治，因此就得开四逆汤回阳救逆了。附子生用是暖心阳，炮用是温肾阳，附子不遇到干姜它没什么热，附子只有遇到干姜才能产生热，增加心脏的蠕动次数。假设不用甘草，就成了干姜附子汤，那么这个药效更快，但不持久；加上甘草，四逆汤的药效就会持久。所以如果是干呕，小便是利的，或者是还有点腹泻，还有手足厥冷，就用四逆汤来治疗。"强人可大附子一枚，干姜三两"，可见四逆汤的剂量也是灵活的，根据人体格的强壮来决定用量。

第十五节："**呕而发热者，小柴胡汤主之。小柴胡汤方，柴胡半斤，黄芩三两，人参三两，甘草三两，半夏半升，生姜三两，大枣十二枚。上七味，以水一斗二升，煮取六升，去滓，再煎取三升，温服一升，日三服。**"我们在《伤寒论》里学了小柴胡汤的主症，"往来寒热，胸胁苦满，心烦喜呕"，里面有呕，也有发热，所以这是小柴胡汤主症的一个变相的表达。小柴胡汤是治疗呕的一个主要的方子，但是在春天、秋天、冬天用的机会比较多；如果是夏季呕而发热，可以用藿香正气散。这里边有发热，柴胡剂量是最大的；黄芩清胃和胆之热；止呕的药有半夏、生姜，两味都用上了；人参、甘草、大枣补一下津液。小柴胡汤是最经典的方子，也是临床应用最广泛的，因为它治在少阳。三阳中太阳为开，阳明为阖，剩下都是少阳，所以小柴胡汤是在临床上各个科应用最广泛的一张处方。

第十六节："**胃反呕吐者，大半夏汤主之。大半夏汤方，半夏二升（洗完用），人参三两，白蜜一升。上三味，以水一斗二升，和蜜扬之二百四十遍，煮取二升半，温服一升，余分再服。**"我们在总论里讲了什么是胃反，胃反呕吐就是"朝食暮吐，暮食朝吐"，而且吐出的东西是没有消化的食物，原因是胃气虚，不能消化食物。我们先看看剂量，半夏二升，剂量大不大？跟半夏泻心汤比翻了一倍，可见这个胃反是吐得比较厉害的，而且半夏还是生半夏，这里面没说炙，也没说熬。用白蜜是缓和一下半夏辛温燥烈之势，另外它能和人参一起补胃气。煎煮方法比较特殊，先用一斗二升的水、一升的蜜，在一起要搅匀，扬两百四十遍，然后煮药"取二升半，温服一升，余分再服"，这药总计是两升半，第一次服了一升，因为吐得厉害，服的药是多的，剩下一升半再分两次服，剩下第二顿和第三顿服的就少了，也就是 0.75 升。这种胃反开药也不会开太多，因为剂量太大了，胃气顺了就行。正常的胃是上口收缩，下边舒张，逐渐逐渐收缩到幽门，然后肠子舒张，是这么一个过程。胃反是什么？它是从底下收缩往上翻，幽门收缩，逐渐胃往上收到贲门，吐出来了。我们在做胃镜的时候见到过胃反，这个胃真能从贲门里翻上来。所以治疗胃反药不用开得多，开一剂，剂量大点儿就解决了，胃一顺了，这个病也就好了。

第十七节："**食已即吐者，大黄甘草汤主之。大黄甘草汤方，大黄四两，甘草一两。上二味，以水三升，煮取一升，分温再服。**"我们把它简化一下，朝食暮吐属于寒；随吃随吐属于热，就是吃完就吐，用大黄甘草汤。大黄是增加胃肠的蠕动力，甘草来补一下胃气。大黄用四两，这是泻之数；甘草一两，这是 4：1。如果是 6：1，是起什么作用的呢？利小便的六一散嘛。

原文第十八节："**胃反吐而渴，欲饮水者，茯苓泽泻汤主之。茯苓泽泻汤方，茯苓半斤，泽泻四两，甘草二两，桂枝二两，白术三两，生姜四两。上六味，以水一斗，煮取三升，内泽泻，再煮取二升半，温服八合，日三服。**"这里说的胃反和前面的胃反还不一样。前面的胃反是朝食暮吐、暮食朝吐。这个胃反以方测症来看就是欲饮水、水入即吐，这是它的主症。这个方子的组成是茯苓、泽泻、桂枝、白术、甘草、生姜，看着很熟悉，像不像五苓散？这里就是五苓散，把猪苓换成了甘草和生姜。猪苓利哪儿的水呢？主要利下焦的水。在这里下焦的水饮症状比较轻一些，就去掉了；因为总是呕吐，津液又不足，生姜散浊水降逆，甘草补脾之气，正好一升一降，能够补脾胃的津液。茯苓泽泻汤和五苓散就是因为水逆，饮水即吐，吐得比较厉害，病主要在胸膈以上，因此就用这两张方子。当然了，治疗水饮疾病，还可以选用我们的万能方——神效五苓散。前面还有个猪苓散，是因为病解了，又喝水喝多了，所以用猪苓散，而且用散剂。散者，散也，把水一散，把尿一利，这个病就好了。

原文第十九节："**吐后渴欲得水而贪饮者，文蛤汤主之，兼主微风，脉紧，头痛。文蛤汤方，文蛤五两，麻黄、甘草、生姜各三两，石膏五两，杏仁五十枚，大枣十二枚。上七味，以水六升，煮取二升，温服一升，汗出即愈。**"如果按原文这样断句，"吐后渴欲得水而贪饮者"，应该用猪苓散就可以了，那么为什么用文蛤汤呢？尤其文蛤汤后面又多了一句"兼主微风，脉紧，头痛"，后世医家争论就很多。有的认为后边"兼主微风，脉紧，头痛"是衍文，是错抄在这里的。我们根据文蛤汤方的组成来推原文的正确性。文蛤汤里有麻杏石甘汤，脉紧、头痛、发热、无大热而喘者，用麻杏石甘汤能够治疗，没有问题，就是能够治疗"微风，脉紧，头痛"。可见这几个症状是文蛤汤方的主症。文蛤是一种贝类，属于金石之类，金能生水，所以它能够止渴。甘草、生姜、大枣是补津液的，因为总是呕吐、口渴，又伤了津液，就加上甘草、生姜、大枣，严重的再加人参。这是《伤寒论》惯用的方法，呕吐久了，泻利了，或者发汗久了，都可以用这几味药。

原文第二十节："**干呕吐逆，吐涎沫，半夏干姜散主之。半夏干姜散方，半夏，干姜等分。上二味，杵为散，取方寸匕，浆水一升半，煎取七合，顿服之。**"吐涎沫这个症状很常见，尤其有些老慢支、老肺病，患者就是吐那种雪白的泡沫，久久不散开，这就是肺寒导致的。吐涎沫能想到几张方子？首先能想到甘草干姜汤，治肺痿的吐涎沫；治干呕、吐涎沫、头疼的吴茱萸汤；现在又出现一个，干呕、吐逆、吐涎沫，半夏干姜散主之。这几个要放在一起鉴别一下，首先甘草干姜汤吐涎沫而少见呕吐，如果有干呕，就要考虑用半夏干姜散还是吴茱萸汤。那么这两张方子怎么区别呢？半夏干姜散治疗的干呕、吐逆、吐涎沫是没有头痛的，只是胃寒，浊阴没上逆到头部。如果冲到头部的时候，兼有头痛或者头晕，就要用吴茱萸汤，这样一来这三张方子就很好鉴别了。这个煎煮方法比较特殊，"上二味，杵为散"，用的是酸浆水或者米浆水煮这个散，来固护一下胃气。

原文第二十一节："**病人胸中似喘不喘，似呕不呕，似哕不哕，彻胸中愦愦**

然无奈者，生姜半夏汤主之。生姜半夏汤方，半夏半升，生姜汁一升。上二味，以水三升，煮半夏，取二升，内生姜汁，煮取一升半，小冷，分四服，日三夜一服；止，停后服。"这是人体的水液代谢失常，一种发酵了的水停滞在胃脘部，机体不能代谢旧的水的时候，出现了似喘不喘、似呕不呕、似哕不哕这种症状。"心中愦愦然无奈者"，患者说心里乱七八糟的，不知道怎么弄，老百姓说的心里指的是胃，我们一定要想到生姜半夏汤。这里我们还要和栀子豉汤鉴别，栀子豉汤有烦，生姜半夏汤就是乱七八糟的难受，主治这种心里乱七八糟的那种感觉。我们看看这个方子的药物组成，很熟悉。小半夏汤是半夏一升，生姜半斤；生姜半夏汤是半夏半升，生姜汁一升。两个方子的剂量几乎是反过来，而且生姜半夏汤不是用煮的生姜，是用的汁。小半夏汤是"呕家本渴，渴者为欲解，今反不渴，心下有支饮故也"，小半夏汤就是除饮止呕。呕者就选半夏，有水饮加上生姜，半夏也是涤上半身水饮的，生姜主要是降胃之逆、祛胃部的水饮。小半夏汤和生姜半夏汤把剂量调反过来，就变成了两个方子，两者有什么不同呢？生姜半夏汤里的生姜不是煮，用的是生姜汁，那么生姜汁辛辣、走窜的力量就比生姜煎煮要更强烈一些。生姜半夏汤的方证是吃进去的水气在胃脘停留时间过久，变成了浊水、馊水，胃气的本能散不掉它，因此用生姜汁的辛辣燥烈之性，作用更加强一些，而且生姜是走，干姜是守，所以用生姜。用生姜汁兑着吃，不再煎煮。

它的服法是"日三夜一服"，就是频服，服的次数要多，一天服了4次，即便刚服下去吐出去，再接着吃。我们临床上这种情况很常见，吃了药吐了，患者就恐慌，没必要，继续吃不就完了吗。"止，停后服"，这个乱七八糟的症状没了，后面的药就不吃了。谈到这里还要讲一下，服完药物有的时候会有瞑眩反应，不要害怕，这个病好得会更快。比如我们给患者开的药物没有引起腹泻的，患者突然地暴泻如注，而且没有腹痛，没有虚脱的表现，就要让患者坚持服用，前提是患者也要配合大夫，这样把人体内的浊水排掉，病就应声而止。如果遇到一点点小小的瞑眩反应就惊慌失措，去了医院挂上水，那么病又回去了。因此有缘能听到我们课的人，再吃中药发生一些反应，及时和开药的大夫沟通，大夫让你吃，你就坚定地吃下去，不会有什么副作用。当然了，有的人大量地用附子，用什么毒性药物引起中毒的，一定要适可而止。大夫下医嘱，也要告诉出现舌尖麻一定要停服，而不是加量继续服。

第二十二节；**"干呕哕，若手足厥者，橘皮汤主之。橘皮汤方，橘皮四两，生姜半斤。上二味，以水七升，煮取三升，温服一升，下咽即愈。"**前面有一个

"手足厥，干呕"的用了四逆汤，这个怎么用了橘皮汤？这一条和前面的四逆汤证不一样，四逆汤（证）的人一定表现出衰弱状态。橘皮汤证应该没有其他的症状，患者就是一个很轻的干呕，摸摸手脚是凉的，就是这么一个轻症，所以用橘皮，就是陈皮四两、生姜半斤。橘皮宽胸理气，也能降逆，用生姜荡涤胃脘的馊水，呕逆就止了。这种轻症"下咽即愈"，也就是说辨证中肯，效如桴鼓，喝下去或者咽下去，这种干呕、哕就好了。

第二十三节："**哕逆者，橘皮竹茹汤主之。橘皮竹茹汤方，橘皮二斤，竹茹二升，大枣三十枚，生姜半斤，甘草五两，人参一两。上六味，以水一斗，煮取三升，温服一升，日三服。**"从药物组成来看，橘皮、竹茹是君药，那么这个药就应该是治疗热呕的，而且这种热往往是虚热引起的呕和呃逆。橘皮就是陈皮，宽胸理气降逆；竹茹祛除痰饮，也有降逆止呕、化痰止咳的功效，因此竹茹在淋巴肿、甲状腺肿、腮腺肿还有糖尿病中都会用到，而且这个药物你别瞧不起它，它的效果很好。后边大枣、生姜、甘草、人参补胃之津液，虚得严重了加一点人参，这里人参的剂量很小，一两。到这里哕和呕就讲完了。

第三节　下利证治（一）

本节讲下利病篇的各论。下利病临床上分为寒热两种，寒性的下利和热性的下利有什么区别呢？首先我们来看寒邪的特点。因为寒邪主收引，又主痛，因此寒性的腹泻往往兼有表证，外证会有身疼痛，里证会有腹痛或者腹胀满。这个腹胀满热性的也会存在，严重的阳明腑实证也会存在。从便质上来看，寒性的腹泻一般以稀溏便、水样便为主；热性的往往是黏腻不爽、肛门灼热。患者自己会叙述，或者通过问诊加以鉴别。热性的腹泻还有一个主要的鉴别点是什么呢？叫里急后重，拉完了感觉还有，去拉又没有多少。从舌诊上划分，临床上一手资料和教科书上差距很大。教科书上往往说热性的就是舌红、苔黄、脉数，其实在临床上这样典型的很少见。寒性的如果有一点虚火上炎，会表现舌苔红，热性的表现反倒舌是淡的，这一点在临床上鉴别有难度，因此我们不如把脉。脉一般来说，弦紧沉的为寒，热性的都会有数，滑数也好，弦数也好，都会有数。如果是寒性的腹泻，兼有表证，处理的原则是先救其里，后攻其表，救里用的是四逆汤或者是附子理中汤；解表就用桂枝汤。为什么用桂枝汤而不能用麻黄汤？因为里已经寒了，证明里阳已虚，麻黄剂是发汗解表的。什么是汗？阳气蒸化津液出于体表谓之为汗。本来里阳已不足，再发汗攻阳气，一方面损伤阳气，会更虚；另一方面津液也会耗伤。

原文第二十四节："**夫六腑气绝于外者，手足寒，上气脚缩；五脏气绝于内者，利不禁；下甚者，手足不仁。**"这是下利篇的总论。六腑都是主阳经，五脏主的阴经。如果六腑气虚了，这个气绝不是气没了，是气虚。因为阳经不足了，就会出现手足寒，上气，脚抽筋。汉代的脚都是指的小腿，现在人的脚在汉代叫足。脏气要绝于内，脏气虚了人们就会得下利的病，"下利不禁"就是下利不止。如果下利严重的，精气虚耗了，就会出现"手足不仁"，手足麻木。手足的麻木比手足的疼难治，因为手脚疼或者抽筋是由于阳气不足；手脚麻木是因为阴精的不足，补精气要慢一些。

原文第二十五节："**下利，脉沉弦者下重；脉大者为未止；脉微弱数者为欲自止，虽发热不死。**"下利病相当于现在的腹泻，在中医内科上又叫泄泻，那么泄和泻有什么区别呢？三点水加写字的"泻"指泻的是谷物，是糟粕，是残渣。第二个泄，三点水加个世字，泄的是精气，可见第二个泄字更严重一些。"脉沉弦者下重"，这个"下重"应该是人的腹部有这种类似里急后重的感觉。"脉大者为未止，脉微弱数者为欲自止，虽有发热不死"，这种发热往往是微微的发热。为什么有发热反倒不死了？有发热就出于表了，就转为阴经的表证，或者脏邪还腑、腑邪还经、经邪还表，那么这是个向愈的表现，所以说虽发热不死。

原文第二十六节："**下利，手足厥冷，无脉者，灸之不温；若脉不还，反微喘者，死；少阴负趺阳者，为顺也。**"得了下利病，手足厥冷，证明阳气随着津液的外脱而阳衰了，已经到了无脉了。脉是阳气鼓动津液、鼓动血脉的一种表现。用了灸法，这种灸法是灸哪儿？灸关元，灸神阙，但是手足也没灸温了。如果脉也没灸出来，反而患者出现了微喘，这样就会死。这个喘是什么？是阴阳离决，是脱证的一种表现。"少阴负趺阳者，为顺"，什么是少阴脉？有的人说是尺部，有的人说是寸口脉，这里的少阴脉指的是太溪脉。太溪脉是阴脉，趺阳脉是阳脉，正常的应该阳脉大于阴脉。也就是说太溪脉小于趺阳脉，这样的就为顺，就有向愈的可能。平时把脉，一般不把趺阳脉和太溪脉，但是危重症的人已经躺在床上了，寸口脉很可能摸不到，我们可以摸一下太溪脉和趺阳脉。

原文第二十七节："**下利，有微热而渴，脉弱者，今自愈。**"得了下利病，如果出现点发热，还有口渴，脉是弱的，这样的就是向愈的表现。

第二十八节："**下利，脉数，有微热汗出，今自愈；设脉紧，为未解。**"得了下利病，脉是数的，有微微的发热，还出汗，这样就会向愈。假设脉是紧的，就没好。因为下利病是属于脏病，脏邪要还腑就容易发热，一旦有发热，病邪就由里趋向于表，如果再有汗出，就达到了表了，这个病就要好了。

第二十九节："**下利，脉数而渴者，今自愈；设不差，必清脓血，以有热故也。**"因为通篇讲的下利都是寒性的，实寒或者虚寒性的下利治疗起来会用温热的药，结果出现脉数了，口渴了，那么这个病就是由阴证转为阳证。假设不好，"必清脓血，以有热故也"，还有一种可能是什么？是因为葛根芩连汤证本来是个湿热痢，还用了温性的药物，这时候体内就热，因此一定会"必清脓血"，"清"就是拉的意思。治邪热利有两个方子，一个是桂枝人参汤，一个是葛根芩连汤，两个正好治相反的证。如果是虚寒利，用桂枝人参汤，湿热痢用葛根芩连汤。两者都有微微的发热，怎么区别呢？就看大便的形态，桂枝人参汤的下利往往是便溏；葛根芩连汤的大便是黏腻不爽、里急后重，这样就很容易区别开来。

原文第三十节；"**下利，脉反弦、发热、身汗者，自愈。**"下利病经过治疗，脉应该不是弦的，这里的弦脉和紧脉是互用的。下利经过治疗了，脉反而还是紧的或者弦紧的。如果患者出现了"发热，身汗者"，也不需要担心，脉是紧的，一发热、汗一出，表寒也就解了，所以说也会自愈。前面这些条文，一个是讲下利的脉和症，是不愈的情况；另一个讲将愈的情况。怎么区分呢？也就是要分一下下利的主症和主脉，下利病的主症当然是下利，这里重点指的是稀溏便的下利，第二个症状是不渴，第三个症状是无发热，脉沉弦紧大，这都是下利的主症和主脉或者说未解的脉。如何判断这个病是将愈？患者会出现口渴、微发热，脉是微弱数，趺阳脉大于太溪脉，这样就是向愈、将解的症状和脉象。

原文第三十一节："**下利气者，当利其小便。**""下利气"是什么表现呢？两种情况，一种是上厕所去排大便，大便和屁一起出来，这叫下利气，治疗就不用前面那些方法了，用苓桂剂来利小便就行了；还有一种，平时就老是放屁，放成串的屁，也可以用利小便的方法，后面还有诃黎勒散治疗气利。

第三十二节："**下利，寸脉反浮数，尺中自涩者，必清脓血。**"寸脉浮，是阳气已复。"尺中自涩"，阴血已伤，阴就不能敛住阳，这种情况下就会出现热迫血妄行。"必清脓血"，就会便血。

继续看原文，第三十三节："**下利清谷，不可攻其表，汗出必胀满。**""下利清谷"，清谷就是没有消化的谷物，如果消化好的叫熟谷，拉的都是没有消化的是溏便。不能攻表，不能用发汗的方法。如果发了汗了，就必然胀满。因为人的胃阳不足、里阳不足，都不能消化腐熟食物。阳气加之阴液出于体表谓之为汗，汗法既伤阴又伤阳，人体阳气本来就不足，再被发泄一下，阳气更虚了，一虚更不能消化水谷，胃肠蠕动就会减慢，因此就会出现腹胀。

下面一些条文是自注，也是讲病机的。第三十四节："**下利脉沉而迟，其人面少赤，身有微热，下利清谷者，必郁冒，汗出而解，病人必微厥，所以然者，其面戴阳，下虚故也。**"这是一个下焦本来就虚的人，有点浮阳上越，得了下利的病，脉是沉而迟的。"其人面少赤"，面还有微微的红，还有微微的发热，下面拉的是不消化的水谷。如果用了温阳的方法，这个患者就会出现像感冒一样的症状或者叫头晕，然后汗出而解。这种人汗出而解，出完汗，手足会微微得凉，因为下元比较虚，阳气也虚。

下面讲了一个条文的预后，第三十五节："**下利后脉绝，手足厥冷，晬时脉还，手足温者生，脉不还者死。**"这种下利就是利得很久了，脉都微欲绝了，手足又厥冷，经过治疗脉回来了，手足逐渐地温了，这就能活。脉不还的，这是死证。讲的不仅是下利，其他任何重病或者突发病都是一样的。

下面再讲一条治疗原则，第三十六节："**下利腹胀满，身体疼痛者，先温其里，乃攻其表，温里宜四逆汤，攻表宜桂枝汤。四逆汤方见上。桂枝汤方，桂枝三两（去皮），芍药三两，甘草三两（炙），生姜三两，大枣十二枚。上五味，咬咀，以水七升，微火煮取三升，去滓，适寒温服一升，服已，须臾，啜稀粥一升，以助药力，温覆令一时许，遍身漐漐，微似有汗者益佳，不可令如水淋漓。若一服汗出病差，停后服。**"患者得了腹泻这个疾病，肚子又胀，身体疼痛，这是表里皆寒，治疗应该治哪儿呢？表里同病，"先温其里，乃攻其表，温里宜四逆汤，攻表宜桂枝汤"，这是大法。四逆汤方前面已经讲过，这里就不再重复。桂枝汤方，在《金匮要略》里是第一次出现。桂枝汤，桂枝、芍药、炙甘草能够治疗表虚证，甘草、生姜、大枣能够填补津液，因为腹泻，津液就有损失，阳气也有损伤，桂枝配甘草，能够通阳化气，芍药配甘草，又能够固护阴液。因此用桂枝解表是最为贴切的。

这里重点讲一下方后注，"上五味，咬咀"，"咬咀"就是用剪子绞碎，切成小段。"去滓"就是去掉渣子，"适寒温"，等到适口了"服一升"，一升是200mL。其实服用桂枝汤最好的时间我个人认为是晚上，吃完药可以喝一碗热粥或者面汤，然后躺着，盖上被子去发汗。发汗有个要点，首先要侧身发汗，不要平躺，一平着躺，就把太阳经压住了，表寒就祛除不出去；侧身躺的时候，向上的一面出汗就多，如果感觉冲上这面出得多了，就翻身另一侧向上，来回反复几次，把汗发透。

发汗多长时间为好？"令一时许"。古人把一昼夜分为十二个时辰，现代人把时间拆分成 24 小时，原来的一个时辰拆成了两个，所以叫小时；因此"一时许"要两个小时，我认为两个小时是最低的。那么发汗发到什么程度最好？书上有原文，"遍身漐漐然，微似有汗者益佳，不可令如水淋漓"，要发到浑身的小汗珠子就像小虫子一样在爬，也就是小汗珠子很匀。当然了，我认为现在人体质都偏强盛一些，就可以多出一点，但是也不要太过，不要哗哗地往下流，发到"如水淋漓"那种汗就发过了。第二天会虚，汗发透了以后，患者会有这个感觉，不想再出了，怎么办？大家就加快翻身的频率，或者平躺，用腿蜷起来支着被子。不要立刻就把被子掀开，寒邪会顺着张开的毛孔又进去了，病就会反复，导致前面的治疗前功尽弃。发汗之前要做一些准备，就是把尿盆放到跟前，一般来说出汗了尿就会少，如果有尿，拿个盆放在跟前，最好就在被窝里解决，然后接着躺着，一直睡到天亮，病就好了。为什么要强调拿个尿盆之类的，听着不好听，但是是为了健康着想；如果觉得发汗好了，起来就上厕所，在屋里一活动，完了，这个病又不好了。很多情况都是患者自己造成的，而医者不知，认为自己开药开的不对，实际是患者没配合好。从《金匮》原文里描述来看，桂枝汤方基本上只服一剂，如果不好再继续服。

在这里我们谈一个病例，有一个于姓的小伙子，32 岁，感冒了。本来病因很明确，他是钢厂的炉钳工，炉钳工的特点就是每天在炼钢炉前面工作，所以很热，不管冬夏，他跟前都是热的，热了之后就喝矿泉水。因为时值冬天，天气又寒冷，他就受风寒了。他们钢厂有医院，就去输液，结果患者腹泻、发热、身上疼，输了一个礼拜也不管事。后来他转出来到我门诊，他的主诉是浑身疼，再一个就是腹泻，一天 20 多次，拉的是清水，有少量的糟粕，腹还是有胀的。他很难受，脸是偏青灰色，一看就是伤了寒了。我说他这个病得分两步治，首先得把拉稀止住，然后再把身上的疼解除。他说甭管什么方法，现在实在是遭罪了，身上也疼，还得拉。我说那好吧，然后我就开了四逆汤，原方就是 3 味药。当时他是上午找的我，喝上之后，到下午就不再腹泻了。他说大夫要不要把另一个方子也开了，也吃上。我说："你这样，你中午不吃一顿了吗，你下午再吃一顿这个药。等我新给你开一个药，晚上再吃，吃完了之后，我告诉你发汗的方法。"然后我又把桂枝汤给他开了。开了之后，他下午就把四逆汤的另一半吃了，到了晚上喝的桂枝汤，又喝了一碗稀粥，觉得吃着也挺香，一汗而愈。第二天他特别高兴。所以药物要是对证，辨证中肯，效如桴鼓。还有一句话，中医对证无毒药，大家不要畏惧附子、干姜、麻黄、大黄之类的猛药，在斩关夺将的时候一定要用这种猛的药物，只要用对了，也没有副作用。

第四节　下利证治（二）

下面我们看看第三十七节："**下利，三部脉皆平，按之心下坚者，急下之，宜大承气汤。**"下利，这个病是很明确的。"按之心下坚"，这是有肚胀，这也没有问题。"三部脉皆平"，并不是说三部脉都是正常脉，而是三部脉没有什么特别的。但是大承气汤的脉是偏沉的，有的时候会迟；如果脉是浮的，坚决不能用大承气汤。大承气汤的五大主症是痞、满、燥、实、坚，痞是按着硬，满是腹部胀满，燥是大便干燥或者下利。记住大承气汤的症，它是两个极端，有一种是下利的，就像大肠里有个粪块，把肠子的大部分堵住了，留了一个缝，这时候就会下利。而且下利的一般是清水，因为大便是通不下来的，里面有热邪，肠道里的水液会能排出来。"坚"是大便坚，也有可能会下利，这个下利指的是这个情况，就用大承气汤。这叫通因通用，考试的时候经常考到。大承气汤的方子前面已经讲了，枳实、厚朴、大黄、芒硝四味药，我们不要畏之如虎。现代人体质很好，正常人吃一两副大承气汤什么问题也没有，所以说不用害怕。

原文第三十八节："**下利，脉迟而滑者，实也。利未欲止，急下之，宜大承气汤。**"首先这是个下利，脉是迟的，而且应该是沉的，有点滑，这是实证。首先说有滑脉，它是个实证，滑脉主食积、主痰饮。"利未欲止"，好像要止了，又拉，这个就是实证。"急下之"，还是用大承气汤。

第三十九节："**下利，脉反滑者，当有所去，下乃愈，宜大承气汤。**"这是什么病呢？下利首先是腹泻的病，脉是滑的，这个时候证明是实证，肠道里有东西，想要排出去又排不出去，这样还是用大承气汤，通因通用。

原文第四十节："**下利已差，至其年月日时复发者，以病不尽故也，当下之，宜大承气汤。**"这是一个周期性腹泻，就是说今年7月份拉了1个月，经过反复地治疗止住了，到了第二年的7月又开始泻，第三年还是到这个月份腹泻。一听到患者这个叙述，毫无疑问，直接开大承气汤。宿食在肠道里会积很多年，这和西医所讲的不符，西医认为不可能这么长时间。我们临床上发现过，真有存了十几年宿食的，都见到过，也排下过。因此这种周期性的腹泻就开大承气汤。

原文第四十一节："**下利谵语者，有燥屎也，小承气汤主之。小承气汤方，大黄四两，厚朴三两（炙），枳实大者三枚（炙）。上三味，以水四升，煮取一升二合，去滓，分温二服，得利则止。**"本条文说了"下利谵语者，有燥屎也，小承气汤主之"，貌似给人一种错觉。大承气汤都没说有谵语，怎么小承气汤反倒有谵语？是这样，这个谵语只是稍稍有点胡言乱语，或者答非所问、自言自语。大承气汤就会出现烦躁，严重的会出现躁烦、手脚不安宁、躁动，比小承气汤要严重。小承气汤谵语的另一个原因，是因为心主神明，正常的语言离不开心神的宁静，心与小肠相表里，如果小肠由热和燥屎互结，反过来就会影响和它表里之脏心的功能，就会引起谵语，这是谵语的原理。小承气汤主治有燥屎结在小肠；大承气汤治的是燥屎结在大肠。小承气汤结在上面，下面的糟粕经过发酵，可以产气排出体外，因此小承气汤会有频转矢气。大承气汤是结在末段，所以大承气汤连个屁都没有。东汉末年，诸侯纷争，战火纷飞，老百姓长期苦于饥饱劳碌，人们的肠子都很薄，因此用承气剂很慎重，都是中病即止或者得泻下即止。当今的人，体质普遍要好于东汉末年，因此现在人要用泻法，不能中病即止，一定要泻到小便清为度，所以我们治病要因人因时因地制宜，不能胶柱鼓瑟。

第四十二节："**下利，便脓血者，桃花汤主之。桃花汤方，赤石脂一斤（一半锉，一半筛末），干姜一两，粳米一升。上三味，以水七升，煮米令熟，去滓，温七合，内赤石脂末方寸匕，日三服。若一服愈，余勿服。**"桃花汤治疗的是什么样的便脓血呢？《医宗金鉴》里边是这样说的，如果初病下利，便脓血者就用大承气汤或者芍药汤下之，肠道里有郁热，只要泻下郁热，便脓血就好了，这是急性的肠炎。如果说毒热炽盛，就要用白头翁汤清之，白头翁汤治热利，黄连黄柏与秦皮，用这个方子来清热解毒、凉血止利。那么桃花汤治疗的是什么样的利呢？它是治疗日久滑脱，也就类似现在的溃疡性结肠炎。这个方子的组成很有意思，这里边没有桃花，也没有桃仁，为什么叫桃花汤？因为赤石脂熬出来是淡粉色的，像桃花一样的颜色，因此起了这么一个动听的名字。这里边的关键是赤石脂，用的剂量要最大，一斤，汉代的一斤是240g左右。用了这么大的量。"一半锉，一半筛末"，也就是说有半斤是捣了一下，有半斤做成了细末。干姜一两，在这里散寒、温通血脉，粳米补充胃肠的津气，补足胃气。

下面我们看看服法，"上三味，以水七升"，也就是说干姜、粳米和另一半的赤石脂煮到米熟了的程度。把渣子去掉，"温七合，内赤石脂末方寸匕"，一次才服方寸匕，很小的剂量。研了半斤的细末，得什么时候才能服完呢！所以要是在临床上，我们还要酌情地变更。"若一服愈，余勿服"，因为这是个涩肠止利的方子，不能涩肠过度。最要紧的就是赤石脂，赤石脂煮了之后尤其和粳米变成悬浊液，能够堵漏，血管漏了、黏膜漏了，它可以堵；生赤石脂末可以涩肠，两者相得益彰，这是古人巧妙之处。我们现在开也要这样开，如果一味地用汤剂，这个方子没什么效果。

第四十三节："**热利下重者，白头翁汤主之。白头翁汤方，白头翁、黄连、黄柏、秦皮各三两。上四味，以水七升，煮取二升，去滓，温服一升，不愈更服。**"原文很明确，这个下利是热性的，往往有一些表证，可以有一些发热。里证也可以有一些发热的。大便一定是黏腻不爽，这个"下重"是里急下重，小腹重坠，是这个意思。这种痢的热毒比较炽盛，就要用白头翁汤来治疗。还有一种有经表证，就可以用葛根芩连汤来治疗。白头翁汤的组成是白头翁、黄连、黄柏、秦皮，几味药都能清热燥湿，所以说白头翁汤大苦大寒，能够燥湿清热，则里急下重得除。

第四十四节；"**下利后更烦，按之心下濡者，为虚烦也，栀子豉汤主之。栀子豉汤方，栀子十四枚，香豉四合（绵裹）。上二味，以水四升，先煮栀子，得二升半，内豉，煮取一升半，去滓，分二服，温进一服，得吐则止。**"这里说的是虚烦，相应的就应该有实烦。如果实烦用什么呢？就用大承气汤。本来心烦，用大承气汤或者什么方子也好，泻下了，这个烦应该减轻。结果这个烦在下利后加重了，按肚子不是大承气汤那种痞满燥实坚，而是软的，这个"濡"是软，那么这个就是虚烦。在这里切诊很重要，我们可以摸一下，对患者是一种治疗，也是一种安慰。我经常做触诊，患者疼，我们就摸一摸，有时候他的疼痛就减轻了很多。因为我们是医者，我们有颗仁慈的心，心与心的交流、心与心的碰撞也是治疗的一部分。虚烦中清虚热的就是栀子，再加豆豉来宣散一下。豆豉是黄豆经过发酵的，它具有宣通的作用。把这种虚热清掉，虚烦就除了。栀子豉汤很简单，就两味药，我临床上经常用到。书上记载是吐法，但是我在临床应用栀子豉汤，还真很少见到吐的人，而大部分人吃完会腹泻，泻完心烦解除，脑袋就不再蒙了，感觉很清爽，这种头蒙就用栀子豉汤来治疗。

第四十五节："**下利清谷，里寒外热，汗出而厥者，通脉四逆汤主之。通脉四逆汤方，附子大者一枚（生用），干姜三两（强人可至四两），甘草二两（炙）。上三味，以水三升，煮取一升二合，去滓，分温再服。**"“下利清谷”就是拉的都是没消化的水谷。"里寒外热"，这个外热是里寒导致的，因为"阳在外，阴之使也，阴在内，阳之守也"，里寒太盛，阳气想要进到里面去，进不去，就只能浮在外面，蒸化津液，人还出汗，手脚还是凉的。这时候再用四逆汤作用就小了，因此把干姜的力量再加大，就叫通脉四逆汤。

接下来第四十六节："**下利，肺痛，紫参汤主之。紫参汤方，紫参半斤，甘草三两。上二味，以水五升，先煮紫参取二升，内甘草，煮取一升半，分温三服。**"这一条文争议很大，"下利"，下边是腹泻，上边有个肺痛，这个条文就有点莫名其妙。有的医家就认为，上面肺疼，肺的热移热于大肠导致了腹泻。这种情况有吗？有，但是肺疼少见。我们临床上发现，肺结核也好，肺癌也好，像肺结核空洞已经形成得很大了，但肺上是没有神经的，只要不侵害胸膜，很难引起疼痛，所以说这个肺痛在这里令人费解。我个人的观点，这个肺应该是腹，在传抄过程中很可能出现错误。我们把两个解释都放在这里，供大家参考，一个按肺痛，一个按腹痛来理解，临床上再逐渐地验证这个条文。紫参这味药在《名医别录》上有记载，一名叫众戎，一名叫童肠，还有叫马行，主要的作用是利九窍、利大小便，可见"腹痛"还应该更贴切一些。

原文第四十七节："**气利，诃梨勒散主之。诃梨勒散方，诃梨勒十枚（煨）。上一味，为散，粥饮和，顿服。**""气利"就是排气，不停地排气，诃梨勒有消痰下气之效。"煨"就是用纸包起来用火烧，"粥饮和"是什么？把这个末放在粥里喝。

到此为止，本篇讲解就结束了。

第二十六章
疮痈肠痈浸淫病

第一节　肠痈病证治

从本节课开始讲《疮痈肠痈浸淫病脉证并治第十八》。首先来看原文第一节：**"诸浮数脉，应当发热，而反洒淅恶寒，若有痛处，当发其痈。师曰：诸痈肿，欲知有脓无脓，以手掩肿上，热者为有脓，不热者为无脓。"**本段原文说了两个问题，第一个问题是判断遇到什么情况，什么样的脉，什么样的症，结合起来判断患者即将发痈疡；第二个问题讲了如果发了痈疡，判断脓成与未成。先看看原文第一句话，如何判断患者即将发痈疡。看到患者的脉象表现是浮数，浮脉可主表、主虚、主热；数脉可主虚、主热。浮数相结合起来，是阳上加阳，这一定是热了。如果是单纯的数脉，不一定是热，还有可能就是虚，如心气虚的时候，脉象跳动会很快。摸到了浮数的脉，患者应当发热，如果患者不发热，反而"洒淅恶寒"，不仅不发热，还恶寒怕冷，那么这是什么表现呢？是营卫不通、营气瘀结的一种表现。后面才是关键的一句话——若有痛处，这个"若有痛处"指的是固定某一点的疼痛，而不是头痛、身痛、腰痛、骨节痛，这是腹腔或者哪里固定的某一点疼痛，这样的情况就有可能要发痈疡。

再看第二句话，如何判断痈疡发生后有没有脓："**师曰：诸痈肿，欲知有脓无脓，以手掩肿上，热者为有脓，不热者为无脓。**"如何判断脓成与否，方法很简单，只要用手按在痈肿的部位，局部有热，姑且不说患者皮肤是凉的或者还洒淅恶寒，只要局部有热，证明这就是郁热，热的就是有脓，如果不热就是无脓。仅仅依据有热和无热来判断脓成与否，行不行？我个人认为还是不行，还要按一下，如果按下是硬的，一般来说脓尚未成；如果按着是软的，按之即起，局部温度还高于旁边的皮肤，这种情况下是脓已成。我们这样判断，就不容易出现误诊和漏诊。

腹腔部位的痈疡最常见于哪两种情况呢？一个是胆囊的脓肿，还有一个就是阑尾破裂引起的痈疡。过去在农村医疗条件比较差的时候，如果有慢性胆囊炎，胆囊发炎、肿大，疼到一定程度，胆囊啪地破裂了，然后局部白细胞就去包裹形成一个囊肿；再一个就是由于化脓性阑尾炎，当穿孔了之后局部形成脓肿。现在这种情况少见，但是也能见得到，当得了急性胆囊炎或者急性阑尾炎的时候，在炎症的发作期是很疼痛的，疼痛不是来源于炎症，而是来源于压力，局部的压力过大导致了疼。阑尾如果穿孔了或者胆囊破裂了，疼痛就会减轻，撒出去的胆汁和脓液就会被包裹形成脓性包块。我们既然知道了疼痛不是来源于炎症，而是来源于压力，那么在临床上针对疼痛就有很多的方法。比如外感风寒，人体腠理关闭、毛孔关闭，身体压力就大，会头痛、身痛、骨节痛，就用麻黄汤打开毛孔，让压力释放出去。本节讲的是内部的脓疡形成的压力，"其下者，引而竭之"，就要把它泻下去，压力下去，疼痛就会缓解。

　　第二节和第三节是讲述肠痈这个病证的辨证治疗，一个是治疗急性的，一个是治疗慢性的。这两个方子我们把次序颠倒一下，先讲第三节，因为一个病先见急性期，后才见到慢性期，为了和临床实际情况相结合，把这两节的次序颠倒一下讲。首先看看第三节："**肠痈者，少腹肿痞，按之即痛，如淋，小便自调，时时发热，自汗出，复恶寒；其脉迟紧者，脓未成，可下之，当有血；脉洪数者，脓已成，不可下也，大黄牡丹汤主之。大黄牡丹汤方，大黄四两，牡丹皮一两，桃仁五十枚，瓜子半升，芒硝三合。上五味，以水六升，煮取一升，去滓，内芒硝，再煎沸，顿服之。有脓，当下；如无脓，当下血。**"大家读了这么久的《伤寒》和《金匮》，也会断句了，"大黄牡丹汤主之"应该放在"当有血"三字的后面；"脉洪数者，脓已成，不可下也"，这是一个注解、自注。如果遇到脓已成的，就不再用下法了，那用什么？用排脓的方法，在《金匮》里就有好几个排脓的方剂。"肠痈者"，很明确，病名就是肠痈，而不是胆痈。"少腹肿痞"，小腹肿，按着还痞塞不通，还会疼痛。这里有个"如淋，小便自调"，什么叫如淋呢？阑尾脓肿是在少腹，一摁它就想小便。患者平时小便是正常的，因为这个病在大肠里面，只是气机不通而已。"时时发热"就是有发热，"自汗出"，还有汗出。在这儿不要认为这是个表虚证，又有恶寒，我们看多么像，但是脉是迟紧的，不是浮、不是浮紧。"脓未成，可下之"，用大黄牡丹汤。疼痛来源于压力，我们看看大黄牡丹汤方的组成是不是能够减压。芒硝像挖掘机；大黄就是将军，从上到下来推；单纯推不行，肠内已经有肉腐、要成脓了，因此要用血分的药，加牡丹皮、桃仁；冬瓜子是消肿排脓的。临床上如果用这张方子可不可以？可以，但是疗效再加上两味更好，生薏苡仁和杏仁。我们把常用剂量也给大家讲一下，大黄我一般用 30g，芒硝 20g，牡丹皮 15g，桃仁 15g，冬瓜仁 30g，生薏苡仁 30g，杏仁 10g，我们是按这个剂量给患者应用。一般来说，煎煮要一个小时，喝下去再一个多小时，患者疼痛就止住了，很快就能恢复。

　　前些年，尤其 2003～2008 年的时候，每年春节我都要接一批阑尾炎的患者，为什么？大医院的医生一过腊月二十五陆续就轮岗上班了，手术就停止做了。所以这批患者来找到我，我说既然已经这样了，还做什么手术，用中药。很快这一批患者都不需要手术了。这个方子服用了会腹泻，泻到什么时候为止呢？我们前面讲过，泻到小便变清为止。一般来说，都让患者泻 7 天。还有一个注意事项，就是开始的服用方法，一般两个小时就让患者服一包，服到他腹泻痛快了，再改成一日三次。这样服用才能够起效迅捷。我们看看这个方子，有大黄、芒硝而没有枳实和厚朴，能不能用枳实和厚朴？以前曾经有报道，治疗这种化脓性的肠穿孔，有人就用大承气汤，结果导致患者死亡。究竟是张仲景的大承气汤错了，还是临床大夫学艺不精导致的？我个人认为，就是临床大夫学艺不精。这里为什么要去掉枳实和厚朴？我们说了，枳实是从上向下用力，厚朴从内向外宽肠，如果这样，肠道里的压力是否又增大了？阑尾已经穿孔了，压力再增大，漏出去的分泌物、粪便会不会更多？肯定会更多。如果开大黄牡丹汤加上了枳实、厚朴之类的，证明不懂中医。大黄牡丹汤绝不能用枳实和厚朴。也许有的同学说他也用了，也治好了，那患者多遭了多少罪！因此我们不要犯这种虚虚实实之错。前面说了"脓已成，不可下"，后面说了"有脓当下之，无脓当下血"，这又有一个矛盾的地方。那么有脓究竟还能不能应用大黄牡丹汤？根据我个人在临床上总结，是能够用的，成脓的早期，只要是在急性期都可以用。也就是说，无论有脓无脓、脓成与否，只要是在急性期，都可以用大黄牡丹汤方。薏苡附子败酱散就是用在慢性期，已经经过很长一段时间，病程三个月以上才会用到薏苡附子败酱散。

　　翻回来再看第二节："**肠痈之为病，其身甲错，腹皮急，按之濡如肿状，腹无积聚，身无热，脉数，此为肠（一说腹）内有痈脓，薏苡附子败酱散主之。薏苡附子败酱散方，薏苡仁十分，附子二分，败酱五分。上三味，杵为末，取方寸匕，以水二升，煎减半，顿服。**"薏苡附子败酱散主治的证首先是肠痈。身上有肌肤甲错是瘀血的表现，瘀血是营分内有郁热。"腹皮急，按之濡"，腹部拘急，按一下是软的，就像里边有脓水一样，塑料袋装上水那种感觉，我们可以体会一下。腹内无积聚，摸摸肚子，还不是那种硬的包块。身上又无发热，但是脉表现是数的。证明身体里面有了痈疡，这里不一定是肠内有痈脓，阑尾炎穿孔往往到肠外，只是腹内有痈脓。这种慢性的痈疡就用薏苡附子败酱散。它的服法是做成散剂，也要煎，然后再服。临床上不用这么费事，就是捣碎一下然后煮就可以。"顿服"是取方寸匕顿服；一天还是吃三次，这样药力能够积蓄，对慢性的腹部的脓肿疗效还是不错的。

第二节　金疮、浸淫疮

原文第四节："**问曰：寸口脉浮微而涩，法当亡血，若汗出，设不汗者云何？答曰：若身有疮，被刀斧所伤，亡血故也。**""寸口脉浮微而涩"，寸口脉浮，那么这个浮一定是虚的。正常的开始伤血、伤津，往往脉表现是细，血为阴，阴为阳之守，当人体血虚时间长了以后，脉就会变为浮。为什么？阴不制阳，阴不能收敛阳气，所以脉表现为浮虚。脉微，脉型比较小。涩是什么呢？因为血管里面的血少了，流动得就不畅，不能使脉管充盈，所以浮微而涩。"法当亡血"，这是亡血脉必然的脉象。后面两句话"若汗出，设不汗者云何"，有很多的注家，要么不注，要么觉得不通，这是什么意思呢？前面的"若汗出"，就是想要使他汗出，无论用药还是用什么方法而反汗不出，这是什么原因呢？后面是仲景的自答句，可能是身有疮或者被刀斧所伤，"亡血故也"，是伤了血导致想要发汗发不出来。前面也讲了亡血家是不可发汗的，疮家也不可发汗，所以本身就是禁汗法。既然知道是由刀斧所伤引起的亡血，紧接着仲景也给出了治法。

第五节："**病金疮，王不留行散主之。王不留行散方，王不留行十分（八月八日采），蒴藋细叶十分（七月七日采），桑东南根白皮十分（三月三日采），甘草十八分，川椒三分（除目及闭口，去汗），黄芩二分，干姜二分，芍药二分，厚朴二分。上九味，桑根皮以上三味烧灰存性，勿令灰过，各别杵筛，合治之为散，服方寸匕，小疮即粉之，大疮但服之，产后亦可服。如风寒，桑东根勿取之。前三物皆阴干百日。**"我们看一下王不留行散，王不留行、蒴藋叶还有桑东南根白皮，这三味药采摘的时间要求非常严。王不留行八月八日采，蒴藋细叶七月七日采，桑东南根白皮三月三日采。我们学了术数，知道在不同时期采摘天地之气是不一样的，而且桑白皮还需要选东南方向的根，很重要；就像用李根白皮一样，它的方向很重要。前三味是治疗金疮的主药，和当今治疗外科用的自然铜、川续断等药物不一样。古代治疗外伤是以这三味为主。王不留行是金疮的要药，按《神农本草经》来记载，它治金疮、止血逐痛，具有这样的功效。蒴藋又名接骨木，能治疗折伤、续筋骨，也就是那种刀斧砍伤，砍伤了筋骨。《神农本草经》云桑白皮治"脉绝"，《名医别录》里边记载可以缝金疮。我们看看桑白皮的结构，如果扒过桑树根的皮，也就是桑白皮，就知道它的韧性很好、纤维很好，它的纤维好取类比象就能接筋续骨。因此王不留行、蒴藋细叶还有桑白皮都是治疗金疮的要药。在制法上三味又都是烧灰存性，不是完全的灰化，也不是完全的炭化，烧到木质化和炭之间的状态，又分别杵为散，然后再合一起，这叫分而合之，才能够接筋续骨。古人不是三味一起捣，而是分别捣。制法很重要，一定要这样做。为什么要分别捣散再合之？因为刀斧砍伤，筋骨就分开了，然后再合在一起，取其意也。如果遇到小疮就"粉之"，就是外用，撒上点粉再包扎就可以；如果大疮就服方寸匕，一日两次。

为什么产后也可服呢？产后是有创伤的，子宫、阴道都有创伤，可以服用这个治疗产后病。当然了，在后面的妇科三篇里还会讲产后病的用药，如果有风寒就把桑白皮去掉，因为桑白皮色白属金，其性寒，为了防止过寒。前三物皆阴干百日，哪三味呢？就是王不留行、蒴藋细叶还有桑白皮，不能暴晒，暴晒它就变成火热之性了。王不留行散是外科的一个要药，因此在古战场上这是一个行军方，行军必须带的。这是秘制的一个药方，因为过去没有西医，没有抗生素之类的，用这个方子就可以治疗。当然了，现在医疗条件好多了，消毒、消炎、缝合技术也比过去要先进了，因此这张方子用武之地就少了，但是对于一些慢性的、不能够痊愈的外伤，可以开这张方子口服，是有效的。

如果人的内脏也好，肌肤也好，有了疮脓怎么办？仲景紧接着给了排脓散和排脓汤。排脓散的方：**"枳实十六枚，芍药六分，桔梗二分。上三味，杵为散，取鸡子黄一枚，以药散与鸡子黄相等，揉和令相得，饮和服之，日一服。"**枳实通天彻地，它本来就是一个行气的药；配芍药，芍药是走血分；一气一血，就能通血滞，把瘀血给活掉。桔梗和枳实，桔梗往上行，枳实往下走，一上一下，人的气就能行通了。另外桔梗还有排脓的作用，芍药是收的，桔梗是上提的，枳实是下降的，就把内脏或者体表的脓给挤压出来。排脓散主要用于胃肠道有脓疡或者是溃疡性结肠炎；如果是肝脓疡，就合上四逆散加上黄芩，柴胡配黄芩是入肝胆的一个药对，有肝胆病基本都要用到它。

下面看看排脓汤方：**"甘草二两，桔梗三两，生姜一两，大枣十枚。上四味，以水三升，煮取一升，温服五合，日再服。"**排脓汤里边的主要药物就是桔梗和甘草。桔梗具有排脓的功效，治疗胸膈以上的疾病，肺脓肿或者肺部的肿瘤、结节，包括甲状腺、咽喉部的疾病都可以。生姜、大枣是干什么的呢？是补足津液，它又叫小桂枝汤，是个补方。疮疡消耗人体的气血津液，因此用生姜、大枣补一补。这里的甘草是生甘草，生甘草还具有解毒的功效，有疮毒甘草还可以解，配桔梗以排脓。

第六节："**浸淫疮，从口流向四肢者可治；从四肢流来入口者不可治。**"万病都是一样，病从躯干向四肢走，这个病就好治，这是由里出表；如果从四肢往躯干上发展，这个病就难治。比如，如果脚受外伤了或者哪儿感染了，身上会起一条红线，西医叫淋巴管炎，淋巴管发炎了，如果这个线越来越往上走，往躯干方向走，这个就很难治了，就抓紧要截住它。怎么办？最好的方法就用艾灸，在往上走那个头给它灸，一点一点这红线就缩下去了，这个病就好了。如果不管用什么方法治疗，这红线都持续往上走，进入躯干，进入内脏，很麻烦了，这就像脓毒血症、败血症，全身的血液就会遭到污染，患者就会病危。

第七节："**浸淫疮，黄连粉主之。**"结果没有处方，不知道是单一味黄连还是怎么样。这个浸淫疮类似脓疱疮，就是严重的湿疹，如果出现这种浸淫疮，可以用下面的处方配伍，做散外涂就可以。黄连一两，薏苡仁五钱，白术五钱，冬瓜仁三钱，打成粉做外敷就可以。还有像炉甘石洗剂，可以擦。《外科精义》里边还记载着一味黄柏打成粉涂抹，也会有效。

至此，本篇讲解就已经结束了。下一篇《趺厥手指臂肿转筋阴狐疝蛔虫病脉证治第十九》就略过不讲了。从下节开始，进入妇科三篇的学习，妇科三篇是《金匮》重点的三篇。我们学会这三篇，妇科疾病基本上就能搞定了。

第二十七章

妇人妊娠病

第一节　妊娠的诊断和鉴别

从本节开始，正式进入妇人三篇的学习，先学习《妇人妊娠病脉证并治第二十》。中国目前有14亿左右的人口，育龄妇女大概是2.3亿。育龄妇女指适合生育年龄的妇女，其中有多少不孕的？不孕的统计数字是一年1000万。这个数目触目惊心，权且不管它形成的原因是什么，可见传宗接代的本能每年有1000万人丧失了。我们有必要好好地学习妇人病三篇。第一篇是讲述妊娠，如何判断妊娠，判断怀没怀孕，有没有假性的怀孕；我们应该如何应对怀孕之后出现的胎儿窘迫或者先兆流产，出现了早产、先兆流产，如何进行保胎；或者如果患者依从性好，分月保胎，如何来保证母子两全，保证胎儿健康顺利地成长乃至生产，本篇都给出了详细的解答；出现妊娠恶阻，也就是怀孕两到三个月，最容易出现的呕吐如何治疗；怀孕以后出现浮肿怎么办，小便排不出来怎么办，有什么治疗方法。因此我们有必要认真地研读本篇的内容。《伤寒论》和《金匮要略》里面的方子可操作性、可重复性效果是最好的。当然了，后世有很多时方效果也不错，我们在这里会穿插着提到。

原文第一节："**师曰：妇人得平脉，阴脉小弱，其人渴，不能食，无寒热，名妊娠，桂枝汤主之。于法六十日，当有此证，设有医治逆者，却一月加吐下者，则绝之。**"解读一下原文，到"桂枝汤主之"为一个段落，后面讲是失治和误治。"师曰，妇人得平脉，阴脉小弱，其人渴，不能食，无寒热"，是什么意思呢？对育龄期的妇女进行脉诊，正常人怀孕的脉象应该是尺脉滑数，至少是略数，尺脉滑数必有胎；但是我们把到的妇人的脉比较平和；假设"阴脉小弱"，什么是阴脉？以关为分水岭，关前寸为阳，关后尺为阴，也就是说尺脉小弱，没有出现滑脉；如果妇人出现了口渴，"不能食"，不想吃东西，"无寒热"，没有外感，其实还有几个症状，后背冷，大便干，脸色焦黄，这个就叫妊娠。尤其结了婚以后的妇女，出现这种症状，我们一定要警惕怀孕。

我举个例子，当时一个40岁左右的中年的妇女来找我看病，就说浑身不舒服，不想吃饭，有口干，渴还不是太明显，有一点口渴，把脉平和，尺脉滑也不明显，但是我觉得她就是怀孕了。育龄期妇女来看病，我们一定要警惕，或者我们自己把不出来，可以让她做一个妊娠反应的试纸测试，或者做个B超。一定要排除怀孕再加以用药。否则她不知道自己怀孕，医生也没看出来，过后给她开了药，她会找麻烦，觉得医生给她开的药有副作用，她就要折腾医生。所以说我们一定要警惕，在本地看病还好，左右都是熟悉的人，如果在大城市，陌生的人来看，我们更要警惕，一定要排除妊娠。接着讲，那个中年妇女找我看病，我说我把脉她像怀孕了，没什么大毛病。她说我："没有怀，月经是推迟了，以前也经常推迟。"我说我不建议给她开药。她说她没怀孕。我说："你既然不去检查。要不这样，我给你开药，调理气血，假设真的怀孕了，也没有什么伤害，对胎儿也不会伤害。"她说放心吧，不可能怀孕。她就断续吃药。

又过了不到3个月，我说："我很明确你怀孕了，不能再给你开药了，开我就给你开安胎的药。你看看，你这个体型都变了，肚子都明显地凸出来了，你去妇幼医院查查，如果是没怀孕，我们按闭经再给你处理。"她去了，一查都怀孕五个月了。怎么办？我说我也不好弄，因为我们只救人不杀人，这种情况是留是怎么样她个人决定。我们作为中医人，这也是忌讳。我父亲在世的时候，经常教育我不要杀生，哪怕是个胎儿，我们也不做杀生之事。如果西医做引产或者是刮宫或者是药流，流产没流净，中医可以给她做处理，我们有的是办法来清宫；但是直接引产、堕胎，我也不给大家讲，因为这方面的知识我不想传授，因为中医是一门仁慈的医学。刚说完了，可能结婚了好多年都不怀孕，结果妇人出现了口渴、不能食、大便干、后背冷，家属、医生都不认为她是怀孕了，因为脉是"阴脉小弱"，或者脉是平脉，结果就会出现失治和误治。

后面的原文"于法六十日当有此证"，什么意思呢？按照道理来说，怀孕60日，也就是2个月就会出现口渴、不想吃饭、后背怕冷、大便干这些症状。假设家属忽略，大夫没有诊断出来，就给治错了，"治逆"就是错治了。又过了一个月，出现呕吐和腹泻，"则绝之"，这个胎儿就很难保住了。因此我们强调提前确诊妊娠的重要性。本段条文很多的注家，尤其《医宗金鉴》认为不是表证，没有寒热还用桂枝汤，显然是错误的。但是我个人认为，这个是非常正确的，而且从临床实践中我们总结发现，尤其在2个月左右时安胎，桂枝汤是非常好用的一张方子。为什么用桂枝汤能安胎？桂枝汤能够调和阴阳，这是它的最主要的作用，阴平阳秘，精神乃治。尤其孕妇，不能用孟浪之药，必须要用平调的，而且桂枝汤是一张补方，很明确的一张补方。我们多年临床实践也总结出来，桂枝汤安胎效果也很好。

母子两全汤也是一张安胎的通用方。我们在老家的时候，农村人都比较朴实，发觉怀孕了，我们开始就给她 3 剂保产无忧饮，然后每个月吃 2 剂，一直吃到生下孩子，这样孩子平安，大人也平安，非常好用。但是现在有个问题，现在人对于知识都一知半解，说是药就三分毒，很多人出现妊娠反应我们不敢接，接了人家患者怀疑药有没有毒副作用，会不会造成胎儿畸形，吓得大夫都不敢开。以至于我们安胎、调整妊娠反应的药都是只能给朋友、朋友的妻子开，这是社会的悲哀。中医中药是来源于自然、回归于自然的；药物有四性，寒热温凉，人体得病也是有寒热温凉；选药就是热者寒之，寒者热之，以达到阴平阳秘，精神乃治，这就是治疗。其实调和阴阳，就像一个人渴了，中医就给水喝；如果这人饿了，就给他开干粮、开馒头；这就是中医，能有什么毒？只要对症，就没有毒药！我相信我们的大夫，尤其我们的学员，听过我们的课，也知道用药的剂量，基本不会用错药的。

原文第二节：**"妇人宿有癥病，经断未及三月，而得漏下不止，胎动在脐上者，为癥痼害。妊娠六月动者，前三月经水利时胎也。下血者，后断三月衃也。所以血不止者，其癥不去故也，当下其癥，桂枝茯苓丸主之。"** 这段原文说的是什么意思？后世争议比较大，我就按照我们的理解来给大家讲解。本段原文大概有三重意思，第一个是假妊娠，是为癥痼，癥是一种病，癥为血聚；第二个是诊断妊娠，什么样的情况才是怀孕；还有一种情况是什么呢，"衃也"，衃病，衃在古代也是一种病，是由瘀血引起的疾病，和前面的癥病还略有不同；最后阐述了遇到这两种情况，癥或者衃，应该如何治疗，就用桂枝茯苓丸。第一段原文，"妇人宿有癥病"，也就是说患者早就有瘀血，而且是陈年的瘀血。"经断未及三个月"，停经 2 个多月，不到 3 个月，突然又出现漏下不止，就是月经经水淋沥不尽。而且这时候出现"胎动在脐上"，医生就诊断为"癥痼"，这个不是怀孕。用现代的语言讲，也就是这个育龄期妇女平时就有瘀血的问题，很可能有肌肤甲错，舌下静脉曲张，月经停了 2 个多月，就认为可能是怀孕了，而忽然又下血了，淋沥不止。为什么一下血反倒出现胎动在脐上？怀孕 2 个多月是不应该有胎动的，这时候脐上有胎动是为什么？这个胎动是假的，因为这位女患者平时就有瘀血，突然停了经了，又来了月经，甚至淋沥不止的月经，这个是什么？是瘀血的表现，通过经血的一走动，血动则气会动，所以在脐上跳动。但这个不是妊娠、不是怀孕，而是癥痼。那么什么样的才是真正的妊娠呢？下面的原文"妊娠六月动者"，怀孕 6 个月应该会有胎动的，现在临床上也是怀孕五到六个月胎会动。而且前 3 个月"经水利"，在停经之前的 3 个月月经是顺畅的，按月而至，经期是准的，这种情况下，我们就诊断为"胎"，就是怀孕了。癥病和真正的怀孕通过这两段文字可以加以区别。

下面一段文字说的是什么呢，"下血者，后断三月衄也，所以血不止者，其癥不去故也"，这里的下血就是指月经淋沥不止，然后突然月经停了，停了三个来月，能诊断为怀孕吗？不能，此为"衄也"，衄就是瘀血的凝聚。为什么会出现经血不止？因为体内有瘀血、有癥块，没有被治疗好，没有被消除，所以治疗就应该下其瘀血，选用的方剂就是桂枝茯苓丸。桂枝茯苓丸还能治疗瘀血引起的胎动不安，但前提是一定要判断准确，而且桂枝茯苓丸应用的剂量要小，按常用量的三分之一剂量进行应用才能够活血安胎。要下瘀血，尤其是妇科的瘀血，桂枝茯苓丸在经方里面是首选的。前面还讲了蓄血证的下瘀血汤、桃核承气汤、抵当汤、抵当丸，但是在这里都不太适合。

桂枝茯苓丸方：**"桂枝，茯苓，牡丹（去心），桃仁（去皮尖，熬），芍药各等分，上五味，末之，炼蜜和丸如兔屎大，每日食前服一丸，不知，加至三丸。"** 桂枝茯苓丸的组成很简单，桂枝、茯苓、牡丹皮、桃仁、芍药等分。这个方子的组成有什么寓意？它的意义是破除人的下焦、子宫寒导致的瘀血阻滞，如果想治疗宫寒，要把心火引入到子宫、引入到小肠；心为阳、心主火，应该用什么药呢？当然是用桂枝；寒凝了不仅引起血瘀，而且还导致水停，这时候会用茯苓；有瘀血用牡丹皮、桃仁，这是经方的惯用组合；子宫部位在小腹，小腹有病就用芍药；所以说桂枝茯苓丸就成了。我们临床按照等比例开处方就可以，我个人习惯用各 15g，开成汤剂。如果妇科子宫这一带有瘀血，单纯用桂枝茯苓丸效果怎么样？效果不是太理想，服用疗程很长，怎么才能使桂枝茯苓丸的疗效增加呢？我们也要温一下下焦的阳，就在桂枝茯苓丸基础上加生附子、生硫黄。生附子一般来说要加 10g ～ 15g，要先煎，用水煎要煮 3 个小时，再放入其他的药物煎，煎开之后半个小时就能取出来。这个过程中不能加凉水，如果觉得水不够了，在旁边放一个壶，发现水不够了，烧开了水可以往里面添。生硫黄用多少？用 6g，如果汤药是服用 3 次的，就分 3 次冲服，如果汤药是服用 2 次的就分 2 次冲服。这样消癥去积的效果就比单用桂枝茯苓丸原来这个药效果好。这张处方在临床上可以治疗妇科的子宫的肌瘤、卵巢的一些肿块，甚至肿瘤。

第二节　妊娠病的几种急症：宫颈口早开、胎漏、妊娠腹痛、妊娠恶阻

　　下面我们继续看原文第三节：**"妇人怀娠六七月，脉弦，发热，其胎愈胀，腹痛，恶寒者，少腹如扇。所以然者，子脏开故也，当以附子汤温其脏。"** 妇人怀孕六七个月了，突然出现脉弦发热。"其胎愈胀，腹痛恶寒"，胎愈胀就是子宫、小腹部位拘急发胀，而且还出现腹痛怕冷。"小腹如扇"，小肚子像有一个人拿扇子扇一样，就是小腹极其怕冷。为什么会出现这样的情况呢？子脏开故也，这就是宫颈口开了，而且寒气从下面进入胞宫。这种情况怎么办？"当以附子汤温其脏"。后世很多医家认为附子有毒，尤其对妊娠妇女用之就会导致胎儿死亡，因此遇到怀孕的人，大夫都畏附子如虎。其实不然，胎儿窘迫和疝气的原理是一样的，寒疝用大乌头煎，本病也是一样的，寒性收引，发热、恶寒是伤于寒；胎胀、小肚子痛，小腹部像有人拿扇子扇一样，小腹部怕凉，一切都指向寒证，不用附子用谁？用谁能够起到这样的作用？谁都不行，所以必须用附子汤，这个没有错。我们临床上也应用过，而且效果非常好。附子汤在《金匮要略》里没出现，我们可以借鉴《伤寒论》里面的附子汤。附子汤的组成："附子二枚（炮，去皮，破八片），茯苓三两，人参二两，白术四两，芍药三两。"附子汤的组成中，炮附子是温肾阳、温下焦之阳的；患者小腹部窘迫，肯定用白芍，炮附子、白芍两味主要药物就出来了；人参、白术、茯苓直接是补中气、健脾，脾能固摄，就能固摄住胎儿。这张方的方义是很通的，临床应用我们用得也很多。但是按照这个剂量用，现在行不行、妥不妥？也许有胆大的人敢用，但是还是慎重为好。我们在临床上应用的剂量要很小，一般来说，附子 6 ～ 9g 就可以了，人参6g，茯苓 9g，白术 9g，芍药 10g ～ 12g 就可以，这样的剂量在临床应用效果就很好。

　　原文第四节：**"妇人有漏下者，有半产后因续下血都不绝者，有妊娠下血者。假令妊娠腹中痛，为胞阻，胶艾汤主之。胶艾汤方，芎䓖、阿胶、甘草各二两，艾叶、当归各三两，芍药四两，干地黄。上七味，以水五升，清酒三升，合煮取三升，去滓，内胶令消尽，温服一升，日三服，不差更作。"** 仲景的这段原文叙述得特别简洁，胶艾汤究竟都能治哪些病种呢？第一个就是妇人有漏下者。什么是崩，什么是漏？是指妇人在非经期，突然大量下血不止曰崩，淋沥不尽曰漏。

这里说的不是崩，而是漏，阴道淋沥下血不止，方子用什么？用胶艾汤来治疗，这是胶艾汤的第一个适应证。第二个适应证是什么呢？"有半产后，因续下血都不绝者"，半产就是小产，不是足月生产，而且恐怕是血还没有排干净或者是胎衣没有完全剥离干净。就是说在小产后有下血不止，而且量还不多，还总是有，就要用胶艾汤，这是第二个适应证。胶艾汤的第三个适应证就是胎漏，又叫漏胎，指怀孕期间阴道总有少量的血性分泌物，胎心、胎芽发育得还都很好，这种情况下就叫妊娠下血，这是胶艾汤的第三个适应证。胶艾汤的第四个适应证是什么呢？"妊娠腹中痛"，怀孕了腹中痛，"是为胞阻"，胞阻在过去是一种病，用胶艾汤主之。前面还有个附子汤治疗妊娠的腹痛，这两个有什么区别呢？附子汤的表现是少腹拘急胀痛，而胶艾汤往往是坠痛，带着腰痛，而且疼痛程度要比附子汤轻；特别拘急紧迫的，一定要用附子汤。

我们仔细地看一下胶艾汤的组成，实际上就是四物汤加上了阿胶、艾叶和甘草。四物汤的作用是补冲任、养血，艾叶暖宫还止血；阿胶能够补真阴，同时具有收敛、止血的作用，现在用的是烊化的；甘草固护一下中气；全方组成简单，疗效确切，是临床上应用非常广泛的一张处方。后面的方后注里边还有一味药，应该叫清酒，现在用黄酒就可以。胶艾汤在临床上开三剂左右就可以了，一般来说一剂知、二剂已，如果吃三剂效果还不好，那么证明判断有误，对证型的诊断有偏差，就要重新地审证。

第五节："**妇人怀娠，腹中疗痛，当归芍药散主之。当归芍药散方，当归三两，芍药一斤，茯苓四两，白术四两，泽泻半斤，芎䓖三两。上六味，杵为散，取方寸匕，酒和，日三服。**""妇人怀娠"，一个女的已经怀孕了，出现了腹中绞痛，用当归芍药散，而且毫不含糊地写明这是"主之"。这个药煎煮方法比较特殊，妇科的方子经常会用到酒，医的繁体字"醫"底下有个酉，相当于酒篓子，所以说干中医不会用酒只是半个中医。这个药看着剂量挺大，"当归三两，芍药一斤，茯苓四两，白术四两，泽泻半斤，芎䓖三两"，但是不要忘了这个方子是"上六味，杵为散，取方寸匕，酒和，日三服"，服的剂量很小。因此临床上如果用汤剂，适当地加大一点就可以，但是量不要过大。我们临床上应用的剂量一般是当归10g，芍药15g，茯苓选15g或12g，白术12g，泽泻12g，川芎用10g左右就可以，不要再超这个剂量，这是北方常用剂量。南方的同学怎么办？我建议你们就可以用半量，或者三分之一量，足以有效。因为北方冬季比较寒冷，人的脏腑和腠理都比较致密，耐药性强一些，到了东北，黑龙江哈尔滨、吉林这边的患者更加耐药，因此临床上剂量会大一些，南方就适当地按比例缩小。当归芍药散的组成中，当归、川芎、芍药三味药走血分，茯苓、白术、泽泻三味药走水分；黄酒走气分，同时也能走血分和水分；当归芍药散看似很简单，算上酒是7味药，是气血水通治方，所以在临床上应用的范围非常广泛，大家一定要熟记、熟用。当归和川芎两味药叫佛手散，治疗腹痛效果很好。白芍专门入少腹，治疗腹部疾病一定要用白芍。茯苓、泽泻、白术健脾、淡渗、利水，前面也讲过了，泽泻主要祛除四肢的水，茯苓祛三焦的水，猪苓主要祛小腹部、下焦的水，因此这几味药都是有定位的。当归芍药散和附子汤、胶艾汤有什么区别呢？首先来说，附子汤里面的腹痛比较严重；胶艾汤在怀孕有腹痛的同时还有出血；当归芍药散往往并发的是水液代谢障碍的症状。

第六节："**妊娠，呕吐不止，干姜人参半夏丸主之。干姜人参半夏丸方，干姜、人参各一两，半夏二两。上三味，末之，以生姜汁糊丸，如梧子大，饮服十丸，日三服。**""妊娠呕吐不止"，这是妊娠恶阻，说白了就是怀了孕了，到了两三个月以后出现剧烈的呕吐，就用这个方子。这个方子里边有个半夏，尤其汉代用的半夏往往都是生半夏。这个半夏要按照药典规定、书上规定是妊娠禁用的，怎么办？我们在临床上究竟能不能用？干姜人参半夏丸是能用的，怎么用既安全又有效，然后还没有医疗风险是至关重要的。现在人很多都习惯用汤剂，干姜、人参、半夏三味药，如果煮成汤剂治疗妊娠呕吐不止基本没什么效果，即便有一点效，效果也很差。取效的话一定要打散，就按这个比例，干姜、人参一两，半夏二两，打成散剂，然后煮一点姜水，把散剂一送服；最好的方法还是用姜汁，把生姜捣一捣，用无纺布一挤，挤出点汁来，用不了多少就有效，比煮效果要好。生姜煮汁和姜汁有什么区别呢？有很大的区别，一煮生姜变熟了，味道也变浅了；如果生姜汁不煮，它的辛辣之性、涤饮降胃气的作用要强于用水煮开了。这个方子要吃就是一顿，效果就很好了，两三顿一般就解决了。一次服多少呢？由于我是北方人，没见过梧桐子究竟有多大，那现在临床怎么用呢？我给大家的建议是一次3～5g，还要看孕妇的体格强壮程度，如果不太强壮，3g就可以了；体格又粗又壮又很大，体重一百七八十斤，到5g也足以了。

在这里我们讲一个病例，张某，女，23岁，怀孕之后呕吐不止，已经一周不能吃东西，但是人还可以，状态也没问题。用过各种止吐的方法，打过针，包括用一些西药，都没有效。其他的地方又找过两个中医，用中药调理，也没有效果。后来千方百计找到我，我就给开了干姜人参半夏丸。我们是给做的散，很少，当时我给她做了 10g，让她带上了。但是她拿起这点药面不太满意，因为很熟，她直接就说了："你这不糊弄人一样吗！"我说："你试试，你这大老远的从山西找我来了，我也犯不上糊弄你，再说孩子这么难受，你回去试一试。"她嘴里磨磨叨叨地就走了，因为到处治，花了很多钱，到我这儿我又没要钱，她也就没当回事。回去就拖了，到晚上才吃，杵了点姜汁，把这个散就喝了一小勺，吃下去很快就不吐了，而且还说要吃东西。喝了一碗粥也没吐。第二天挺高兴，把剩下的都吃了，说朝我再要点。我说算了吧，这个病已经好了，不要矫枉过正，我给她拿那些药，就足以把她治好。她很高兴，后来顺产一个女婴。一般来说，妊娠恶阻比较重的，怀的大部分都是女孩。

第三节　妊娠小便不利和妊娠养胎

我们继续看原文第七节："**妊娠，小便难，饮食如故，当归贝母苦参丸主之。当归贝母苦参丸方，当归，贝母，苦参各四两，上三味，末之，炼蜜丸如小豆大，饮服三丸，加至十丸。**""妊娠，小便难"，怀孕期间，由于胎儿的增长压迫了经络，尤其是泌尿系统，会出现小便排出困难的情况。当归贝母苦参丸在小便困难出现三两天的时候就要应用。这个药没必要平时就做，现用现做就可以，等量做成丸或者散剂，都有效。根据个人的体质不同，散剂每次服 3 ～ 5g，如果做丸剂就服 6g。方后注"饮服三丸，加至十丸"是什么意思呢？就是开始服得少，服了 3 丸，如果小便还是不利，可以逐渐增加，加到 10 丸。做散剂也一样，开始服 3g，效果不好，加到 4g、5g 甚至 6g 都可以，逐渐加，直到小便顺畅了为止。

第八节："**妊娠，有水气，身重，小便不利，洒淅恶寒，起即头眩，葵子茯苓散主之。葵子茯苓散方，葵子一斤，茯苓三两。上二味，杵为散，饮服方寸匕，日三服，小便利则愈。**"明确定义这是妊娠有水气，身重是水气阻滞引起的，小便又不利。"洒淅恶寒"，还有点怕冷，为什么洒淅恶寒呢？膀胱是腑，腑被水饮阻滞了，足太阳膀胱经经络也不通，太阳又主表、主开，开阖不利才导致了洒淅恶寒，这个不是表证，这是太阳经腑证。"起即头眩"，这个很熟悉，起则头眩、身为振振摇，类似真武汤证，但这是个孕妇，如果确实有那种症状的时候，也可以选用，不是绝对不可用，但是有更好的方法就不选用剧烈的方法。往往这种小便不利还有水肿都是出现在妊娠末期，7 个月以后，随着胎儿的增长、增大，才会压迫到尿道，排尿困难，因此用葵子茯苓散主治。葵子是个食材，我们经常吃，它能通阳，茯苓能够利三焦的水湿，因此两味药的配伍很简单，但疗效卓著。我们在临床上如何应用？葵子和茯苓3∶1的比例，做成散剂，然后服方寸匕，大约就是3g多，服到小便利就结束。曾经有一个韩姓的妇女，怀孕到7个多月的时候，外阴肿得像碗口大，腿重度浮肿，脚都穿不上鞋，穿拖鞋都很费劲，排不出尿来。西医给用了小量的利尿剂，又怕影响胎儿，效果也不明显。人出现浮肿，西医利尿是利出血分里的水，利出的水往往是正水多、邪水少；如果中医利，利出的是邪水，而不伤正水，这是中医利尿的好处和优点。那么她后来找到我，我们就给她做葵子茯苓散，3∶1的比例，捣成散回去就吃。第二天小便就顺畅了，尿了七八次，尿液的量很大，然后服了3天，水肿基本退掉了。有的人说，我们不用葵子茯苓散，还有没有更好的方法？可以用向日葵茎髓，就是把向日葵杆砸开，里边有一个白色的芯，那个芯像海绵一样，也可以消水肿。

原文第九节：**"妇人妊娠，宜常服当归散主之。当归散方，当归、黄芩、芍药、川芎各一斤，白术半斤。上五味，杵为散，酒饮服方寸匕，日再服，妊娠常服即易产，胎无疾苦，产后百病悉主之。"**条文很简单，妇人怀孕了，就要经常服一些当归散。从方后注来看，服了它不至于难产，容易生产；第二，胎儿也无所疾苦，还有产后的百病，都可以用当归散来治疗。可见当归散的应用范围很广。当归散是一个养母安胎的方法，那么它是在哪个阶段应用呢？一般来说，在3～5个月的时候用当归散，5个月以后就要用白术散。我们补充一点知识，中医不经过B超，如何判断妊娠妇女怀孕的月数。一般来说，怀孕3个月末，胎位会到耻骨联合上方二三指；怀孕4个月末，胎位会到耻骨联合与脐连线中点，即关元穴附近；怀孕5个月末，胎位会到脐下一横指的位置；7个月末，会到脐上三指；8个月，胎位会到脐与剑突之间，中脘穴的位置；9个月，胎位会到剑突下二横指，这也是最高的位置；到了10个月，胎位反倒回到8个月的水平，也就是中脘穴附近。

第十节：**"妊娠养胎，白术散主之。白术散方，白术、芎䓖、蜀椒（去汗）、牡蛎各三分。上四味，杵为散，酒服一钱匕，日三服，夜一服。但苦痛，加芍药；心下毒痛，倍川芎；心烦吐痛，不能食饮，加细辛一两、半夏大者二十枚；服之后，更以醋浆水服之；复不解者，小麦汁服之；已后渴者，大麦粥服之；病虽愈，服之勿置。"**第十节条文就是"妊娠养胎，白术散主之"。前面讲了，当归散是养母的，保护妈妈的，白术散是养胎儿的，可以治胎不长、胎停育。白术散的服法又很特别，"杵为散，酒服一钱匕"，也是 3 ~ 5g；"日三服，夜一服"，一天要服四次，为什么？因为不能用得太猛，药力要均匀才能够养胎。如果有腹痛呢，就加芍药，这是《伤寒论》的标准加法；"心下毒痛"，心下指胃脘，如果胃脘那个地方疼得厉害，就把川芎的剂量加倍；如果出现心烦呕吐，还疼痛不能饮食，呕吐加什么？肯定是半夏。

细辛这个药，一是能止痛，另外它能涤饮，是治水的，像麻黄附子细辛汤，在少阴证里面它是治疗水的。"服之后，更以醋浆水服之"，为什么要加醋浆水呢？细辛、半夏这些都是辛辣的，醋浆水是酸的，辛能化阳、能通阳，酸能滋阴、能收敛，就像桂枝汤桂枝配白芍一样，一开一收，一阴一阳谓之道。"复不解者"，如果还不好，心还烦，怎么办？用"小麦汁服之"，小麦是什么？它是心之谷，入心经和小肠经，所以能除烦。如果吃了上面的药好了，然后出现口渴，就不再用药了，不再用什么天花粉、石膏止渴，而是用"大麦粥服之"，大麦是什么？大麦入肠，它是肠之谷。我们都知道大肠主津、小肠主液，大麦粥能够生津止渴。"病虽愈，服之勿置"，这是服什么呢？继续服白术散还是继续服大麦粥呢？可以继续服用白术散，因为白术散是养胎的，可以一直服到临生产之前。我们临床上会不会当归散、白术散交替应用或者同时应用？是可以的，既养母又养胎，临床上完全可以。

原文第十一节：**"妇人伤胎，怀身腹满，不得小便，从腰以下重，如有水气状，怀身七月，太阴当养不养，此心气实，当刺泻劳宫及关元，小便微利则愈。"**妇人怀孕了，出现小便不利、水气停滞，前面给出了中药的疗法，后面又给出了针灸的办法。这里给出的刺法，一个是劳宫，手少阴心经的穴位；一个是关元，任脉上的穴位。这两个穴位验之于当今的临床，我们能不能扎？第二，我们敢不敢扎？当然了，现在书上说，孕妇是禁针灸的。这两个穴位的位置在哪儿？关元在脐下三寸，怀孕七个月了，胎位应该到脐上了，胎儿已经远远超过这个位置，再刺关元，有没有可能刺到胎儿或者刺到子宫伤到胎儿？再者，手上劳宫这个穴位，手少阴心经的穴位，因为心主痛，本身手心那个地方刺下来就很痛，患者痛得厉害，子宫一收缩，容易造成早产。因此书上给出的这两个穴位，不建议大家去试。也许你遇到了这样的患者，妊娠七个来月了，又有水肿，又不想吃葵子茯苓散，又不愿意服当归贝母苦参丸，嫌吃药麻烦，那么怎么办？我们可以刺哪儿呢？选远端的穴位，可以刺足小趾上的至阴穴，还可以刺隐白。用 0.5 寸的小毫针刺下至阴穴，然后再扎一下隐白，效果立竿见影，小便很快就通利了，水肿就消了。只要前面讲的葵子茯苓散她不想吃，或者顺带有胎位不正，就可以刺。

到此妊娠病的原文我们就串讲完了。那么临床上怎样具体应用，我再带着大家讲一下。临床上习惯性流产、早产频繁发生，怀孕很难，怀了孕了又保不住胎，这种情况特别多见，那么如何安胎呢？当然了，我们做安胎一定要慎重，这个患者的依从性要好。如果患者要问，吃这个药会不会导致胎儿畸形，有没有毒副作用，这药化验没化验。如果遇到这样的患者，我建议大家让她专门到医院治疗，为什么？因为我们承担不起这个风险。本来药物很安全，但是她带着疑惑，反复的解释也没用。我们建议怀孕之前最好调理一下身体，体内有寒的清一下，有湿的排一下，然后补足气血，调畅经络，这是在怀孕之前要做的事情。发现怀孕了，如果有习惯性流产，要做的第一步就是及时安胎，1～2个月，率先给桂枝汤；3～5个月，就要给当归散；到5个月以后，注重养胎，就要给白术散，一直到生之前的一周；可以这样给，也可以间断服用，隔一天服一次，也没有问题。如果这个人对中药特别打怵，可以一个礼拜服一天，也没有问题，效果也很好。前面还讲了，可以用母子两全汤，又叫保产无忧饮，每个月吃2副，也可以护航胎儿顺利成长乃至降生。如果期间出现了先兆流产、胎儿窘迫、腹痛、腰痛、腰坠痛，没有见血性分泌物的时候，就可以用当归芍药散；如果腹痛、腰痛、下坠，见到血性分泌物的时候，就可以用胶艾汤。当然了，现在阿胶的质量也成问题，大家一定要选好的。如果小腹拘急，疼痛剧烈，小肚子还很冷，像有人拿扇子扇的时候，就给附子汤。这几个方子是用于急症情况下的治疗。

在这里要给大家重点强调一下中医的安胎，如果这胎儿还活着，中药的保胎就能够给他保住；如果这胎儿是死胎了，一用保胎药它就会排出来，这个是一个常见现象，因此医生给孕妇用药的时候，一定要给患者说清楚。因为西医查没有胎音了或者胎芽不长、胎停育，那么这个胎儿有可能是凋亡了，但不一定是死胎，如果他是活着的状态，用下我们的药就能保住了；一旦这胎儿已经是死胎了，服了安胎药，会排下来，这是正常的，我们一定要给患者说清，这是我们安胎的方法。如果出现妊娠恶阻、出现呕吐，怎么办？有半夏干姜人参丸，做散剂给患者服用3～5g，效果很好。如果患者不愿意服药，呕吐得又不太剧烈，可以用砂仁捣碎，做一个香囊挂在胸前，保持香囊在膻中穴附近，这个效果也很好。假设妊娠到中后期，胎儿的长大压迫了尿道，导致排尿困难，可以用当归贝母苦参丸。如果患者当时没经过中医治疗，西医利尿或者其他的方法效果不好，出现了身体沉重、浮肿，尤其是大腿浮肿，就用葵子茯苓散，也可以用向日葵杆的芯来煮水喝，水肿也能消。如果遇到特殊的患者，不愿意吃药，特别抵触中药，可以用针灸，针刺至阴和隐白穴，轻刺就可以，一方面可以矫正胎位，另一方面可以利尿，效果很迅速。

到这里，妊娠病篇就讲完了，只要把这些知识全面地掌握，我们就可以护航妊娠期的整个过程。

第二十八章

妇人产后病

第一节 产后病诊疗思路：三冲、三急、三病

从本节开始，我们进入《妇人产后病脉证并治第二十一》。什么是产后病呢？我们先给下一个定义，产后病是指分娩后及产褥期发生的，与分娩、产褥有关的疾病。产褥期一般定为多长时间？指产后6~8周，这时候生殖器官渐渐地恢复到了妊娠以前的状态，也是体型恢复的关键时期，我们要加强一些针对性的训练。那么引起产后病的病因病机有哪些？先看第一个，亡血、伤津，就是指分娩时期汗出、失血过多，或者过度用力；第二，瘀血内阻，就是子宫内的残血、余液没排干净；第三，外感六淫尤其风寒，容易使气血失调。饮食、房事会伤及人体的气血，因此这些病因病机会导致产后病。在这一点上，中国人做得比较好，中国人坐月子，正常坐月子应该一个半月，但是大家都习惯于满一个月就结束了。以前坐月子都知道保暖、避风寒，把窗子、门都挂上帘子挡上，一能够遮挡隐私，二能避免贼风的侵入。但近几年，中国的坐月子也越来越受到西方思想的冲击，好些城市的人不习惯坐月子，想学西方人什么事都做，生完小孩就去游泳，然后容易变得肥胖，第二关节疼、骨节痛，第三容易过早地衰老。近日接诊一个小女孩，一脸的痤疮，胸椎以上的后背全是那种大疙瘩。跟我谈说在美容院往脸上涂药，把脸憋得特别大，治疗了5年，没治好她的痤疮。我说她这个思维很奇怪，治病在美容院治了5年，这就是令人不可思议的事。她来找我治疗，我一周就给她调理好了大半，她跟我谈说要出差了，问我她能不能喝酒、能不能吸烟。当时说得我很吃惊，我问她为什么要饮酒、为什么要吸烟，她说工作应酬。

我们谈一下，如果一个产褥期妇女来看病，要如何问诊，产后容易得哪些病症、哪些急症，还有该如何应对。产褥期的妇女来，我们要先做到产后三审，或者产后三问。第一要问腹痛不痛，第二要问大便通不通，第三个要关心的是乳汁行不行。为什么？这三个是审查人体哪些方面出现问题呢？先问腹痛不痛，通过这个来了解胞宫里面有没有瘀血，瘀血排得干净不干净。第二问一下大便通不通，了解一下产妇体内津液的盛衰，因为生产过程中亡血伤津还伤气。第三要问问乳汁行不行，要了解胃气的强弱。

问诊过后我们要知道产后容易得哪些常见的病。产后会有三冲、三急、三病。产后三冲，第一是冲心，什么容易冲心？败血容易冲心，导致烦闷如狂，这是败血冲心的表现。《金匮》原文里面会讲到相应的治法；第二冲胃，这是寒气

冲胃，就会腹满胀；第三冲肺，会有逆气上冲肺，产妇会咳嗽。产后还有三个急症是什么？一是呕吐，二是盗汗，三是泄泻。三个病症伤的是什么？伤的是津液。产妇在生产过程中，本来就是亡血、伤津，伤得不足了。如果产妇得了呕吐、盗汗、腹泻，这是急症，是重症，一定要紧急地治疗。产后还有三病，也是最容易得的三病，就是《金匮要略》里面讲的病痉，产后容易抽搐，容易颈项强直；第二个是郁冒，容易头晕、目眩、记忆差、谵语、狂躁；第三个，产后容易大便难，为什么？因为伤了津液，伤了血，津液不足了就会大肠干燥，所以产后容易大便难，也就是便秘。产后病的治疗原则是什么呢？以补血和活血为主，虚实要随证治之。

最后讲一下产后病治疗过程中应该注意的问题。第一，行气不要过于耗散；第二化瘀不宜攻破，忌用孟浪之药，这个时候就要点到为止；第三，消导要不忘扶脾；第四，清热不宜过于寒凉；第五，解表不宜过于发汗；第六，补虚而不滞邪；第七，攻邪而不伤正。看着有点复杂，共七条，我们总结一下，产后病的大的治疗原则是"勿拘产后，亦勿忘产后"，要时刻提醒自己这是个产妇，平时用的孟浪之药在这里就要慎重，妊娠病也一样，不用什么猛药。我们把产后病的病因、病机、常见病还有急症、重症都做了一番阐述，下面再正式进入原文学习，这样我们头脑里面就对产后病有一个大的轮廓，再学起来就容易了。

首先来看原文第一节："**问曰：新产妇人有三病，一者病痉，二者病郁冒，三者大便难，何谓也？师曰：新产血虚，多汗出，喜中风，故令病痉。亡血复汗，寒多，故令郁冒。亡津液胃燥，故令大便难。**"前面其实已经讲过了，产妇有三病，第一个是病痉，容易抽风，容易颈项强急；第二个是容易郁冒，郁冒有几种解释，一个是容易得产后郁症，好多产妇得了产后抑郁症，祸害自己孩子，然后自己要自杀、要跳楼，我们学习了《金匮》就知道有这个证，就要针对这个病进行处理，冒是蒙而前也，容易头晕，再者这个郁冒还是容易中风，容易伤寒的意思；第三个病是大便难。为什么会这样？老师回答说了："新产血虚，多汗出，喜中风，故令病痉。"产妇亡血伤津，产后又出汗，毛孔、腠理是开着的，所以风邪容易侵袭，故容易得痉病。亡血又汗出，寒又多，"故令郁冒"，容易得郁冒的病。亡津液，胃中干燥，故令大便难，这里的胃涵盖了肠，津液不足，所以大便容易干燥。第一段原文讲述了产后的三病，病痉、郁冒和大便难。第二段原文紧接着就给出了治法。痉病在前面的"痉湿暍病"篇已经讲过了，分为刚痉、柔痉，刚痉考虑用葛根汤，柔痉选用栝楼桂枝汤。在这时候，可以随症再进行加减，因为"勿忘产后"，产后的体质特点就是一个血虚、一个阴虚，可以在处方上相应地加一点补血养阴的药物。

第二节："**产妇郁冒，其脉微弱，呕不能食，大便反坚，但头汗出；所以然者，血虚而厥，厥而必冒，冒家欲解，必大汗出；以血虚下厥，孤阳上出，故头汗出；所以产妇喜汗出者，亡阴血虚，阳气独盛，故当汗出，阴阳乃复，大便坚，呕不能食，小柴胡汤主之。**"这里"小柴胡汤主之"应该挪到"但头汗出"后面，这就恰当了，也就是"产妇郁冒，其脉微弱，呕不能食，大便反坚，但头汗出，小柴胡汤主之"。我们看看这些症状，"产妇郁冒"，这个病定了，脉是微弱的。"呕不能食"，这是典型小柴胡汤的主症。《伤寒论》里面曾经讲过，小柴胡汤主症是什么？口苦、咽干、目眩也，心烦喜呕，嘿嘿不欲饮食。"大便反坚"怎么能用小柴胡汤呢？小柴胡汤是调枢机的，用了小柴胡汤，疏解少阳气机，就是上焦得通，津液得下，大便乃下，是这个道理，所以说小柴胡汤能治疗便秘。下面一段话是解释它的病机，"所以然者，血虚而厥，厥而必冒"，什么原因？是因为产后伤血，就会出现手足发凉，气血不能运行，人就会头晕。"冒家欲解"，如果头晕目眩这个症状想要解除，"必大汗出"，一定要用汗法。我们临床上经常遇到，患者脑袋像戴个帽子，很沉，按诊断学来说这属于湿困气机，但是用除湿的方法不是太好用，相反用汗法往往一剂而愈。该麻黄汤的用麻黄汤，该小柴胡汤的用小柴胡汤。在少阳病篇里讲，少阳病是禁汗的，但是临床发现，服用小柴胡汤，阴阳一通，津液一和，还经常出汗，一汗而愈，这个是正常现象，并不矛盾。我们验之于临床，给大家讲解一下，大家不要纠结，说少阳禁汗、少阳禁下，结果服了小柴胡汤反倒汗出，汗出而解是阴阳自和的表现。

接着往下看，"以血虚下厥，孤阳上出，故头汗出，所以产妇喜汗出者，亡阴血虚，阳气独盛故当汗出，阴阳乃复，大便坚，呕不能食，小柴胡汤主之"，这是什么意思呢？因为产妇伤了阴血了，体内的阳气相对多了，这时候阳气蒸化津液，就要出汗，出汗把阳气宣泄出去，多余的阳发泄出去了，阴阳才能相和。而且为什么就头汗出，下半身无汗？我们画两张图来讲解一下（图 28-1　人体气机图 2，28-2　人体气机图 3），首先来画一个人体，人体的气是这样走的，在胸，胸为阳，是左升右降；到了腑，阳气入阴，应该是右升左降。结果产妇伤了津液，大便是干的，大肠是实的，堵了，堵了怎么办？阳气入不了阴，入不了阴，往上一返，回到上面去了，上面阳气更加旺盛，下边手足还有点厥，还有点凉。这时候阳气在上面，患者就会上半身出汗或者但头汗出。大家一定要领会这个思路和方法。

　　刚刚讲了，只有让产妇保持出汗，汗出了阴阳才能够恢复正常的阴平阳秘的状态，才能恢复正常的体型和体态。所以说老祖宗给我们很好的养生方法，我们不要追求时髦，羡慕外国人，生完孩子就去游泳，还说什么不坐月子。这个大夫说了，想吃就吃，让吃苹果、吃雪糕、吃冰棍的都有，那样就会得很多疾病。尤其产后病，在月子里不根治，也就是说产后45天内如果不根治，以后很难去根，因为沉寒痼冷将会深入骨髓。所以现在很多的养生学也亟需普及，我们的课里边时不时地会讲一些。前面其实已经讲过了产后病的郁冒和大便难，主要方剂是小柴胡汤。当然了，有没有大柴胡汤证？有，产后同样有大柴胡汤证。体格比较壮实，大便不通比较严重，有郁冒、头眩，兼有发热的人，也有应用大柴胡汤的机会。这里是指的大多数，个例没有意义。仲景先师能放到经方里面来的，就指的是广泛性个体，大部分是这种情况。至于个案，那很多，很多人就举出个案来反对经方，不具有任何实际意义。

　　所以说，大家要以一种开放的心态来参加学习。学习经方，我们前面反复地讲，要学习它的精髓，学习它的灵魂，而不是学习它的表象。以此类推，我们临床应用小柴胡汤的时候，也要随症加减，患者有一些兼证的，照常可以加上一两味药。我不主张加得过多，但是加上一两味完全是可以的。如果这人便秘，体格也比较虚，完全可以加上当归；如果这个人又有失眠，也可以加上夜交藤，没有问题的；有心下、胃脘部胀满，可以加枳实；肚子胀满可以加川朴。我们不能胶柱鼓瑟，老师讲课举的例子，就像数学书上举的例题，它就是举例说明，然后大家要活学活用，举一反三，这才是教学的目的。按照这个思路学习才是好学生，才能领会到经方的真谛。

第二节　产后病证治

　　原文第三节：**"病解能食，七八日更发热者，此为胃实，大承气汤主之。"** 这篇的条文是接着上面的。前面患者得了郁冒也好，大便难也好，或者是痉病，被医生治好了，治好后这个产妇很能吃，因为她病好了，食量大增。"七八日更发热者，此为胃实，大承气汤主之"原因是什么？产妇大病初愈，胃气是虚的，结果大量地进食，又出现发热了，可以理解为前面的食复，这时候怎么办？病因很清楚是胃实，就用大承气汤，一剂一推就可以。这个时候的大承气汤就不要过服。前面讲大承气汤的时候，可以连续泻，很多天都没事，在这里开一剂就可以，要"勿忘产妇"。大承气汤的方子组成：大黄、芒硝、枳实、厚朴，治疗食积是最快的，而且是最好使的一张方，它是增加胃肠动力。

原文第四节："**产后腹中㽲痛，当归生姜羊肉汤主之，并治腹中寒疝，虚劳不足。**"产妇生产之后，这个"腹中㽲痛"不是那么严重的，这个痛是隐隐的痛，而且还是一阵一阵的痛，疼痛绵绵不休，缠绵不止，是这种痛。不像当归芍药散，那个㽲痛比这个要严重；附子汤也有㽲痛，那种寒痛更加严重。当归生姜羊肉汤相当于一个食疗的方子，"并治腹中寒疝，虚劳不足"。可见仲景知道生完小孩，气力耗得很多，气血也伤了，不再开很苦的药，而是开了一个食疗的方子，既能补血补虚，又能够治疗腹中痛。当归生姜羊肉汤的组成很简单，就是当归、生姜和好的羊肉。当归能够养血活血止痛；生姜能够散寒除饮，能够降胃气、开胃；羊肉属于血肉有情之品，它补气血。这是一个食疗的方子，很好用。

第五节："**产后腹痛，烦满不得卧，枳实芍药散主之。枳实芍药散方，枳实（烧令黑，勿太过），芍药等分。上二味，杵为散，服方寸匕，日三服，并主痈脓，以麦粥下之。**"产后腹中疼痛，一想到腹痛，我们就应该想到芍药。而且出现"烦满不得卧"，烦是哪儿烦？是心烦；闷是胸闷，是气滞。又烦又闷，加枳实开气，通天彻地；肚子又疼胸又闷，枳实加芍药散，两味药组成了枳实芍药散。枳实芍药散的组成很简单，这个药最好是用散，弄点麦粥或者是用米汤和这个散，省得喷嗓子，直接一服下去，效果很好。我们临床发现，好多经方做散剂、口服或穴位贴敷，效果都非常好，甚至好于口服汤剂，值得大家在临床上开发一下。为什么说有了痈脓，就用麦粥吞服呢？小麦是心之谷，诸痛痒疮，皆属于心，所以用小麦做引子，一固护胃气，二引入心经。

枳实芍药散的两味药很有特点，枳实走气分，行气、破气；芍药走血分。那么芍药走的血分是哪路血分，或者说它走动脉还是走静脉？芍药是走静脉的，让静脉血回流加速，让瘀在静脉里的血回到心脏。我们前面讲了，疼痛是来源于压力，如果血瘀在那里，回不到心脏，那么局部的压力就增大，我们用芍药把局部的血挤压推送回心脏，局部的压力就会减轻，疼痛就会减轻，芍药止痛就是这个原理。既然讲到了芍药是走静脉的，那么哪味药是推动动脉血的呢？我们在这里告诉大家，推动动脉血液循环的是桂枝，如果动脉血的血流速度变慢，到达不了四肢末梢，就会出现四肢厥冷，这时候就要用大量的桂枝。桂枝可以放胆用，我经常用到45g，也就是汉代桂枝汤三两的量。桂枝这味药很甜，可以做调料，它也没毒，无副作用，我们可以放胆应用。

原文第六节："**师曰：产妇腹痛，法当与枳实芍药散，假令不愈者，此为腹中有干血着脐下，宜下瘀血汤主之。亦主经水不利。下瘀血汤方，大黄三两，桃仁二十枚，䗪虫二十枚（熬，去足）。上三味，末之，炼蜜和为四丸，以酒一升煎一丸，取八合，顿服之。新血下如豚肝。**"《金匮要略》写作次序在不出现紊乱的情况下，它的层次是很清晰的，这篇就是由浅到深。产妇腹痛，用了枳实芍药散，吃了 1 天效果不好，我们就断定她腹内有瘀血，这里的干血就指的是瘀血。瘀血停驻在哪儿了呢？停在了脐下，也就是子宫的位置，这时候就要给下瘀血汤。在产后病篇不是先下孟浪之药，腹中痛先用当归生姜羊肉汤，食疗看看效果，好了就好了；不好没有问题，再用枳实芍药散；枳实芍药散用了效果也不太好，才用下瘀血汤，不是一开始就上。下瘀血汤同样还能治经水不利，也就是闭经。还有瘀血导致的月经淋沥不尽，都可以用到下瘀血汤。下瘀血汤的方子组成，是把大黄、桃仁、䗪虫这三味药磨成末之后，用炼蜜做成四丸。放入炼蜜做成丸，是缓一下下瘀血的攻势，因为现在是产后病。虽然名为下瘀血汤，但这个汤不是直接拿这几个药物煮，"酒一升，煎一丸"，酒引药入经，它能够进肝经，既能进气分，又能进血分。可见下瘀血汤不是三味药，而是五味，既有大黄、桃仁、䗪虫，还有蜂蜜和黄酒。蜂蜜是让缓一下，酒是让快一下，一收一散，取这个意。经方经常这样，古人看病不会一味地攻，也不会一味地补，都是一张一弛。吃完了只要下血"如豚肝"，就是下那种血块，就可以了。"新血下如豚肝"，为什么说新血呢？因为产后患者会有恶露，会有那种小血块在下，但是新下来的血像豚肝那样的，我们就知道瘀血排掉了。

原文第七节："**产后七八日，无太阳证，少腹坚痛，此恶露不尽，不大便，烦躁发热，切脉微实，再倍发热，日晡时烦躁者不食，食则谵语，至夜即愈，宜大承气汤主之，热在里，结在膀胱也。**"这段文字有点难以理解，其实整段原文说了两个意思，一个是热食相结，一个是瘀血和热相结。下面我们把整段原文拆开，大家就好理解了。"产后七八日，无太阳证"，这个很直观，生完小孩七八天，"七八日"是个虚指代词，也可能十几天，没有太阳证，就证明没受外感。出现了少腹痛，不是由外感风寒沿着太阳、少阳、阳明传到太阴乃至少阴，或者是太阳受了风寒传到太阳膀胱腑引起的少腹痛，不是这样的。无太阳证，就是说不是外感传过来的。那么另一条渠道是什么呢？"此恶露不尽"，因为是产后的人，在生产的过程中，有些败血停留在胞宫。过去都是自然分娩，不是剖宫产，剖宫产也存在这种状况，这个是有瘀血没排净。在这里应该打上分号，然后把"热在里，结在膀胱也"也移到这句话后面。这是瘀和热结在胞宫、结在膀胱附近。既然知道这是瘀热在里，用什么方子呢？原文中没给出方子，可以用前面的下瘀血汤，也可以用桃核承气汤，也可以用抵当汤。我们这样断了句之后，再看下面，"不大便，烦躁发热，切脉微实"，首先产妇已经几天大便不通，出现了烦躁，这是有火的表现，同时出现了发热，这个发热不是由外感引起的发热，而是产后阴血不足，体内的浮热和燥屎相结，向外熏蒸引起的发热。这里"切脉微实"，没有说切脉浮数，也证明是这样。"再倍发热"，就是里热熏蒸的意思。"日晡"是什么？是下午 3～5 点，是大肠经主时。这个时候烦躁不能食，如果强行地吃了，就会出现谵语，到了夜间，谵语反倒没有了。那么这句话是什么意思？是和前面瘀血相鉴别的关键词，大承气汤证热和燥屎是相结的，到了夜间就减轻了，因为夜间是阴气主时，白天是阳气主时；如果是瘀血引起的，到了晚上会加重，胡言乱语，说看见鬼了，看见神了；而大承气汤入暮是减轻的，症状消失了。所以这是鉴别诊断的关键词。燥屎和热相结，直接用大承气汤一剂。这样一来，本段原文就清晰可辨了。

原文第八节："**产后风续之数十日不解，头微痛，恶寒，时时有热，心下闷，干呕，汗出，虽久，阳旦证续在耳，可与阳旦汤。**"本段原文讲述的是这样一个问题，产妇的毛孔是开泄的，要向外宣泄阳气，那么毛孔总是开着，总是出汗，时间长了就不对了。"数十日不解"，证明产妇感受风邪了，风性开泄，一定会有头痛、恶寒、汗出。也就是说，生产很久以后，如果出现头疼、恶寒、汗出，甚至有心下闷、干呕，这是阳旦汤证在，阳旦汤也就是桂枝汤，属于产妇太阳中风的表虚证，仍可以用桂枝汤，也就是阳旦汤。

第九节紧接着就讲了产后中风的表实证："**产后中风，发热面正赤，喘而头痛，竹叶汤主之。竹叶汤方，竹叶一把，葛根三两，防风、桔梗、桂枝、人参、甘草各一两，附子一枚（炮），大枣十五枚，生姜三两。上十味，以水一斗，煮取二升半，分温三服，温覆使汗出。颈项强，用大附子一枚，破之如豆大，煎药扬去沫，呕者加半夏半升洗。**"想象一下，一个人发热、脸通红，还喘，还有头痛。要是没有前面"产后中风"四个字或者把"产后"去掉，就剩"中风，发热面正赤，喘而头痛"，我们会用什么方子？肯定用《伤寒论》的葛根汤。如果说面正赤，没有后边喘、头疼，肯定用白虎汤。但是加上了"产后"，这里是不能应用的，我们就不再用孟浪之药，就把麻黄去掉。因此产后伤阴伤血，人会有点心烦，用了竹叶清心除烦，而且方子就叫竹叶汤。竹叶汤首先用竹叶清心除烦，兼去虚热；葛根、防风、桂枝祛风解表；防风是风中之润剂，它祛风而不伤阴；葛根解肌祛风，是防止形成刚痉的，因为这是中风；桔梗排痰，人受了风之后，往往会有痰饮，桔梗的作用就是挤压细胞、挤压脏腑，让多余的水分和痰湿排出去，所以排脓汤里经常用到桔梗，桔梗具有排脓的作用。还有一个有排脓的作用的药，就是白芷。甘草、生姜、大枣是补津液，产后虚得厉害，就加上了人参。附子，这个人肯定是有风寒，才会用到附子。后面方后注"颈项强用大附子一枚"，就是用大个的附子。"呕者加半夏半升洗"，这不是说用半夏来洗身上，而是要洗一下半夏，去其腥，去其毒；呕加半夏，这是惯用的加法，也没有什么好解释的。

第三节　哺乳期中医调理

原文第十节："**妇人乳中虚，烦乱，呕逆，安中益气，竹皮大丸主之。竹皮大丸方，生竹茹二分，石膏二分，桂枝一分，甘草七分，白薇一分。上五味，末之，枣肉和丸，弹子大，以饮服一丸，日三夜二服，有热者倍白薇，烦喘者加柏实一分。**"查了几本书，怎么断句的都有，有人断句"妇人，乳中虚"，还有断句"妇人乳，中虚"，我觉得都不太妥当。最妥当的断句方法是把逗号加在"中"的后面，"妇人乳中"什么意思呢？就是哺乳期的妇女。"虚烦乱"，出现一种虚烦，就是哺乳期的妇女出现虚烦，还呕逆，就用竹皮大丸。竹皮大丸方的组成中，生竹茹降逆止呕，还能去痰；石膏辛甘寒能够清热，清热而不伤津，不像黄连、黄芩、黄柏清热就伤阴。因为是产妇，阴虚血虚，是不能够伤阴的，还要考虑到哺乳，因此这里用了石膏。烦乱用桂枝、甘草，桂枝、甘草是入心的，安心阳；白薇去虚热，清大肠之热，这是一个退虚热的药物。烦喘这里是加的柏子仁，能润肠通便，也是把大肠的热去掉，喘就会减轻，因为肺与大肠相表里。

第十一节："**产后下利虚极，白头翁加甘草阿胶汤主之。白头翁加甘草阿胶汤方，白头翁、甘草、阿胶各二两，秦皮、黄连、柏皮各三两。上六味，以水七升，煮取二升半，内胶令消尽，分温三服。**"这是个感染性疾病，指产妇吃了不干净的东西导致了感染性的肠炎，就用白头翁加甘草阿胶汤。如果是普通人吃坏了东西，导致的这种感染性的肠炎，也就是热性的，直接用白头翁汤就可以了。这里知道是产妇的下利，所以在白头翁汤的基础上加上甘草和阿胶，固护产妇的津和血。为什么知道这是个感染性肠炎或者是湿热痢？从白头翁汤方的组成知道的，白头翁、秦皮、黄连、黄柏都是清热燥湿止利的，所以说这个下利一定是黏腻不爽、里急后重，总想去厕所的，才用这个方子。产后下利要是虚寒性的下利，就用不到这个，可以用理中汤、附子理中汤。

后面还有两个附方，一个是三物黄芩汤，还有一个《千金》内补当归建中汤，我们把内补当归建中汤讲一下就可以了，三物黄芩汤就不再讲了。内补当归建中汤，是《千金方》里面的方子，它的言语风格与《金匮》就截然不同了。**"治妇人产后虚羸不足，腹中刺痛不止，吸吸少气，或苦少腹中急，摩痛引腰背，不能食饮，产后一月日得服四五剂为善，令人强壮宜"**。我们先看看它的组成：**"当归四两，桂枝三两，芍药六两，生姜三两，甘草二两，大枣十二枚。"** 方后注里还要加上"饴糖六两"，其实就是小建中汤，然后加上当归四两，就是当归建中汤。当归建中汤治疗什么症状？首先看"产后虚羸不足"，小建中汤就治疗虚劳，腹中刺痛不止。芍药治疗的腹痛是静脉的血回不去的腹痛，所以说这种腹痛是有瘀血瘀在少腹回不去，用芍药。"吸吸少气"，这还是虚；"或苦少腹中急"，少腹急还是用芍药；"摩痛引腰背"，有的书上是"挛痛"，挛痛更好一些，痉挛性的疼痛，少腹拘急，典型的芍药的指征。"不能饮食"，不能饮食就是小建中汤的一个主症。加当归养血活血，另外当归又善治腹痛。因此用当归建中汤正好。我们看看方后注：**"上六味，以水一斗，煮取三升，分温三服，一日令尽，若大虚，加饴糖六两，汤成内之，于火上暖令饴消。若去血过多，崩伤内衄不止，加地黄六两、阿胶二两，合八味，汤成内阿胶。若无当归，与芎䓖代之。若无生姜，以干姜代之。"** 川芎、当归加一起是佛手散，专门治疗腹痛的，可见在唐代用药还很不方便，没有的药还给了取代的方法。

至此，产后病篇就讲完了。我们把妇人产后病做一个总结。首先妇人妊娠10个月，生命诞生，正常的子宫收缩、产道挤压，对人体的五脏都是一次锤炼。就像到瓜园里摘瓜一样，如果这个瓜熟，轻轻一拧，蒂就落了，这个瓜特别甜；瓜没熟，生拧下来的，那么这个瓜不太好吃。当然了，现在以剖宫产为主流，很多家长特别注重生日和时辰，选个好日子就剖腹了。这对于命相、命理的改变有没有用？没有任何作用。也有的孕妇说怕生孩子疼，干脆就打麻药剖腹，其实疼是一样的，剖腹之后麻药劲儿过了，那个伤口一样会疼痛。我们通过观察自然现象，认为剖宫产对人的健康乃至人的生命指数都应该是有影响的。

当孕妇足月准备要生产了，出现难产怎么办？假设没有剖腹，中医有没有办法？有，中医有难产方。难产方的组成是这样的：党参二两，当归三两，牛膝四两。2∶3∶4的比例，浓煎一碗喝下去，立即就能生产。孕妇正常生产完了之后，这时候就应该叫产妇，她会出现什么样的体征呢？一，容易阴虚；第二，容易血虚，也容易气虚。这时候针对产妇的体质，就要开相应的中药。我周围的朋友和亲戚，只要是产妇生完小孩，立刻就给服用生化汤，有腹痛的加上失笑散。失笑散一定要用散剂，用 3g 就可以，这是后世的方。服用生化汤之后，会避免很多后期的毛病。生化汤的方歌："生化汤宜产后尝，归芎桃草酒炮姜。"这里边当归、桃仁能够润肠通便，产妇就不会大便难，这是养血活血的一个方子，针对产妇以后的血虚就有所帮助，子宫内的瘀血也能够清除，而且药物还不至过于峻烈，还不伤正。这样产妇气血伤得少，恢复得快，瘀血得以清除，新血生得也快，乳汁也会充足。气血一通畅，人就不容易受风，产后病痉的机会就会减少，郁冒的机会也会减少，产后三病都可以避免。

因此我们主张，产妇生产之后，应该立即服用生化汤。我们很多朋友都是，和我熟悉的患者也一样，生化汤都是备用的，生了就喝，能避免以后很多麻烦，这叫治未病。假设遇到的患者没服用生化汤，或者出现了产后受风的实证，面色正赤，颈项强急，还有汗出，怎么办？就用竹叶汤来予以治疗。如果没有心烦、面色正赤，而是汗出恶风，就用桂枝汤来治疗。

假设患者出现了产后的郁冒和大便难，就用小柴胡汤。产后大便难用到大柴胡汤，那大承气汤的机会有没有？有，也常见。因为现在食物丰富，现在的人吃得多、吃得好，体格都比较壮实，因此会出现胃家实，发热、大便难，这种情况下用大柴胡汤也好，大承气汤也好，一般开一剂就可以了。如果我们不知道后世的生化汤，也不知道失笑散，新产妇生完产之后出现腹部的刺痛，还时轻时重，患者又不想吃中药，怎么办？可以开食疗方，当归生姜羊肉汤。如果给她用了当归生姜羊肉汤，喝了，腹痛没有缓解，而且还有胀满，还有烦，躺不下，就用枳实芍药散，这也是个散剂。1 天吃 3g，如果效果再不好，证明她腹内有瘀血，时间也稍微长了一点，会出现干血，就用下瘀血汤，这种下瘀血汤也是开一剂，不要多开。如果产妇前面服用了生化汤、失笑散，后面这些基本都可以避免。如果是哺乳期的妇女，这就不是说在月子里，只要是哺乳期的妇女，出现烦乱、呕逆，就可以用竹皮大丸，它的要点一个是心烦，一个是呕逆。这时候就不用小柴胡汤之类的，竹皮大丸安中益气，兼能除浮热、安心神。假设产妇吃了不干净的食物或者剩饭，出现了下利，这个下利是黏腻不爽的，大便是臭秽的，而且还有里急后重。假设是个男人，就开白头翁汤。但她是个产妇，白头翁汤就加上甘草、阿胶。产妇面白、体弱、气虚，血也不足，就可以给她开当归建中汤来补虚，养血活血而不伤正。

　　北方人都有坐月子的习惯，以 30 天为期，其实正常应该是 45 天，但是我们习惯管 30 天叫满月。满月之后究竟要不要发汗？我们看很多资料，各种专家的意见都不一致。我个人建议，还是用桂枝汤或者用栝楼桂枝汤来进行发汗，吃完桂枝汤，喝碗热粥或者热面条汤发发汗。发汗一定要侧身发，冲上面的半身出汗多了，再翻另一侧冲上；如果觉得汗出得过多，就来回翻身，汗就少了。发汗时间选在晚上，发完汗趁势就入睡。第二天早晨起来，就可以逐渐地进入正常的生活状态。这样产后一个完整的护理过程，本节就讲完了。我们几千个学员能够听到，听到之后给周围的人加以宣传，星星之火可以燎原，我们逐渐地把产后护理知识进行普及。

　　本篇给大家补张方子吧，因为产后缺乳这里没有讲。我们讲了，服用生化汤以后产妇很少能够缺乳；如果有的人没服，或者服了而她的体质不好，或者药物不好，没起到相应的效果，出现产后乳汁减少，怎么办？这里有我自己创的生乳汤，其他的书上还有下乳涌泉散，那是对治实性的乳汁不通，但是实性的乳汁不通少。我们经常见到的是产妇越吃得肥肥胖胖的，乳汁越少，这是很奇怪的现象，营养都被妈妈吸收了，付出反倒没有了，虽然挺胖，表现出来的还是虚证。这张处方虚实同用，在乳汁减少方面，临床应用效果是非常好的，在这里介绍给大家。我们用生麦芽 15g，天花粉 10g，麦冬 10g，人参 20g，白术 10g，茯苓 10g，炙甘草 10g，当归 15g，熟地黄 20g，川芎 10g，白芍 10g，王不留行 6g，路路通 10g，冬虫夏草 6g。上面的方子一般开 3 剂，很多的时候患者拿回去 3 副，吃 1 副乳汁就很多了。

　　哺乳期结束之后，要给小儿断奶，断奶的最佳时间我个人认为产后 12 个月左右是最好的。要断乳了，产妇乳房胀痛，那个滋味很难受。妈妈们哺育婴儿就已经很不容易了，再受这样的痛苦，看着很痛心。所以医者仁心，我们就要想办法减轻、缓解、甚至消除这种痛苦。那么就要研究一个回奶方，如果乳房胀痛不是很严重，奶水不是很充足，就用炒麦芽 30g 煮水，连着喝两天，奶水就回了。大多数哺乳期妇女是不能够来月经的，月经的血和奶是同源，是同一个来源，哺乳期血被分走到了乳房，月经就没有了，只有极少数哺乳期的妇女会有月经。如果决定给婴儿断乳了，那么可以考虑提前一周应用下面的处方：炒麦芽 15g，熟地黄 15g，当归 15g，白芍 10g，川芎 10g，怀牛膝 15g。用这张方子就把乳房的压力、奶水引到了子宫，逐渐地奶水就断掉了，月经就来了。我们前面反复讲，疼痛来源于压力而不是炎症，这样就能减轻乳房的压力，减轻乳房的胀痛。

　　至此，完整的产后病篇就彻底讲完了。

第二十九章

妇人杂病

第一节　妇人常见病

从本节开始，正式学习《妇人杂病脉证并治第二十二》。所谓的妇人杂病，就是除去妊娠和产后阶段，女性在日常生活中容易患的疾病，比如月经、外感，妇人杂病专门讲这些内容。前三段原文说了一个问题，所以我们要联系起来讲。

下面看看第一节："**妇人中风，七八日续来寒热，发作有时，经水适断，此为热入血室，其血必结，故使如疟状，发作有时，小柴胡汤主之。**"本段原文提到了月经，所以说是一个在育龄期的妇女得了中风，得了七八天以后，又出现了往来寒热、发作有时，这个时候正好月经停了，这个病就叫"热入血室"，血室就指胞宫。"其血必结，故使如疟状"，这个疟是外感的风寒化成里热，郁结在胞宫，而且往来寒热、发作有时，就用小柴胡汤来进行治疗。

第二节："**妇人伤寒发热，经水适来，昼日明了，暮则谵语，如见鬼状者，此为热入血室，治之，无犯胃气及上二焦，必自愈。**"妇人伤寒发热，正好赶上月经来了，这时候会出现什么？白天还好，到了晚上，就说一些个胡话，"如见鬼状"，总是说看见了不该看见的东西，这就叫热入血室。治疗的方法是不要伤及胃气，不要伤及上焦，"必自愈"。那么用什么方子来治呢？也是小柴胡汤。我们经常说，上焦蓄血则善忘，下焦蓄血则如狂，"谵语""如见鬼状"，这些都是如狂的表现，甚至能看见别人不容易看见的东西。在这里也要谈一下，女性的体质和男子不同，女性是敏感的，灵敏度要比男性好得多。

第三节："**妇人中风，发热恶寒，经水适来，得七八日，热除，脉迟，身凉和，胸胁满，如结胸状，谵语者，此为热入血室也，当刺期门，随其实而取之。**"这里又是经水来的时候、发生了感冒，出现了结胸、谵语、如狂的症状，不用中药，就用刺法刺期门。这个我们在临床上尝试过，在期门附近，如果有突出的静脉、隐青的静脉，刺下去这个病确实能好，但是很多人都很恐惧针灸，还用小柴胡汤就可以。

总结一下，无论男人还是女人，外感伤寒，从太阳经过去以后就到了少阳，会用到小柴胡汤。因为很多的时候，大家病在太阳经都自己买药，或者上药店问点什么药吃了，病可能拖到少阳。因此在临床上，小柴胡汤治疗外感病的应用非常广泛。前面讲到了，小柴胡汤是产后第一方，它能治疗产后的郁冒，又能治疗大便难，因此在产后病的应用非常广泛。妇人杂病篇又说，月经刚断的时候感冒了，用小柴胡汤；这里又提到，月经正来的时候感冒了，因为经期抵抗力是下降的，触冒风寒的几率就增多，这一阶段容易感冒，还用小柴胡汤。经前、经后、经中、产后，还有平时感冒，传到少阳，都会用到小柴胡汤，可见小柴胡汤也是妇科的第一方。因此我们说只要一个女性感冒了，辨证准确后就开小柴胡汤，可以对相应的症状进行一些加减，那么成功率就百分之八九十了。临床上的感冒，百分之八九十都是伤于寒，哪怕化热了也是后期才化热的，而温病占的很少。临床上最常见的温病是哪个？是疱疹性咽峡炎、手足口病，这是标准的风温；还有一个就是链球菌感染导致的猩红热，每年都会有小面积的流行；这些是属于温病范畴的，其他的温病不常见，比如流行性出血热，这都是一类传染病，我们临床上很难见到。因此小柴胡汤几乎成为妇人外感病的一张专方，大家一定要熟悉。

原文第四节："**阳明病，下血，谵语者，此为热入血室，但头汗出，当刺期门，随其实而泻之，濈然汗出则愈。**"这里如果真的是阳明病，那么应该用大承气汤。后面紧跟着又说"下血谵语者，此为热入血室"，那么这个阳明病就是看着好像阳明病。阳明病是什么？是热与糟粕相结，结于大肠。"热入血室"是热与血结，结在胞宫和结在膀胱。下焦蓄血则如狂，人就会谵语如狂状，但头汗出，这是典型的一个少阳症状，少阳有郁热，才会但头汗出。后面的治疗是"当刺期门，随其实而泻之，濈然汗出则愈"，期门是足厥阴肝经最顶端的一个穴位，它是肝经的募穴，刺这个穴位治了这个病。病应该还是在少阳，少阳为主，兼有热入血室。我们刺期门，临床上应用得不多，也不太好用。《金匮要略》和《伤寒论》里面针灸的选穴，我们做一参考就可以，不必过于纠结。因为在古代，有药医和针医，还有巫医之分，开药的医生就是开药，那时候不针灸；针灸的医生就针灸，不开药；巫医只用一些祝由的方法、符咒的方法来治疗疾病。仲景说自己擅长术数、擅长方药。从这些症状来看，可以选用几个方子，一个是小柴胡汤，可以参考桂林古本《伤寒杂病论》的小柴胡加黄连丹皮汤，还可以用下瘀血汤、抵当汤，甚至桃核承气汤，也是治疗热入血室的。所以说读书不要把书读死，要灵活地学习、灵活地运用，临床上更加灵活变通。

第五节："**妇人咽中如有炙脔，半夏厚朴汤主之。半夏厚朴汤方，半夏一升，厚朴三两，茯苓四两，生姜五两，干苏叶二两。上五味，以水七升，煮取四升，分温四服，日三夜一服。**"这个条文很简单，半夏厚朴汤的主治就是"妇人咽中如有炙脔"，就是嗓子像一块烤肉一样，塞住了，其实是一个气滞痰凝。女性和男性不一样，在阴阳属性上，男的属阳，比较粗犷，女的属阴，容易郁结。女性好生气，如果生闷气，导致气滞痰凝，就会咽喉部如有物塞，咳嗽不出来，咽之不下，但是吃饭又不受影响，中医叫梅核气。梅核气用半夏厚朴汤的机会比较多，但不是全部。半夏厚朴汤还能治疗神经系统的症状，患者形容这种感觉是他的心脏突然被人捏了一下，临床上会碰到女性患者、更年期的患者，特别容易叙述这个症状。别说心脏怎么会有人捏，肯定是撒谎，不是的，只是你没看过罢了。没有患者得不成的病，患者的症状千奇百怪，想都想不到。这种情况就可以用半夏厚朴汤来解除症状。如果按原方的剂量应用，好不好用？我觉得效果还是欠佳，临床常用剂量是半夏 15g，厚朴 20g，茯苓 15g，生姜 10g，苏叶 10g。既然知道梅核气，咽中如有炙脔的病机是气滞痰凝，就要加上理气的药，可以合上四逆散，柴胡 10g，白芍 20g，枳实 20g，炙甘草 10g，可以加上这些。两个方子合起来，在黄煌老师那边这叫八味解郁汤。因此这样合方对临床上见的咽中如有物塞的症状就有一定的疗效，但不是所有都有效。为什么说不是所有？在十大病种里面，还讲了一个方子，另一个类型的梅核气，比半夏厚朴汤还要常见，用的是会厌逐瘀汤，具体大家可以参见十大病种。

第六节："**妇人脏躁，喜悲伤欲哭，象如神灵所作，数欠伸，甘麦大枣汤主之。甘麦大枣汤方，甘草三两，小麦一升，大枣十枚。上三味，以水六升，煮取三升，温分三服，亦补脾气。**"那么妇人脏躁，这个脏是指的是哪个脏？心脏、肝脏、脾脏、肾脏，还是肺脏？大家想没想过，"悲伤欲哭"与肺相关；"象如神灵所作"与肝相关；数欠伸，这是体内有寒。那么这么一看，就不知所云了，不知道"脏"说的是哪儿。其实妇人脏躁，这个脏指的是子宫。那"脏躁"是什么？是子宫过于干燥了。胞宫这个位置又是肝经所过，肝主藏血，肝主情志，所以说，我们断定为脏是胞宫，也是有依据的。"女子七七，任脉虚，太冲脉衰少，天癸竭，地道不通"，更年期的妇女经常会出现这个症状，往往这类的女性家庭条件都比较优越，吃不愁、穿不愁，丈夫又比较疼爱，孩子又比较听话，家庭经济条件又比较好，平时又拿自己太当回事，这样的女性容易出现这个症状。相反的是那些忙忙碌碌的女性，不会得这个病的，或者得的几率也非常小。这是由于什么？子宫的阴血不足，导致子宫内部过于干燥；这种干燥大家别想象成子宫干了，不是的；是会有子宫内膜变薄，会有分泌物减少；不是子宫干掉了，那不可能，只是它的内膜变了，子宫收缩了、萎缩了，或者卵巢萎缩。这个时候的女性，容易出现幻视、幻觉、幻听，看到什么平时看不见的，都很正常，大家见到这种情况不要大惊小怪。

出现了这么多的症状，如何治疗呢？用甘麦大枣汤，甘麦大枣汤原方效果最好，不太好加减，它和四逆散有合方的机会。这个方子很好吃，一共三味药，甘草、小麦、大枣，三味几乎都是食材。这里在药典和药理上学的是浮小麦，浮小麦是什么？就是那种二遢子，过去用扇车过粮食，沉实的落在最近的出口，瘪一点的在第二个口出来的，叫二遢子。我们临床应用发现，用浮小麦效果不好，还是用小麦效果好。很可能在过去粮食紧缺，好粮食都留着吃的，瘪小麦就作为药用了。现在如果有条件的，争取到产麦区进一点小麦，但是绝对不是大麦，大麦是肠之谷，小麦是心之谷。

这个方子临床上还能治疗什么病呢？有一部分癫痫，用这个方子治疗效果不错；还有的人爱抽筋，既不像甘草干姜汤的症状，又不像芍药甘草汤的症状，就可以用甘麦大枣汤，尤其是女性，四十多岁到六十来岁，如果总是爱抽筋，就可以放胆地应用甘麦大枣汤，经济实惠又有疗效。为什么有效呢？《黄帝内经》说"肝苦急，急食甘以缓之"，抽筋是不是筋急？肝主筋，癫痫是抽筋、抽风，那么癫痫是不是属于中医说的肝主风？是不是肝急了？"肝苦急，急食甘以缓之"，所以《黄帝内经》的话字字珠玑，大家一定要好好学。唐容川说"三药平和，养胃生津化血，津水血液下达于脏，则脏不躁，而悲伤太息诸症自去矣"，有一定的道理。吃这个甘麦大枣汤，不能够让月经重新来，但是能够解除"悲伤欲哭，象如神灵所作，数欠伸"这些症状。

我们治了一个宋姓的患者，她动不动地就哭起来，不定时，每天几乎都哭，哭得还特别伤心。因为家庭条件比较好，丈夫也很疼爱她，孩子也很听话，去各大医院治疗，治疗了多少年呢，20年。她现在是60岁，后来因为她的女儿有甲状腺癌，在我这儿治愈的，然后把她也介绍来。她还不愿意来，说她都吃了多少药了，根本就不管事。然后她闺女极力地劝说，丈夫也力主到这来看一看。后来她到我们门诊一看，一说这症状，加上我们把一下她的脉，这种脉往往都是细的，而且这种脉是容易左右摇摆，我们就用甘麦大枣汤，就三味药，没用其他复杂的。然后吃下去很舒服，睡眠也好了，也不爱哭了，高兴了，能开玩笑了。因此我们就一直用这个方子巩固，没有换方，一直吃了3个多月，现在还在继续治疗，很好，吃着就很舒服。吃到什么程度？一直吃到她的面色改善，这种人的面色一般都是青黄的，吃到她面色微微红润之后再停。这是个食疗药，也没什么毒副作用。

第二节　温经汤

第七节："**妇人吐涎沫，医反下之，心下即痞，当先治其吐涎沫，小青龙汤主之；涎沫止，乃治痞，泻心汤主之。**"原文"吐涎沫"，一般都是脏寒，前面学的方子有吴茱萸汤，治肝寒的吐涎沫；甘草干姜汤，治肺痿的吐涎沫。这里又有一个吐涎沫，是由什么引起的？是由外寒内饮引起的。如果医生没做明确诊断而用了下法，就会把寒由上焦引到中焦去，那么就会出现心下痞。这种心下痞是由医生的失治和误治引起的。"当先治其吐涎沫"，什么意思？按理说应当先治疗其吐涎沫，吐涎沫用"小青龙汤主之"，小青龙汤在肺痿篇已经讲过了，这里就不再讲。涎沫止了，不吐了，再治痞，治痞用泻心汤。后面这个泻心汤有点不妥，为什么？首先吐涎沫是由于脏寒，要么肺脏寒，要么肝脏寒，还有一种胃寒，也会引起吐涎沫。既然是寒了，用小青龙汤散寒除饮，已经把饮邪除了。这时候还有个心下痞，是由误治导致的，用了寒凉的药物泻下，导致寒邪到了脾胃，用泻心汤合适不合适？泻心汤的组成是大黄、黄芩、黄连，合适吗？不合适，那么这个泻心汤应该是半夏泻心汤，或者甘草泻心汤，或者生姜泻心汤，而不是泻心汤，因此大家在这一块要调整一下思路。

原文第八节："**妇人之病，因虚、积冷、结气，为诸经水断绝至有历年，血寒积结胞门，寒伤经络。凝坚在上，呕吐涎唾，久成肺痈，形体损分。在中盘结，绕脐寒疝，或两胁疼痛，与脏相连，或结热中，痛在关元，脉数无疮，肌若鱼鳞，时着男子，非止女身。在下未多，经候不匀，令阴掣痛，少腹恶寒，或引腰脊，下根气街，气冲急痛，膝胫疼烦，奄忽眩冒，状如厥癫，或有忧惨，悲伤多嗔，此皆带下，非有鬼神。久则羸瘦，脉虚多寒，三十六病，千变万端。审脉阴阳，虚实紧弦，行其针药，治危得安，其虽同病，脉各异源，子当辩记，勿谓不然。**"

本段条文很长，但是从文字和语法上看，似乎不像仲景的原貌，很可能是叔和所作。原文如果当作总纲来做处理，似乎不妥，所以我们没把它提前，还是按照原文的次序加以讲解。我们要把这个段落和标点重新划分一下，或者句号或者分号放在"血寒积结胞门"这里。先简单地解读一下原文，这一段原文比较长，叙述了几个问题。第一段话里面叙述了妇人病的病因；后面一大段话叙述了病在上焦、在中焦和下焦的分别，而且论述得又不全。在上焦论述的是寒，寒邪伤了上焦；在中焦论述了寒，论述了瘀，还论述了热；在下焦这一块，重点论述了瘀和寒。现在头脑中有这样一个框架，再读这一大段原文，思路就清晰了。

首先来看看第一段，"妇人之病，因虚、积冷，结气、为诸经水断绝至有历年"，这句话是什么意思呢？本来前面讲了是妇人之病，后面又说的是闭经，闭经有三大病因，一个是因虚，第二是积冷，第三个是结气，这没有问题，符合闭经临床常见的情况。所有的妇人病是不是都符合这三个条件呢？不是的，还有很多其他的因素，但这三个因素是引起妇人病的主要的病因。妇人每个月要来一次月经，所以她容易虚，容易什么虚？容易血虚。积冷是什么？一是现在人穿得比较少，古代人是缺衣服，现在人有衣服剌个窟窿出来，导致容易受寒凉；还有到了春季，过早地换服装，过早地把腿、肚子露出来，也容易产生积冷；还有现在人普遍贪凉，喝冷饮、吃冰棍；到了夏天吹空调，而且空调开得很低，这样的时候，穿的衣服再多，天是热的，人体的毛孔就是开的，寒气很容易进入人体内，导致过敏性鼻炎、肺病，这样的例子发生了很多，因为形寒寒饮则伤肺。第三个病因是结气，男子属阳，女子属阴，女子有事情不想说出来，容易闷着，有事容易想不开，因此女子容易气结、气郁、气滞，所以虚、积冷和气郁是女子得病三大主要因素。

谈了这三大因素会引起闭经，后面跟着的一句话就是"血寒积结胞门"，这个单纯就说的是血寒，寒伤经络，凝坚在上，就会损伤上焦。肺的损伤就会造成吐涎沫，肺寒寒郁化火容易形成肺痈，损伤人体的形体。如果寒邪在中焦郁结，中焦伤的是什么呢？伤的是人的肝和脾，就会出现绕脐寒疝，绕脐寒疝就是腹痛或者两胁疼痛，两胁为肝经所过之处，与肝脏和胃腑相连；或者积寒化热，这时候疼痛的部位会向下，在上腹到关元这个部位。"脉数无疮"，脉是数的，但是又没有疮疡，这时候热就会耗血，那么就变成了干血、变成了瘀血。"肌若鱼鳞"，这就是肌肤甲错，是瘀血的一个表现。这样的情况，不仅出现在女子身上，男子也会得这样的病。病邪在下焦，这块说"在下未多"，个人认为应该改成"在下为多"，因为寒为阴邪，伤人的下部要比伤上部为多，为什么？因为头为诸阳之会，阳经都到头部，所以说头部的耐寒能力要比身上强，而且头上还安了一个空调，空调是什么？是脖子，夏天热的时候，就伸伸脖子，头上的热量就会少一些，脖子就给散热了；如果冬天冷了，就缩着脖子或者围个围脖，头上的温度就会高。"经候不匀，令阴掣痛，少腹恶寒"，寒邪在下焦，就会导致筋脉拘急，令阴部掣痛、少腹恶寒，是指女性的外阴或男子的睾丸会抽着痛，和临床是相符的。"或引腰脊"，在下焦伤的是什么？伤的主要是肾，所以会出现腰脊疼痛，因为肾为寒水之脏，如果感了寒了，两寒相引就会伤肾。"下根气街，气冲急痛"，这就是气街穴，小腹部的疼痛还会出现膝胫疼烦，一疼就烦，这个不是因为热。后面几句话，"奄忽眩冒，状如厥癫，或有忧惨，悲伤多嗔，此皆带下，非有鬼神"，什么意思？这说的就是如狂，下焦因寒导致了寒凝血瘀，下焦瘀血则如狂，这是换一种方式来描述下焦的蓄血证。这要是仲景自己写，直接写如狂就完了。

因为我们发现，用了很多文笔描述这些症状，不像仲景医圣的文风。"久则羸瘦"，瘀血瘀久了，就会让人羸瘦，这个人黑瘦黑瘦的。我们在临床见到过，原本一百二十多斤的人瘦成七十多斤，而且脸色极其得黑，身上肌肤甲错。这个治疗起来有一定的难度，不能操之过急，孟浪之药下去也没用，越攻越伤血，就得养血活血，缓慢地治疗才会收功。"脉虚多寒"，病在下焦，脉往往是虚的，寒多的脉象沉紧、沉迟之类的比较多。后面一句话总结了一下，"三十六病，千变万端，审脉阴阳，虚实紧弦，行其针药，治危得安，其虽同病，脉各异源，子当辨记，勿谓不然"，什么意思呢？我们在治疗病的时候，虽然变化万端，要把握阴阳，把好脉的阴阳，辨清虚实紧弦，紧、弦都是主寒，再对证施针用药，挽救于危难之中，这样就不会失治和误治。这段原文，大概说的就是这个意思。

原文第九节："**问曰：妇人年五十所，病下利，数十日不止，暮即发热，少腹里急，腹满，手掌烦热，唇口干燥，何也？师曰：此病属带下。何以故？曾经半产，瘀血在少腹不去。何以知之？其证唇口干燥，故知之。当以温经汤主之。温经汤方，吴茱萸三两，当归、芎䓖、芍药、人参、桂枝、阿胶、牡丹皮（去心）、生姜、甘草各二两，半夏半升，麦门冬一升（去心）。上十二味，以水一斗，煮取三升，分温三服。亦主妇人少腹寒，久不受胎，兼取崩中去血，或月水来过多及至期不来。**"

"妇人年五十所"，就是女性到了五十来岁。"病下利，数十日不止"，这个下利不是指腹泻，而是月经漏下数十日不止。为什么？从后面就知道了，"暮即发热"，瘀血到日暮加重，因为这时候是瘀着呢，阳气要入阴，入不进去只好返回来，所以就发热了。"少腹里急"，小肚子还拘急疼痛；"腹满"，肚子还胀；"手掌烦热"，手心还是热的、干燥的，外面还有一个症状是口唇干燥。这是为什么？老师回答说这个病叫"带下"，前面说"下利"，后面又说"带下"，这两个都是说的月经，类似现在的崩漏，不是说白带。什么原因引起的？给解释了，"曾经半产，瘀血在少腹不去"，如果是五十来岁，突然漏下数十日不止，就要问一下是不是曾经引产、小产过？大多数人会这样的，瘀血瘀在少腹，血不归经，所以引起了崩漏。"何以知之？其证唇口干燥，故知之。当以温经汤主之"，口唇干燥，这是瘀血的一个典型的表现，因此就要用温经汤来治疗。温经汤是临床中妇科应用比较广泛的一张方子。温经汤的君药就是吴茱萸，吴茱萸这个药物，首先是能够祛寒止逆，这是它第一个作用，另外更有一个作用，能补肝血。如果用不对证，患者会说吴茱萸的味道很难吃，用对了说味道还可以。再看看后面，当归、川芎、芍药、阿胶，活血养血兼以止血；牡丹皮散瘀而不伤正；人参、生姜、甘草这是补津液；然后是桂枝，因为有手掌烦热，桂枝将心火导入小肠，主要是这个作用；麦冬补津液，补肺胃之阴；半夏能够降逆气，另外《本经》说它能补虚。

综合一下看看温经汤究竟能治疗哪些疾病。首先，温经汤能治疗五十多岁更年期的人出现崩漏，或者月经突然下血过多，或者淋沥不止。还能治疗什么呢？妇女的小腹寒痛，但是它的特点和当归四逆汤有什么不同呢？当归四逆汤证手脚是凉的，温经汤手是燥热的。还能治疗不孕症，但是前提是要看它的几大应用指征。还有闭经，都可以应用到温经汤。什么情况下才能应用温经汤呢，出现哪些个指征才能用呢？温经汤的望诊，首先是口唇干燥，而且还有些紫暗，看一下撸起裤子的小腿，皮肤是肌肤甲错。怎么看肌肤甲错？撸起小腿部的裤子，就有很多的白皮儿，或者问问患者，小腿爱不爱脱皮，患者说爱脱皮，怎么搽油都不管事，然后再结合病症，这就是温经汤应用指征。另外温经汤证的手是烦热的；当归四逆汤证手足厥，手脚是凉的。问诊还要问，别非把年龄卡到 50 岁，30 岁的人来也问问，出现崩漏了、不孕了或者怎么样，曾经有没有小产。患者说有，我们再看口唇，看看小腿，就知道可不可以应用这张方子。

第三节　月经病

我们继续学习妇人杂病篇。首先来看一下原文第十节："带下经水不利，少腹满痛，**经一月再见者，土瓜根散主之。土瓜根散方，土瓜根、芍药、桂枝、䗪虫各三钱。上四味，杵为散，酒服方寸匕，日三服。**"这里面说的"带下"，往往指的就是月经的不利，而不是现在人说的白带。这个月经不利并不是说不通，是一个月"再见者"，什么意思？就是说 1 个月来了 2 次月经，同时伴有腹中疼痛。这个药煎煮方法比较特殊，里面还有一味黄酒。

　　既然提到了带下，相当于现在的白带，就有必要在这里把白带病的证型和治法给大家做一个讲解。带下病是个很常见的疾病，它的表现就是在非经期，女性阴道的分泌物增多。正常的女性会有一点分泌物，它起滋润、保护和杀菌的作用。但是如果感到外阴很潮，这就不对了，就证明阴精在外泄。如果白带过多是感染引起的，会出现阴部的瘙痒。在《金匮要略》里面妇人病都会给出处方，唯有白带病在本篇中提及得很少。因此我们要把处方给大家简单地整理一下。在西医学里面，白带分为很多种，像滴虫性阴道炎、霉菌性阴道炎、混合性阴道炎等，对于临床的治疗没有什么帮助，而且西医治疗妇科的疾病疗效也不是很好。因此妇科病是中医的一个长项，我们有必要好好地学习一下。

　　中医学把带下分两种类型，首先带下是湿气，我们学过湿性黏滞、湿性重浊、湿性趋下、易袭阴位，这个白带下来，不管什么类型，首先它是个湿气，第一个病邪就是湿。根据个人体质不同，这个湿从寒化或者从热化，就分了两种大的阵营，一个是寒湿，一个是湿热，这是最常见的两个阵营。当然了，还有脾虚，还有肾虚型的，这个都比较少见，我们一带而过。首先把这两大证型区分开，这就好办了。寒湿型的带下和湿热型的带下各有什么表现？湿热型的带下，类似感染性的，带下颜色偏黄，颜色还深，有臭味，有的人舌会偏红，有的人不一定，往往这种带下的都不一定有舌红，苔是厚的，白或偏黄，尺部脉会滑数一些，就可以采用易黄汤。我们常用剂量是这样的，按原方的比例加减下来的，当归9g，芍药24g，泽泻24g，赤芍24g，茯苓12g，白术12g，白果9g，山药30g，炒芡实30g，车前子9g，黄柏9g。如果这个人体格壮实，热毒又比较炽盛，可以加黄芩、黄连；如果是虚热的，可以加栀子、生地黄。

　　一般来说，原方就足够有效。寒湿型的带下，白带清稀如水，量多，有的妇女形容说像小便一样，哗啦就下来一股，这个并不是说没味，它的味道往往比较腥，像鱼的味道一样。我们的治法就是温阳散寒、除湿止带。所选的药物是这样，既然知道是寒了，首先要选散寒的药，因为寒在下焦，选附子，是炮附子；祛湿当然选五苓散了；如果患者有气郁，心情又不太好，可以加上甘麦大枣汤，加上郁金来解郁；可不可以加一点止带的药？可以，加芡实、鸡冠花，或者芡实、金樱子，最多加两味。那么剂量怎么样呢？我们常用的剂量是炮附子15g，炒白术15g，茯苓15g，泽泻15g，猪苓10g，郁金10g，炙甘草10g，大枣12枚，气郁就用炒芡实30g，金樱子15g。如果是脾虚的，选用哪个方子呢？我们选用完带汤，这个方子大家自己查一查，学习就可以了。如果是肾虚的，哪个类型最多？我个人临床认为是肾阴虚和肾精不固的多，肾阳虚的少见。因此就选用六味地黄汤，加上地肤子。前面两个证型，如果有阴痒严重的，也可以用地肤子或者蛇床子外用。后面有蛇床子散，我们会单独讲到。至此，我们把常见的带下病在这里也给大家做了一个详细的讲解。

下面继续学习原文第十一节："**寸口脉弦而大，弦则为减，大则为芤，减则为寒，芤则为虚，寒虚相搏，此名曰革，妇人则半产漏下，旋覆花汤主之。旋覆花汤方，旋覆花三两，葱十四茎，新绛少许。上三味，以水三升，煮取一升，顿服之。**"本段条文是一个推导语句，这是仲景常用的文法。寸口脉是弦又大的，"弦则为减"，其实是弦则为紧；"大则为芤"，芤是什么？虚大中空，芤主血虚、精虚。如果寒和虚相结合在一起，这个脉就叫革脉，革脉代表什么意思呢？"妇人则半产漏下"，这个人就是小产了，而且还没产利索，没产完，或者有长期的漏证，这个不是崩证。突然下血才是崩，淋沥不止曰漏。就用旋覆花汤治疗。这段条文，陆渊雷等医家都认为是错误的，包括《医宗金鉴》也认为这是个错简，其实这个不是错简。这个瘀血是在胞宫，用旋覆花降气，葱来温通，新绛活血散瘀，方子组成很好，如果真选对证型，是有血虚、血瘀又有寒的，旋覆花汤会很有效的。"上三味，以水三升，煮取一升，顿服之"，可见这是个急救的方子。如果这个人小产，又没产利索，瘀血没下净或者是有漏证的时候，都可以选用旋覆花汤。旋覆花汤还能治疗胸部的瘀血，老是捶胸的那种，原文是"其人常欲蹈其胸上"，这是瘀血在上部。

原文第十二节："**妇人陷经漏下黑不解，胶姜汤主之。**"胶姜汤这个方子在本篇中没出现。有的人认为，胶姜汤就是阿胶、干姜两味。临床上开两味药显得力量单薄，其实不单薄，两味药也有有效的时候。但是我们参考其他的版本，把药物组成挪过来，胶姜汤由生姜、阿胶、炙甘草、熟地黄、当归、白芍、川芎组成。临床常用剂量参考我们习惯用法就可以。这个方子治疗那种月经淋沥不尽，往往是一剂知，尤其漏下的是黑血的时候，这张方子最好用。

原文第十三节："**妇人少腹满如敦状，小便微难而不渴，生后者，此为水与血俱结在血室也，大黄甘遂汤主之。大黄甘遂汤方，大黄四两，甘遂二两，阿胶二两。上三味，以水三升，煮取一升，顿服之，其血当下。**"原文"妇人少腹满如敦状"，什么意思呢？小腹很胀满，很鼓很突出，类似现在什么病呢？类似现在的子宫肌瘤。"小便微难而不渴"，小便往往偏难，不是小便不通。在这里断定血分和水分，就以小便来分，如果小便不通，这个就是在水分；如果小便通，那么就证明在血分。这个小便是微难，是微微得不顺畅，那么证明有水分的事。接着往下看，"生后者"，如果生完小孩，无论是早产、半产还是正常生产之后，这样的情况就叫"水与血俱结在血室"，血室就是胞宫，就用大黄甘遂汤主之。这张方子在以前会用到，现在好多人都不配合。比如2019年我在北京出诊，遇到2例这样的患者，我几次做工作，说用点大黄甘遂汤，两个患者都是口头承诺，始终没有应用。像这种情况的，就算这个方子的疗效是一剂知，前提也是患者要配合。患者不敢吃，说"你慢慢给我治，我不怕花时间"，甚至花一年两年，有的时候三年五年，也不抵这一剂药。这也是现实环境所决定的。我们用此方曾治疗一个杨姓的患者，这个患者就是小腹胀满，堵得慌，很鼓，很硬，西医查是子宫肌瘤，小便不太顺畅，但也能排，这种不顺畅不像是沥沥拉拉的那种，排着往往是小便细，所以我们直接用大黄甘遂汤。但是这个方子不能用汤剂，而是做散剂，给她3g，服用下去，一顿吃完，肚子也小了，子宫肌瘤也没了，人也好了。原方用的是煎法，我还不是太赞成，我个人认为还是做散剂。这个方子怎么做散呢？大黄二分之一，甘遂四分之一，阿胶四分之一，按这个比例，常用剂量就是服3g。什么时间服呢？最好是晨起空腹服完，服完患者就会出现腹泻，剧烈的腹泻。"其血当下"，这个不一定，往往下来的都是水，水多血少，会拉很多的水，大多是黄水，黑水少见，拉完这个病就好了。

原文第十四节："**妇人经水不利下，抵当汤方主之。抵当汤方，水蛭三十个（熬），虻虫三十枚（熬，去翅足），桃仁二十个（去皮尖），大黄三两（酒浸）。上四味，为末，以水五升，煮取三升，去滓，温服一升。**"这个很明确，就是说的闭经、月经不下，就用抵当汤攻之。怎么来判断是否用抵当汤呢？首先这个人的闭经是主要症状，第二应该有小便顺畅，那么就不在水分，大便往往偏黑，大便偏黑是有瘀血的表现，或者一到傍晚患者会出现如狂、善忘或者乱语，按压一下小腹，会有小腹痛或者患者本身就说小腹痛，才能应用抵当汤。至于舌象，新瘀血不会形成瘀斑或隐隐的青色，往往都是时间比较长的瘀血才会出现。

第十五节："**妇人经水闭不利，脏坚癖不止，中有干血，下白物，矾石丸主之。矾石丸方，矾石三分，杏仁一分。上二味，末之，炼蜜丸枣核大，内脏中，剧者再内之。**"这也是治疗闭经的一张方子。这个方子也好用，只要是瘀血引起的、时间又比较长的这种闭经，可以用这个方子。不愿意吃药的，就做这个散。做散要想外用，得用那种棉纱布把这个两味药包上，而且包得不要太紧，包得太紧药物就不容易挥发出来；拴一根线留在外面，塞进阴道之后，一般来说24小时后就把它拉出来，能治疗闭经，也能排出阴道很多的分泌物。

第十六节："**妇人六十二种风，腹中血气刺痛，红蓝花酒主之。红蓝花酒方，红蓝花一两。上一味，酒一大升，煎减半，顿服一半，未止，再服。**"我们不要纠结六十二种风是什么，这个很难凑齐，就是妇人的一种病。什么症状呢？"腹中血气刺痛"。这个刺痛是由什么引起的呢？我们都知道气能行血，气要推动血液运行，但前面又有瘀血行不动，后面推、前面堵着，就会出现针刺一样的疼痛。我们说了疼痛来源于压力，压力一压，那头瘀血就像从血管壁扎出来一样，就会出现刺痛。瘀血的典型症状就是刺痛，就会用"红蓝花酒主之"。红蓝花是什么呢？就是红花，现在说的草红花，如果有钱就用藏红花。一两可以换算成15g，也不多。然后用黄酒"一大升"，一大升是多少？一大升就用2L，现在是400mL，400mL煮完一半，还剩200mL。200mL喝一半，一百多毫升也可以了。前面讲过，活血用时方失笑散。如果用这个方子也完全可以，还更快一些，因为酒既能入血分，又能入气分，还有温通的作用，所以说酒是一味很好的药。有一个女性，她是卖菜的，有一天突然腹痛如针刺，各大医院查不出来原因，她这个情况不是总犯，隔一两个月犯一次，痛起来就要命。到医院打哌替啶，各种办法都用了，当时缓解过去她就没事，过一段时间又接着痛。然后我们就开红蓝花酒，就用那张方子。她说她卖菜，没时间吃中药，我说给她出个偏方，一说偏方她特别接受，还是用红蓝花酒，服下去立愈，从那以后再就没犯。

第十七节："**妇人腹中诸疾痛，当归芍药散主之。**""妇人腹中诸疾痛"，任何的疼痛都可以用当归芍药散，为什么这样呢？当归芍药散中，当归、白芍、川芎既入血分又入气分；茯苓、泽泻、白术既入气分又入水分；可见这张方子气血水通治了。所以说妇人腹中诸疾痛，当归芍药散很好使。我们用当归芍药散治的病种很多很多，只要是气血水同病，就用当归芍药散，肝气郁滞严重的合上四逆散。

继续看原文第十八节："**妇人腹中痛，小建中汤主之。**"这段条文很简练。又是一个腹中痛，用小建中汤。以方测证就知道为什么这个用小建中汤，小建中汤是一个补虚的方子。这是个虚性的疼痛，腹中疼痛是绵绵的，人比较瘦，腹是紧张的，皮肤往往是白皙的，所以用小建中汤。小建中汤方，前面已经讲过，这里就不再讲解。前面用了这么多张方子来解除腹痛，临床上要区分虚实，要区分寒热，在气、在血还是在水，应该区分着应用。红蓝花酒一般治急性的刺痛，当然了也有慢性的；如果患者小便也有点问题，肚子又疼，我们就可以选用当归芍药

散；如果患者比较瘦，皮肤白皙，腹肌又紧张，疼痛时缓时重，脉肯定是虚的，就用小建中汤、

第四节　外阴病

继续看原文第十九节："**问曰：妇人病饮食如故，烦热不得卧而反倚息者，何也？师曰：此名转胞，不得溺也；以胞系了戾，故致此病，但利小便则愈，肾气丸主之。肾气丸方，干地黄八两，薯蓣四两，山茱萸四两，泽泻三两，茯苓三两，牡丹皮三两，桂枝、炮附子各一两。上八味，末之，炼蜜和丸，梧桐子大，酒下十五丸，加至二十五丸，日再服。**"

首先确定这是个妇人病。"饮食如故"，证明中焦就没有问题，胃气没有问题。"烦热不得卧，而反倚息者"，出现了烦热、躺不下，只能靠着喘息，那么这是个什么病呢？"不得卧、倚息"一般都是肺系疾病，或者心脏的疾病，而此篇讲述的不是，因为前缀说是个妇人，指妇人独有这种病。那么这个病是什么原因导致的？是由转胞，下焦不通导致气机上逆引起的疾病。什么是转胞呢？两种原因，一种是怀孕晚期，下元虚损，往往是肾气虚导致固摄不利，固摄不住胎儿的位置，胎儿下坠，压迫了膀胱引起小便不利，这是一个原因；还有一个原因，在性生活之前没有排小便，憋了一泡尿，然后同房，也会出现转胞。得了这个病怎么治呢？原文说了"但利小便则愈，肾气丸主之"。肾气丸，是补肾化气的，主要是补肾气，能通利小便；另外肾为前后阴之关，它是把关的，所以用肾气丸还是切合临床的。肾气丸有两个名字，又叫崔氏八味丸，又叫金匮肾气丸，可见这个方子原来应该是仲景引用的崔氏方。肾气丸方的组成里值得提一下的是地黄，剂量最大，是八两。肾气丸的地黄是干地黄，类似现在的生地黄。生地黄就是炮制过一次或者生地黄的疙子收了之后不炮制，做肾气丸用那个疙就可以。当然如果大家不方便，开汤药的时候开生地黄就可以。肾气丸的服法又用到了酒，实际它通过补肾，让肾气生肝气，又叫水生木，是一个升提的方。

肾气丸都能治疗哪些疾病？能治疗的第一个疾病是消渴，由肾气不足导致的水不化津就用肾气丸治疗，也有的人说是下消。肾气丸能治疗的第二个疾病是"脚气上冲，少腹不仁"，就是小腹感觉拘急不适，同时兼有小便不利或者腰疼。肾气丸能治疗的第三个疾病叫转胞，就是本文所提到的。当然了，肾气丸还能治疗腰痛、腰膝酸软。但是肾气丸和六味地黄丸比较，不同的就是肾气丸证两足是冷的。肾气丸还能治疗浮肿、痰多；痰多最好用济生肾气丸，就是在金匮肾气丸

的基础上再加上牛膝、车前子。肾气丸的主症就是消渴、腰酸、膝软，再一个小便或多或少，还有一个就是浮肿。肾虚的舌是偏软又瘦小的舌，或者是瘦薄。脉象上右尺往往是偏浮的，就会用到肾气丸。

原文第二十节："**妇人阴寒，温中坐药，蛇床子散主之。蛇床子散方，蛇床子。上·味，末之，以白粉少许，和令相得，如枣大，绵裹，内之，自然温。**""妇人阴寒"，这里"寒"字是个广义代词，不是单指的寒邪，可以代表风、代表寒、代表湿，甚至代表虫。"温中坐药"有两种办法，一种是把它做成散塞进阴道，另一种温洗就可以。"温中坐药"也不一定说药是多么热，是广义的，这样写出来是对仗的，治法就是"寒者热之"。蛇床子散就是一味药，蛇床子磨成细粉，然后放点白粉，白粉在汉代就是米粉，用大米做的粉。蛇床子很散，没有什么黏性，大米做的粉有黏性，但是白粉又要少放，放多了它就硬了。用纱布包上它，包多大？小点的枣那么大就可以。"自然温"，就是常温的状态塞进阴道。方法和前面一样，把它捆上，要松散一点，外面留一个线头，放了24小时，可以把它拔出来。这个方子治疗滴虫性阴道炎或者霉菌性阴道炎引起的阴痒，疗效非常好，我们临床经常会用到。如果是单纯的阴痒，熬点水洗一洗也可以。

第二十一节："**少阴脉滑而数者，阴中即生疮，阴中蚀疮烂者，狼牙汤洗之。狼牙汤方，狼牙三两。上一味，以水四升，煮取半升，以绵缠筋如茧，浸汤沥阴中，日四遍。**"狼牙草煮成水，用棉花或棉布做成像蚕茧那么大，蘸这个汤塞进阴道，一天4遍，或者就是淋洗外阴，可以治疗阴部的蚀烂、外阴生疮。这个方子虽然很单一，但是治疗外阴腐烂这种病还是很好用。30年以前，我曾经用它治过一个女性，外阴生疮，大阴唇都烂没了，用各种抗生素治疗没有效果，连外用带吃，都没有效果。因为那个时候比较贫穷，我们就用这张方子，让她去药店自己买这个药，熬水洗，后来就好了。

继续看原文第二十二节："**胃气下泄，阴吹而正喧，此谷气之实也，膏发煎导之。**""胃气下泄，阴吹正喧"，什么意思呢？阴吹是一个病，女性的前阴正常是水道，不走气的；气走大肠，排除糟粕、排气是通过肛门。但是有一些女性会有阴部排气，这叫阴吹。这是由什么原因引起的？是由谷气下泄、胃气下泄引起的。肺是主气的，胃是行气的，大肠是降气的，正常胃的气应该降到大肠，结果这个气降到前阴。得了这种病，往往女性羞于启齿，不好意思说。用什么治疗呢？这里面丢了一个字，应该是"猪膏发煎导之"。"猪膏发煎"在前面黄疸病篇已经讲过，也就是说猪膏发煎一能退黄，第二能治疗阴吹，这样我们就一目了然。

后面还有一张附方:**"小儿疳虫蚀齿方,雄黄,葶苈。上二味,末之,取腊日猪脂溶,以槐枝绵裹头四五枚,点药烙之。"**这个小方子我用过,原来有一个小儿,血小板不到一万,我用中药治疗给治好了,但是孩子的牙齿由于前面的医生乱用西药、乱用激素,把牙齿都给烧坏了。牙齿坏大部分是因为火。这个小孩子牙齿很糟,经常牙痛,家属说:"宋老师,你把血小板低都治好了,虫蚀牙你能不能给治一下?"我说可以。这个病在承德地区叫虫蚀牙,老百姓认为虫子把牙给吃了,有的可能是吃甜食、零食过多引起的。治疗的方子就是用这两个药。什么是腊日猪脂?就是腊月的荤油,到腊月杀年猪,猪肚皮那块很厚的一层脂肪,我们把它剥下来放到锅里炼这个油,把这里边的水分炼尽,炼成黄色,油脂就都出来了。因此就用腊月的猪油,不是用平时的,平时的不行。我们用一个铁勺取少半勺的猪油,放在火上烧,烧到油微微地冒青烟,然后把雄黄和葶苈放进去。就用棉签蘸着猪油和药的混合物,照牙齿哪一块被虫咬了或者有龋齿那个地方,照那儿一点就可以,不会烫到的,说是点烙也谈不上,到那就一下,别烫到腮帮子。点完了牙齿就不再继续坏了,等着小孩换牙就可以。所以说这是治疗龋齿的一个小方子。

至此《金匮要略》就全部讲解完毕。后面的杂疗食疗方,因为大多数时候是用不到的,就不做讲解了。

我们经过一年时间讲述了《金匮要略》,要达到一个什么样的教学效果呢?第一,我们在脑子里要有一个人体的模型,人体气机运化走向的模型。第二,要掌握常用方剂的用法、适应证和它主治的病种。第三,很多学员年纪比较大,背书、背方子很困难,我们从中又串讲了方法,哪儿的病用哪儿的药,有很多专药。比如妇科病篇,阴痒的用蛇床子散,外阴蚀烂的用狼牙汤洗;肚子疼,轻微疼的就可以用治疗妇科通治的方——当归芍药散;如果是虚性痛,用小建中汤。为什么呢?腹部就是白芍主治的部位,小建中汤就是桂枝汤加了一倍的芍药再加上饴糖,饴糖甜能缓急止痛,所以虚性痛用小建中汤。如果是实性痛,痛得又很厉害,血气刺痛,就用红蓝花酒。腹部病用白芍、甘草;要是胸部的疾病就以桂枝、甘草为主药;水气病有五苓散、猪苓汤、泽泻散等。因此我们要在脑袋里形成一个整体的模型,并且规范化、系统化。

希望读者朋友们认真地多读几遍,做好笔记,加以归纳、整理,这样系统知识才容易记忆,然后应之于临床。经方,只要对好证,它的疗效都是确切的,而且是可以复制的。

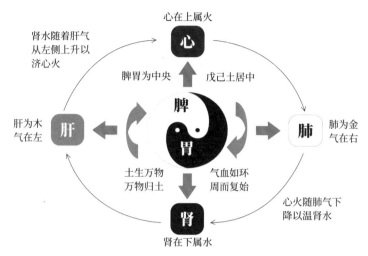

图 2-1　五大藏象气血运行图

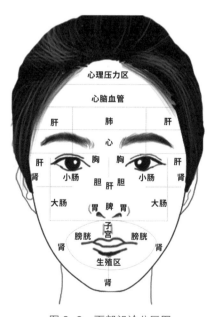

图 2-2　面部望诊分区图

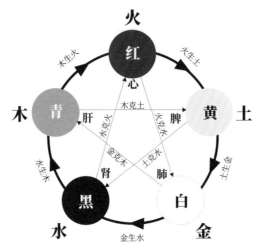

图 2-3　五行相生相克图

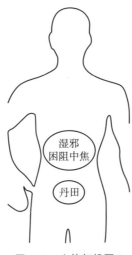

图 4-1　人体气机图 1

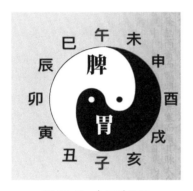

● 人体脉管气血运行方向

1. 脉气循环无端
· 左手主血，右手主气
2. 正常脉象：
· 男以气为主，左脉沉，右脉大
· 女以血为本，左脉大，右脉小

图 13-1　人体脉管气血运行方向图

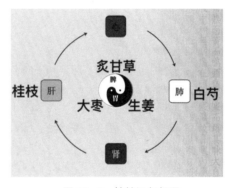

图 13-2　十二时辰图　　　　　　图 13-3　桂枝汤气机图

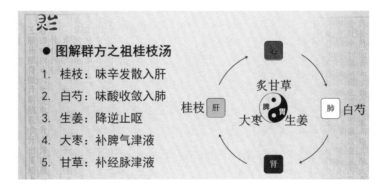

● 图解群方之祖桂枝汤

1. 桂枝：味辛发散入肝
2. 白芍：味酸收敛入肺
3. 生姜：降逆止呕
4. 大枣：补脾气津液
5. 甘草：补经脉津液

图 14-1　桂枝汤法式图

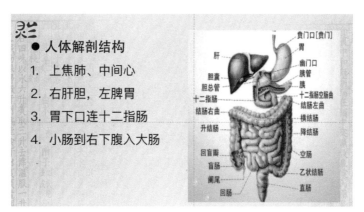

图 16-1　人体结构图

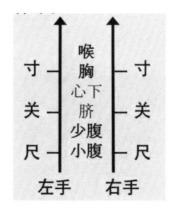

图 19-1　脉诊配属躯体病位图

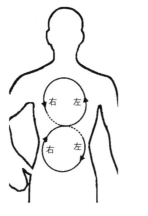

图 28-1　人体气机图 2

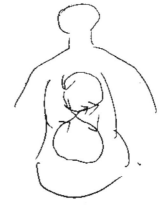

图 28-2　人体气机图 3